Tayyab Rashid
Martin Seligman

Positive Psychotherapie

Ein Therapiemanual

Deutsche Übersetzung von Irmela Erckenbrecht

hogrefe

Dr. Tayyab Rashid ist lizensierter Klinischer Psychologe und arbeitet am Health & Wellness Centre der University of Toronto Scarborough (UTSC). Er ist Associate Faculty Member im Graduate Psychological Clinical Science Program der UTSC.

Dr. Martin Seligman ist Leiter des Positive Psychology Center sowie Zellerbach Family Professor of Psychology an der University of Pennsylvania.

This publication includes the following works:
Positive Psychotherapy: Clinician Manual, First Edition was originally published in English in 2018.

Positive Psychotherapy: Workbook, First Edition was originally published in English in 2019.

Diese Publikation enthält die folgenden Werke:
Positive Psychotherapy: Clinician Manual, First Edition wurde im Jahre 2018 ursprünglich auf Englisch veröffentlicht.

Positive Psychotherapy: Workbook, First Edition wurde im Jahre 2019 ursprünglich auf Englisch veröffentlicht.

Bibliografische Information der Deutschen Nationalbibliothek
Die Deutsche Nationalbibliothek verzeichnet diese Publikation in der Deutschen Nationalbibliografie; detaillierte bibliografische Daten sind im Internet über http://dnb.dnb.de abrufbar.

Hogrefe Verlag GmbH & Co. KG
Merkelstraße 3
37085 Göttingen
Deutschland
Tel. +49 551 999 50 0
Fax +49 551 999 50 111
info@hogrefe.de
www.hogrefe.de

Satz: Matthias Lenke, Weimar
Druck: mediaprint solutions GmbH, Paderborn
Printed in Germany
Auf säurefreiem Papier gedruckt

1. Auflage 2021

ISBN 978-3-8017-3009-3

T.R.: *Für Zain, Zaid und Afroze, Licht meiner Augen*

M.S.: *Für John Abela, Susan Nolen-Hoeksema und Christopher Peterson, drei hervorragende Studierende, die starben, ehe sie die vollen Früchte ihrer Arbeit ernten konnten*

Inhaltsverzeichnis

Teil II: Therapiesitzungen

Anhang

Vorwort: Die Anwendung der Positiven Psychologie im klinischen Setting

Eine unausgesprochene und ungeprüfte Grundannahme der auf übliche Weise durchgeführten Psychotherapie lautet: Wenn Klienten[1] dazu ermuntert werden, ausführlich darüber zu sprechen, was bei ihnen schiefläuft, werden sie schon irgendwie genesen. Die Positive Psychotherapie (PPT) wählt den umgekehrten Ansatz: Sie ermutigt die Klienten, sich umfassend bewusst zu machen, was in ihrem Leben gut läuft, stark und richtig ist, und sich ihre besten Seiten – ihre Stärken – zur Abfederung von psychischen Störungen zunutze zu machen. Betrachten wir die folgenden Beispiele:

- Emma, eine junge, an traumatischen Erinnerungen leidende Frau, entwickelt den Mut, zu erkennen, dass Vergebung schmerzt, aber auch helfen kann.
- Alejandro, ein Mann mittleren Alters mit Depression und Suizidgedanken, sitzt in der psychiatrischen Notfallsprechstunde und kommt zu der Erkenntnis, dass so gut wie jeder dort schlechter dran zu sein scheint als er selbst. Er begreift, dass er genug innere Ressourcen besitzt, um mit seinen Schwierigkeiten selbst fertig zu werden.
- Miriam, eine Studentin Ende 20, hat visuelle und akustische Halluzinationen, die nicht so recht in irgendwelche diagnostischen Kategorien zu passen scheinen. Nach zahlreichen Überweisungen an verschiedene Spezialisten, die keine eindeutige Diagnose stellen konnten, begibt sie sich wieder in Psychotherapie.

Diese – und Hunderte andere – Personen haben sich in den letzten 15 Jahren mit der PPT behandeln lassen, weil dieser Ansatz sie nicht nur als verletzte Seelen, ermattete Körper und erschöpfte Gemüter betrachtet. In der PPT wird das, was bei Klienten bereits gut ist, herausgefunden, wertgeschätzt und verstärkt – ohne ihr Leid kleinzureden –, und ihre Stärken werden als Hebel zur Heilung genutzt.

- Als Emma bereit war, sich ihr Trauma näher anzuschauen, wurde die PPT zu einem Prozess des Verstehens der verschiedenen Nuancen der Vergebung: Wo sie helfen und wo sie verletzen kann. Emma wurde klar, dass ihre Stärke, vergeben zu können, sie zu einem gütigen und empathischen Menschen machte.
- Im Laufe der PPT entdeckte Alejandro, dass Weitsicht (Weisheit) eine seiner Signaturstärken war. Er erkannte, dass es anderen noch schlechter ging als ihm, und diese Erkenntnis verlieh ihm die Kraft, die positiven Aspekte seines Lebens klarer zu sehen und zu nutzen.
- Auf die Frage, was sie in die Therapie zurückbrachte (obwohl unsere Klinik ihr keine auf ihre Symptome spezialisierte Behandlung anbieten konnte), meinte Miriam, die PPT sei für sie der einzige Ort auf der Welt, wo sie auch unabhängig von ihren Symptomen gesehen und wertgeschätzt werde und wo man zuversichtlich sei, dass ihre Kreativität und Ausdauer es ihr ermöglichen würden, ihr Studium doch noch abzuschließen.

Die Psychotherapie hat sich größtenteils in Richtung Schadensbehebung entwickelt, ist also vor allem damit befasst, Schwächen auszugleichen und zu reparieren. Auf den folgenden Seiten werden Sie – im Gegensatz dazu – erfahren, dass sich Psychotherapie auch darauf konzentrieren kann, echte positive Emotionen, Charakterstärken und Sinn zu erkennen und gezielt zu fördern. Die Fallbeispiele in diesem Manual zeigen, dass Klienten, auch wenn sie traurig, gestresst, ängstlich, unsicher oder wütend sind, durchaus in der Lage sein können, ihre Freundlichkeit, ihre Dankbarkeit, ihren Tatendrang, ihre Selbstregulation und vor allem ihre Hoffnung und ihren Optimismus zu entdecken und für sich einzusetzen.

---

1 Aus Gründen der besseren Lesbarkeit wird im Text überwiegend auf die Nennung der femininen und maskulinen Form (z. B. Klientinnen und Klienten) verzichtet. Obwohl meist die männliche Form verwendet wird, sind immer alle Geschlechter gemeint. (Anm. d. Verlags)

In diesem Buch erzählen wir genau solche Geschichten und stellen ein systematisches Vorgehen vor, mit dessen Hilfe sich positive Fähigkeiten als schützende Puffer gegen psychische Störungen nutzen lassen. Wir glauben, dass dieses Manual einen Weg beschreibt, der Wandlungsprozesse ermöglicht, bei denen das Kultivieren positiver Emotionen, das Fördern von Charakterstärken, das Suchen nach Sinn, das Pflegen positiver Beziehungen und das Streben nach intrinsisch motivierenden Zielen zentral für Heilung und Wachstum von Klienten, aber auch von Therapeuten, sind.

Psychotherapeuten können dieses Manual für eine Vielzahl von Behandlungssituationen nutzen, in denen Flexibilität und ein kultursensibles Vorgehen erforderlich sind. Teil I erläutert die theoretischen Grundlagen, während Teil II Schritt für Schritt in die Praxis der PPT einführt. Weiterführende Informationen finden sich am Ende jedes Sitzungskapitels sowie im Anhang. Darüber hinaus enthalten die zu diesem Buch verfügbaren Online-Materialien eine umfangreiche Zusammenstellung weiterführender Literatur zur PPT und Positiven Psychologie.[2]

Die relativ neue PPT ist noch im Aufbau befindlich, weshalb es bislang an groß angelegten, aussagekräftigen Wirksamkeitsstudien fehlt. Unsere größte Hoffnung ist, dass dieses Buch zu einer breiten Evaluation dieses vielversprechenden Ansatzes führt.

---

2 Die Online-Materialien umfassen zudem die deutsche Übersetzung des Buches *Positive Psychotherapy: Workbook* (Rashid & Seligman; Oxford University Press, 2019). Dieses Arbeitsbuch für Klienten lässt sich therapiebegleitend einsetzen. (Anm. d. Verlags)

Danksagung

Viele helfende Hände und gütige Herzen haben zur Entstehung dieses Manuals beigetragen. Wir danken Sarah Harrington von Oxford University Press für das Vorantreiben des Projekts mit der dafür nötigen Umsicht und Bedachtsamkeit. Kate Scheinman sorgte mit ihrem klugen Lektorat für genau den richtigen Feinschliff des Manuskripts. Und die folgenden Personen haben auf ihre jeweils ganz eigene Weise mitgeholfen: Unser herzlicher Dank geht an Robert und Diane Ostermann, Jane Gillham, John Abela, Karen Reivich, Judy Saltzberg, Peter Schulman, James Pawelski, Angela Duckworth, Acacia Parks, H'Sien Hayward, Linda Newstead, Barbara Fredrickson, Denise Quinlan, Neal Mayerson, Ryan Niemiec, Robert McGrath, Dan Tamasulo, Juan Humberto Young, Hamid Peseschkian, Ruth Louden, Alexandra Love, Curtis Cole, Miriam Shuchman, Desmond Pouyat, George Vaillant, Rick Summers, Carol Kaufmann, Carolyn Lennox, Ruth Baumal, Judith Kaufmann, Amanda Uliaszek, Ryan Howes, Danielle Uy, Aryel Maharaj, Karen Young, Shafik Kamani, Gjylena Nexhipi, Noman Siddique, Wenbin Cai, Steve Holtje, Louisa Jewell, Tanya De Mello, John Hendry, Mike Slade, Beate Schrank, Simon Riches, Carol Yew, Samuel Ho, Michael Alexander, Sarah Spinks, Neil Docherty, Abdul Rauf, Faisal Nisar, Asif Saeed, Eman Bente Syed, Mehreen Raza, Timothy Gianotti, Robert Fazio sowie an unsere Klienten, die uns lehrten, dass selbst im Leid Heilung entstehen kann.

Tayyab Rashid
Martin Seligman

Teil I
Einleitung und theoretischer Hintergrund

Kapitel 1
Was ist Positive Psychotherapie und warum brauchen wir sie?

Seit über einem Jahrhundert ist die Psychotherapie ein Ort, an dem Klienten über ihre Probleme sprechen können. Tausende von Menschen nehmen Jahr für Jahr an motivierenden Vorträgen, Workshops, Retreats, Kursen oder Seminaren teil, und noch viel mehr kaufen Selbsthilfebücher und -Apps. Der Fokus all dieser therapeutischen Unternehmungen beruht auf der Annahme, dass das Aufdecken kindlicher Traumata, das Korrigieren fehlerhafter Denkmuster oder das Wiederherstellen dysfunktionaler Beziehungen am Ende heilsam ist. Sich auf das Negative zu konzentrieren ergibt intuitiv Sinn – wir, die Autoren dieses Manuals, glauben jedoch, dass die Bedeutung des Positiven dabei aus dem Blick gerät. Die Psychotherapie macht ihre Sache gut, wenn es darum geht, dass sich Klienten weniger deprimiert und ängstlich fühlen, das eigentliche Wohlbefinden der Klienten aber ist kein explizites Therapieziel. Die Positive Psychotherapie (PPT) dagegen ist ein therapeutisches Konzept im Rahmen der Positiven Psychologie und zielt darauf ab, symptomatischen Stress durch die Stärkung des Wohlbefindens zu lindern.

Dieses Manual gliedert sich in zwei Teile:

- Teil I erläutert das theoretische Grundgerüst der PPT, erörtert die Bedeutung der Charakterstärken für die PPT und stellt Übungen, Prozesse und Veränderungsmechanismen vor.
- Teil II enthält die Beschreibungen der 15 therapeutischen Sitzungen der PPT. Die Kapitel stellen jeweils die zentralen theoretischen Konzepte einer Sitzung vor, bieten einen Leitfaden zur Durchführung, beschreiben die Fähigkeiten, die den Klienten vermittelt werden sollen, und enthalten Arbeitsblätter zum Üben dieser Fähigkeiten. Für jede Sitzung wird beschrieben, wie die Übungen – angepasst an die spezifische Situation der Klienten – modifiziert werden können; es werden so verschiedene Wege aufgezeigt, wie die praktischen Übungen in der PPT funktionieren können (ohne jedoch ihre Kernelemente aufzugeben). Jedes Kapitel beinhaltet mindestens ein Fallbeispiel und geht darauf ein, wie unterschiedliche kulturelle Hintergründe von Klienten berücksichtigt werden können.

1.1 Was ist Positive Psychotherapie (PPT)?

Bei der PPT handelt es sich um einen in der Entwicklung befindlichen therapeutischen Ansatz, der umfassend auf den Prinzipien der Positiven Psychologie aufbaut. Die Positive Psychologie untersucht die Bedingungen und Prozesse, die Personen, Gemeinschaften und Institutionen aufblühen lassen: Was läuft gut, was ist richtig und was lässt sich fördern und ausbauen (Rashid, Summers & Seligman, 2015)? Ihre Wirkkraft auf das Feld der Psychologie zeigen die Ergebnisse einer umfangreichen systematischen Übersichtsarbeit (Donaldson, Dollwet & Rao, 2015), die 1336 Artikel, die zwischen 1999 und 2013 erschienen sind, betrachtet. Mehr als 750 dieser Publikationen befassen sich mit der empirischen Überprüfung von Theorien, Prinzipien und Interventionen der Positiven Psychologie.

Die PPT ist der klinische bzw. therapeutische Arm der Positiven Psychologie. Sie verbindet Symptome mit Stärken, Risikofaktoren mit Ressourcen, Schwächen mit positiven Werten und Bedauern mit Hoffnungen – immer mit der Absicht, die Komplexitäten der menschlichen Lebenserfahrung besser verstehen zu können. Das therapeutische Vorgehen bei diesem Ansatz ist dadurch gekennzeichnet, Klienten Verständnis für den mit einem Trauma verbundenen Schmerz entgegenzubringen und diesen zu bearbeiten, dabei die Sorgen der Klienten nicht zu übergehen oder kleinzureden und gleichzeitig das Potenzial für Wachstum zu explorieren. Wir betrachten die PPT nicht als neue psychotherapeutische Schule; vielmehr sehen wir in ihr eine therapeutische Neuorientierung – ein Modell nach dem Motto „Stärken, was stark ist", das den traditionellen Ansatz von „Reparieren, was kaputt ist" *ergänzt* (Duckworth, Steen & Seligman, 2005).

Bei der PPT geht es um mehr als „das Positive". Weder wollen wir anderen Psychotherapien Negativität unterstellen, noch behaupten wir, dass sie durch die PPT ersetzt werden sollen. Vielmehr steht die PPT für eine Abkehr von der Tradition, den therapeutischen Fokus auf *Schwächen* zu richten. Klienten mit psychischen Problemen lassen sich viel besser verstehen und behandeln, wenn man ihnen zeigt, wie sie ihre – sowohl persönlich als auch zwischenmenschlich – größten Ressourcen aktivieren können, um die Herausforderungen des Lebens zu meistern. Die eigenen Stärken zu kennen und die nötigen Fähigkeiten zu erlernen, um positive Emotionen zu kultivieren, positive Beziehungen zu stärken und das eigene Leben mit Sinn zu füllen, kann sehr motivierend, autonomiefördernd und therapeutisch wirksam sein. Das letztendliche Ziel der PPT ist es, den Klienten beim Erlernen konkreter, direkt anwendbarer, persönlich relevanter Fähigkeiten zu helfen, sodass sie ihre Stärken bestmöglich einsetzen und nach einem engagierten, befriedigenden und sinnhaften Leben streben können. Indem sie primär dieses Ziel setzt, erweitert die PPT die Aufgabe des Defizite beschreibenden und behandelnden Therapeuten um das darüber hinausgehende Aktivieren von Wachstum, Resilienz und Wohlbefinden.

1.2 Warum brauchen wir die PPT?

Psychotherapie ist das, was fachlich geschulte Personen (wie Psychologen, Psychiater, Sozialarbeiter und Berater) in ihrer Arbeit mit Klienten anwenden. Sie stützt sich dabei auf ein breites Spektrum theoretischer Methoden (Watkins, 2010). Über die Methodengrenzen hinweg konnte nachgewiesen werden, dass Psychotherapie psychisches Leid effektiv lindern kann (z. B. Castonguay, 2013; Seligman, 1995). Sie übertrifft in ihrer Wirksamkeit signifikant den Einsatz von Placebos und schneidet in vielen Fällen langfristig besser ab als eine alleinige Medikation (z. B. Leykin & DeRubeis, 2009; Siddique et al., 2012). Psychotherapie hat sich als ebenso effektiv erwiesen wie viele empirisch validierte medizinische Behandlungsmethoden, darunter fast alle Interventionen in den Bereichen der Kardiologie (z. B. Betablocker, Angioplastie und Statine) und Geriatrie sowie in der Behandlung von Asthma (Wampold, 2007). Empirisch validierte Psychotherapien existieren für Dutzende von psychischen Störungen, wie Depression, Schizophrenie, Posttraumatische Belastungsstörung, Zwangsstörung, Phobien, Panikstörung und Essstörungen (Barlow, 2008; Seligman, 1995). Die Website der Substance Abuse and Mental Health Services Administration (SAMHSA) verzeichnet 145 manualisierte Therapieprogramme für 84 der insgesamt mehr als 365 psychischen Störungen (SAMHSA, 2015). Auch differenziertere psychotherapeutische Aspekte, wie die therapeutische Allianz, Nuancen der therapeutischen Kommunikation, nonverbale Kommunikation, Therapeuteneffekte, der Behandlungsablauf sowie der Verlauf von Rückmeldungen an den und vom Klienten, sind untersucht worden (Wampold, 2001; Watkins, 2010).

Die für viele psychische Störungen existierenden Behandlungsmethoden, die auf eine Reduktion von Symptomen abzielen, resultieren aus dem in der traditionellen Psychotherapie vorherrschenden Fokus auf dem, was schiefgelaufen ist. Wir sind jedoch der Auffassung, dass die intensive Ausrichtung vieler Psychotherapeuten auf negative Aspekte in eine Sackgasse führt: Bei 20 bis 30 % der Klienten kommt es während der Therapie nur zu einer geringen Veränderung, bei weiteren 5 bis 10 % sogar zu einer Verschlechterung (Hansen, Lambert & Forman, 2002; Lambert, 2013). Unserer Ansicht nach steht die Psychotherapie deshalb vor einem großen Hindernis, das wir die „65 %-Grenze" nennen: Nur etwa 65 % der Klienten ziehen aus der therapeutischen Behandlung tatsächlich einen Nutzen. Ein an den Stärken des Einzelnen ausgerichteter Ansatz wie die PPT dagegen kann unserer Überzeugung nach die Wirksamkeit der Psychotherapie erhöhen, indem er

- den Spielraum der Psychotherapie vergrößert,
- das medizinische Modell ergänzt,
- die Wirkung von Psychotherapie erweitert und
- negative Auswirkungen auf den Therapeuten abmildert.

Den Spielraum der Psychotherapie vergrößern

Die Tendenz von Therapeuten, in der Psychotherapie ihre Aufmerksamkeit auf das Negative zu richten, ist verständlich. Die Evolution hat uns mit Gehirnen ausgestattet, die eher auf negative als auf positive Erfahrungen ausgerichtet sind und uns auf diese stärker reagieren lassen (z. B. Baumeister, Bratlavsky, Finkenauer & Vohs, 2001; Rozin & Royzman, 2001). In unserer evolutionären Vergangenheit half uns diese angeborene Neigung zur Negativität dabei, uns Schutz, Nahrung und einen geeigneten Partner zu sichern. So verbringt das menschliche Gehirn unverhältnismäßig viel Zeit damit, darüber nachzudenken, was schiefgelaufen ist, jedoch nicht auch nur annähernd genug Zeit damit, das wertzuschätzen, was im Leben gut läuft. Im Wesentlichen werden also Theorie und Ablauf der Psychotherapie über Negatives definiert. Auch wenn das Negative eine wichtige Funktion in der Psychotherapie erfüllt, begrenzt es gleichzeitig deren Spielraum.

Menschen wünschen sich ein von Bedeutung und Sinnhaftigkeit erfülltes Leben (Duckworth, Steen & Seligman, 2005). Mit einem zunehmenden Bewusstsein für das Thema der psychischen Gesundheit melden sich immer mehr Menschen mit psychischen Erkrankungen zu Wort; sie berichten von ihren Lebenserfahrungen und beschreiben auch, was ihnen helfen würde, sich aus der Rolle des psychisch Erkrankten heraus zu entwickeln (Secker, Membrey, Grove & Seebohm, 2002). Solche Klienten wünschen sich eine vollständige Genesung sowie Hoffnung, positive Beziehungen und bedeutsame Ziele zu verfolgen (Secker, Membrey, Grove & Seebohm, 2002; Slade, 2010). Psychotherapie bietet die beispiellose Chance, die persönliche Entwicklung von Klienten durch das Aktivieren von Ressourcen zu unterstützen. Diese Chance sollten wir nicht verspielen, indem wir unsere ganze Aufmerksamkeit auf die Besserung von Symptomen oder Defiziten richten. Genesung ist nicht mit dem Lindern oder Eliminieren von Problemen gleichzusetzen; vielmehr hat sie mit dem Entdecken und Aktivieren von Stärken, Kompetenzen, Fähigkeiten, Talenten und Neigungen zu tun (Crits-Christoph et al., 2008; Le Boutillier et al., 2001; Rapp & Goscha, 2006).

Ergänzung des medizinischen Modells

Die Psychotherapie agiert noch immer im Rahmen eines medizinischen Modells, in dem psychische Störungen als Erkrankungen des Gehirns gelten, verursacht durch Dysregulationen in Neurotransmittersystemen, durch genetische Anomalien sowie Schädigungen der Hirnstruktur und -funktion (Deacon, 2013; Maddux, 2008). David Elkin (2009) und viele andere Autoren weisen jedoch darauf hin, dass es ein Problem darstellt, wenn der Psychotherapie das medizinische Modell übergestülpt wird. Nach dem medizinischen Modell diagnostiziert ein Arzt auf Grundlage der Symptome eine Krankheit und verordnet eine Behandlung, die diese Krankheit heilen soll. In der Psychotherapie sind sowohl die Krankheit als auch die Behandlung oft von zwischenmenschlichen Kontextfaktoren abhängig, die wenig mit Medizin zu tun haben. Trotzdem wird das medizinische Modell als vorherrschender Bezugsrahmen beibehalten, wohl weil es der Psychotherapie einen Grad an Respektabilität und ökonomischen Vorteilen verleihen soll, den andere Modelle so nicht bieten können (Elkins, 2009). Anders als medizinische Erkrankungen lassen sich psychische Störungen jedoch nicht auf einfache ätiologische Faktoren zurückführen.

James Maddux (2008) weist darauf hin, dass sich der Einfluss des medizinischen Modells auf die Psychotherapie an den Begriffen ablesen lässt, die häufig mit ihr in Verbindung gebracht werden, wie z. B. Symptome, Dysfunktion, Diagnose, Störung und Behandlung. Dieser Einfluss begünstigt auf unverhältnismäßige Weise einen klinischen Fokus auf Störungen und Dysfunktionen, nicht aber auf die Gesundheit.

Um das in Ausbildung, Forschung und Berufsverbänden tief verwurzelte medizinische Modell der Psychotherapie nicht aufzugeben, schlagen wir vor, die Psychotherapie um einen die Stärken betonenden Ansatz zu ergänzen und auf diese Weise ausgewogener zu machen. Untersuchungen zeigen, dass Stärken und Ressourcen selbst bei schweren Erkrankungen und Beeinträchtigungen wie Psychosen (Schrank et al., 2016), Suizidgedanken (Johnson et al., 2010) und Borderline-Persönlichkeitsstörung (Uliaszek et al., 2016) zu aktiven Bestandteilen der Behandlung werden können. Stärken einzubinden und zu aktivieren kann die Erfahrung von Klienten und Therapeuten bereichern. Slade (2010) argumentiert, dass eine solche Erweiterung Therapeuten darüber hinaus die Möglichkeit bieten kann, Stigmatisierung und Diskriminierung zu adressieren und soziales Wohlbefinden zu fördern.

Die Erweiterung des an Defiziten orientierten Modells um den Bereich der Stärken erfordert jedoch sowohl in der Diagnostik als auch in der Therapie viele Veränderungen. Eine solche Verschiebung innerhalb des Aufgabenbereichs des Therapeuten könnte im 21. Jahrhundert durchaus von der Ausnahme zur Norm werden. Alex Wood und Nicholas Tarrier (2010) schlagen vor, das Verständnis und die Behandlung von klinisch bedeutsamem Leiden durch eine ähnlich starke Betonung des Positiven auszugleichen, denn:

- Stärken können als Puffer gegen die Auswirkungen negativer Lebensereignisse fungieren und so die Entwicklung psychischer Störungen potenziell verhindern (Huta & Hawley, 2008; Marques, Pais-Ribeiro & Lopez, 2011).
- Stärken sind bereits mit verschiedenen Indikatoren des Wohlbefindens, wie Lebensqualität (Proctor et al., 2011), psychischem und subjektivem Wohlbefinden (Govindji & Linley, 2007), in Ver-

bindung gebracht worden, und fast alle Charakterstärken stehen mit akademischer Leistung, Notendurchschnitt (Lounsbury et al., 2009) und psychischer Gesundheit (Littman- Ovadia & Steger, 2010; einen Überblick geben Quinlan et al., 2012) in Zusammenhang.

- Stärkenbasierte Interventionen haben eine Reihe von Vorteilen. Stärken weisen eine weitaus größere Vorhersagekraft für das Auftreten psychischer Störungen auf als das Vorliegen negativer Eigenschaften oder Symptome (Wood et al., 2009). Stärkenbasierte Interventionen bringen in mehrfacher Hinsicht Nutzen (Überblick bei Quinlan et al., 2012).
- Das Fördern von Stärken kann für Klienten aus bestimmten Kulturkreisen effizienter und leichter zu akzeptieren sein (Harris, Thoresen & Lopez, 2007; Pedrotti, 2011).
- Personen mit den Charakterstärken der sozialen Intelligenz und Freundlichkeit neigen weniger dazu, Menschen mit psychischen Erkrankungen zu stigmatisieren. Menschen mit gutem Urteilsvermögen betrachten Personen, bei denen eine psychische Störung diagnostiziert wurde, als nicht selbst für diese Erkrankung verantwortlich (Vertilo & Gibson, 2014).

Die Wirkung von Psychotherapie erweitern

Ergebnisse aus der Psychotherapieforschung legen nahe, Indikatoren für Lebensqualität und psychisches Wohlbefinden in die Definition von Genesung einzubeziehen (Fava & Ruini, 2003). Larry Davidson und sein Team sprechen von einer „genesungsorientierten“ Behandlung, die die positiven Elemente im Leben eines Menschen – wie seine Errungenschaften, Bestrebungen, Hoffnungen und Interessen – betont, um Symptome zu lindern und zu reduzieren (Davidson, Shahar, Lawless, Sells & Tondora, 2006).

Eine thematische Analyse von 30 international veröffentlichten genesungsorientierten Behandlungsleitfäden kommt zu der Empfehlung, das Konzept der Genesung über die Remission von Symptomen hinaus mit dem Ziel des Wohlbefindens zu verknüpfen. Genesung sollte das Erkennen und Aktivieren von Stärken und unterstützenden Ressourcen umfassen, diese sollten bei der Diagnostik, den Nachuntersuchungen, der Erstellung der Behandlungspläne und Planung der Therapieziele berücksichtigt werden, und zudem sollen Pflege und Behandlung den aktiven Einsatz dieser Stärken erfordern (Le Boutillier et al., 2011). Mit dieser erweiterten Definition von Genesung erfährt auch die Rolle des Therapeuten eine Weiterentwicklung, mit einer größeren Betonung auf einer partnerschaftlichen Beziehung mit dem Klienten (Slade, 2010). Schrank und Slade (2007) konzeptualisieren Genesung als einen zutiefst persönlichen und einzigartigen Prozess, in dem sich die eigenen Einstellungen, Werte, Gefühle, Ziele, Fähigkeiten und Rollen wandeln. Vollständige Genesung heißt, trotz der durch psychische Belastungen verursachten Einschränkungen ein erfülltes und befriedigendes Leben zu führen. Wer eine vollständige Genesung erfährt, wächst über die folgenschweren Auswirkungen einer psychischen Erkrankung hinaus und entwickelt neuen Sinn in seinem Leben.

Negative Auswirkungen auf den Therapeuten abmildern

Die psychotherapeutische Arbeit erfordert, dass sich Therapeuten ausführliche und zuweilen drastische Schilderungen auch entsetzlicher Ereignisse anhören müssen und die psychischen (und manchmal auch körperlichen) Folgen von Taten ausgeprägter Grausamkeit und/oder Gewalt miterleben. Besteht Psychotherapie größtenteils aus der Konfrontation mit negativen – subtilen ebenso wie eindringlichen – Erinnerungen und Erfahrungen, können die kumulierten Erlebnisse bei einem solchen empathischen Engagement negative Auswirkungen auf den Therapeuten haben. Empirischen Befunden zufolge können sich diese in Leistungsabfall, Depersonalisation und emotionaler Erschöpfung zeigen und letztlich zu einem Burnout oder Mitgefühlserschöpfungssyndrom führen (Berzoff & Kita, 2010; Deighton, Gurris & Traue, 2007; Hart, 2014). Harrison und Westwood (2009) sind der Frage, was das Wohlbefinden von Therapeuten erhält und was sie resilient macht, nachgegangen. Sie identifizierten eine generelle positive Ausrichtung, gestützt auf die Fähigkeit, Vertrauen in die folgenden drei Dinge zu setzen: (a) sich selbst als „gut genug“ zu empfinden – also Zutrauen in die eigene Kompetenz zu haben; (b) auf den therapeutischen Veränderungsprozess zu setzen und (c) die Welt trotz Schmerz und Leiden als Ort der Schönheit und des Potenzials anzusehen. Alle drei Aspekte sind für die theoretische Ausrichtung der PPT wesentlich und kommen in der Praxis durchgängig zur Anwendung.

1.3 Die 65 %-Grenze

Wie bereits oben erwähnt, gibt es einige Klienten, die nicht von einer Psychotherapie profitieren, und bei anderen (5 bis 10 %) verschlechtert sich der Zustand sogar (Lambert, 2007). Lassen Sie uns diese Situation mit Blick auf die häufigste psychopathologische Erscheinungsform erörtern: Depression, eine Störung, die zuweilen als „die gemeine Erkältung unter den psychischen Krankheiten" bezeichnet wird. Betrachten wir zwei Behandlungsmethoden, von denen wir wissen, dass sie wirksam sind: die kognitive Verhaltenstherapie und die Einnahme von Serotonin-Wiederaufnahmehemmern (SSRI) wie Prozac, Zoloft und Lexapro. Beide Methoden führen zu einer Erfolgsquote von ca. 65 %, was, wie wir wissen, einen Placeboeffekt von 45 bis 55 % einschließt (z. B. Rief et al., 2011), wobei gilt: Je realistischer das Placebo, desto größer die Wirkung. Auf diese Zahlen stößt man in der Literatur immer wieder. Auch eine recht neue, mehr als 30 Jahre umfassende Metaanalyse randomisierter, Placebo-kontrollierter Studien zu Antidepressiva kommt zu dem Schluss, dass ein hoher Prozentsatz der Behandlungserfolge dem Placeboeffekt zugeschrieben werden kann (Kirsch et al., 2002; Undurraga & Baldessarini, 2017).

Woher kommt diese Grenze von 65 %? Und warum sind die spezifischen Effekte der Therapie so gering? Wir glauben, es liegt daran, dass Verhaltensänderungen für Menschen grundsätzlich schwierig sind, erst recht aber für Klienten, die sich in Therapie befinden, denen es vielleicht an Motivation mangelt, die komorbide Störungen haben oder in ungesunden, für Veränderungen wenig zugänglichen Verhältnissen leben. Infolgedessen verharren viele Klienten auch weiterhin in ihren eingefahrenen, maladaptiven Verhaltensweisen und empfinden die Vorstellung von Veränderung möglicherweise als bedrohlich und ohnehin unrealistisch.

Tatsächlich haben viele Therapeuten in solchen Fällen die Hoffnung auf Heilung aufgegeben. Behandlungsmanagement und begrenzte Behandlungsbudgets führen manchmal zu Situationen, in denen Behandlungszeit und therapeutische Fähigkeiten zum Feuerlöschen aufgewendet werden müssen, anstatt sich um die Feuerprävention kümmern zu können. Der Fokus liegt dann fast vollständig auf dem Krisenmanagement und „kosmetischen" Maßnahmen. Die häufig bloß kosmetische Natur der Behandlungen erklärt z. T. auch die 65 %-Grenze (Seligman, 2006).

Viele Vertreter der traditionellen, defizitorientierten Psychotherapie glauben, eine Möglichkeit zum Minimieren negativer Emotionen, insbesondere unterdrückter Wut, bestünde darin, diese zum Ausdruck zu bringen. Dahinter steht die Annahme, dass nicht ausgelebte Wut sich in anderen Symptomen manifestiert. Die therapeutische Literatur weist eine Vielzahl von Formulierungen wie „auf ein Kissen einschlagen", „Dampf ablassen" und „Wut rauslassen" auf, die für diese Art des hydraulischen Denkens stehen (Seligman, 2002a). Dieser Ansatz degradiert die gegenwärtige Psychotherapie jedoch größtenteils zu einer *Opferwissenschaft*, die Klienten nur noch als passiv auf ihre Lebensumstände reagierende Leidtragende beschreibt. Trieb, Instinkt und Bedürfnisse schaffen unvermeidliche Konflikte, die durch „Dampf-Ablassen" nur teilweise gelöst werden können. Aus unserer Sicht handelt es sich dabei bestenfalls um eine kosmetische Maßnahme und schlimmstenfalls um eine Behandlungsmethode, die noch größere Wut, Groll und sogar Herzerkrankungen auslösen kann (Chida & Steptoe, 2009).

1.4 Alternativen zu traditionellen psychotherapeutischen Ansätzen

Ein alternativer Ansatz zu dieser traditionellen Vorgehensweise besteht darin, zu lernen, wie man auch angesichts psychischer Belastungen gut funktionieren kann. Dieser Ansatz wird in der PPT aufgegriffen. Depression, Angst und Wut resultieren häufig aus erblichen Persönlichkeitsmerkmalen, die sich zwar abmildern, aber nicht gänzlich ausmerzen lassen. Alle negativen Emotionen und negativen Persönlichkeitszüge haben enge biologische Grenzen, und es ist unrealistisch zu erwarten, dass die Psychotherapie diese Grenzlinien überwinden kann. Bestenfalls kann die traditionelle Psychotherapie mit ihrem palliativen Ansatz ihren Klienten dabei helfen, in den allerobersten Bereichen der festen Spannbreite von Depression, Angst oder Wut zu leben. Denken Sie an Abraham Lincoln und Winston Churchill, zwei historische Persönlichkeiten, die beide an schweren psychischen Erkrankungen litten (Pediaditakis, 2014). Nichtsdestotrotz waren sie enorm leistungsfähige Menschen, die trotz bedeutender psychischer Probleme „gut funktionierten". Vielleicht konnten sie dies, weil sie ihre Stärken nutzten. Die Psychotherapie muss Interventionen entwickeln, die Klienten lehren, ihre Stärken zu nutzen, um auch bei akuten Symptomen gut zu funktionieren. Wir sind überzeugt, dass die PPT dies tatsächlich leisten und so die 65 %-Grenze überwinden kann.

Es gibt einen weiteren wichtigen Grund dafür, die Herangehensweisen der traditionellen Psychotherapie zu hinterfragen und zu verändern: Ein gutes Leben – letztlich Ziel jeder Psychotherapie – lässt sich mit dem traditionellen, defizitorientierten Ansatz nicht erreichen. Zum Beispiel ergab eine Studie, in der die negativen Charaktereigenschaften kontrolliert wurden, dass für Menschen mit wenigen positiven Charaktereigenschaften (z. B. Hoffnung, Optimismus, Selbstwirksamkeit oder Dankbarkeit) ein zweifach erhöhtes Risiko, Depressionen zu entwickeln (Wood & Joseph, 2010), bestand. Gleichermaßen trug das Vorhandensein von Charakterstärken (z. B. Hoffnung, Sinn für das Schöne und Herausragende, Spiritualität) signifikant zur Genesung von Depressionen bei (Huta & Hawley, 2008). Es konnte nachgewiesen werden, dass Hoffnung und Optimismus (Carver, Scheier & Segerstrom, 2010) sowie Dankbarkeit (Flinchbaugh, Moore, Chang & May, 2012) zu weniger Stress und Depressionen führen.

Kapitel 2
Positive Interventionen und theoretische Grundannahmen

Psychologische Interventionen, die auf das Positive abzielen, sind äußerst rar. Wir beginnen dieses Kapitel damit, kurz auf frühe Beispiele und Behandlungsmethoden einzugehen, die als Vorläufer der heutigen positiven psychologischen Interventionen (PPIs) und der PPT gelten können.

2.1 Historischer Rückblick auf positive psychologische Interventionen

Wissenschaftler, Philosophen und Gelehrte versuchten schon immer, menschliches Glück, Wohlbefinden und Aufblühen aus den verschiedensten Blickwinkeln zu beschreiben. Konfuzius sah den Sinn des Lebens in der einfachen menschlichen Existenz, kombiniert mit Disziplin, Gelehrsamkeit und harmonischen sozialen Beziehungen. Um Glück zu erreichen, ist nach Sokrates, Platon und Aristoteles das Streben nach einem tugendsamen Leben eine notwendige Voraussetzung. Vor dem Zweiten Weltkrieg hatte die Psychologie drei klare Aufgaben: psychische Erkrankungen zu heilen, das Leben aller Menschen produktiver und erfüllter zu machen sowie Hochbegabung zu erkennen und zu fördern (Seligman & Csikszentmihalyi, 2000). In *Varieties of Religious Experiences* (1902) bemerkte William James, dass sich Zweifel, Angst und Sorge durch Mut, Hoffnung und Vertrauen besiegen lassen. Der Philosoph und Pädagoge John Dewey (1934) betonte den Bedarf an künstlerisch-ästhetischem Austausch zwischen Menschen und ihrer Umgebung. Henry Murray (1938) postulierte, dass die Untersuchung positiver, freudvoller und fruchtbarer Erfahrungen für das Verständnis von Menschen unabdingbar ist.

Nach dem Zweiten Weltkrieg wurden – größtenteils aufgrund ökonomischer und politischer Erfordernisse – die Beurteilung und Behandlung psychischer Störungen zum Hauptschwerpunkt der Psychologie. Humanistische Psychologen, wie Carl Rogers, Abraham Maslow, Henry Murray, Gordon Allport und Rollo May, plädierten dennoch weiterhin für positive Ansätze in der Psychotherapie. Sie versuchten, das gute Leben zu beschreiben, und benannten Wege, wie die inhärente Neigung zum Wachstum das Leben bereichern kann. Maslow (1970) betonte:

> Die Wissenschaft der Psychologie ist auf der negativen Seite weit erfolgreicher als auf der positiven. Sie offenbart uns unendlich viel über die Unzulänglichkeiten des Menschen, seine Krankheiten, seine Sünden, aber herzlich wenig über seine Potenziale, seine Tugenden, seine erreichbaren Anstrengungen oder seine volle geistige Größe. Es ist, als hätte die Psychologie sich freiwillig nur auf die Hälfte ihres rechtmäßigen Zuständigkeitsbereichs beschränkt, und zwar auf die dunklere, armseligere Hälfte. (S. 354)

In den 1950er Jahren erörterte Marie Jahoda das Konzept der positiven psychischen Gesundheit (Jahoda, 1958). Diese Vorstellungen setzte Michael Fordyce in einige positive Interventionen um und untersuchte sie mit Collegestudierenden (Fordyce, 1983). Die lösungsorientierte Therapie, in den 1980er Jahren von Steve de Shazer und Insoo Kim Berg entwickelt (De Shazer et al., 1986; Hawkes, 2011), stellt das Generieren von Lösungen und Zielen aus veränderbaren Optionen in den Mittelpunkt. Die Well-Being-Therapie verbindet die kognitive Verhaltenstherapie mit dem Konzept des Wohlbefindens und hat sich nachweislich bei der Behandlung affektiver Störungen und Angststörungen bewährt (Ruini & Fava, 2009). Ähnlich integriert Frischs Lebensqualitätstherapie Ideen der Positiven Psychologie in die kognitive Therapie, was sich bei der Behandlung depressiver Klienten als wirksam erwiesen hat (Frisch, 2013). Angesichts der Tatsache, dass es – im Vergleich zur überwältigenden

Anzahl defizitorientierter Behandlungsmethoden – so wenig positiv ausgerichtete Interventionen gibt, lernen Psychotherapeuten unverhältnismäßig viel über Schäden, Defizite und Dysfunktionen und wenig über die Faktoren eines guten Lebens und wie dieses sich fördern lässt.

2.2 Positive psychologische Interventionen in der PPT

Die PPT ist ein therapeutischer Ansatz, der größtenteils auf den Prinzipien der Positiven Psychologie beruht. Mit anderen Worten: Innerhalb des Rahmens der Positiven Psychologie stellt die PPT den klinischen und therapeutischen Teil dar. Die PPT besteht aus konkreten Übungen, den sog. positiven psychologischen Interventionen (PPIs), die empirisch entweder allein oder in Zweier- oder Dreier-Kombinationen validiert wurden (Seligman et al., 2005). Anschließend wurden diese Übungen in einem übergreifenden Manual unter der Bezeichnung „Positive Psychotherapie" (PPT) zusammengefasst. In diesem Abschnitt gehen wir auf die empirische Befundlage zu den einzelnen PPIs ein.

Die PPIs sind relativ einfache Strategien zur Steigerung des Wohlbefindens, die auch online dargeboten bzw. durchgeführt werden können. Martin Seligman und sein Team haben die Wirksamkeit für drei PPIs empirisch nachgewiesen (*Drei gute Dinge*, auch als *Dankbarkeitstagebuch* bekannt, *Signaturstärken auf eine neue Weise gebrauchen* und *Dankesbesuch*; Seligman et al., 2005). Diese Ergebnisse konnten in unabhängigen Forschungsarbeiten repliziert werden (Gander et al., 2013; Mitchell et al., 2009; Mongrain & Anselmo-Mathews, 2012; Odou & Vella-Brodrick, 2013; Schueller & Parks, 2012; Duan et al., 2014; Schotanus-Dijkstra et al., 2015; Vella-Brodrick, Park & Peterson, 2009).

Seit dem ersten Wirksamkeitsnachweis werden PPIs weitreichend angewandt (z. B. Parks et al., 2012; Proyer et al., 2013; Quinlan et al., 2015; Winslow et al., 2016). Sie bieten neue Impulse für quasi parallel stattfindende theoretische und klinische Versuche zur Förderung des Wohlbefindens und positiver Eigenschaften wie Dankbarkeit (Emmons & McCullough, 2003), Vergebung (Worthington & Drinkard, 2000), Genuss (Bryant, 1989), Stärken (Buckingham & Clifton, 2001; Saleebey, 1997), psychisches Wohlbefinden (Ryff & Singer, 1996; Ryff, Singer & Davidson, 2004) und Empathie (Long et al., 1999).

Sowohl das theoretische Gerüst als auch die praktische Anwendung der PPIs scheinen die wissenschaftliche Aufmerksamkeit auf sich zu ziehen, sodass bereits Herausgeberwerke zu diesem Thema erschienen sind. Das *Handbook of Positive Psychological Interventions* (Parks & Schueller, 2014) gibt einen umfassenden Überblick über bereits etablierte wie auch neue und in Entwicklung befindliche PPIs. Alex Wood und Judith Johnson haben das umfassende *Handbook of Positive Clinical Psychology* (2016) herausgegeben. Es betrachtet Wohlbefinden aus einer ganzheitlichen Perspektive, mit Bezug zu Persönlichkeit, Psychopathologie und psychologischer Behandlung, und geht dabei auf einzelne Störungsbilder, wie Depression, emotionale Dysregulation, Angststörungen, posttraumatische Belastungsstörung, Suizidalität und Psychosen, ein. Das Handbuch stellt zudem Behandlungsmethoden, die auf der Positiven Psychologie beruhen, vor, wie die PPT (Rashid & Howes, 2016), die Well-Being-Therapie (Fava, 2016) und die Lebensqualitätstherapie (Frisch, 2016), und reinterpretiert etablierte Therapieansätze wie die Akzeptanz-und-Commitment-Therapie, die klientenzentrierte Therapie und die Schematherapie aus Sicht der Positiven Psychologie.

Wie PPIs zur Entwicklung und Verfeinerung des PPT-Manuals beigetragen haben, lässt sich Tabelle 1 entnehmen. Die Tabelle verzeichnet 20 PPIs, die in verschiedenen klinischen Settings bei Erwachsenen mit klinischen Kernproblemen, wie Depression, Angst, Essstörungen, Suizidalität und Verhaltensstörungen, angewandt wurden. Diese unabhängigen Forschungsarbeiten zeigen eindeutig, dass PPIs die Symptome effektiv reduzieren können. Interessanterweise scheint es sogar so zu sein, dass durch den Einsatz zielgerichteter Konstrukte (wie Dankbarkeit, Freundlichkeit, Vergebung und Charakterstärken) PPIs auch bei der aktiven oder begleitenden Behandlung einer ganzen Reihe gesundheitlicher Probleme, wie Herzerkrankungen und deren Rehabilitation sowie Rehabilitation infolge von Schlaganfällen, Hirnverletzungen, Diabetes Typ 2 und Brustkrebs, einsetzbar sind. Bemerkenswert ist auch die Internationalität der Einsatzorte, darunter Hongkong, Indonesien, Iran, Korea, Australien, Deutschland und Spanien.

Die in der jeweiligen Studie untersuchten PPT-Übungen sind ebenfalls in Tabelle 1 aufgeführt – eine Information, die für Praktiker besonders wichtig ist, zeigt sie doch, dass diese Übungen – obwohl es sich bei der PPT um eine neue, sich erst entwickelnde Behandlungsmodalität handelt – eine Evidenzbasierung aufweisen.

Tabelle 1: Ausgewählte klinische Studien zu Interventionen der Positiven Psychologie[a]

Nr.	Quelle	Klinischer Fokus und eingesetzte PPT-Übungen	Beschreibung (Stichprobe, Methoden)	Ergebnis
1	Huffman et al., 2011	Herzerkrankungen Dankbarkeit ausdrücken Dankesbrief Das beste denkbare Ich Drei Akte der Freundlichkeit	Eine 8-wöchige PP-Telemedizin-Intervention für Herzpatienten wurde in Form eines Pilotprojekts durchgeführt.	PPI erwies sich als durchführbar und wurde in einer Kohorte von Patienten mit einer akuten Herzerkrankung gut angenommen.
2	Fung et al., 2011	Belastungen im Zusammenhang mit Pflege Charakterstärken Dankbarkeit aufrechnen Dankesbesuch Nutzung von Stärken zur Lösung von Problemen	Eltern und Pflegende von Kindern mit infantiler Zerebralparese, die in der Abteilung für Orthopädie und Unfallchirurgie eines Krankenhauses in Hong Kong behandelt wurden, nahmen an vier wöchentlichen Sitzungen teil.	Die Teilnehmenden wiesen sowohl nach den vier Interventionssitzungen als auch bei der Booster-Sitzung ein signifikant niedrigeres Level von elterlichem Stress und eine höhere Ausprägung von Hoffnung auf. Ihre wahrgenommene soziale Unterstützung stieg während der Intervention, aber nicht nach deren Abschluss.
3	Cheavens et al., 2006	Depression Charakterstärken	34 Erwachsene, die die Kriterien für eine Major Depression erfüllten, wurden randomisiert zwei Gruppen zugeteilt. Während der 16 Wochen andauernden KVT-Behandlung fokussierte eine Gruppe auf Stärken, die andere auf Defizite oder Kompensation.	Die Ergebnisse zeigten ein höheres Maß an Symptomveränderungen in der Gruppe, die auf Stärken fokussierte, im Gegensatz zur Gruppe, die sich mit Defiziten oder Kompensation befasst hatte.
4	Flückiger et al., 2008	Angst Ressourcen der Klienten, wie individuelle Stärken, Fähigkeiten und Bereitschaft werden in die Behandlung einbezogen	Die in Deutschland durchgeführte Studie untersuchte, ob eine Fokussierung auf die Ressourcen/Fähigkeiten der Patienten, besonders zu Beginn der Therapie, einen Einfluss auf das Behandlungsergebnis hatte.	Die Fokussierung auf Fähigkeiten stand im Zusammenhang mit einem positiven Behandlungsergebnis, unabhängig vom Ausmaß der Beschwerden vor der Behandlung, mit schnellerer Verbesserung des Wohlbefindens und Symptomreduktion. Therapeutische Erfahrung und Behandlungsdauer hatten ebenfalls Einfluss auf die Effekte.
5	Ho, Yeung & Kwok, 2014	Depression Geschichte des Glücks erzählen Dankbarkeit im Alltag entwickeln Optimistische Denkweisen erkennen Genießen Neugier	74 Teilnehmende aus Alten- und Pflegeheimen in Hong Kong, im Alter von 63–105 Jahren, nahmen an den PPIs in 9-wöchigen Gruppensettings teil.	Die Ergebnisse zeigten einen Rückgang der depressiven Symptomatik und einen Anstieg der Lebenszufriedenheit, Dankbarkeit und Freude.

Tabelle 1: Fortsetzung

Nr.	Quelle	Klinischer Fokus und eingesetzte PPT-Übungen	Beschreibung (Stichprobe, Methoden)	Ergebnis
6	Andrewes, Walker & O'Neill, 2014	Hirnschädigungen Drei gute Dinge Signaturstärken	Zehn Patienten mit Hirnschädigungen wurden randomisiert einer Interventions- oder Kontrollgruppe zugewiesen.	Nach 12 Wochen zeigte die Interventionsgruppe ein erhöhtes Ausmaß an Freude und ein verbessertes Selbstkonzept.
7	Huffman et al., 2014	Suizidalität Dankesbesuch Charakterstärken Das beste denkbare Ich Dankbarkeit aufrechnen Bedeutsame Aktivitäten	Die Studie erhob die Durchführbarkeit und Akzeptanz von neun PP-Übungen bei stationären Patienten mit Suizidgedanken oder -handlungen und untersuchte außerdem die relative Wirksamkeit der Übungen.	Die Ergebnisse zeigten allgemeine Effekte der PPIs, unter Berücksichtigung von Alter, Reihenfolge und ausgelassenen Übungen. Sowohl Dankesbesuch als auch Charakterstärken erwiesen sich als wirksam.
8	Kerr, O'Donovan & Pepping, 2015	Psychische Störungsbilder inkl. Depression, Angst, Substanzmissbrauch und weitere Dankbarkeit und Freundlichkeit	Die Teilnehmenden dieser in psychiatrischen Kliniken in Queensland (Australien) durchgeführten Studie waren 48 Erwachsene, die auf eine ambulante psychotherapeutische Einzeltherapie warteten. Die Teilnehmenden sollten 14 Tage lang Übungen zu Hause durchführen.	Die Ergebnisse zeigen, dass eine kurze PPI zuverlässig die emotionale Erfahrung von Dankbarkeit ausbilden kann, dies für Freundlichkeit in dieser kurzen Zeit jedoch nicht möglich war. Dennoch schufen Dankbarkeits- und Freundlichkeits-Interventionen ein Gefühl der Verbundenheit, führten zu erhöhter alltäglicher Zufriedenheit und erhöhtem Optimismus und reduzierten Angst im Vergleich zu einer Placebo-Bedingung.
9	Huffman et al., 2015	Diabetes Typ 2 Dankbarkeit für positive Ereignisse Persönliche Stärken Dankesbrief Akte der Freundlichkeit	In dieser Proof-of-Concept-Studie führten 15 Patienten (mittleres Alter = 60.1, ±8.8 Jahre) mit Diabetes Typ 2 und Herz-Kreislauf-Risiko PP-Übungen durch.	Die Ergebnisse weisen darauf hin, dass höhere Ausprägungen von positivem Affekt, Optimismus und Wohlbefinden einhergehen mit verbesserter Adhärenz des gesundheitsfördernden Verhaltens (und entsprechenden Ergebnissen) bei Patienten mit Diabetes Typ 2.
10	Huynh et al., 2015	Verhaltensstörungen, die zu einer Inhaftierung geführt haben Aktivitäten und Aufgaben basierend auf dem PERMA-Konzept, eingebunden in das Good-Lives-Modell	Diese PPI, das „Positive Re-Entry in Corrections Program", bot wöchentliche Kurse, Diskussionen und Hausaufgaben an, die sich darauf konzentrierten, Straftätern Fertigkeiten beizubringen, die ihnen die Wiedereingliederung in die Gesellschaft erleichtert sollen.	Es ergaben sich signifikante Unterschiede zwischen Prä- und Postmessung in den Messwerten für Dankbarkeit, Hoffnung und Lebenszufriedenheit.
11	Ko & Hyun, 2015	Depression Über gute Dinge schreiben Positives Feedback Dankesbrief	53 Erwachsene mit der Diagnose einer Major Depression erhielten in einem Kliniksetting in Korea entweder eine 8-wöchige PPI-Behandlung oder keine Behandlung (Kontrollgruppe).	Für die PPI-Gruppe konnte eine signifikante Abnahme von Werten auf einer Depressivitätsskala sowie eine signifikante Zunahme von Werten in Messinstrumenten für Hoffnung und Selbstwertgefühl festgestellt werden.

Tabelle 1: Fortsetzung

Nr.	Quelle	Klinischer Fokus und eingesetzte PPT-Übungen	Beschreibung (Stichprobe, Methoden)	Ergebnis
12	Lambert D'raven, Moliver & Thompson, 2015	Depression Schreiben von Dankesbriefen Gute Taten vollbringen	Im Rahmen eines 6-wöchigen Pilotprogramms nahmen 76 Patienten aus der medizinischen Grundversorgung mit depressiven Symptomen an Interventionen teil, in denen sie sich auf gute Taten und das Schreiben von Dankesbriefen konzentrieren sollten.	Die Werte aus der Baseline-Messung hatten sich bei der Follow-up-Erhebung verbessert, und zwar für Gesundheit, Vitalität, psychische Gesundheit sowie für psychische und physische Gesundheit bei Alltagsaktivitäten.
13	Retnowati et al., 2015	Depression, auf eine Naturkatastrophe folgend Hoffnungsintervention: Zielformulierung, Planung, Aufrechterhaltung der Motivation	In der Interventionsgruppe waren 31 Erwachsene, die direkt von Vulkanausbrüchen des Mount Merapi (Indonesien) betroffen waren. Sie nahmen an vier zweistündigen Sitzungen teil, in denen die Hoffnungsintervention durchgeführt wurde, und wurden mit einer unbehandelten Kontrollgruppe verglichen ($n = 31$).	Die Interventionsgruppe zeigte zur Postmessung einen signifikanten Rückgang der depressiven Symptome.
14	Chaves et al., 2017	Depression Dankbarkeit Genießen Charakterstärken Freundlichkeit	In dieser randomisiert-kontrollierten Studie wurden Klienten, bei denen eine Major Depression diagnostiziert worden war, entweder einer KVT-Gruppe ($n = 49$) oder einer PPI-Gruppe ($n = 47$) zugewiesen.	In beiden Gruppen zeigten die Klienten signifikante Veränderungen im Prä-Post-Vergleich auf allen wichtigen Zielvariablen. Zwischen den beiden Behandlungsmethoden konnten jedoch keine signifikanten Unterschiede festgestellt werden.
15	Nikrahan et al., 2016	Koronararterienbypass Dankbarkeit und Vergebung Signaturstärken Das beste denkbare Ich Positive soziale Interaktionen Neubewertung der Vergangenheit	69 Patienten, bei denen vor Kurzem eine Koronararterienbypass-OP oder perkutane Koronarintervention durchgeführt worden war, wurden randomisiert einer PPI-Gruppe oder Wartelistenkontrollgruppe zugewiesen. Biomarker zur Einschätzung des Gesundheitszustandes wurden zur Baseline-Messung, nach der Intervention (7 Wochen) und nach 15 Wochen zur Follow-up-Untersuchung gemessen.	Bei der PPI-Gruppe wurde nach 7 Wochen ein signifikant niedrigerer Wert des C-reaktiven Proteins (CRP; mittels High-sensitivity-CRP-Messung) und eine signifikant niedrigere Cortisol-Aufwachreaktion im Vergleich zur Kontrollgruppe festgestellt.
16	Sanjuan et al., 2016	Rehabilitation nach Herzerkrankung Positive Dinge wahrnehmen Signaturstärken Das beste denkbare Ich Dankbarkeit ausdrücken Akte der Freundlichkeit	Herzpatienten ($n = 108$) wurden randomisiert entweder einer Kontrollgruppe (reguläre Rehabilitation) oder einer Interventionsgruppe, die zusätzlich zur Rehabilitation eine Well-Being-Therapie erhielt, zugewiesen. Die Studie wurde in Spanien durchgeführt.	Nachdem die funktionelle Einschränkung kontrolliert worden war, zeigte die Gruppe, die Well-Being-Therapie und Rehabilitation absolviert hatte, einen signifikant niedrigeren negativen Affekt als die Gruppe, die ausschließlich an der regulären Rehabilitation teilgenommen hatte.

Tabelle 1: Fortsetzung

Nr.	Quelle	Klinischer Fokus und eingesetzte PPT-Übungen	Beschreibung (Stichprobe, Methoden)	Ergebnis
17	Wong et al., 2018	Psychische Belastung Dankesbriefe	Erwachsene Klienten ($n = 293$), die eine Psychotherapie begannen, wurden randomisiert entweder (a) einer Kontrollgruppe (nur Psychotherapie), (b) einer Psychotherapie plus expressives Schreiben oder (c) einer Psychotherapie plus Schreiben von Dankesbriefen zugeteilt.	Die Teilnehmenden in der Dankbarkeitsbedingung schrieben Briefe, in denen sie Dankbarkeit anderen gegenüber ausdrückten. Diese Personen zeigten im Anschluss an die Behandlung signifikant höhere Messwerte im Bereich der psychischen Gesundheit als die Teilnehmenden der anderen beiden Bedingungen.
18	Harrison, Khairulla & Kikoler, 2016	Essstörungen Kultivieren positiver Emotionen Charakterstärken	Acht stationäre Patientinnen zwischen 11 und 18 Jahren besuchten eine Positivity-Gruppe. Erhebungsmessungen fanden vor Beginn, nach Beendigung und 6 Monate nach Ende der Gruppentherapie statt.	Bedeutsame Verbesserungen wurden von 75 % der Patientinnen in Bezug auf subjektive Freude berichtet und von 87.5 % in Bezug auf die Lebenszufriedenheit.
19	Terrill et al., 2016	Rehabilitation nach Schlaganfall Dankbarkeit ausdrücken Freundlichkeit praktizieren	Teilnehmende waren Paare, von denen eine Person vor >6 Monaten einen Schlaganfall erlitten hatte, die andere Person war der Partner, mit dem sie zusammenlebte, oder eine Pflegeperson. Einer oder beide Partner berichteten über depressive Symptome. Die Intervention bestand aus einer 8-wöchigen, selbstständig durchgeführten verhaltensorientierten PPI, wobei jede Woche zwei Aktivitäten allein und zwei Aktivitäten gemeinsam durchgeführt werden sollten.	Fünf Paare (83 %) beendeten das Programm. Die Teilnehmenden hatten über mindestens 6 Wochen an den insgesamt 8 Wochen andauernden Aktivitäten teilgenommen und berichteten, dass sie „sehr zufrieden" mit der Intervention waren ($M = 3.5$ von 4 Bewertungspunkten).
20	Muller et al., 2016	Chronische Schmerzen und eine körperliche Behinderung Dankbarkeit ausdrücken Akte der Freundlichkeit Vergebung Flow Auf den eigenen Körper achten	Personen mit Rückenmarksverletzung, Multipler Sklerose, einer neuromuskulären Erkrankung oder Post-Polio-Syndrom und chronischen Schmerzen wurden randomisiert einer PP- oder Kontrollbedingung zugewiesen. Teilnehmende in der PP-Bedingung absolvierten eine 8-wöchige personalisierte PPI; die Aufgabe der Teilnehmenden in der Kontrollgruppe war, etwas Allgemeines über das Leben aufzuschreiben.	Die PP-Gruppe zeigte nach der Behandlung signifikant verbesserte Werte hinsichtlich Schmerzintensität, Schmerzkontrolle, Katastrophisieren von Schmerzen, Beeinträchtigung durch Schmerzen, Lebenszufriedenheit, positivem Affekt und Depression. Verbesserungen der Lebenszufriedenheit, Depression, Schmerzintensität, Beeinträchtigung durch Schmerzen und Schmerzkontrolle ließen sich auch zur 2.5 Monate späteren Follow-up-Messung noch nachweisen.

Anmerkungen: PP = Positive Psychologie; PPI = Positive-Psychologie-Intervention; KVT = Kognitive Verhaltenstherapie.
[a] chronologisch nach Erscheinungsjahr aufgelistet

Darüber hinaus kann die Übersicht in Tabelle 1 für Therapeuten hilfreich sein, die PPT an die spezifischen klinischen Bedürfnisse ihrer Klienten anzupassen. Zum Beispiel lässt sich so auf Basis wachsender Evidenz entscheiden, welche Intervention bei Klienten mit Essstörungen effektiv ist, wie konkrete Übungen wie *Dankesbrief* oder *Dankesbesuch* auch unter interkulturellen Bedingungen zum Einsatz kommen können oder welche Methode für traumatisierte Klienten möglicherweise unangemessen wäre.

Die theoretische Untermauerung der PPIs, ihr potenzieller Veränderungsmechanismus und ihr Beitrag zur Erklärung von Krankheitsbildern sind ebenfalls erforscht worden. Dazu gehören Studien darüber, wie Dankbarkeit den schädlichen Auswirkungen von Depression entgegenwirkt (Wood, Maltby, Gillett, Linley & Joseph, 2008), inwiefern Hoffnung als Veränderungsmechanismus bei der Behandlung einer Posttraumatischen Belastungsstörung fungiert (Gilman, Schumm & Chard, 2012), welche Rolle Spiritualität und Sinn in der Psychotherapie spielen (Steger & Shin, 2010; Worthington, Hook, Davis & McDaniel, 2011) und wie Vergebung graduell dazu beträgt, die Auffassung, ein Recht auf Rache zu haben, abzulegen oder Wut loszulassen (Harris et al., 2006; Worthington, 2005). Andere Studien dokumentieren die Beziehung zwischen Kreativität und bipolaren Störungen (Murray & Johnson, 2010), positiven Emotionen und sozialen Ängsten (Kashdan et al., 2006) sowie sozialen Beziehungen und Depression (Oksanen et al., 2010). Fitzpatrick und Stalikas (2008) zeigen auf, dass bereits das Vorhandensein positiver Emotionen auf die Möglichkeit therapeutischer Veränderungen hinweisen kann. Ähnlich belegen andere wissenschaftliche Befunde, dass positive Emotionen Erfolg und Gesundheit nicht bloß widerspiegeln, sondern auch aktiv erzeugen können, indem sie Einstellungen und Denkweisen adaptiv verändern (Fredrickson, 2009).

Die grundsätzliche Wirksamkeit und Relevanz der PPIs sind auch in mehreren Reviews untersucht worden. Diese fassen theoretische Konzepte zusammen und bieten wichtige Hinweise für die klinische Anwendung von PPIs. Zwölf solcher Übersichtsarbeiten sind in Tabelle 2 aufgeführt. Darunter sind zwei Metaanalysen zur Gesamtwirksamkeit von PPIs. Die erste, eine von Sin und Lyubomirsky (2009) durchgeführte Metaanalyse, welche Studien zu insgesamt 51 PPIs umfasst, die sowohl bei klinischen als auch nicht klinischen Stichproben eingesetzt wurden, kam zu dem Schluss, dass positive Interventionen wirksam sind, und zwar bei mittleren Effektstärken in Bezug auf signifikant reduzierte depressive Symptome (Mittelwert: $r=0.31$) und verbessertes Wohlbefinden (Mittelwert: $r=0.29$). Die zweite Metaanalyse von Bolier und Mitarbeitenden (2013) umfasste 6139 Teilnehmende (19 der Studien waren auch von Sin und Lyubomirsky untersucht worden). Sie zeigt, dass PPIs bei kleiner Effektstärke Depressionen reduzieren können (Mittelwert: $r=0.23$) und bei mittleren Effekten das Wohlbefinden verbessern können (Mittelwert: $r=0.34$). Ihrer Untersuchung der Effektivität von 40 PPIs legten Hone, Jarden und Schofield (2015) ein standardisiertes theoretisches Modell zur Evaluation der Interventionen zugrunde: das sog. RE-AIM-Modell, mittels dessen die Reichweite (*R*each), Wirksamkeit (*E*fficacy), Übernahme (*A*doption), Umsetzung (*I*mplementation) und Beibehaltung (*M*aintenance) der Interventionen überprüft wurden (Glasgow, Vogt & Boles, 1999; National Collaborating Centre for Methods and Tools, 2008). Anhand des RE-AIM-Modells wurden die Repräsentativität von Stichproben und Settings, Kosten sowie Nachhaltigkeit von Effekten auf individueller und institutioneller Ebene evaluiert. Die Ergebnisse für die einzelnen Dimensionen des Modells variierten beträchtlich: Reichweite 64 %, Wirksamkeit 73 %, Übernahme 84 %, Umsetzung 58 % und Beibehaltung 16 %. Zwei Metaanalysen, die den Fokus auf positive Emotionen legten – eine untersuchte Verhaltensaktivierung (Mazzucchelli, Kane & Rees, 2009), die andere achtsamkeitsbasiertes Vorgehen (Casellas-Grau, Font & Vives, 2014) –, ergaben, dass stärkenbasierte Ansätze das Wohlbefinden verbessern können.

Andere Studien untersuchten die Wirksamkeit von spezifischen positiven Eigenschaften, wie positive Emotionen im Rahmen der Emotionsregulation (Quoidbach, Mikolajczak & Gross, 2015), sowie den Effekt bestimmter Stärken (Dankbarkeit und Freundlichkeit) bei der Linderung von Symptomen und der Verbesserung des Wohlbefindens (D'raven & Pasha-Zaidi, 2014; Drvaric et al., 2015). Wieder andere interessierten sich dafür, wie PPIs den Umgang mit körperlichen Gesundheitsproblemen beeinflussen (Macaskill, 2016), welche Rolle Dankbarkeit bei Brustkrebserkrankungen spielen kann (Ruini & Vescovelli, 2013) und welche Messinstrumente zur Erfassung von Konstrukten der Positiven Psychologie psychometrisch robust sind (Stoner, Orrell & Spector, 2015). Die Relevanz von PPIs ist in komplexen Anwendungsbereichen wie der Behandlung von Kriegstraumata (Al- Krenawi et al., 2011) ebenso untersucht worden wie in der Neurowissenschaft (Kapur et al., 2013).

Tabelle 2: Übersichtsarbeiten zur Wirksamkeit von positiven Interventionen mit Implikationen für die klinische Praxis[a]

Nr.	Quelle	Beschreibung	Einschlägige Befunde
1	Sin & Lyubomirsky, 2009	*Metaanalyse:* Insgesamt wurden 51 PPIs betrachtet, die an insgesamt 4266 Probanden untersucht worden waren. Ziele waren die Untersuchung der Wirksamkeit und die Bereitstellung praktischer Handlungsempfehlungen für Therapeuten.	Die Ergebnisse deuten darauf hin, dass PPIs signifikant zu einer Steigerung des Wohlbefindens (Mittelwert: $r = 0.29$) und zu einer Abnahme depressiver Symptome (Mittelwert: $r = 0.31$) führen.
2	Mazzucchelli, Kane & Rees, 2010	*Metaanalyse:* Die Studie untersuchte den Effekt von Verhaltensaktivierung (VA) auf das Wohlbefinden. 20 Studien mit insgesamt 1353 Teilnehmenden wurden einbezogen.	Die gepoolten Effektstärken (Hedges' g) zeigten, dass die Differenz im Wohlbefinden zwischen VA- und Kontrollbedingung zum Zeitpunkt der Postmessung bei 0.52 lag. VA scheint also eine gut anwendbare und attraktive Intervention zu sein, um das Wohlbefinden bei einer großen Bandbreite von Personen sowohl in klinischen als auch in nicht klinischen Settings zu fördern.
3	Quinlan, Swain & Vella-Brodrick, 2012	*Review:* In das Review wurden 8 Studien einbezogen. Diese hatten gezielt untersucht, ob das Kennenlernen und die Anwendung einer Stärkenklassifikation das Wohlbefinden verbesserten. Messinstrumente wurden zur Prä- und Postmessung eingesetzt, verglichen wurde mit einer Kontrollgruppe.	Ergebnisse des Reviews: Die Interventionen wirken besser, wenn die Teilnehmenden einen anderen Zukunftsentwurf planen und visualisieren sollen und wenn sie implizit oder explizit gebeten werden, Ziele zu setzen. Ziele mit Bezug auf die Motivation, Beziehungen und Autonomie werden eher erreicht. Längere Interventionen sind wirksamer als kürzere.
4	Bolier et al., 2013	*Metaanalyse:* Ein Review von 39 randomisierten, veröffentlichten Studien, davon 7 klinische, insgesamt 6139 Teilnehmende.	Die Metaanalyse zeigte einen standardisierten Mittelwertunterschied von .34 für subjektives Wohlbefinden, .20 für psychisches Wohlbefinden und .23 für Depression, was auf kleine Effekte der PPI hindeutet.
5	Casellas-Grau, Font & Vives, 2014	*Systematisches Review:* Dieses Review konzentrierte sich auf 16 Studien, die achtsamkeitsbasierte Ansätze, den Ausdruck positiver Emotionen, spirituelle Interventionen, Hoffnungstherapie und sinnstiftende Interventionen untersucht hatten.	Die PPIs wurden bei Brustkrebspatientinnen und von Brustkrebs geheilten Patientinnen überprüft. Sie erwiesen sich als wirksam, um positive Aspekte zu fördern.
6	D'raven & Pasha-Zaidi, 2014	*Review:* Mit einem Fokus auf in der Beratung Tätige untersucht dieses Review eine Auswahl an PPIs, wie z. B. Genießen, Dankbarkeit und Selbstmitgefühl. Ziel war es, herauszufinden, warum, wie und unter welchen Bedingungen diese PPIs wirksam sind und für welche Personen sie optimal funktionieren.	Das Review kommt zu der Schlussfolgerung, dass PPIs zu erhöhtem Wohlbefinden beitragen. Dennoch sollten wichtige Faktoren wie Modifikationen, zeitliche und kulturelle Aspekte berücksichtigt werden. Weitere Erkenntnis: Mehr ist nicht unbedingt besser.
7	Drvaric et al., 2015	*Critical Review:* Dieses Review schloss 11 Studien ein. Untersucht wurden die Relevanz und Wirksamkeit von stärkenbasierten therapeutischen Ansätzen bei Patienten mit Risiko für die Entwicklung einer Psychose.	Positive Coping-Fähigkeiten und Resilienz erwiesen sich als protektive Faktoren, die hohe Ausmaße psychischer Belastung abfedern können. Die Schlussfolgerung liegt nahe, dass die Stärkung von Resilienz wirksam zur Erhöhung des Wohlbefindens eingesetzt werden kann und die psychische Gesundheit in klinischen Psychose-Hochrisikogruppen fördern kann.

Tabelle 2: Fortsetzung

Nr.	Quelle	Beschreibung	Einschlägige Befunde
8	Hone, Jarden & Schofield, 2015	*Wirksamkeits-Review:* Dieses Review untersuchte die Wirksamkeit von 40 PPIs hinsichtlich der fünf Dimensionen der Nützlichkeit einer Intervention: Reichweite (Reach), Wirksamkeit (Efficacy), Übernahme (Adoption), Umsetzung (Implementation) und Beibehaltung (Maintenance) (RE-AIM), insgesamt 10 664 Probanden.	Die berichteten RE-AIM-Werte variierten substanziell: Reichweite 64 %, Effektivität 73 %, Übernahme 84 %, Umsetzung 58 % und Beibehaltung 16 %.
9	Quoidbach, Mikolajczak & Gross, 2015	*Review:* Unter Annahme eines Prozessmodells zur Emotionsregulation wurde ein Review mit über 125 Studien durchgeführt. Die Studien untersuchten PPIs wie Akte der Freundlichkeit, das bestmögliche Selbst, Dankbarkeit aufrechnen, Dankesbesuch, Zielsetzungen, Hoffnung und Genießen.	Die Autoren stellen die Vermutung auf, dass positive Emotionen anhand von fünf kurz- und langfristigen Strategien kultiviert werden können, nämlich Situationsauswahl, Situationsmodifikation, Aufmerksamkeitssteuerung, kognitive Neubewertung und Reaktionsmodulation. Dieses Review bietet einen theoretischen Rahmen und eine detailliert beschriebene Vorgehensweise für die klinische Arbeit, um das Empfinden von Freude bei Klienten zu stärken.
10	Roepke, 2015	*Metaanalyse:* Dieses Review untersuchte, ob Menschen an Widrigkeiten wachsen. Dafür wurden Studien mit verschiedenen Behandlungsansätze einbezogen, darunter 12 randomisiert-kontrollierte Studien mit validen oder reliablen Instrumenten zur Messung von posttraumatischem Wachstum (oder ähnlichen Konstrukten).	Obwohl keine der untersuchten Interventionen in erster Linie für die Förderung von posttraumatischem Wachstum konzipiert worden war, konnte solches Wachstum festgestellt werden (mittlere bis große Effektstärken).
11	Stoner, Orrell & Spector, 2015	*Systematisches Review:* Das Review untersuchte Messinstrumente zur Erfassung von PP-Konstrukten mittels standardisierter Kriterien bei Populationen, die über gemeinsame Merkmale definiert wurden. Ziel war es, psychometrisch robuste Messinstrumente, die für eine Adaptation oder Anwendung bei Demenzerkrankten geeignet sind, zu identifizieren.	Das Review identifizierte 16 psychometrisch robuste PP-Messinstrumente, die sich auf die folgenden Konstrukte bezogen: Resilienz, Selbstwirksamkeit, Religiosität/Spiritualität, Wertschätzung des Lebens, Kohärenzgefühl, Autonomie und Fähigkeit, gut mit Herausforderungen umzugehen. Betont wurde die Relevanz von psychometrischen Analysen bei der Entwicklung von Messinstrumenten, die Konstrukte der PP erfassen sollen.
12	Macaskill, 2016	*Review:* Geprüft wurde die Anwendung von PPIs in klinischen Populationen mit körperlichen Erkrankungen.	PPIs werden zunehmend auch bei Patienten mit einer körperlichen Erkrankung angewandt. Diese Studie untersuchte den Einsatz von PPIs bei den Indikationen Krebs, koronare Herzkrankheit und Diabetes. Die Ergebnisse zeigten vielversprechende erste Erfolge.

Anmerkungen: PP = Positive Psychologie, VA = Verhaltensaktivierung, PPI = Positive-Psychologie-Intervention
[a] chronologisch nach Erscheinungsjahr aufgelistet

Louise Lambert D'raven und Pasha-Zaidi (2016) erforschten die Bedeutung positiver Interventionen mit Bezug auf Charakterstärken, wie Dankbarkeit, Genussfähigkeit, Selbstmitgefühl, und positive Beziehungen im Beratungskontext. Sie kommen zu dem Schluss, dass PPIs beim Generieren positiver Affekte und Erfahrungen sowie bei der Linderung von Depressionen effektiv sein können. Wichtiger noch, im klinischen Kontext eingesetzte PPIs können inhärente Fähigkeiten mobilisieren, die helfen, Klienten zu erwünschten Verhaltensänderungen zu motivieren. Weiterhin bieten PPIs Strategien für das generelle klinische Vorgehen zur Aufrechterhaltung und Stärkung positiver Emotionen und des Wohlbefindens.

Die Anwendung und Untersuchung von PPIs in verschiedenen klinischen Settings und in der Behandlung komplexer klinischer Störungsbilder tragen dazu bei, den Wissensstand in Bezug auf Psychotherapie und Gesundheit zu vergrößern. Starke empirische Evidenz und fortlaufende Arbeiten auf dem Gebiet der PPIs schaffen so ein Fundament für die Weiterentwicklung und Verfeinerung der PPT.

2.3 Die Theorie des Wohlbefindens

Die PPT basiert vor allem auf zwei grundlegenden Theorien: Seligmans Konzeptualisierung des Wohlbefindens (PERMA; Seligman, 2002a, 2012) und dem Konzept der Charakterstärken (Peterson & Seligman, 2004). Zunächst stellen wir PERMA vor: ein Modell, das das Wohlbefinden in fünf wissenschaftlich messbare und handhabbare Komponenten unterteilt (vgl. Tab. 3): (a) *P*ositive Emotionen, (b) *E*ngagement, (c) Beziehungen (*R*elationships), (d) Sinn (*M*eaning) und (e) Erfolg/Zielerreichung (*A*ccomplishment; Seligman, 2012). Die Forschung zeigt, dass Erfüllung in vor allem drei dieser Bereiche (positive Emotionen, Engagement und Sinn) mit geringeren Depressionsraten und höherer Lebenszufriedenheit assoziiert ist (Asebedo & Seay, 2014; Bertisch et al., 2014; Headey, Schupp, Tucci & Wagner, 2010; Kern et al., 2015; Lambert D'raven & Pasha-Zaidi, 2016; Lamont, 2011; Schueller & Seligman, 2010; Sirgy & Wu, 2009).

Positive Emotionen

Positive Emotionen stehen für die hedonistische Dimension des Glücks. Diese Dimension besteht aus dem Erleben positiver Emotionen im Hinblick auf Vergangenheit, Gegenwart und Zukunft sowie dem Erlernen von Fähigkeiten, die Intensität und Dauerhaftigkeit dieser Emotionen unterstützen können:

- Positive Emotionen in Bezug auf die Vergangenheit umfassen Befriedigung, Zufriedenheit, Erfüllung, Stolz und Gelassenheit.
- Positive Emotionen in Bezug auf die Zukunft beinhalten Hoffnung und Optimismus, Glauben, Vertrauen und Zuversicht.
- Positive Emotionen in Bezug auf die Gegenwart zeigen sich in komplexen Erfahrungen wie Genuss und Achtsamkeit (Seligman, 2002a).

Im Vergleich zu ihren negativen Pendants scheinen positive Emotionen eher flüchtiger Natur zu sein. Dennoch spielen sie eine Schlüsselrolle dabei, Denkprozesse flexibler, kreativer und effizienter zu machen (Fredrickson, 2009). Die Forschung hat gezeigt, dass positive Emotionen Resilienz schaffen, indem sie die Auswirkungen negativer Emotionen „aufheben" (Fredrickson, Tugade, Waugh & Larkin, 2003; Johnson et al., 2009). Außerdem korrelieren sie eindeutig mit Langlebigkeit, Zufriedenheit in der Ehe,

Tabelle 3: Theorie des Wohlbefindens: PERMA (Seligman, 2012)

Elemente	Kurze Beschreibung
Positive Emotionen	das Erleben positiver Emotionen, wie Glück, Zufriedenheit, Stolz, Gelassenheit, Hoffnung, Optimismus, Vertrauen, Zuversicht und Dankbarkeit
Engagement	sich vertiefen in Aktivitäten, für die man eigene Stärken nutzt und bei denen es zu einem Flow-Erleben kommt, d.h. ein optimaler Zustand des Zusammentreffens von höchster Konzentration, intensivem Fokus und intrinsischer Motivation
Beziehungen	das Erleben von positiven, sicheren und vertrauensvollen Beziehungen
Sinn	sich zu etwas, von dem man glaubt, dass es größer sei als man selbst, und das einen mit Sinn erfüllt, zugehörig fühlen und dazu einen Beitrag leisten
Erfolg/Zielerreichung	Streben nach Erfolg, Meisterschaft, Kompetenz und Leistung um ihrer selbst willen

Freundschaft, Einkommen und Resilienz (für Reviews s. Fredrickson & Branigan, 2005; Lyubomirsky, King & Diener, 2005). Barry Schwartz und sein Team (2002) stellten fest, dass das Verhältnis von positiven zu negativen Emotionen bei depressiven Klienten, die eine Psychotherapie aufsuchen, tendenziell niedriger als 0.5:1 ist. Bei Menschen mit psychopathologischen Auffälligkeiten scheint ein Mangel an positiven Emotionen also zentral zu sein.

Positive Emotionen wirken sich zudem auf die körperliche Gesundheit aus. Für die Erfassung der Sterberate aufgrund von Herzerkrankungen werden auch Angaben zu Risikofaktoren, wie Rauchen, Adipositas, Bluthochdruck und mangelnde Bewegung, erhoben. Diese Statistiken liegen für jeden US-Bezirk vor. Ein Forschungsteam der Universität Pennsylvania untersuchte einen möglichen Zusammenhang zwischen diesen epidemiologischen Daten und entsprechenden Äußerungen auf Twitter. Hierfür analysierten die Forschenden eine Zufallsstichprobe öffentlicher Tweets aus den Jahren 2009 und 2010 von Personen, die ihren Wohnort angegeben hatten, anhand eines auf emotionale Äußerungen spezialisierten Textanalyseprogramms. Weiterhin bezogen sie Gesundheitsdaten aus 1300 US-Bezirken, die insgesamt 88 % der Gesamtbevölkerung abdeckten, in die Studie mit ein. Die Ergebnisse zeigten, dass – nachdem Faktoren wie Einkommen und Bildungsgrad kontrolliert worden waren – die Äußerung negativer Emotionen, wie Wut, Stress und Erschöpfung, in den Tweets von Personen in einem bestimmten Bezirk mit einem höheren Herzerkrankungsrisiko in genau diesem Bezirk zusammenhing. Die Äußerung positiver Emotionen, wie Begeisterung und Optimismus, war dagegen mit einem geringeren Herzerkrankungsrisiko verbunden (Eichstaedt et al., 2015).

Engagement

Engagement ist die Dimension des Wohlbefindens, die beschreibt, wie stark das Bestreben nach Beschäftigung, Beteiligung und Vertiefung in die Arbeit, in enge Beziehungen und Freizeitaktivitäten ist. Das Konzept geht auf Csikszentmihalyis (1990) Arbeit über „Flow" zurück, also jenen psychischen Zustand, der bei intensiver Konzentration entsteht und typischerweise zu einem Verlust des Zeitgefühls führt, während man ganz in eine Tätigkeit vertieft ist (z. B. sich „eins mit der Musik fühlen"). Vor allem, wenn die Fähigkeiten einer Person ausreichen, um die gesetzte Aufgabe zu meistern, ist sie im Falle eines Flow-Erlebens so vertieft in die Erfahrung (oder „eins" mit ihr), dass sie das Gefühl für die dabei vergehende Zeit verliert. Als eine Möglichkeit, das Engagement zu verbessern, schlug Seligman (2002a) vor, die „Signaturstärken" (vgl. hierzu Kapitel 4.2 sowie Kapitel 8) von Klienten zu identifizieren und diesen dann dabei zu helfen, Gelegenheiten für einen häufigeren Gebrauch dieser Stärken zu finden. PPIs, die Klienten dazu ermutigen, ihre Signaturstärken bewusst auf neue Weise einzusetzen, haben sich als besonders effektiv erwiesen (Azañedo et al., 2014; Berthold & Ruch, 2014; Buschor et al., 2013; Forest et al., 2012; Güsewell & Ruch, 2012; Khumalo et al., 2008; Littman- Ovadia & Lavy, 2012; Martinez- Marti & Ruch, 2014; Peterson et al., 2007; Proyer et al., 2013; Ruch et al., 2007).

Im Rahmen der PPT lernen die Klienten, Aktivitäten auszuüben, bei denen sie ihre Signaturstärken nutzen können, um mehr Engagement zu erleben. Solche Aktivitäten sind i. d. R. relativ zeitintensiv – Beispiele sind Klettern; Schach oder Basketball spielen; Tanzen; darstellende Kunst, Musik oder Literatur erschaffen oder genießen; spirituelle Erfahrungen machen; soziale Interaktionen pflegen und anderen kreativen Beschäftigungen nachgehen, wie Backen, Gärtnern und mit einem Kind spielen. Verglichen mit sensorischen Genüssen, die rasch verblassen, dauern diese Aktivitäten länger an, erfordern stärkere gedankliche Involvierung und werden nicht so schnell zur Gewohnheit. Engagement kann sich daher als wichtiges Antidot zu Langeweile, Angst und Depression erweisen.

Dagegen sind Anhedonie, Apathie, Langeweile, Multitasking und Ruhelosigkeit – Kennzeichen vieler psychischer Störungen – oft Anzeichen beeinträchtigter Aufmerksamkeit (Donaldson, Csikszentmihalyi & Nakamura, 2011; McCormick et al., 2005), während intensives Engagement Langeweile und Grübelei vertreibt. In dem Versuch, eine schwierige Aufgabe erfolgreich zu meistern, müssen Aufmerksamkeitsressourcen aktiviert und auf das aktuelle Tun gerichtet werden, sodass weniger Verarbeitungskapazitäten für selbstbezogene, als bedrohlich wahrgenommene Informationen zur Verfügung stehen. Zusätzlich lässt uns ein Gefühl des Erfolgs nach einer engagierten Aktivität häufig in Erinnerungen schwelgend zurück, was als eine Art „positives Grübeln" interpretiert werden kann (Feldman, Joormann & Johnson, 2008). In therapeutischen Interventionen kommt dieses Phänomen erfolgreich zur Anwendung (Grafanaki et al., 2007; Nakamura & Csikszentmihalyi, 2002).

Beziehungen

Verschiedentlich heißt es, Menschen besäßen ein durch natürliche Auslese im Laufe der menschlichen Evolution entstandenes „Bedürfnis nach Zugehörigkeit" (Baumeister & Leary, 1995). Tatsächlich korrelieren positive, verlässliche Beziehungen stark mit einem Gefühl des Wohlbefindens (Wallace, 2013). Nach dem American Time Use Survey verbringen wir die Mehrheit unserer Wachzeit in der einen oder anderen aktiven oder passiven Form der Interaktion, sei es, um miteinander zu diskutieren, zusammenzuarbeiten oder Waren auszutauschen (Bureau of Labor Statistics, 2015). Die Qualität unserer Beziehungen ist wichtiger als ihre quantitativen Merkmale, wie z. B. die Anzahl unserer Freunde oder das Ausmaß der Zeit, die wir mit ihnen zusammen verbringen. So zeigen Kinder, die eine breit gefächerte soziale Unterstützung von Eltern, Gleichaltrigen und Lehrkräften erfahren, weniger psychopathologische Auffälligkeiten (wie Angst oder Depression) und sie berichten von einem größeren Wohlbefinden (Lebenszufriedenheit) als Gleichaltrige ohne eine solche Unterstützung, und zwar unabhängig von ihren schulischen Leistungen (Demir, 2010; Stewart & Suldo, 2011).

Positive Beziehungen fungieren aber nicht nur als Puffer gegen psychische Erkrankungen; sie fördern auch unsere Langlebigkeit. In 148 Studien mit insgesamt 308 849 Teilnehmenden bestand bei Personen mit stärkeren sozialen Beziehungen eine um 50 % erhöhte Überlebenswahrscheinlichkeit, und zwar unabhängig von Alter, Geschlecht, ursprünglichem Gesundheitsstatus, Todesursache und Follow-up-Zeitraum (Holt-Lunstad & Timothy, 2010). Fast alle in den Studien durchgeführten PPT-Übungen umfassten auf die eigene Person bezogene Reflexionen oder solche, die andere Menschen einbezogen. Die Ergebnisse einer randomisiert-kontrollierten Studie zeigten, dass Personen, die beziehungsorientierte positive Aktivitäten ausführten, von einer erhöhten Beziehungszufriedenheit berichteten (O'Connell, O'Shea & Gallagher, 2016).

Sinn

Sinn entsteht dann, wenn wir Signaturstärken nutzen, um zu etwas, das größer ist als wir selbst, dazuzugehören und beizutragen. Viktor Frankl (1963), ein Pionier auf dem Gebiet der Erforschung des Sinns, betonte, dass man das Glück nicht durch bloßes Herbeisehnen erreichen könne. Vielmehr müsse es als unbeabsichtigte Folge der Arbeit an einem übergeordneten Ziel entstehen. Menschen, die erfolgreich Aktivitäten verfolgen, die sie mit solchen höheren Zielen verbinden, erlangen am ehesten ein „sinnvolles Leben". Es gibt verschiedene Wege, die dort hinführen können; dazu gehören enge zwischenmenschliche Beziehungen, das Verfolgen künstlerischer, intellektueller oder wissenschaftlicher Ziele, philosophische oder religiöse Kontemplation, soziales oder umweltpolitisches Engagement, ein Beruf, der als Berufung empfunden wird, sowie Spiritualität oder andere eher introvertierte Praktiken wie Meditation (z. B. Stillman & Baumeister, 2009; Wrzesniewski, McCauley, Rozin & Schwartz, 1997). Unabhängig von der jeweiligen Art der Lebensgestaltung führt ein solches sinnstiftendes Agieren zu einem Gefühl der Befriedigung und der Überzeugung, ein gutes Leben zu führen (Ackerman, Zuroff & Moskowitz, 2000; Hicks & King, 2009).

Erwachsene mit einem stärkeren Gefühl von Sinnhaftigkeit im Leben erholen sich z. B. schneller nach einer Hirnschädigung (Ryff et al., 2016). Eine Therapie kann Klienten dabei helfen, konkrete Ziele zu definieren und deren übergeordnete Bedeutung so herauszuarbeiten, dass das Erreichen dieser Ziele wahrscheinlicher wird (McKnight & Kashdan, 2009). Es gibt gute Belege dafür, dass ein Gefühl von Sinn uns nicht nur hilft, zu genesen oder nach Rückschlägen schneller wieder auf die Beine zu kommen, sondern uns auch vor Gefühlen von Hoffnungslosigkeit und Kontrollverlust schützt (Graham, Lobel, Glass & Lokshina, 2008; Lightsey, 2006). Klienten, deren Leben mit Sinn erfüllt ist, bleiben auch in schwierigen Situationen beharrlicher am Ball (McKnight & Kasdhan, 2009). Die PPT kann Menschen darin unterstützen, eine Verbundenheit mit sinnstiftenden Zielen herzustellen, um besser mit psychischen Problemen umgehen zu können.

Erfolg/Zielerreichung

Erfolg kann mit objektiven, konkreten Leistungen, Beförderungen, Medaillen oder Preisen verbunden sein. Das eigentliche Wesen des Erfolgs liegt jedoch im subjektiven Streben, sich weiterzuentwickeln, voranzukommen und sowohl auf persönlicher als auch auf zwischenmenschlicher Ebene zu wachsen. Das PERMA-Modell definiert Erfolg als den zielgerichteten Einsatz unserer Stärken, Fähigkeiten und Talente, um etwas zu erreichen, das uns ein tiefes Gefühl von Erfüllung und Befriedigung gibt.

Demnach erfordert Erfolg einen aktiven und strategischen Einsatz von Stärken (d. h., wir müssen wissen, welche Stärken wir wann einsetzen sollten), aber auch das aufmerksame Beobachten situativer Veränderungen, um rechtzeitig Anpassungen vornehmen zu können. Zusätzlich ist eine gewisse Stimmigkeit oder Konsequenz bei bestimmten Verhaltensweisen oder Gewohnheiten notwendig. Schließlich können

Erfolge zwar mit äußerlichen Belohnungen verbunden sein, am Ende aber wird das Wohlbefinden am nachhaltigsten gestärkt, wenn wir ein intrinsisch motivierendes und bedeutsames Ziel verfolgen und erreichen.

2.4 Theoretische Grundannahmen in der PPT

Die PPT wurde auf der empirischen Grundlage von Studien zu positiven Interventionen entwickelt; die theoretische Fundierung bilden das PERMA-Modell und das Konzept der Charakterstärken. Wie wir im Folgenden zeigen werden, beruht die PPT darüber hinaus auf drei Annahmen hinsichtlich des Wesens, der Ursache, des Verlaufs und der Behandlung spezifischer Verhaltensmuster: inhärentes Wachstumspotenzial, Authentizität der Stärken und die Kraft einer therapeutischen Beziehung, die auf einer Konzentration auf die Stärken aufbaut.

Inhärentes Wachstumspotenzial

In Übereinstimmung mit der Humanistischen Psychologie wird in der PPT davon ausgegangen, dass psychopathologische Symptome immer dann entstehen, wenn inhärente Potenziale für Wachstum, Erfüllung und Wohlbefinden durch längere Phasen psychosozialer Belastung gehemmt sind. Psychotherapie bietet eine einzigartige Möglichkeit, durch die umgestaltende Kraft menschlicher Beziehung solche verschütteten Potenziale zu aktivieren oder wiederherzustellen. Sie stellt eine beispiellose zwischenmenschliche Interaktion dar, in der ein empathischer, nicht wertender Therapeut in die tiefsten Emotionen, Wünsche, Sehnsüchte, Gedanken, Überzeugungen, Handlungen und Gewohnheiten eines Klienten eingeweiht wird. Wird jedoch dieser exklusive Zugang primär dafür genutzt, Negatives zu bearbeiten – ein offenbar ganz natürliches Vorgehen – und die schlimmsten Schäden zu reparieren, wird die Chance, Wachstum zu fördern, entweder übersehen oder gänzlich verspielt.

Sich auf ihre Stärken zu besinnen, befähigt Klienten, spezifische Fähigkeiten zu erlernen, um spontaner, spielerischer, kreativer und dankbarer zu sein. Das ist etwas anderes als bloß zu lernen, wie man weniger verkniffen, langweilig, konventionell und miesepetrig ist. Entsprechende Forschungsarbeiten belegen, dass Stärken beim Wachstum eine Schlüsselrolle spielen können – selbst unter den widrigsten Lebensumständen. Charakterstärken fördern die Resilienz, und zwar unabhängig von demografischem Hintergrund, sozialer Unterstützung, Selbstwertgefühl, Lebenszufriedenheit, positivem Affekt, Selbstwirksamkeit und Optimismus (Martínez-Martí & Ruch, 2016). Eine wachsende Anzahl von Forschungsergebnissen stützt die Annahme von der Bedeutung dieser Stärken. Linley und Team (2010) stellten z. B. fest, dass Menschen, die ihre Stärken nutzen, mit größerer Wahrscheinlichkeit auch ihre Ziele erreichen. Darüber hinaus schwächt der Einsatz von Stärken die Auswirkungen negativer Erfahrungen ab (Johnson, Gooding, Wood & Tarrier, 2010). Zum Beispiel verringerten sich depressive Symptome älterer Erwachsener, wenn sich die Personen auf ihre Stärken, wie Optimismus, Dankbarkeit, Genussfähigkeit, Neugier, Mut, Altruismus und Sinn im Leben zu erkennen, besannen (Ho, Yeung & Kwok, 2014). Zusammengenommen beruht die PPT auf der Annahme, dass Klienten zu Wachstum fähig sind; es wird also der Wachstumsprozess betont, was wiederum hilft, Symptome zu reduzieren.

Stärken sind ebenso authentisch wie Symptome

In der PPT werden Stärken als eigenständige Größen angesehen. Positive Emotionen und Stärken werden als ebenso authentisch und real erachtet wie negative Symptome und Störungen. Stärken sind weder Verteidigungsmechanismen noch Illusionen, auch sind sie keine Nebenprodukte einer Symptomverbesserung, die irgendwo in der klinischen Peripherie zu verorten sind. Wenn Ablehnung, Betrug, Rivalität, Eifersucht, Gier, Sorgen und Stress real sind, so sind es auch Ehrlichkeit, Kooperation, Zufriedenheit, Dankbarkeit, Mitgefühl und Gelassenheit. Die Forschung hat gezeigt, dass die bloße Abwesenheit von Symptomen nicht mit dem Vorhandensein mentalen Wohlbefindens gleichgesetzt werden kann (Bartels et al., 2013; Keyes & Eduardo, 2012; Suldo & Shaffer, 2008). Stärken und Symptome gemeinsam zu betrachten erweitert die Selbstwahrnehmung von Klienten und zeigt Therapeuten zusätzliche Interventionsmöglichkeiten auf. Cheavens und Mitarbeitende (2012) konnten zeigen, dass die Konzentration auf die Stärken der Klienten, nicht auf die Schwächen, in der Psychotherapie zu besseren Ergebnissen führt. In Übereinstimmung damit wiesen Flückiger und Grosse Holtforth (2008) nach, dass eine Fokussierung auf die Stärken der Klienten vor jeder Sitzung zu verbesserten Therapieergebnissen führt. Arbeitet ein Therapeut aktiv daran, Mut, Freundlichkeit, Bescheidenheit, Ausdauer und soziale Intelligenz wiederherzustellen und weiter zu fördern, wird das Leben der

Klienten mit größerer Wahrscheinlichkeit erfüllter. Konzentriert sich der Therapeut im Gegensatz auf die Verbesserung von Symptomen, kann er im besten Fall nur das Leid mindern.

Die therapeutische Beziehung

Die dritte und letzte Annahme besagt, dass effektive therapeutische Beziehungen auf der Exploration und Analyse positiver Eigenschaften und Erfahrungen (z. B. positive Emotionen, Stärken und Tugenden) aufbauen – und nicht nur auf dem Erörtern von Problemen. Das Herausbilden einer therapeutischen Allianz ist ein zentraler Faktor für die therapeutische Veränderung (Horvath et al., 2011; Kazdin, 2009). Scheel, Davis und Henderson (2012) stellten fest, dass die Konzentration auf Stärken die Therapeuten dabei unterstützt, vertrauensvolle Beziehungen zu ihren Klienten aufzubauen und diese durch das Einflößen von Hoffnung zu motivieren. Eine andere, auf Interviews mit 26 brasilianischen Psychotherapeuten beruhende Studie stellte fest, dass Therapeuten, die aus dem von einem Klienten in die Therapie eingebrachten Input positive Emotionen ableiteten, auch ein größeres Bewusstsein für die Fähigkeit dieser Person, gut mit Herausforderungen umgehen zu können, entwickeln. Weiterhin stärken positive Emotionen die therapeutische Beziehung vor allem dann, wenn den Ressourcen des Klienten die gleiche Wichtigkeit beigemessen wird wie seinen Defiziten (Vandenberghe & Silvestre, 2013). Eine Beziehung, die ganz bewusst auch die Stärken von Klienten einschließt, kann also für die therapeutische Allianz nur förderlich sein.

Dieser Prozess steht im Gegensatz zum traditionellen Ansatz der Psychotherapie, in dem der Therapeut seinem Klienten aufgrund einer Konstellation von Symptomen und Problemen eine Diagnose stellt. Diese Rolle des Therapeuten wird auch durch die Darstellung der Psychotherapie in den Medien gestützt. Dort werden therapeutische Beziehungen gezeigt, die vom Sprechen über Probleme, dem Offenlegen unterdrückter Gefühle und von der Wiedergewinnung eines verlorengegangenen oder angeschlagenen Selbstwertgefühls mithilfe des Therapeuten geprägt sind.

Kapitel 3
Psychopathologie: Symptome und Stärken

In der PPT beruht das zentrale Verständnis von Psychopathologie auf der Annahme, dass Positives (z. B. Charakterstärken, positive Emotionen, Sinn, positive Beziehungen und Erfolge) für die Beurteilung und Behandlung psychischer Störungen genauso wichtig ist wie die Symptome. Die PPT verabschiedet sich damit bewusst von der traditionellen Sicht auf psychische Erkrankungen, bei der der Fokus auf den Symptomen liegt. Ein rein symptombasiertes Klassifikationssystem reicht nicht aus, um das erfahrungsreiche, komplexe Leben eines Menschen zu verstehen.

Ehe wir unsere Argumente näher darlegen, möchten wir jedoch betonen, dass wir die Gründe für eine ausschließliche Konzentration auf die Symptome durchaus nachvollziehen können: Belastende Symptome stechen aus dem Gesamtbild hervor und werden vor allem im klinischen Kontext bereitwilliger angegangen und diagnostiziert als positive Aspekte. Negative Erfahrungen laden zu komplexeren und tiefergehenden therapeutischen Gesprächen ein – dies gilt sowohl für die Klienten auch für die Therapeuten. Daher überrascht es nicht, dass Klienten, die eine Therapie aufsuchen, sich leichter an negative Ereignisse, Rückschläge und Misserfolge erinnern, und dass Therapeuten bevorzugt Konflikte, Ambivalenzen, Selbsttäuschungen sowie persönliche oder zwischenmenschliche Defizite betrachten, interpretieren und bearbeiten.

Wegen ihres augenscheinlich größeren Informationswertes schenken Therapeuten negativen Erlebnissen mehr Aufmerksamkeit und konzentrieren sich auf deren komplexe kognitive Verarbeitung (z. B. Peeters & Czapinski, 1990). Klinische Diagnostik hat also normalerweise das Ziel, die vorliegenden Symptome und Störungen besser einordnen zu können. Ein fast ausschließlicher Fokus auf die Symptome schränkt die diagnostischen Möglichkeiten jedoch erheblich ein, wie wir als nächstes erläutern wollen.

3.1 Symptome

Die wichtigsten Bestandteile

Symptome werden mit der grundsätzlichen Annahme, sie seien die wichtigsten Bestandteile des vorliegenden klinischen Phänomens, erhoben. So wird Symptomen eine ernsthafte Exploration gewährt, während Positives quasi als Nebenprodukt der Symptomlinderung gilt, welches keiner näheren Analyse bedarf. Diese Annahme ist mittlerweile so tief verwurzelt, dass positive Eigenschaften traditionell als bloße Verteidigungsmechanismen angesehen werden. So vermutete man z. B. Angst als treibende Kraft hinter der Arbeitsethik, die für die protestantische Reformation kennzeichnend war (Weber, 2002). Ähnlich wurde theoretisiert, dass Depressionen sich als eine Art Verteidigungsmechanismus zur Abwehr von Schuldgefühlen herausbilden und dass Mitgefühl als Resultat der Kompensation solcher Gefühle auftritt (McWilliams, 1994).

In der PPT dagegen gelten menschliche Stärken, die es seit jeher gibt und die in jeder Kultur wertgeschätzt werden, als ebenso real wie menschliche Schwächen (Peterson & Seligman, 2004). Stärken werden bei der Beurteilung und Behandlung psychopathologischer Auffälligkeiten als ebenso wichtig angesehen wie Symptome und gelten weder als Abwehrmechanismen noch als Nebenprodukte oder kompensatorische Reaktionen. Stattdessen werden sie als eigenständige Größen wertgeschätzt und im diagnostischen Prozess unabhängig von den Schwächen gewichtet. Bescheidenheit ist nicht notwendigerweise ein strategischer Zug, um die Kooperation seiner Mitmenschen zu gewinnen; Hilfsbereitschaft ist nicht immer nur der Versuch, eine stressreiche Situation zu entschärfen oder zu neutralisieren; Kreativität ist nicht nur das Nutzbarmachen von Angst, um Neues zu schaffen.

Verzerrte Profile und Framing

Der traditionelle, defizitorientierte Diagnose- und Therapieansatz versieht Klienten mit einem „Label" aus dem künstlich geschaffenen Kategoriensystem des *Diagnostischen und Statistischen Manuals Psychischer Störungen* (DSM; American Psychiatric Association, 2013). „Labeling" an sich ist nicht unbedingt verwerflich; feste Etiketten kategorisieren und ordnen die Welt (Maddux, 2008). Doch die Reduktion oder Versachlichung einer Person auf ein psychopathologisches Label beraubt sie ihrer facettenreichen Komplexität (Boisvert & Faust, 2002; Szasz, 1961). Bei einem so übermäßigen Fokus auf diagnostische Kategorien führen DSM-basierte Diagnosen zu einem Persönlichkeitsprofil, das überwiegend Defizite, Dysfunktionen und Störungen umschreibt. Die klinische Einschätzung der Persönlichkeit sollte jedoch ein zweiarmiger Prozess sein, der sowohl die Stärken als auch die Schwächen untersucht (Suldo & Shaffer, 2008). Ist ein vorliegender Fall erst einmal als „Problem" eingestuft worden, gilt die Reduktion der vorhandenen Symptome als Maß für den Erfolg der Intervention. Psychische Probleme sind jedoch komplex und multidimensional, und sie haben häufig idiosynkratische Ausprägungen (Harris & Thoresen, 2006). Darüber hinaus garantiert eine Linderung psychischer Symptome nicht, dass auch Wohlbefinden erreicht wird. Die klinischen Möglichkeiten in Form von Zeit und Ressourcen sind begrenzt. Wird der Großteil dieser Ressourcen für die Symptomlinderung abgezogen, bleibt für die Förderung von Stärken oder Sinn nicht mehr viel Zeit und Energie übrig.

Stigma

Die gegenwärtige klinische Praxis ist vor allem darauf ausgerichtet, Kindheitstraumata aufzudecken, verzerrte Denkmuster zu untersuchen und zwischenmenschliche Schwierigkeiten sowie emotionales Chaos zu betrachten. Viele Menschen vermeiden es, therapeutische Hilfe in Anspruch zu nehmen, weil sie fürchten, stigmatisiert zu werden, wenn ihre Schwierigkeiten in psychiatrische Diagnosen gepresst werden (Corrigan, 2004). Die Art und Weise, auf die Menschen mit psychischen Erkrankungen in den Medien dargestellt werden, halten solche Stigmata aufrecht (Bearse, McMinn, Seegobin & Free, 2013). Hinzu kommt, dass eine wachsende Anzahl von facettenreichen und weltoffenen Personen nicht immer in eurozentrische Diagnosekategorien passt (Zalaquett et al., 2008).

3.2 Psychopathologie als Dysregulation von Stärken

Judith Johnson und Alex Wood (2017) weisen darauf hin, dass die meisten der in der Positiven Psychologie wie auch in der Klinischen Psychologie untersuchten Konstrukte auf Positiv-Negativ-Kontinua liegen (z. B. Dankbarkeit – Undankbarkeit, Ruhe – Unruhe/Angst) und es daher sinnlos sei, von den beiden Fachbereichen zu behaupten, sie hätten entweder „das Negative" oder „das Positive" zum Gegenstand. Die traditionelle, defizitorientierte Psychologie würde davon profitieren, die Positive Psychologie zu integrieren, denn:

- Konstrukte der Positiven Psychologie, wie Charakterstärken und positive Emotionen, können unabhängig voneinander das Wohlbefinden vorhersagen, wenn bekannte klinische Einflussfaktoren kontrolliert werden; dies konnte sowohl in Querschnitts- als auch in prospektiven Studien gezeigt werden.
- Bei der Prognose von Therapieergebnissen interagieren Variablen, wie Stärken und positiv wahrgenommene Emotionen (beide stellen Forschungsschwerpunkte in der Positiven Psychologie dar), mit Risikofaktoren; dabei befördern sie die Entwicklung von Resilienz.
- Interventionen der Positiven Psychologie, die darauf abzielen, das Wohlbefinden zu steigern, lassen sich auch einsetzen, um Symptome zu lindern.
- Die in weiten Teilen eurozentrische klinische Forschung könnte durch die Einbeziehung von Konstrukten der Positiven Psychologie für kulturübergreifende Anwendungen adaptiert werden.

Angesichts dieser Argumente möchten wir dazu anregen, die DSM-basierten psychischen Störungen neu zu konzeptualisieren. Vor fast drei Jahrzehnten postulierte Evans (1993), dass es zu allen negativen Verhaltensweisen oder Symptomen alternative, positive Pendants gebe. Bis zu einem gewissen Ausmaß sei diese Reziprozität eine Sache der Semantik: Symptome werden in einer einfachen Alltagssprache definiert und lassen sich so leicht in simple Gegensätze übersetzen, auch wenn sich nicht alle Symptome oder Störungen dieser Reziprozität fügen. Beispielsweise ließe sich Mut als Antithese der Angst konzeptualisieren, doch längst nicht allen ängstlichen Menschen fehlt es an Mut. Evans argumentiert, dass die meisten Konstrukte in der Psychopathologie auf zwei parallelen Dimensionen skaliert werden könnten: Einerseits die pathologischen oder unerwünschten Eigenschaften, die sich von schwerer Abweichung über einen neutralen Punkt bis zum positiven Nichtvorhandensein bewegen; andererseits die entgegengesetzten Eigenschaften, die vom Nichtvorhandensein über einen neutralen Punkt bis hin zu ihrer erwünschten Form reichen.

Ähnlich ließen sich nach Peterson (2006) auch psychische Störungen betrachten, also als *Abwesenheit* (Absence) von Stärken, als *Gegenteil* (Opposite) von Stärken oder als ein *Übermaß* (Excess) an Stärken (sog. AOE-Ansatz). Die Abwesenheit von Charakterstärken sieht Peterson als Kennzeichen echter Psychopathologie an. Wie Evans (1993) meint jedoch auch er, dass die Abwesenheit von Charakterstärken nicht notwendigerweise zu Störungen wie Schizophrenie und bipolaren Störungen führt, für die es eindeutige biologische Marker gibt. Viele psychische Störungen (wie Depression, Angst, Aufmerksamkeitsstörungen, Verhaltensprobleme sowie Persönlichkeitsstörungen) ließen sich durch das Vorliegen von Symptomen *und* die Abwesenheit von Stärken oder das Vorhandensein eines Gegenstückes bzw. übermäßig ausgeprägter Charakterstärken ganzheitlicher verstehen. Dem AOE-Ansatz zufolge kommt Konformität durch die Abwesenheit von Originalität zustande, vor allem, wenn eine ganze Gruppe zu Konformität neigt. Die Abwesenheit von Neugier wäre Desinteresse. Desinteresse, welches das potenzielle Wissen einer Person einschränkt, ist unerwünscht. Das Gegenteil von Neugier wäre Langeweile. Übertriebene Neugier könnte gleichermaßen schädlich sein, vor allem, wenn sie sich auf Gewalt, Sex oder illegale Drogen bezieht.

Angesichts klinischer Befindlichkeiten und Erfordernisse könnte die Anwendung des AOE-Ansatzes im klinischen Setting jedoch schwierig sein. Klienten so zu betrachten, als hätten sie keinerlei Stärken (wie z. B. Mut, Optimismus oder Freundlichkeit), würden das Gegenteil von Stärken aufweisen (z. B. Banalität statt Kreativität, Täuschung statt Ehrlichkeit oder Vorurteile statt Fairness) oder hätten ein Übermaß an Stärken (emotionale Promiskuität statt emotionaler Intelligenz, Chauvinismus statt Gemeinsinn oder Clownerei statt Humor), könnte sowohl für Therapeuten als auch für Klienten demoralisierend und vielleicht auch nicht einmal theoretisch plausibel sein. Es ist schwer vorstellbar, dass jemand nicht ein Fünkchen Freundlichkeit besitzt oder ihm jeglicher Mut vollständig fehlt. Daher schlagen wir eine leicht modifizierte Version des AOE-Ansatzes vor.

Unser Vorschlag geht dahin, die DSM-basierten Störungen hinsichtlich eines Mangels oder Übermaßes an Stärken zu revidieren. Unter dem Aspekt des *Mangels* könnte Depression, zumindest teilweise und neben anderen Variablen, deshalb entstehen, weil Hoffnung, Optimismus oder Tatendrang fehlen. Ähnlich könnte ein Mangel an Entschlossenheit und Geduld einige Aspekte von Angst erklären; und ein Mangel an Fairness, Gleichheit oder Gerechtigkeit könnte Verhaltensstörungen zugrunde liegen. Eine Reihe von psychischen Störungen ließe sich ebenso plausibel als *Übermaß* an spezifischen Stärken konzeptualisieren. So könnte z. B. eine Depression zumindest teilweise aus einem Übermaß an Bescheidenheit (Zurückhaltung beim Zeigen eigener Bedürfnisse), einem Übermaß an Freundlichkeit (gegenüber anderen zulasten der Selbstfürsorge), einem Übermaß an Weitsicht (bei eng gefasster Sicht der Realität) und einem Übermaß an Sinn (was zu Überfokussierung und unerbittlicher Selbstverpflichtung führt) resultieren. Tabelle 4 zeigt eine Zusammenstellung von Symptomen häufiger psychischer Störungen und wie diese anhand von mangelnden oder übermäßig ausgeprägten Stärken beschrieben werden können.

Ein Mangel an Stärken reicht nicht aus, um eine Diagnose zu rechtfertigen. Dennoch zeigen neuere Forschungsarbeiten von Alex Wood von der University of Sterling in Großbritannien, dass das Nichtvorhandensein oder ein Mangel an positiven Aspekten das Risiko, eine klinische Störung zu entwickeln, erhöhen kann. In einer Langzeitstudie mit 5500 Teilnehmenden stellten Wood und Joseph (2010) fest, dass Personen mit nur wenigen positiven Eigenschaften – wie Selbstakzeptanz, Autonomie, Sinn im Leben erkennen, positive Beziehungen zu anderen, erfolgreicher Umgang mit der Umwelt sowie persönliches Wachstum – mit bis zu siebenfach größerer Wahrscheinlichkeit klinisch bedeutsame depressive Symptome zeigten. Ein Nichtvorhandensein positiver Eigenschaften stellte einen unabhängigen Risikofaktor für psychische Störungen dar, der noch über zahlreiche andere vorhandene negative Aspekte hinauswirkte, darunter akute und frühere Depression, Neurotizismus und körperliche Krankheit. Menschen mit vielen positiven Eigenschaften dagegen scheinen vor den Auswirkungen negativer Lebensereignisse, darunter klinisch bedeutsame Belastungen, besser geschützt zu sein (Johnson et al., 2010; Johnson, Gooding, Wood & Tarrier, 2010).

Tabelle 4: Häufige psychische Störungen konzeptualisiert als Dysregulation von Stärken[a]

Beobachtbare Symptome	Dysregulation von Stärken: Mangel oder Übermaß
Major Depression	
Depressive Verstimmung, sich traurig, hoffnungslos fühlen (von anderen beobachtet; z.B. den Tränen nahe erscheinen), sich hilflos, langsam, unruhig fühlen, Langeweile	Mangel an Freude, Vergnügen, Hoffnung und Optimismus, Verspieltheit, Spontanität und Zielorientierung Übermaß: Vorsicht/Umsicht, Bescheidenheit
Verminderte Freude	Mangel an Genussfähigkeit, Lebendigkeit und Tatendrang, Neugier Übermaß: Selbstregulation, Zufriedenheit
Müdigkeit, Langsamkeit	Mangel an Tatendrang, Wachsamkeit Übermaß: Entspannung, Nachlässigkeit
Verminderte Fähigkeit zu denken oder sich zu konzentrieren, Unentschlossenheit, Grübeln	Mangel an Entschlossenheit und Entscheidungsfreudigkeit, divergentem Denken Übermaß: überanalytisch
Suizidgedanken/-absichten	Mangel an Bedeutung, Hoffnung, sozialer Anbindung, Entscheidungsfreudigkeit, divergentem Denken, Fähigkeit, gut mit Herausforderungen umgehen zu können Übermaß: Unbekümmertheit (defensiver Pessimismus)
Disruptive Affektregulationsstörung	
Schwere Wutausbrüche (verbal und körperlich)	Mangel an Selbstregulation, Vorsicht
Anhaltende Reizbarkeit und Wut	Übermaß: Eifer
Nicht Näher Bezeichnete Depressive Störung mit Angst	
Gefühl der Überreiztheit oder Anspannung, Gefühl ungewöhnlicher Ruhelosigkeit	Mangel an Zufriedenheit (Belastungstoleranz), Dankbarkeit, Entspannung, Vorsicht Mangel an Offenheit für neue und ungewöhnliche Ideen (Neugier) Übermaß: Tatendrang, Begeisterungsfähigkeit, Eifer
Bipolare Störung	
Gehobene, expansive, reizbare Stimmung	Mangel an Gelassenheit, Ausgeglichenheit und Besonnenheit Übermaß: Beherrschung, Leidenschaft
Übersteigertes Selbstwertgefühl oder Größenideen	Mangel an Demut, Selbstreflexion und sozialer Intelligenz Übermaß: Willensstärke, Introspektion
Vermehrte Gesprächigkeit	Mangel an Reflexion und innerer Einkehr Übermaß: Tatendrang, Leidenschaft
Übermäßige Ausübung angenehmer Aktivitäten (z.B. ungezügeltes Einkaufen, sexuelle Abenteuer, gedankenlose geschäftliche/berufliche Entscheidungen)	Mangel an Mäßigung, Vorsicht, Einfachheit Übermaß: Leidenschaft (Besessenheit), Genusssucht
Übermäßige Ausübung von Aktivitäten, die mit hoher Wahrscheinlichkeit unangenehme Folgen haben (z.B. ungezügeltes Einkaufen, sexuelle Ausschweifungen oder törichte geschäftliche Investitionen)	Mangel an Selbstregulation, Weitsicht, Ausgeglichenheit, Bescheidenheit, Emotionsregulation Übermaß: Selbstfürsorge (Genusssucht), Eifer, Belohnung
Generalisierte Angststörung	
Ausgeprägte Angst und Sorge vor realer oder wahrgenommener Gefahr	Mangel an Weitsicht, Weisheit, kritischem Denken Übermaß: Vorsicht, Aufmerksamkeit
Sich ruhelos, ermüdet, unruhig, nervös, gereizt fühlen, Konzentrationsschwierigkeiten und Schlafstörungen	Mangel an Gelassenheit, Achtsamkeit, Spontanität Übermaß: Vorsicht, Beherrschung

Tabelle 4: Fortsetzung

Beobachtbare Symptome	Dysregulation von Stärken: Mangel oder Übermaß
Störung mit Trennungsangst	
Andauernde und übermäßige Besorgnis, Bezugspersonen verlieren zu können	Mangel an Bindungsfähigkeit, Fähigkeit zu lieben und geliebt zu werden, sozialem Vertrauen, Optimismus, Bindung Übermaß: Zuneigung, Selbstregulation
Selektiver Mutismus	
Unfähigkeit, in bestimmten Situationen zu sprechen, in denen das Sprechen erwartet wird	Mangel an Initiative, personaler und sozialer Intelligenz, sozialen Fertigkeiten Übermaß: Vorsicht, Selbstprüfung
Spezifische Phobie	
Ausgeprägte Angst vor einem spezifischen Objekt oder einer spezifischen Situation	Mangel an Mut, Kreativität Übermaß: Sensibilität, vorsichtige Reaktion
Aktive Vermeidung oder Ertragen unter starker Furcht oder Angst; unverhältnismäßige Furcht	Mangel an Entspannung, Achtsamkeit, Mut, um sozialer Beurteilung standzuhalten, rationalen Selbstgesprächen (Reflexion und Introspektion) Übermaß: Beobachtung, Bewusstheit, Vorsicht
Sich ruhelos, unruhig, nervös, gereizt fühlen	Mangel an Gelassenheit, Selbstreflexion, Selbsteinschätzung, Beobachtungsgabe, Entspannung, Achtsamkeit, Besonnenheit, Selbstbeherrschung Übermaß: Vorsicht, Sensibilität, Reaktionsfähigkeit, kritische Bewertung
Soziale Angststörung	
Angst vor sozialen Situationen oder Leistungssituationen	Mangel an Mut, Improvisation, Vertrauen in andere Übermaß: soziale Intelligenz (man nimmt sich selbst als Zuhörer anstatt als Teil des sozialen Gesamtgefüges wahr), kritische Beurteilung und Bewertung
Agoraphobie	
Ausgeprägte Angst oder Furcht davor, öffentliche Verkehrsmittel zu benutzen, sich auf Parkplätzen, Brücken, in Geschäften, Theatern oder Menschenmengen aufzuhalten, allein außer Haus zu sein	Mangel an Mut, Improvisation, Urteilsvermögen, Flexibilität Übermaß: Empfindlichkeit, Vorsicht im Umgang mit Situationen, Vorsicht
Panikstörung	
Intensive Furcht, verrückt zu werden, gekennzeichnet von Herzklopfen, Schwindelgefühl, Unsicherheit, Benommenheit Derealisation und Depersonalisation Anhaltende Sorge über weitere Panikattacken	Mangel an Beherrschung, sozialer und personaler Intelligenz, Kreativität und Neugier, die Umwelt/Situation tiefergehend zu erkunden, Optimismus (man erwartet, dass unvorhergesehene ungünstige Folgen auftreten) Übermaß: Empfindlichkeit, hohe Reaktivität auf Umweltreize, Bewusstheit
Zwangsstörung	
Wiederkehrende, anhaltende, aufdringliche, ungewollte Gedanken, Impulse oder Vorstellungen	Mangel an Achtsamkeit und Loslassen-Können, Neugier, Weitsicht Übermaß: Reflexion und Introspektion, moralische Grundsätze oder Fairness
Wiederholte Verhaltensweisen oder gedankliche Handlungen, zu denen sich die Person gezwungen fühlt, um die Angst zu verhindern	Mangel an Zufriedenheit mit nicht perfekten Dingen und Leistungen, Kreativität, Flexibilität, Fähigkeit, sich zu beherrschen Übermaß: Reflexion und Introspektion, Planung

Tabelle 4: Fortsetzung

Beobachtbare Symptome	Dysregulation von Stärken: Mangel oder Übermaß
Körperdysmorphe Störung	
Übermäßige Beschäftigung mit wahrgenommenen Mängeln im äußeren Erscheinungsbild, die für andere nicht erkennbar oder unerheblich sind	Mangel an Zufriedenheit mit einem nicht perfekten Selbstbild, Anerkennung persönlicher Charakterstärken, Bescheidenheit Übermaß: personale Intelligenz, Selbstfürsorge, Selbstwert
Pathologisches Horten	
Anhaltende Schwierigkeit, Gegenstände wegzuwerfen oder sich von ihnen zu trennen, unabhängig von deren tatsächlichem Wert	Mangel an Weitsicht im Hinblick darauf, was wichtig und bedeutsam ist, eindeutigem Selbstbild (Identität ist mit Gegenständen verschmolzen); Beziehung mit Gegenständen und Produkten statt mit Menschen und Erlebnissen; Unfähigkeit, sich über vermeintliche Bedürfnisse hinwegzusetzen (Mangel an Mitgefühl) Übermaß: Optimismus, Vorsicht
Posttraumatische Belastungsstörung	
Wiederkehrende, unwillkürlich sich aufdrängende belastende Erinnerungen an das traumatische Ereignis	Mangel an Resilienz; Fähigkeit, wieder auf die Beine zu kommen; Fähigkeit, Emotionen zu verarbeiten oder Unterstützung bei der Verarbeitung von Emotionen zu suchen; Fähigkeit, Risiken einzugehen/Einfallsreichtum beim Ausprobieren verschiedener Copingmechanismen; Ausdauer; Optimismus; Hoffnung; sozialer Unterstützung; Fähigkeit, dem traumatischen Ereignis eine Bedeutung zuzuschreiben oder Dinge zu relativieren Übermaß: Reflexion (Grübeln), das Ereignis nur aus einer negativen Sicht oder Perspektive betrachten, Festhalten (am traumatischen Ereignis)
Intensive oder anhaltende psychische Belastung bei und Angst vor der Konfrontation mit äußeren Hinweisreizen, die das traumatische Ereignis symbolisieren	Mangel an der Fähigkeit, sich selbst zu beruhigen, zu entspannen, oder die Fassung zurückzuerlangen; Kreativität und Mut, die belastende Situation in einer anderen oder adaptiven Weise zu erleben, Selbstbestimmung Übermaß: Beherrschung, Vorsicht, Neigung dazu, den Status quo beizubehalten
Vermeidung belastender Erinnerungen (Menschen, Orte, Gespräche, Aktivitäten, Gegenstände, Situationen)	Mangel an Entschlossenheit, die belastenden Erinnerungen aktiv zu bewältigen (emotionale Tapferkeit) Übermaß: Selbsterhaltung auf Kosten von sich spontan ergebenden Erlebnissen; Vermeidung, nötige Risiken einzugehen
Aufmerksamkeitsdefizit-/Hyperaktivitätsstörung	
Nichtbeachtung von Einzelheiten; die Person scheint nicht zuzuhören, wenn andere sie ansprechen	Mangel an Vigilanz (Wachheit) und sozialer Intelligenz Übermaß: Wachsamkeit
Schwierigkeiten, Aufgaben und Aktivitäten zu organisieren	Mangel an Disziplin und Bewältigungskompetenz Übermaß: Begeisterungsfähigkeit, Eifer
Vermeidung von und Abneigung gegen Aufgaben, die längere geistige Anstrengung erfordern	Mangel an Entschlossenheit und Geduld Übermaß: hedonistisches Vergnügen
Übermäßiges Zappeln, Rennen, Hin-und-Her-Laufen, übermäßige motorische Aktivität	Mangel an Ruhe und Beherrschung Übermaß: Agilität, Inbrunst
Übermäßiges Reden, Unterbrechen oder Stören anderer, Schwierigkeiten, zu warten, bis man an der Reihe ist	Mangel an sozialer Intelligenz, Selbstbewusstheit Übermaß: Tatendrang, Initiative und Neugier

Tabelle 4: Fortsetzung

Beobachtbare Symptome	Dysregulation von Stärken: Mangel oder Übermaß
Störung mit Oppositionellem Trotzverhalten	
Andere Personen werden häufig absichtlich verärgert	Mangel an Freundlichkeit, Empathie und Fairness Übermaß: Nachsicht
Häufig selbst verärgert, beleidigt, boshaft oder rachsüchtig sein	Mangel an Vergebungsbereitschaft, Dankbarkeit und Besonnenheit Übermaß: Fairness, Gleichberechtigung
Disruptive, Impulskontroll- und Sozialverhaltensstörungen	
Andere Personen werden schikaniert, bedroht oder eingeschüchtert	Mangel an Freundlichkeit und Gemeinsinn Übermaß: Führungsvermögen, Kontrolle, Herrschaft
Stehlen, Zerstören von Eigentum anderer	Mangel an Ehrlichkeit, Fairness und Gerechtigkeitssinn Übermaß: Mut, Fairness
Persönlichkeitsstörungen	
Paranoide Persönlichkeitsstörung	
Verdächtigung anderer, ausgenutzt, geschädigt oder getäuscht zu werden, ohne hinreichenden Grund	Mangel an sozialer Intelligenz, Vertrauen zu anderen, Urteilsvermögen, Neugier Übermaß: Vorsicht, Sorgfalt
Anzweifeln von Loyalität und Vertrauenswürdigkeit bei anderen Personen; Zögern, sich anderen Menschen anzuvertrauen; Hineininterpretieren einer versteckten abwertenden oder bedrohlichen Bedeutung in harmlose Bemerkungen oder Vorkommnisse	Mangel an personaler Intelligenz, Fähigkeit zu lieben und geliebt zu werden, tiefer und sicherer Bindung Übermaß: soziale Intelligenz, Urteilsvermögen
Borderline-Persönlichkeitsstörung	
Tiefgreifendes Muster instabiler Beziehungen; tatsächliches oder vermutetes Verlassenwerden	Mangel an Fähigkeit, in engen und anhaltenden Zweierbeziehungen zu lieben und geliebt zu werden; sicherer Bindung, emotionaler Intimität und Wechselseitigkeit in Beziehungen, Vorsicht und Freundlichkeit in Beziehungen, Empathie Übermaß: Neugier und Tatendrang, die schnell wieder abflauen, Bindung, emotionale Intelligenz
Idealisierung und Entwertung	Mangel an Authentizität und Vertrauen in engen Beziehungen, Mäßigung, Vorsicht und Urteilsvermögen (von einem einzigen Ereignis beeinflusst werden), Ausrichtung an der Realität, Weitsicht Übermaß: Beurteilung, Spontanität
Selbstschädigende Impulsivität (z. B. Geldausgeben, rücksichtsloses Fahren, Essanfälle) und Wutausbrüche	Mangel an Selbstregulation (Toleranz), Mäßigung, Vorsicht Übermaß: Tapferkeit ohne Umsicht (nicht umsichtige Handlungen), Risikobereitschaft
Narzisstische Persönlichkeitsstörung	
Muster von Großartigkeit, Arroganz, Bedürfnis nach Bewunderung, Gefühl der eigenen Wichtigkeit	Mangel an Authentizität, Demut/Bescheidenheit Übermaß: Selbstironie, Kritik
Mangel an Empathie	Mangel an sozialer Intelligenz, Freundlichkeit (aufrichtiges Interesse an anderen) Übermaß: personale Intelligenz (eigene Bedürfnisse haben Priorität)

Tabelle 4: Fortsetzung

Beobachtbare Symptome	Dysregulation von Stärken: Mangel oder Übermaß
Fantasien von grenzenlosem Erfolg, Macht, Glanz, Schönheit oder idealer Liebe	Mangel an Demut/Bescheidenheit, Weitsicht und personaler Intelligenz Übermaß: Kreativität (Fantasieren), Rationalisieren, Intellektualisieren
Anspruchsdenken, Erwartung einer übertrieben bevorzugten Behandlung, Bedürfnis nach übermäßiger Bewunderung	Mangel an Demut/Bescheidenheit, Gemeinsinn und Fairness Übermaß: Führungsvermögen, Bedürfnis nach Wertschätzung
Ausbeutend in zwischenmenschlichen Beziehungen	Mangel an Fairness, Gleichheit und Gerechtigkeit Übermaß: Rechtschaffenheit, Willkür, Herrschsucht
Neidisch auf andere	Mangel an Großzügigkeit und Wertschätzung Übermaß: Selbsterhaltung
Histrionische Persönlichkeitsstörung	
Übermäßige Emotionalität und Streben nach Aufmerksamkeit	Mangel an Gelassenheit und Bescheidenheit Übermaß: personale und emotionale Intelligenz
Suggestibilität (leicht beeinflussbar durch andere Personen oder Umstände)	Mangel an Ausdauer, Entschlossenheit, Zielorientierung Übermaß: Konzentrationsfähigkeit
Unangemessenes sexuell verführerisches Verhalten, Überbetonung der körperlichen Erscheinung	Mangel an Diskretion und Selbstregulation Übermaß: emotionale Hemmungslosigkeit
Oberflächlicher und rasch wechselnder Gefühlsausdruck	Mangel an Achtsamkeit und sozialer Intelligenz Übermaß: Spontanität
Selbstdramatisierung, Theatralik und übertriebener, oberflächlicher Gefühlsausdruck	Mangel an Authentizität, authentischer Darstellung eigener Bedürfnisse, Emotionen und Interessen, Mäßigung, Achtsamkeit Übermaß: emotionale Intelligenz, Enthusiasmus
Überbewerten von Beziehungen	Mangel an sozialer Intelligenz Übermaß: zwischenmenschliche Fürsorge und Freundschaft
Zwanghafte Persönlichkeitsstörung	
Übermäßige Beschäftigung mit Details, Ordnung und Perfektionismus	Mangelnder Blick für die wichtigen Dinge, Mangel an Spontanität Übermaß: Ausdauer, Ordnungsliebe
Zwischenmenschliche Kontrolle auf Kosten von Flexibilität, Aufgeschlossenheit und Effizienz	Mangel an Freundlichkeit, Empathie und der Fähigkeit, sich der Meinung von jemandem anzuschließen Übermaß: Gehorsam, Fügsamkeit
Übermäßige Beschäftigung mit Details, Regeln, Listen, Organisation oder Plänen, sodass das eigentliche Ziel der Aktivität aus den Augen verloren wird	Mangel an Flexibilität, Kreativität i.S. von sich neuartige und produktive Lösungen auszudenken Übermaß: Perfektion, Organisation
Übermäßige Hingabe an die Arbeit auf Kosten von Freizeitaktivitäten und Freundschaften	Mangel an Ausgeglichenheit, Genussfähigkeit, Wertschätzung von Beziehungen Übermaß: Genusssucht
Rigidität und Halsstarrigkeit	Mangel an Anpassungsfähigkeit, Flexibilität, kreativer Problemlösungsfähigkeit Übermaß: Disziplin, Vorsicht
Übermäßig gewissenhaft, penibel und rigide in Bezug auf Moral, Ethik oder Werte	Mangel an Weitsicht, Berücksichtigung der Auswirkungen von Entscheidungen, Anpassungsfähigkeit, Flexibilität, kreativer Problemlösungsfähigkeit Übermaß: Selbstgerechtigkeit

Tabelle 4: Fortsetzung

Beobachtbare Symptome	Dysregulation von Stärken: Mangel oder Übermaß
Vermeidend-Selbstunsichere Persönlichkeitsstörung	
Vermeidung von Aktivitäten mit anderen Personen aus Angst vor Kritik, Missbilligung oder Zurückweisung	Mangel an Mut, Risiken im Hinblick auf zwischenmenschliche Beziehungen einzugehen; differenzierter Betrachtung von Kritik oder Missbilligung anderer; Mut Übermaß: Selbstwahrnehmung, Vorsicht
Soziale Isolation, Vermeidung von anderen Menschen, Gehemmtheit in neuen interpersonalen Situationen aufgrund von Gefühlen eigener Unzulänglichkeit	Mangel an zwischenmenschlichen Stärken, Verschmelzung der eigenen Identität mit anderen bzw. der Gruppe Übermaß: Vorsicht, kritisches Denken
Auffassung von sich selbst als gesellschaftlich unbeholfen, unattraktiv und anderen gegenüber unterlegen	Mangel an Selbstvertrauen, Selbstwirksamkeit, Hoffnung und Optimismus Übermaß: Demut/Bescheidenheit, Authentizität
Widerwille, Risiken auf sich zu nehmen, um sich auf neue Aktivitäten einzulassen	Mangel an Tapferkeit und Neugier Übermaß: Selbstregulation, Folgsamkeit
Dependente Persönlichkeitsstörung	
Tiefgreifendes Bedürfnis, versorgt zu werden; Angst, allein gelassen zu werden	Mangel an Unabhängigkeit, Initiative und Führungsvermögen Übermaß: Zurückgezogenheit
Schwierigkeiten, alltägliche Entscheidungen zu treffen	Mangel an Bestimmtheit, Weitsicht Übermaß: kritische Auseinandersetzung, Fokus auf Details
Schwierigkeiten, gegenüber anderen Personen eine andere Meinung zu vertreten	Mangel an Mut, Fähigkeit, sich für das Richtige einzusetzen, Urteilsvermögen Übermaß: Kompromisslosigkeit
Schwierigkeiten, die Initiative zu ergreifen	Mangel an Selbstwirksamkeit, Optimismus, Neugier Übermaß: Organisation, Autonomie
Antisoziale Persönlichkeitsstörung	
Versagen, sich an gesellschaftliche Normen oder Gesetze zu halten	Mangel an Gemeinsinn, Bereitschaft, gemeinschaftliche Ziele zu verfolgen, Respekt vor Autoritäten, Freundlichkeit, Barmherzigkeit, Vergebungsbereitschaft Übermaß: Mut (Risikoverhalten), Lebendigkeit
Falschheit, wiederholtes Lügen, Betrügen anderer zum persönlichen Vorteil	Mangel an Ehrlichkeit, Integrität, Fairness, moralische Orientierung, Empathie Übermaß: selbstzentrierte personale Intelligenz
Reizbarkeit, Impulsivität, Aggressivität zeigen sich in wiederholten Schlägereien oder Überfällen	Mangel an Gelassenheit, Achtsamkeit, Toleranz, Freundlichkeit und Rücksicht, Kenntnis anderer Personen, Selbstkontrolle, Weitsicht (Unfähigkeit, Konsequenzen zu antizipieren) Übermaß: psychische und körperliche Energie, Leidenschaft, Ehrgeiz, Mut, Bereitschaft, die Komfortzone zu verlassen

Anmerkungen: Mangel = verminderte Fähigkeit, eine Charakterstärke einzusetzen/anzuwenden; Übermaß = übermäßig ausgeprägte Charaktereigenschaft, nicht zu verstehen als übermäßig ausgeprägte Symptome.

[a] Basierend auf dem Diagnostischen und Statistischen Manual Psychischer Störungen (5. Aufl.; American Psychiatric Association, 2013).

Doch wie genau wirkt ein Mangel oder Übermaß an Stärken aus Sicht der PPT? Schauen wir uns ein klinisches Beispiel an. Die Center-for-Epidemiologic-Studies-Depression-Skala (CES-D; Radloff, 1977) gehört zu den fünf am häufigsten verwendeten Messinstrumenten für depressive Symptome. Weithin wurde angenommen, dass dieser Fragebogen mit 16 negativen und 4 positiven Items zwei eigenständige Faktoren erfasst - Depression und positiver Affekt/Freude (Shafer, 2006). Alex Wood und sein Team analysierten die mit diesem Instrument gemessenen Ergebnisse von 6125 Erwachsenen und konnten so zeigen, dass es sich bei der zweidimensionalen Struktur der CES-D aller Wahrscheinlichkeit nach um ein statistisches Artefakt handelt: Depression und positiver Affekt könnten auf einem gemeinsamen Kontinuum liegen. Das heißt, dass die Skala möglicherweise die beiden entgegengesetzten Pole dieses Kontinuums misst (Wood, Taylor & Joseph, 2010). Sie getrennt zu untersuchen bedeute möglicherweise eine unnötige Verdopplung der Forschungsanstrengungen. Ähnlich könnte das State-Trait Anxiety Inventory (Spielberger et al., 1983) auf der Basis eines Angst-Entspannungs-Kontinuum konzeptualisiert werden.

Individuelle Unterschiede

Bei den Persönlichkeitsmerkmalen (Traits), mit deren Hilfe wir in der PPT einen Mangel oder ein Übermaß beschreiben, handelt es sich um eine Auswahl gut definierter und erforschter Stärken (wie Dankbarkeit, Neugier und Vergebung) und Persönlichkeitseigenschaften, die sich in alltäglichen Lebenserfahrungen äußern (wie Sorglosigkeit, Selbstbeherrschung, Nachdenklichkeit und Flexibilität). Eine Möglichkeit, Symptome neu zu konzeptualisieren, besteht darin, deren Gegenteile - also die entsprechenden Stärken - zu betrachten und der Frage nachzugehen, ob sie im alltäglichen Erleben vielleicht gar nicht oder im Übermaß vorhanden sind. Diesbezügliche individuelle Unterschiede lassen sich zwar nachvollziehbar und messbar mit alltagssprachlichen Begriffen beschreiben; eine empirische Überprüfung steht hier zumeist jedoch noch aus.

Mangel und Übermaß an Stärken

Wir sind uns dessen bewusst, dass viele der Begriffe, die einen Mangel oder ein Übermaß an Stärken beschreiben, Vorschriftcharakter bekommen, weil sie implizieren könnten, dass eben ein solcher Mangel oder ein Übermaß nicht wünschenswert ist. Beispielsweise wird ein Mangel an Weitsicht, Mäßigung und Mut im Allgemeinen als nicht wünschenswert angesehen, während übermäßige Leidenschaft, Selbsterhaltung und Risikofreude wiederum als wünschenswert gelten. Unser Bemühen zielt auf ein weniger subjektives und eher wissenschaftliches Verständnis von Stärken. Studienergebnisse zeigen, dass mehr Dankbarkeit, Freundlichkeit, Neugier, Bindungsfähigkeit und Hoffnung stark mit einer erhöhten Lebenszufriedenheit zusammenhängen (Park, Peterson & Seligman, 2004), während ein Mangel an sozialer Intelligenz, Mäßigung, Selbstregulation und Beharrlichkeit mit psychischen Problemen assoziiert ist (Aldao, Nolen-Hoeksema & Schweizer, 2010; Bron et al., 2012).

Situative Dynamik

Psychische Störungen und damit einhergehende Symptome lassen sich besser begreifen, wenn man die komplexen Situationen und kulturellen Milieus versteht, in die Klienten eingebettet sind und in denen sie oft zu wenig Kontrolle besitzen, um die Dynamik zu verändern. Dies veranschaulichen die zwei folgenden Beispiele:

Beispiel

Michel, einer unserer Klienten, hatte Symptome sozialer Ängste. Er vermied soziale Situationen, weil er übermäßige Angst hatte, etwas Falsches oder Unpassendes zu sagen, denn Englisch war nicht seine Muttersprache. Seine sozialen Ängste hatte er entwickelt, nachdem er versehentlich einmal etwas Unpassendes gesagt hatte, das einen seiner Freunde beleidigt und ihm Diskriminierungsvorwürfe eingebracht hatte. Symptome im Hinblick auf einen Mangel oder ein Übermaß an Stärken zu betrachten, erfordert auch, kontextuelle Faktoren zu verstehen. Michel zeigte keine Anzeichen von sozialer Angst, wenn er mit Freunden in seiner Muttersprache interagierte - im Gegenteil, in solchen Situationen fühlte er sich selbstbewusst, machte Witze und zeigte Empathie. Ein an Symptomen orientierter Ansatz würde dies wahrscheinlich so beschreiben: „Der Klient zeigt keine Symptome sozialer Angst, wenn er in seiner Muttersprache interagiert." Ein auf Stärken basierender Ansatz würde die gleiche Situation hingegen folgendermaßen charakterisieren: „Der Klient ist humorvoll, empathisch und gelassen, wenn er in seiner Muttersprache interagiert."

Beispiel

Sharon, eine Klientin, hatte zwei Teilzeitjobs – einen in einem teuren Einzelhandelsgeschäft und einen in einer psychiatrischen Einrichtung für Kinder mit Entwicklungsstörungen. Im Geschäft wurde von Sharon erwartet, dass sie sich sehr professionell und aufmerksam jedem noch so kleinen Detail einer Verkaufssituation widmete. Sie gab an, dort immer sehr vorsichtig zu sein und sich ständig Sorgen zu machen, dass sie etwas falsch gemacht habe oder noch etwas zu verbessern sei. In ihrem anderen Job empfand sich Sharon, trotz der an sich schwierigen Aufgabe, Kinder in therapeutische Aktivitäten einzubinden, als sehr viel entspannter, humorvoller und sozialer. Ein an Symptomen orientierter Ansatz hätte dies womöglich so beschrieben: „Die Klientin erlebt bei ihrer Tätigkeit als Verkäuferin moderate Zustände von Erwartungsangst. Bei ihrer Tätigkeit in der psychiatrischen Einrichtung verspürt sie solche Ängste nicht." Ein auf Stärken basierender Ansatz würde die gleiche Situation wie folgt beschreiben: „Bei ihrer Tätigkeit als Verkäuferin ist die Klientin vorsichtig und wachsam – gelegentlich auch mehr, als notwendig wäre. Sie ist dann nicht in der Lage, ihre Stärken wie Kreativität und Verspieltheit zu nutzen. In der psychiatrischen Einrichtung dagegen ist sie besser in der Lage, ihre Stärken einzusetzen. Sie ist humorvoll, entspannt und zugewandt."

Um das komplexe und vielfältige Leben von Klienten zu verstehen, ist es wichtig, situative Dynamiken und die nuancierten Ausprägungen von Stärken zu berücksichtigen.

Stärken kennen vs. Stärken weiterentwickeln

Weist eine Person eine spezifische Konstellation von Symptomen auf, die klinisch bedeutsames Leiden und funktionelle Einschränkungen verursachen, wird ihr im Allgemeinen eine klinische Diagnose zugewiesen. So war es auch bei Yasmin, einer unserer Klientinnen, bei der von mehreren Spezialisten eine Borderline-Persönlichkeitsstörung diagnostiziert worden war.

Beispiel

In den ersten zehn Minuten unseres Zusammenseins zählte Yasmin ihre Symptome fast wörtlich so auf, wie sie im DSM aufgelistet sind. Sie sah an sich selbst nur emotionale Dysregulation, Beziehungsprobleme und selbstverletzende Impulsivität. Nachdem sie ihre Stärken auf umfassende Weise ermittelt hatte (vgl. das in Kapitel 8 beschriebene Vorgehen), beschrieben wir sie – ohne ihre Symptome kleinzureden – als eine Person, die grundsätzlich liebevoll ist, der aber die Fähigkeit fehlt, ihre Liebe angemessen auszudrücken, sowie als Person, der es gut tun würde, Empathie, Freundlichkeit und Vorsicht besser zu verstehen und verstärkt aufzubauen. Obwohl Yasmin viele Bereiche benannte, in denen sie zu schlechten Urteilen neigte, war sie auch in der Lage, von Situationen zu berichten, in denen sie ein gutes Urteilsvermögen gezeigt hatte. Sie erzählte von einer Begebenheit, in der ihre spontane, rechtzeitige Reaktion einem Freund sogar das Leben gerettet hatte. Die umfassende Einschätzung ihrer Stärken ließ sie erkennen, dass auch sie positive Eigenschaften besaß und dass ein Übermaß davon, obwohl es sich tatsächlich um Stärken handelte, sie schon oft in Schwierigkeiten gebracht hatte. Gleichzeitig mangelte es ihr an spezifischen Stärken, wie Vorsicht, Selbstregulation und einem gewissen Maß an Tatendrang, deren Einsatz ihr beim Lösen von Problemen helfen könnte.

Das bloße Wissen über Symptome oder Stärken reicht aus unserer Sicht nicht aus, um Veränderungen zu bewerkstelligen. Zu therapeutischen Veränderungen kann es nur kommen, wenn Therapeuten ihren Klienten helfen, einen adaptiven und differenzierten Gebrauch ihrer Stärken zu erlernen. Veränderungen geschehen, wenn die vergangenen Erfolge der Klienten hervorgehoben werden und ihnen damit Mut gemacht wird, aktuelle Sorgen anzugehen, wenn Therapeuten kompetent genug sind, um selbst den kleinsten oder kürzesten Einsatz von Stärken bei ihren Klienten zu erkennen, wenn Therapeuten den Selbstwert der Klienten durch konkrete Beispiele für ihre Stärken unterstreichen, und wenn Therapeuten nicht nachlassen, bei ihren Klienten weiter nach Stärken zu suchen.

Das richtige Maß finden

Therapeuten sollten herausfinden, ob Klienten eine bestimmte Stärke in ausreichendem Maß besitzen, um sie effektiv nutzen zu können (Ajzen & Sheikh, 2013). Julia, eine Klientin mittleren Alters, erlebte Symptome einer Generalisierten Angststörung, geprägt von übermäßigem Sich-Sorgen, Gefühlen der Ruhelosigkeit und Konzentrationsschwierigkeiten. Wenn ihre Symptome durch eine Weiterentwicklung von Stärken behandelt werden sollen, stellt sich die Frage, in welchem Maße Julia z. B. kritisches Denken, Weitsicht und Genussfähigkeit aufweisen müsste. Gibt es eine spezifische Kombination oder Konstellation von Stärken, die therapeutisch wirksam sein könnte? Die Forschung zeigt, dass die Arbeit an den Signaturstärken oder weniger ausgeprägten Stärken gleichermaßen effektiv ist, wenn es um die Steigerung der Lebenszufriedenheit geht (Gelso, Nutt Williams, Fretz, 2014; Rashid, 2004; Rust, Diessner & Reade, 2009).

Kapitel 4

Die zentrale Bedeutung der Charakterstärken und wie sie sich in die PPT einbeziehen lassen

4.1 Charakterstärken – so wichtig wie Symptome

Das Buch *Character Strengths and Virtues* (CVS) von Peterson und Seligman (2004) gilt in der Psychologie als der erste umfassende, kohärente und systematische Versuch, zentrale menschliche Stärken zu klassifizieren (vgl. Tab. 5). Charakterstärken werden definiert als universelle Persönlichkeitsmerkmale, die an sich wertgeschätzt werden, aber nicht notwendigerweise zu brauchbaren Ergebnissen führen müssen. Zum größten Teil sind sie stabil, wirken positiv auf das Umfeld und erregen eher Bewunderung als Neid oder Eifersucht. Es gibt sehr große interindividuelle Unterschiede im Hinblick darauf, über welche Stärken wir verfügen und wie sich diese äußern. Gesellschaftliche Institutionen versuchen zudem, bestimmte Charakterstärken durch Rituale zu kultivieren. Die CVS-Klassifikation ist eher deskriptiv als präskriptiv; somit lassen sich Charakterstärken genauso wie andere Verhaltensvariablen untersuchen.

Charakterstärken, Werte und Begabungen

Was unterscheidet also Stärken (einfache Beschreibungen erwünschten Verhaltens) von Werten (normative Beschreibungen erwünschten Verhaltens)? Sowohl Charakterstärken als auch Werte sind moralisch erwünscht, unterscheiden sich aber in einigen Hinsichten:

1. Im Vergleich zu den breiter gefassten Werten handelt es sich bei den Charakterstärken um detailliertere und subtilere Merkmale unserer Persönlichkeit. Zum Beispiel lässt sich der Wert „Mitmenschlichkeit“ aus spezifischeren Eigenschaften (Charakterstärken), wie der Fähigkeit zu lieben und geliebt zu werden, Freundlichkeit, sozialer Intelligenz, Teamfähigkeit und Dankbarkeit, erschließen.
2. Werte werden oft von gesellschaftlichen Institutionen, dem Elternhaus und der Schule aktiv kultiviert und unterliegen einem komplexen System aus Belohnung und Anerkennung. Wer sie an den Tag legt und pflegt, gilt als guter Bürger. Mit anderen Worten: Werte dienen auch als Kriterien, um uns selbst einzuschätzen.

Werte und Stärken sind eng miteinander verwandt und weisen eine Reihe von Ähnlichkeiten auf. Einer oder mehrere Werte können ganz verschiedenen Charakterstärken zugrunde liegen, und etliche Charakterstärken können sich mit einem oder mehreren zentralen Werten überschneiden. Sowohl Werte als auch Charakterstärken leiten unser Verhalten; beide geben uns die Möglichkeit, zu reflektieren, wer wir sind und an welchen Prinzipien wir unsere Handlungen und Entscheidungen ausrichten. Sowohl Werte als auch Charakterstärken hängen stark mit mehr Lebenszufriedenheit und größerem Wohlbefinden zusammen.

Werte sind tendenziell präskriptiver als Charakterstärken. Zum Beispiel wird der Wert „Erfolg“ nicht bloß um seiner selbst willen angestrebt. Schulen, Unternehmen, Arbeitgebende, aber auch Bereiche wie Politik, Kunst und Sport kennen viele Kriterien und Regeln, um unseren Erfolg messen und aufrechterhalten zu können. Einige dieser Regeln beinhalten auch Werte, wie z.B. gut mit anderen auskommen, auf Hygiene achten, Ordnung halten oder mit Sorgfalt vorgehen. Nahezu immer stellen sie Voraussetzungen für das persönliche und berufliche Weiterkommen dar. Im Vergleich dazu gelten Charakterstärken vielmehr als personalisierte Eigenschaften. Person A

Tabelle 5: VIA-Klassifikation der Charakterstärken (aus Peterson & Seligman, 2004)[a]

Tugend der Weisheit und des Wissens – Stärken, die sich um den Erwerb und Einsatz von Wissen drehen	
Kreativität	in neuen, produktiven Richtungen denken
Neugier	an weitergehenden Erfahrungen interessiert und für Neues offen sein
Urteilsvermögen	Dinge durchdenken und von allen Seiten betrachten
Liebe zum Lernen	sich neue Fähigkeiten, Themen und Wissensgebiete erschließen und diese beherrschen
Weitsicht (Weisheit)	in der Lage sein, guten Rat zu geben
Tugend des Mutes – emotionale Stärken, bei denen es darum geht, beim Verfolgen von Zielen auch angesichts von (externen wie internen) Widerständen Willenskraft zu zeigen	
Tapferkeit	vor Drohungen, Herausforderungen oder Schmerz nicht zurückweichen
Ausdauer	etwas Angefangenes zu Ende bringen; von einem Vorsatz trotz Hindernissen nicht ablassen
Authentizität (Integrität)	die Wahrheit sagen, authentisch auftreten
Lebendigkeit und Tatendrang (Enthusiasmus)	dem Leben enthusiastisch und voller Energie begegnen; keine halben Sachen, nichts halbherzig machen; das Leben als Abenteuer sehen; sich lebendig und aktiv fühlen
Tugend der Menschlichkeit – zwischenmenschliche Stärken, die es erlauben, sich um andere zu kümmern und freundschaftliche Beziehungen zu knüpfen und zu pflegen	
Bindungsfähigkeit	enge Beziehungen zu anderen wertschätzen, insbesondere solche, die auf Gegenseitigkeit beruhen; anderen Menschen nahe sein
Freundlichkeit	anderen Gefallen tun, gute Taten vollbringen; anderen helfen und für sie sorgen
Soziale Intelligenz	sich der eigenen Motive und Gefühle und der anderer Menschen bewusst sein; wissen, was man tun muss, um sich verschiedenen sozialen Situationen anzupassen; wissen, wie andere Menschen ticken
Tugend der Gerechtigkeit – Stärken, die einem gesunden Gemeinschaftsleben zugrunde liegen	
Teamfähigkeit (Teamwork) und Gemeinsinn	sich als Mitglied einer Gruppe oder eines Teams gut einfügen; der Gruppe gegenüber loyal sein; seinen Teil beitragen
Fairness	alle Menschen nach den Prinzipien der Fairness und Gerechtigkeit gleichbehandeln; Urteile über andere nicht von persönlichen Gefühlen beeinflussen lassen; jedem eine faire Chance geben
Führungsvermögen	eine Gruppe, der man angehört, ermutigen, Aufgaben aktiv anzugehen und gleichzeitig für gute Beziehungen innerhalb der Gruppe sorgen; Gruppenaktivitäten organisieren und dafür sorgen, dass sie auch umgesetzt werden
Tugend der Mäßigung – Stärken, die vor einem Übermaß schützen	
Vergebungsbereitschaft und Barmherzigkeit	denen vergeben, die etwas Falsches getan haben; die Unzulänglichkeiten anderer akzeptieren; Menschen eine zweite Chance geben; nicht rachsüchtig sein
Bescheidenheit und Demut	die eigenen Leistungen für sich selbst sprechen lassen; nicht das Rampenlicht suchen; sich nicht selbst überschätzen
Vorsicht (Umsicht)	bei Entscheidungen Sorgfalt walten lassen; keine unnötigen Risiken eingehen; nichts sagen oder tun, was man später bereuen könnte
Selbstregulation (Selbstbeherrschung)	das eigene Fühlen und Handeln steuern; diszipliniert sein; die eigenen Wünsche und Emotionen kontrollieren

Tabelle 5: Fortsetzung

Tugend der Transzendenz – Stärken, die uns Teil eines größeren Ganzen werden lassen und Sinn stiften	
Sinn für das Schöne und Herausragende	Schönheit, Herausragendes und/oder besondere Leistungen in allen Lebensbereichen wertschätzen, von der Natur über die Kunst hin zur Mathematik und Wissenschaft
Dankbarkeit	sich der guten Dinge bewusst und dafür dankbar sein; sich Zeit nehmen, um Danke zu sagen
Hoffnung und Optimismus	das Beste für die Zukunft erwarten und daran arbeiten, es auch zu erreichen; glauben, dass eine gute Zukunft etwas ist, das machbar ist
Humor und Verspieltheit	gerne lachen und andere Menschen zum Lachen bringen; die sonnige Seite sehen; Witze machen
Spiritualität	wissen, wo man ins größere Bild passt; kohärente Überzeugungen über den höheren Zweck und Sinn des Lebens haben, das eigene Verhalten davon leiten und sich davon trösten lassen

Anmerkung: [a] www.viacharacter.org

mit den Charakterstärken Kreativität, Tapferkeit, Authentizität, Vorsicht und Verspieltheit kann z. B. gleichermaßen kompetent und erfolgreich sein wie Person B mit den Charakterstärken Neugier, Fairness, soziale Intelligenz, Selbstregulation und Spiritualität.

Charakterstärken unterscheiden sich auch von Begabungen. Musikalität, Sportlichkeit oder handwerkliche Fähigkeit sind eher angeboren und stabil, während Stärken erworben, individuell weiterentwickelt und häufig auch von größeren gesellschaftlichen Institutionen gefördert werden. Begabungen sind eher unbewusst, während Stärken bewusst ins Spiel gebracht werden können (z. B. wenn jemand versteht, wann eher Freundlichkeit oder eher Fairness angezeigt ist). Wie bereits gesagt, sind Begabungen (z. B. musikalische oder sportliche Begabung oder handwerkliches Geschick) eher angeboren, und manchmal bleiben sie auch ungenutzt. Menschen, deren erkennbare Stärken Freundlichkeit, Neugier, Dankbarkeit oder Optimismus sind, finden häufig Wege, ihre Begabungen zu nutzen und nicht zu verschwenden. Moralisch gesehen sind Begabungen tendenziell neutral, wohingegen Stärken und Werte einen moralischen Unterton besitzen. Untersuchungsergebnisse zeigen, dass Menschen, die dankbar, neugierig, liebevoll, optimistisch und voller Tatendrang sind, mit größerer Wahrscheinlichkeit mit ihrem Leben zufrieden sind. Mit anderen Worten: Charakterstärken verbessern das Wohlbefinden (Peterson, Park & Seligman, 2005).

Begabungen sind tendenziell unabhängiger voneinander als Stärken oder Werte. Die Sportlichkeit eines Menschen hat wenig Auswirkungen auf seine intellektuelle Leistung, und künstlerische Fähigkeiten hängen nicht unbedingt mit alltagspraktischer Intelligenz zusammen. Stärken sind im Vergleich zu Begabungen enger miteinander verwoben und wirken oft in einer bestimmten Konstellation. Wer sehr neugierig ist, wird mit einer gewissen Wahrscheinlichkeit auch kreativ sein; Selbstregulation und Vorsicht gehen oft Hand in Hand. Ähnliches gilt für Führungsvermögen und Gemeinsinn.

Charakterstärken schließlich treten selten allein, sondern meist in bestimmten Kombinationen auf und werden innerhalb des Kontextes, in dem sie zum Tragen kommen, betrachtet. Zum Beispiel können Stärken wie Freundlichkeit und Vergebungsbereitschaft soziale Bindungen festigen; im Übermaß gezeigt können sie jedoch von anderen als selbstverständlich vorausgesetzt werden. Vor dem Hintergrund des hier vorgestellten VIA-Klassifikationsschemas unterscheiden sich Charakterstärken (z. B. Freundlichkeit, Teamfähigkeit, Tatendrang) von Begabungen und Fähigkeiten. Sportliches Talent, ein fotografisches Gedächtnis, absolutes Gehör, handwerkliches Geschick und körperliche Agilität sind Beispiele für Begabungen und Fähigkeiten, die oft wertgeschätzt werden, weil sie zu besonderen Ergebnissen führen. Stärken haben moralische Aspekte, Begabungen und Fähigkeiten dagegen nicht.

4.2 Stärken in die PPT einbeziehen

In der PPT suchen Therapeuten aktiv nach Ereignissen, Erfahrungen und Anzeichen von Stärken im Leben der Klienten. Diese offenbaren sich durch Fähigkeiten, Kompetenzen, Begabungen und Talente, die sich gezielt unterstützen lassen, um mit psychischen Störungen zurechtzukommen oder sich vor diesen zu schützen. Positive Psychologen werden oft dafür kritisiert, dass sie Schwächen bagatellisieren oder sich ausschließlich auf Stärken und Positives konzentrieren. Wir bekräftigen an dieser Stelle nochmals: Die Erkundung von Charakterstärken bedeutet nicht, Symptome zu ignorieren. Wir glauben, dass Klienten ihr Leid überwinden und Wohlbefinden erlangen können, wenn ihre Symptome mit Stärken, Risiken mit Ressourcen und Vulnerabilität mit Resilienz so miteinander verknüpft werden, dass sie ein vollständiges und doch realistisches Bild von sich selbst gewinnen können. Trotzdem gehört es nicht zum Repertoire der traditionellen Psychotherapie, Stärken in das im Rahmen der Therapie erhobene Gesamtprofil von Klienten aufzunehmen. Wir empfehlen deshalb, die folgenden drei Punkte zu berücksichtigen, um die Stärken von Klienten zum Vorschein zu bringen und ihren Gebrauch zu befördern:

- valide und reliable Messinstrumente zur Ermittlung der Stärken einsetzen,
- ein differenziertes und auf den Kontext bezogenes Verständnis der Stärken entwickeln,
- Stärken mit sinnvollen Zielen verbinden.

Valide und reliable Messinstrumente einsetzen

Im Rahmen von positiven Interventionen werden Stärken meist mithilfe des kostenlosen Online-Fragebogens *Values in Action Inventory of Strengths* eingeschätzt (VIA-IS; https://www.viacharacter.org/; Peterson & Seligman, 2004). Darüber hinaus gibt es weitere empirisch validierte Verfahren zur Einschätzung von Charakterstärken, wie z. B. *StrengthsFinder* (Buckingham & Clifton, 2001), *Realise 2* (Linley, 2008), *Adult Needs and Strengths Assessment* (Nelson & Johnston, 2008) und *Quality of Life Inventory* (Frisch, 2013). Häufig verwenden klinische Fachpersonen die einfache und sehr direkte Strategie „Finde und nutze deine besten Stärken", wobei die fünf (von insgesamt 24) Stärken mit den meisten Punkten als Signaturstärken angesehen werden. Die Klienten werden dann gebeten, ihre Signaturstärken auf neue Weise einzusetzen. Dieser Ansatz ist in nicht klinischen Settings zwar durchaus nützlich und effektiv, er wird den Bedürfnissen in der klinischen Praxis aber nicht unbedingt gerecht. Wenn der Blick ausschließlich auf die Stärken mit den höchsten Punktzahlen gerichtet wird, könnte dies Klienten zu der Annahme verleiten, dass diese Stärken das größte therapeutische Potenzial besäßen. Dies muss aber nicht unbedingt zutreffen. Hierfür sei als Beispiel einer unserer Klienten angeführt, ein erfolgreicher Mann mittleren Alters, der sagte: „Auf jeden Erfolg reagiere ich fast schon instinktiv mit dem Gedanken, dass bestimmt jemand anderes viel besser abgeschnitten hat als ich." Ein solcher Klient würde keinen besonderen Nutzen daraus ziehen, an seinen Topstärken, zu denen u. a. Ausdauer, Führungsvermögen und Liebe zum Lernen gehören, zu arbeiten. Hingegen könnte er aus therapeutischer Sicht mehr von geringer ausgeprägten Stärken, wie z. B. Dankbarkeit, Spiritualität und Verspieltheit, profitieren. Es ist daher wichtig, sich darüber bewusst zu sein, dass nicht alle 24 Stärken in jedem Fall das gleiche therapeutische Potenzial besitzen.

Ein differenziertes und auf den Kontext bezogenes Verständnis der Stärken entwickeln

Der entscheidende Punkt beim stärkenbasierten therapeutischen Vorgehen ist, die Stärken in einem Gesamtkontext zu betrachten und dabei die vorherrschenden Probleme und Symptome deutlich vor Augen zu haben. Das klinische Setting erfordert eine sehr nuancierte und zudem theoretisch unterfütterte Herangehensweise bei der Einbeziehung von Stärken (Biswas-Diener, Kashdan & Minhas, 2011). Wir empfehlen daher folgende möglichst umfassende Vorgehensweise bei der Einschätzung der Stärken (Rashid & Seligman, 2013; vgl. auch das Vorgehen und die Arbeitsblätter in Sitzung 2, Kapitel 8).

Dem Klienten wird ein Arbeitsblatt ausgehändigt, auf dem die einzelnen Stärken mithilfe von etwa 20 bis 25 Wörtern beschrieben, aber nicht explizit benannt werden (basierend auf der CVS-Klassifikation). Er wird gebeten, fünf Stärken auszuwählen (ohne Rangfolge), die seine Persönlichkeit am besten beschreiben. Zusätzlich soll eine befreundete oder verwandte Person den Klienten auf die gleiche Weise einschätzen. Der Therapeut fügt diese Informationen zusammen und gibt dem Klienten anschließend eine Rückmeldung zu dessen Stärken, indem er diese nun konkret benennt und genauer in ihrem Kontext erläutert. Im nächsten Schritt wird der Klient gebeten, über Erinnerungen, Erfahrungen, Geschichten, Anekdoten, Erfolge und Fähigkeiten zu berichten, die veranschaulichen, wie seine Stärken in konkreten Situationen zum Tragen gekommen sind. Zusätzlich füllt er einen Selbstbeurteilungsfragebogen (z.B. VIA-IS) aus. Anschließend entwickeln Klient und Therapeut gemeinsam konkrete, realistische und messbare Ziele, die auf die vorliegenden Beschwerden abzielen, und der Klient überlegt, wie er zu deren Erreichen seine Signaturstärken einsetzen kann.

Rashid et al. (2013) untersuchten in einer klinischen Studie anhand einer Stichprobe von Klienten mit Depression und Angst, welche Stärken durch die oben beschriebene Fremdbeurteilung erkannt wurden. Neugier, Humor und Authentizität wurden am häufigsten auch von anderen Personen als Stärken identifiziert; Bescheidenheit, Fairness und Weitsicht dagegen am wenigsten.

Stärken mit sinnvollen Zielen verbinden

Es ist wichtig, dass die gesetzten Ziele für Klienten persönlich Sinn machen, aber auch ihr zwischenmenschliches Umfeld berücksichtigen. Besteht das Ziel z.B. darin, die eigene Neugier stärker zum Einsatz zu bringen, muss gemeinsam in der Therapie überlegt werden, wie ein optimales Maß an Neugier in Form von konkreten Handlungen aussehen könnte, sodass es weder zu Einmischung (Übermaß an Neugier) noch zu Langeweile (Mangel an Neugier) kommt. Zudem sollten Klienten dazu angeleitet werden, bei der Zielformulierung in Bezug auf eine adaptive Bewältigung persönlicher Herausforderungen ihre Stärken auf gut austarierte und flexible Weise einzubringen (Biswas-Diener, Kashdan & Minhas, 2011; Schwartz & Sharpe, 2010). Einige Beispiele für dieses Vorgehen sind in Tabelle 6 zusammengestellt.

Das folgende Fallbeispiel zeigt, wie Stärken in die Therapie einbezogen werden können. Es handelt von einer jungen Klientin namens Emma, die eine Psychotherapie in Anspruch nahm, um mit den psychischen Folgen ihrer Scheidung nach einer kurzen Ehe zurechtzukommen.

Beispiel

Wie viele andere Klienten kam Emma mit dem Gefühl in die Therapie, verletzt und betrogen worden zu sein. Es war ihr peinlich, dass sie schon so jung geheiratet hatte – gegen den Willen ihrer konservativen Eltern, die wollten, dass sie erst ihre Ausbildung zu Ende bringt. Sie berichtete davon, intrusive, negative Gedanken zu erleben. Unser anfänglicher Fokus in der Therapie lag darauf, das Trauma zu bearbeiten. Ein gemeinsam geschaffener Raum ermöglichte es Emma, ihre Gefühle der Verletzung, der Wut und des Betrogenseins zu äußern sowie Empathie und Wertschätzung zu erleben: Sie wurde angehört. In diesen Gesprächen konzentrierte sich der Therapeut auf die Details des Traumas und wies sanft auf einige gesunde Verhaltensaspekte (wie Bewältigungsverhalten und Resilienz) hin, die Emma bereits an den Tag gelegt hatte. Er zollte ihr außerdem Respekt dafür, dass sie sich entschlossen hatte, eine Therapie zu beginnen (Einsicht), dass sie ihre Gefühle von Scham, Reue und Angst offen zeigte (Mut), sich große Mühe gab und mit Ausdauer an die Sache heranging. Diese Unterstützung half der Klientin, den Wunsch nach Veränderung zu äußern. Geistesgegenwärtig ergriff der vor allem an ihren Stärken interessierte Therapeut die Gelegenheit: Er ermutigte Emma, mit ihm die Möglichkeit zur Veränderung zu diskutieren, wobei er mit ihr über die ihm im Verlauf der Therapie aufgefallenen Stärken sprach. Zuerst zögerte sie, sich ihre Stärken einzugestehen. Als sie ihr jedoch jetzt von einem Therapeuten in aufrichtiger Form vor Augen geführt wurden, steigerte dies Emmas Gefühl der Selbstwirksamkeit.

Tabelle 6: 15 häufige persönliche Herausforderungen, die sich durch den Einsatz von Stärken meistern lassen

Herausforderungen (Symptome)	Potenzielle Charakterstärke(n)	Stärkenbasierte Überlegungen
1. Klient zeigt kein Interesse an geselligem Beisammensein (z. B.: redet wenig, nimmt nicht an sozialen Aktivitäten teil, hat wenig Freunde).	Lebendigkeit und Tatendrang, Enthusiasmus, Selbstregulation	Den Klienten dazu ermutigen, mindestens eine Aktivität pro Woche an der frischen Luft auszuüben, wie z. B. Wandern, Fahrradfahren, Mountainbiken, Bergsteigen, zügiges Walken oder Joggen.
2. Klient gibt schnell auf, hat Schwierigkeiten, Aufgaben zu Ende zu bringen, macht Flüchtigkeitsfehler.	Ausdauer, Fleiß, Sorgfalt, Beharrlichkeit	Dem Klienten helfen, Faktoren zu identifizieren, die sein Interesse an täglichen Aktivitäten schmälern; kleine, erreichbare Ziele setzen, die sich leicht messen lassen oder mit einer Vertrauensperson des Klienten besprochen werden können.
3. Klient handelt impulsiv, hat Schwierigkeiten damit, seine Gefühle zu beherrschen, erlebt Stimmungsschwankungen.	Selbstregulation, personale Intelligenz	Auslöser für emotionale Ausbrüche finden (personale und emotionale Intelligenz); den Klienten ermutigen, nicht auf gefühlte Bedrohungen zu reagieren, sondern auf konkrete, stärkenbasierte Verhaltensalternativen zurückzugreifen, die der gleichen Funktion oder den gleichen Zielen dienen können. Anstatt z. B. zu schreien, um die Aufmerksamkeit auf sich zu ziehen oder Frustration zum Ausdruck zu bringen, kann der Klient seine Neugier und sein Urteilsvermögen einsetzen, um zu den Dingen, die ihn verärgern, Fragen zu stellen. Sollten die Probleme weiterbestehen, könnte er seine Weitsicht nutzen, z. B. indem er sich fragt: „Ist dies ein lösbares Problem – und falls nicht, welche Teile könnten lösbar sein?" Er könnte nach kreativen Möglichkeiten suchen, um das Problem gemeinsam mit anderen zu lösen (Teamfähigkeit) und dabei versuchen, eine realistische, aber zuversichtliche Haltung zu bewahren (Optimismus).
4. Klient hegt Groll, übertreibt kleinere, durch andere erfahrene Kränkungen und akzeptiert selbst aufrichtige Entschuldigungen nicht.	Vergebungsbereitschaft und Barmherzigkeit	Die emotionalen Auswirkungen von Groll und negativen Erinnerungen besprechen. Dem Klienten helfen, durch den Einsatz von Freundlichkeit selbst Widersachern gegenüber Empathie zu entwickeln, wo dies angemessen ist. Die Erfahrung normalisieren, indem er darin unterstützt wird, sich an Situationen zu erinnern, in denen er andere gekränkt hat und ihm vergeben wurde.
5. Klient reagiert nicht auf freundliche, unbeschwerte Gesten anderer und wirkt emotional verstockt.	Humor und Verspieltheit, soziale und emotionale Intelligenz	Den Klienten ermutigen, sich an unbeschwerten Gesten und spielerischen Aktivitäten anderer mit einer gutmütigen Haltung zu beteiligen. Entsprechende Anregungen in Form von Filmen/Filmausschnitten, Anekdoten von wahren Begebenheiten (ggf. visuell/filmisch aufbereitet) oder zeitgenössischen Beispielen bieten.

Tabelle 6: Fortsetzung

Herausforderungen (Symptome)	Potenzielle Charakterstärke(n)	Stärkenbasierte Überlegungen
6. Klient will bedeutsame soziale Interaktionen initiieren, hat aber Schwierigkeiten damit; vermeidet soziale Situationen und fühlt sich isoliert und lustlos.	Soziale Intelligenz, Mut, Ausdauer	Den Klienten ermutigen, zunächst soziale Situationen aufzusuchen, in denen er sich sicher fühlt und die wenig persönlicher Interaktion bedürfen, z.B. an einem Kurs zu einem kreativen Hobby teilzunehmen (Fotografie, Malen, Grafikdesign, Kochen, Stricken). Den Klienten ermutigen, dabei genau auf soziale Interaktionen zu achten und nach Möglichkeiten zu suchen, seine Beobachtungen und Ansichten mitzuteilen, ohne dass er Bewertungen fürchten muss.
7. Klient ist gedanklich ständig mit seinen Misserfolgen und Unzulänglichkeiten beschäftigt und gibt sich übertrieben negativ.	Hoffnung und Optimismus	Aktiv mit dem Klienten arbeiten, um eine Liste von Dingen aufzustellen, die momentan gut laufen oder zumindest seinen Ansprüchen genügen; die Meinung des Klienten dazu erfragen, was dazu geführt haben könnte; selbst kleine Erfolge in der Vergangenheit erfragen und würdigen, um Selbstvertrauen und Optimismus zu stärken.
8. Klient konkurriert stark mit anderen und verwendet viel Zeit und Energie darauf, stets der Beste zu sein. Er ärgert sich und bedauert es sehr, wenn andere besser abschneiden als er.	Teamfähigkeit und Gemeinsinn, Weitsicht, Bescheidenheit und Demut	Darüber aufklären, dass bei materiellen Gewinnen langfristig mit Ertragsrückgängen zu rechnen ist (Ertragsgesetz). Mithilfe von Verhaltensexperimenten dabei helfen, Genuss, Langsamkeit und Dankbarkeit zu erleben, damit der Klient deren Vorteile spüren kann. Den Klienten über den psychischen Nutzen von Bescheidenheit aufklären, wodurch es einem möglich wird, gute Arbeit zu leisten, ohne dafür äußere Anerkennung oder Belohnungen zu erwarten.
9. Klient zeigt rigide, inflexible Denkmuster; es gelingt ihm nicht, sich angemessen an Veränderungen – wie neue Umgebungen, Kollegen und Situationen – anzupassen.	Neugier, Urteilsvermögen	Neugier und Urteilsvermögen systematisch kultivieren, indem man den Klienten ermutigt, neue Erfahrungen mit bisher unvertrauten Menschen, Orten und Abläufen auszuprobieren. Den Klienten ermutigen, bewusst den *Advocatus diaboli* zu spielen, verschiedene Sichtweisen einzunehmen, um sein Urteilsvermögen zu schärfen; gegensätzliche Meinungen zu einem Thema zu lesen und zu diskutieren, um sich auch über andere Standpunkte zu informieren.
10. Klient nimmt gute Dinge im Leben ebenso wie gutgemeinte Handlungen anderer als selbstverständlich hin.	Dankbarkeit, soziale Intelligenz, Freundlichkeit	Mit dem Klienten über Dinge sprechen, für die er aufrichtig dankbar ist, dies aber noch nie explizit geäußert hat. Den Klienten ermutigen, darüber nachzudenken, wie er sich fühlen würde, wenn die Dinge, die er als selbstverständlich erachtet, in seinem Leben fehlen würden. Dem Klienten helfen, gute Taten anderer im Alltag wahrzunehmen und (schriftlich per Notizbuch oder visuell per Smartphone) festzuhalten.
11. Klient fehlt es an Bescheidenheit, er zieht unnötigerweise die Aufmerksamkeit auf sich und überschätzt seine Vorzüge und Erfolge.	Bescheidenheit und Demut, Authentizität	Den Klienten zu einer genauen, realistischen Einschätzung seiner Fähigkeiten und Erfolge anleiten und ihm dabei helfen, diese Erfahrung zu visualisieren/erinnern, sodass er sich dabei authentisch und echt fühlt, ohne nach außen etwas vortäuschen zu müssen. Den Klienten Aussagen aufschreiben lassen, mit denen er auch seine Unzulänglichkeiten eingesteht, und die erklären, wie sie ihn menschlich machen.

Tabelle 6: Fortsetzung

Herausforderungen (Symptome)	Potenzielle Charakterstärke(n)	Stärkenbasierte Überlegungen
12. Klient lernt nicht aus Fehlern und wiederholt dieselben Fehler immer wieder. Es mangelt ihm an einem tieferen Verständnis moralischer und ethischer Fragen, und er ist unfähig, theoretisch erworbenes Wissen auf seine Probleme zu übertragen und umzusetzen.	Weitsicht, praktische Weisheit, Vorsicht	Eine kürzlich zurückliegende Entscheidung des Klienten mit ungünstigem Ergebnis dazu nutzen, seine praktische Weisheit zu schärfen, indem man mit ihm diskutiert: a) Wie wirkt sich diese Entscheidung auf den Klienten und auf andere aus? b) Hat sich der Klient die relevanten Gegebenheiten der Situation optimal zunutze gemacht oder relevante situative Aspekte berücksichtigt? c) Gibt es alternative Stärken, die er hätte einsetzen könnte, um ein besseres Ergebnis zu erzielen, z.B. soziale Intelligenz und Freundlichkeit anstelle einer starren Anwendung von Regeln (im Sinne von gefühlter Fairness)? d) Lässt das Verhalten des Klienten auf unterschwellig vorhandene Stärken schließen? e) Hat der Klient eine befreundete Person um Rat gefragt oder eine vertrauenswürdige, informative Quelle konsultiert?
13. Klient zieht sich zurück, isoliert sich, erscheint desinteressiert.	Fähigkeit zu lieben und geliebt zu werden, soziale Intelligenz	Dem Klienten helfen, durch alltägliche Gesten und Taten echte Liebe und Zuneigung zeigen zu können. Den Klienten ermutigen, Menschen, die sich für ihn interessieren, mit kleinen Gesten Interesse und Fürsorge zu zeigen sowie sich seinen Freunden gegenüber ehrlich und transparent zu verhalten.
14. Klient verhält sich in bestimmten Situationen unangemessen und zeigt keine Sensibilität und kein Mitgefühl gegenüber Personen, die anders sind als er.	Fairness, Gleichheit, Gerechtigkeit	Den Klienten – ohne ihn zu beschämen oder ihm Vorwürfe zu machen – ermutigen, sich die positiven Eigenschaften von Menschen vor Augen zu halten, die anders sind als er. Ihn zu dem Versuch anregen, mit diesen Menschen zu interagieren und sich auf sie einzulassen. Ihn dafür loben, dass er für andere eintritt, wenn sie unfair behandelt, gemobbt oder gehänselt werden.
15. Klient fühlt sich beruflich festgefahren, sieht keine Chance, sich weiterzuentwickeln, fühlt sich lustlos und gelangweilt.	Kreativität, Mut, Ausdauer	Den Klienten ermutigen, Routineaufgaben bei der Arbeit auf neue, aber adaptive Weise und ohne Versagensangst anzugehen. Sollte dies nicht erfolgreich sein, den Klienten dazu anleiten, Wege zu finden, seine Kreativität außerhalb der Arbeit auszuleben und etwas Neues zu starten, was er schon immer tun wollte, bisher aber nicht umsetzen konnte. Sollte dies beim ersten Versuch nicht klappen, den Klienten ermutigen, es mit etwas anderem zu versuchen, bis er etwas findet, das ihm Erfüllung bringt.

4.3 Praktisches Vorgehen und Strategien zur Einbeziehung von Stärken in die PPT

Die Einschätzung der Stärken von Klienten bietet einen einzigartigen Ansatzpunkt dafür, gemeinsam Behandlungsziele aufzustellen. Dies lässt sich beispielsweise folgendermaßen zur Sprache bringen: „Möchten Sie all Ihre Sorgen, Ängste, Stressfaktoren und Zweifel loswerden oder möchten Sie auch glücklich, selbstbewusst und zufrieden leben?" Fast jeder Klient entscheidet sich unserer Erfahrung nach für die zweite Option – zusätzlich zur ersten natürlich. In jedem Fall ist es äußerst wichtig, sich als Therapeut über das Anliegen der PPT bewusst zu sein, nämlich zu vermitteln, dass es nicht das einzige Ziel der Therapie darstellt, frei von Schwächen zu sein, sondern dass die Schaffung von Wohlbefinden für die Behandlung und weitere Prävention von psychischen Störungen ebenso wichtig ist (Keyes, 2013). Im Folgenden werden einige Strategien vorgestellt, wie sich Stärken in die PPT integrieren lassen.

Charakterstärken ermitteln

Die meisten Verfahren zur Beurteilung psychopathologischer Merkmale sind kostenintensiv und erfordern eine Anwendung im klinischen Setting. Zur Einschätzung von Stärken existiert eine Reihe valider und reliabler Fragebögen, die von Praktikern und Forschern aus dem Bereich der Positiven Psychologie entwickelt wurden. Einige von ihnen stehen online kostenfrei zur Verfügung, z. B. auf der Website *Authentic Happiness* (www.authentichappiness.org; in Zusammenarbeit mit der University of Pennsylvania) und der Website des VIA Institute on Character (www.viacharacter.org). Klienten können sie zu Hause ausfüllen und die Ergebnisse anschließend ausdrucken und mit in die Therapie bringen. Eines der verbreitetsten Verfahren zum Thema Stärken ist der bereits erwähnte VIA-IS (Peterson & Seligman, 2004; www.viacharacter.org). Basierend auf dem CVS-Modell der Stärken ist er in zwei Versionen verfügbar – einmal mit 240 und einmal mit 120 Items.[3] Ein weiterer auf dem CVS-Modell basierender kurzer Fragebogen mit 72 Items steht auf der Website www.tayyabrashid.com zur Verfügung (*Signature Strengths Questionnaire*, SSQ-72; Rashid et al., 2013).[4] Alle genannten Websites bieten diese Verfahren kostenfrei an. Nach dem Ausfüllen erhält man eine unmittelbare Rückmeldung zu seinen Stärken und weiteren positiven Eigenschaften.

Neben Selbstbeurteilungsinstrumenten können forschungsbasierte Interviews zur Einschätzung von Stärken genutzt werden. Für den Fall, dass der Therapeut ein eher informelles Vorgehen bevorzugt, lassen sich die entsprechenden Fragen auch in die beginnende oder bereits laufende Therapie einbringen, um Stärken, positiven Emotionen und Sinnfragen auf die Spur zu kommen. Beispiele für solche Fragen sind: „Was gibt Ihrem Leben Sinn? Lassen Sie uns hier einmal innehalten und darüber sprechen, was Sie gut können. Was sind Ihre ersten Gedanken und Gefühle, wenn Sie jemanden sehen, der etwas Freundliches oder Mutiges tut?" Um die Stärken von Klienten im laufenden therapeutischen Prozess zu ermitteln, haben Flückiger und Team (2009) ein klinisches Interview mit „Fragen zur Ressourcenaktivierung" entwickelt. Im Folgenden werden einige Beispiele genannt, die sich gut in einen Fragebogen zur eigenen Lebensgeschichte oder ein klinisches Interview integrieren lassen:

- Was macht Ihnen am meisten Spaß? Bitte beschreiben Sie Ihre schönsten Erfahrungen.
- Was können Sie gut? Bitte beschreiben Sie Ereignisse, die Ihre besten Seiten zum Vorschein gebracht haben.
- Was sind Ihre Hoffnungen für die Zukunft?
- Was macht für Sie einen guten Tag aus?
- Welche Erfahrungen geben Ihnen ein Gefühl von Authentizität?
- Bitte beschreiben Sie eine Gelegenheit, bei der Sie das Gefühl hatten, ganz „Sie selbst" zu sein.

Michael Scheel und sein Team (2012) benannten fünf Prinzipien, die Therapeuten im Rahmen der PPT oder bei anderen stärkebasierten Vorgehensweisen als Leitlinien dienen können, um die Stärken ihrer Klienten im Gespräch zu ermitteln. Im Folgenden möchten wir auf diese fünf Prinzipien – jeweils mit Beispielen aus unserer klinischen Praxis – etwas genauer eingehen.

3 Auf viacharacter.org kann die kürzere Version, der *VIA Survey*, kostenlos durchgeführt werden; verschiedene Sprachfassungen, darunter auch Deutsch, stehen zur Verfügung. Die Website https://charakterstaerken.org/ des Fachbereichs Persönlichkeitspsychologie und Diagnostik am Psychologischen Institut der Universität Zürich bietet die deutschsprachige Fassung der 240 Items umfassenden Version (VIA-IS) zur kostenfreien Durchführung an. (Anm. d. Verlags)

4 Ebenfalls verfügbar unter https://www.utsc.utoronto.ca/projects/flourish/assessment/; eine deutsche Übersetzung des SSQ-72 findet sich in Anhang E dieses Manuals. (Anm. d. Verlags)

Stärken herausstellen

Dieses Prinzip ermöglicht es Klienten, anhand von früheren Erlebnissen ihre Stärken aufzudecken, in dem von ihnen Erzählten positive Aspekte zu erkennen und Erfolge herauszustellen, auch wenn sie noch so klein sind.

Beispiel

Ein Klient, der mit Symptomen sozialer Ängste zu uns kam, erzählte uns, wie er seine Angst überwand, vor den „bohrenden Blicken" des Publikums sportliche Leistungen zu erbringen. Einmal war er in der gesamten Saison für nur drei Minuten auf dem Spielfeld und erzielte prompt drei Punkte, die ausreichten, um seine Mannschaft in die Playoffs zu bringen.

Beispiel

Eine Klientin mit Symptomen einer Posttraumatischen Belastungsstörung (PTBS) und einer Depression konnte sich daran erinnern, wie mutig sie sich einmal jemandem entgegengestellt hatte, der eine ihrer Freundinnen gemobbt hatte.

Solche Geschichten bieten Therapeuten eine Gelegenheit, Stärken, die von den Klienten in der Vergangenheit gezeigt wurden, hervorzuheben.

Kontextuelle Überlegungen

In Situationen, die einen stärkeren Fokus auf das aktuelle Problem erfordern, ist es wichtig, die Grenzen des Gebrauchs von Stärken zu verstehen. Das Prinzip der kontextuellen Überlegungen besagt, dass ein zu rasches Vorwärtsdrängen der zukünftigen Akzeptanz des stärkenbasierten Ansatzes durch die Klienten im Weg stehen und diese sogar verhindern kann.

Beispiel

Die Behandlung von Klienten mit akuten Symptomen einer Panik- oder Zwangsstörung erfordert spezifische, etablierte Behandlungsmanuale. Einer Klientin mit schwergradigen sozialen Ängsten vorzuschlagen, dass sie spontan ihre sozialen Fähigkeiten entdecken soll, oder jemandem posttraumatisches Wachstum nahezulegen, ohne erst sein Trauma mit ihm zu bearbeiten, könnte den Betroffenen das Interesse an einem stärkenbasierten Ansatz austreiben.

Stärkenorientierte Prozesse

Bei diesem Prinzip geht es darum, Aspekte der Identität aus einer stärkenorientierten Sichtweise heraus zu benennen, den Klienten dabei zu helfen, ihre selektive Aufmerksamkeit für Probleme und Defizite zu überwinden und günstige Gelegenheiten zu ergreifen, um die Stärken der Klienten zu thematisieren.

Beispiel

In einer frühen Phase der Therapie sagte eine Klientin: „Trotz meiner Meditationskurse fühle ich mich rastlos ... Ich habe das Gefühl, dass ich im Kopf immer auf der Überholspur bin." Der Therapeut leitete die Klientin zu einer achtsamen Reflexion der letzten drei Tage an. Er bat sie, jeden Tag gedanklich durchzugehen und dabei jeweils nach mindestens einer positiven Erfahrung zu suchen. Der Therapeut beglückwünschte die Klientin zu ihrer ausgeprägten Genussfähigkeit (genaues Erinnern) und ihrem Sinn für das Schöne und Herausragende (zu einer Erinnerung gehörte die Freude über einen kurzen Spaziergang genau in dem Moment, als die Sonne durch die Wolken brach). Durch das Schreiben über positive Ereignisse standen ihr visuelle Hinweisreize zur Verfügung, um in Gedanken zu positiven Augenblicken zurückzukehren. Die Klientin sagte zu, ein Dankbarkeitstagebuch zu führen, und letztendlich empfand sie auch ihre Meditationsübungen als hilfreich.

Stärkenorientierte Ergebnisse

Das Prinzip der stärkenorientierten Ergebnisse zielt darauf ab, dass die Klienten Veränderungen vermehrt selbst in die Hand nehmen, Ziele unter Zuhilfenahme ihrer Stärken formulieren und sich schließlich das Auffinden und bewusste Nutzen einer konkreten Stärke selbst zum Ziel machen.

Beispiel

Eine Klientin, die ein erfolgreiches Finanzberatungsunternehmen gegründet hatte, begann mit einer Therapie, weil sie zu wenig Sinn in ihrem Leben verspürte. Beim Erstellen ihres Stärkenprofils erkannte sie, dass es ohne ihren beständigen Optimismus, ihre Ausdauer und Resilienz gar nicht möglich gewesen wäre, aus dem Nichts heraus eine Firma zu gründen und in einem umkämpften Markt zum Erfolg zu führen. Trotz mehrerer Rückschläge hatte sie durchgehalten. Ihre

Stärken ganz konkret zu benennen half der Klientin, diese endlich auch einmal angemessen zu würdigen. Davor hatte sie sich nie die Zeit genommen, ihre Erfolge wirklich wahrzunehmen und zu feiern – immer hatte es noch irgendein weiteres Ziel gegeben, das es zu erreichen galt. Gleichzeitig konnte sie sich darüber bewusst werden, dass ihre Firma viele Angestellte und deren Familien unterstützte – eine Erkenntnis, die ihr Gefühl der Sinnhaftigkeit verstärkte. Um dies weiter zu vertiefen, beschloss die Klientin, ein Stipendium für einen Studierenden aus einer finanziell benachteiligten Familie einzurichten.

Positive Sinnstiftung

Therapeuten können sich am Prinzip der positiven Sinnstiftung orientieren, wenn sie Klienten in den folgenden Punkten unterstützen wollen: zu verstehen, dass Stärken durch ein vertieftes Verständnis ihrer Probleme ans Licht kommen können; ihre negativen Charakterzüge ins Verhältnis zu ihren positiven Eigenschaften zu setzen, indem sie sie aus einer realistischen Perspektive betrachten; und den Kontext von Herausforderungen oder Problemen, bei denen Stärken zum Tragen kommen können, zu verstehen.

Beispiel

Ein Klient hatte sein ganzes Leben lang traumatische Ereignisse durchlebt, u. a. mehrere Luftangriffe auf sein Heimatland, Bürgerkrieg, Flucht und schließlich einen nervenaufreibenden Kampf darum, als Flüchtling anerkannt zu werden. Im neuen Land arbeitete er mehr als 60 Stunden in der Woche, absolvierte die Schule und begann anschließend ein Studium. Zu Beginn der Therapie sah er in sich selbst nichts weiter als ein Bündel aus PTBS, Aufmerksamkeitsdefizit-/Hyperaktivitätsstörung (ADHS), Angst und Depression. Seine Stärken zu erkennen und diese durch die tatsächlich erlebten Herausforderungen in einen Kontext zu setzen half ihm, seine Selbstwahrnehmung zu verändern. Die Stärken traten klarer hervor, was ihm ermöglichte, seinen Wandel vom Opfer zum Überlebenden besser nachvollziehen zu können. Inzwischen berät er andere Opfer von Folter und Trauma – als einer der wenigen, die ihre Sprache sprechen, ihre kulturellen Bezüge auch im Detail verstehen und ihre Nöte aus eigenem Erleben kennen.

Stärken im persönlichen Umfeld der Klienten entdecken

Einige Klienten sind sich ihrer Stärken bewusster als andere. Es empfiehlt sich, die Klienten zu ermutigen, zusätzliche Einschätzungen von Angehörigen, Kollegen und Freunden einzuholen – und zwar sowohl über die eigenen als auch über die Stärken von Personen aus dem näheren Umfeld der Klienten. Dies ist besonders hilfreich, um Möglichkeiten der sozialen Unterstützung identifizieren und einschätzen zu können. Beispielsweise könnte eine Diskussion über die Probleme mit Angehörigen dahingehend erweitert werden, inwiefern Bindung, Liebe und Freundschaft im Rahmen von primären Unterstützungsgruppen, Institutionen (Verbände, Vereine, Clubs, Hochschulgruppen) und sozialen Netzwerken erlebt werden. Es sollten nicht nur die Probleme bei der Arbeit oder in der Nachbarschaft erkundet werden, sondern auch, welcher Nutzen und welche Unterstützung sich aus der Einbettung in soziale Strukturen ergeben (Wright & Lopez, 2009).

Stärken anhand von Vorbildern illustrieren

Um Klienten darin zu unterstützen, ihre eigenen Stärken zu benennen, können auch bekannte Vorbilder (oder „Ikonen") herangezogen werden. Beispiele für bestimmte Stärken sind Malala Yousafzai (Tapferkeit), Mahatma Gandhi (Führungsvermögen und Selbstregulation), Mutter Theresa (Freundlichkeit und Menschlichkeit), Nelson Mandela (Führungsvermögen und Ausdauer), Martin Luther King Jr. (Mut, Selbstregulation und Fairness), Albert Einstein (Neugier), Charlie Chaplin (Humor und Verspieltheit), Bill Gates (Altruismus) oder Meryl Streep (Kreativität). In Anhang D (Meine Stärken aufbauen) werden alle 24 Stärken ausführlicher erläutert, und es werden Empfehlungen gegeben, wie sie stärker ausgebaut werden können, zudem werden Bücher, Filme, TED-Talks sowie Weblinks genannt, die vertiefende Informationen bieten bzw. zum Verständnis der jeweiligen Stärke beitragen können (dieser Anhang findet sich auch im Arbeitsbuch sowie als separate PDF-Datei bei den Online-Materialien).

Der Bezug auf reale Persönlichkeiten und Filmcharaktere erleichtert die konkrete Diskussion über die Anwendung und Weiterentwicklung von Stärken im Kontext von realen Konflikten: Beispiele werden aufgezeigt, von denen sich lernen lässt. Es gilt allerdings herauszufinden, ob und wie sich ein Klient mit der entsprechenden Person identifizieren und sich auf diese beziehen könnte, wenn an der Auflösung von besonderen Dilemmata gearbeitet wird. Anregungen für solche Beispiele finden sich z. B. in dem Buch *Positive Psychology at the Movies* (Niemiec & Wedding, 2013), welches eine Auflistung von Filmen, ihren Themen und Charakteren zur Veranschaulichung der 24 VIA-Stärken beinhaltet. Auch Anhang D dieses Manuals führt für jede Stärke entsprechende Filme sowie reale Beispiele (in Form von TED-Talks) an, die zur Illustration dienen können.

Stärken zu Therapiebeginn ermitteln

Stärken lassen sich im therapeutischen Prozess schon recht früh ermitteln. Während ein Klient seine Geschichte erzählt und durch empathisches Zuhören eine therapeutische Beziehung aufgebaut wird, kann der Therapeut auf vorhandene Stärken achten. Aus verschiedenen Gründen empfehlen wir, das Thema Stärken in der Therapie so früh wie möglich anzusprechen. Die jeweiligen Stärken zu kennen kann nämlich sehr nützlich sein, falls es zu einer Krise kommt: Dies gibt Therapeuten eine weitere, wertvolle Ressource an die Hand, die sich im Bedarfsfall aktivieren lässt, insbesondere, wenn Resilienz nötig ist, um eine holprige Wegstrecke zu bewältigen. Am Health & Wellness Centre der University of Toronto Scarborough, an dem einer der beiden Autoren dieses Manuals als Klinischer Psychologe und Forscher arbeitet, gehört es zum standardmäßigen Aufnahmeverfahren, die Charakterstärken online einzuschätzen. Nach dem Ausfüllen eines Online-Fragebogens erhalten die Klienten eine Rückmeldung über ihre hervorstechenden Charakterstärken. Dies wird an den folgenden drei Beispielen veranschaulicht.

Beispiel

Eine junge Frau, die einen Verkehrsunfall erlitten hatte, berichtete bei der Erstvorstellung von schweren depressiven Symptomen sowie kognitiver und motorischer Verlangsamung. Der Therapeut richtete die Aufmerksamkeit auf eine ihrer Stärken (Dankbarkeit) und fragte sie, inwieweit sie sich darin wiederfinde. Die Klientin lächelte zögernd und sagte nach einer langen Pause: „Ich bin dankbar dafür, dass ich lebe ... Ich habe viele gute Dinge in meinem Leben als selbstverständlich erachtet. Das passiert mir jetzt nicht mehr.“

Beispiel

Ein Student im dritten Studienjahr begann mit einer Einzeltherapie, nachdem er aufgrund seiner niedrigen akademischen Leistungen ein Entlassungsschreiben von der Hochschule erhalten hatte. In der ersten Sitzung wirkte er mutlos und sagte, ein Studium wäre wohl nichts für ihn. Der Therapeut ging empathisch auf seine Sorgen ein und bat ihn dann, von einer Begebenheit zu erzählen, die seine Stärke (soziale Intelligenz) illustrieren könne. Ungeachtet seiner Schwierigkeiten im Studium hatte er in seinem Studentenjob als Verkäufer in einem Warenhaus stets hervorragende Leistungen gezeigt: „Ich bin wirklich mit fast jedem klargekommen und konnte die Kunden davon überzeugen, dass sie ein bestimmtes Produkt unbedingt kaufen müssten. Am Ende meines ersten Jahres dort erzählte mir mein Vorgesetzter zu meiner großen Überraschung, dass ich im landesweiten Mitarbeiterranking bei den Zahlen für die verkauften Produkte und den Umsatz an dritter Stelle stand.“

Beispiel

Bei einer Frau mittleren Alters war eine Borderline-Persönlichkeitsstörung diagnostiziert worden. Nachdem sie eine ambulante Dialektisch-Behaviorale Gruppentherapie abgeschlossen hatte, kam sie zu uns zur Einzeltherapie. Als wir gleich im Aufnahmegespräch ihre größten Charakterstärken zur Sprache brachten, bemerkte sie: „Ich habe ja schon viele Behandlungen hinter mir – Psychotherapien, Selbsthilfegruppen und was weiß ich noch alles –, aber das ist jetzt wirklich das erste Mal, dass eine Behandlung damit anfängt, dass mir auf positive Weise gesagt wird, was ich alles kann ... Ich habe immer nur von meinen Schwächen gehört. Das ist sehr nett von Ihnen.“

Eine systematische Erfassung der Charakterstärken – neben der von Symptomen – bereichert das klinische Verständnis für Ihre Klienten. Wenn hinter jedem Symptom eine Spur von Verzweiflung steckt, dann verbirgt sich hinter jeder Stärke eine Geschichte von Resilienz, Beziehung und Erfüllung. Stärken beim Namen zu nennen birgt die Chance, sich mit Ihren Klienten auf eine Weise zu verbinden, die Hoffnung, Optimismus, Mut und Kreativität schafft.

Kapitel 5
Praxis, Prozess und Veränderungsmechanismen der PPT

5.1 Praxis und Prozess

Es gibt drei grobe Phasen in der Positiven Psychotherapie[5] (PPT). Der Ablauf mit den einzelnen Sitzungen wird in Tabelle 7 genauer beschrieben. Die drei Therapiephasen sind die folgenden:

1. Zu Beginn von Phase 1 schaffen die Klienten ein persönliches Narrativ, indem sie eine Geschichte erinnern und aufschreiben, die sie von ihrer besten Seite zeigt, vorzugsweise beim Meistern einer Herausforderung. Der Großteil der therapeutischen Arbeit in dieser Phase konzentriert sich darauf, ein persönliches Profil der Signaturstärken zusammenzustellen und Fähigkeiten zu erwerben, um diese Stärken im Umgang mit Stressfaktoren nutzen zu können.
2. Phase 2 hilft den Klienten zu lernen, intra- und interpersonelle Erfahrungen neu wertzuschätzen und dabei eine Verschiebung vom Negativen zum Positiven zu erreichen, um eine ausgewogenere Sichtweise zu gewinnen.
3. Phase 3 unterstützt die Klienten darin, ihre Stärken so zu nutzen, dass sie ein Gefühl von Sinnhaftigkeit erleben.

In diesem Kapitel wollen wir die einzelnen Phasen umreißen, den Prozess und die Methoden und Übungen beschreiben, die in und zwischen den Sitzungen zur Anwendung kommen. Auch wenn wir die PPT in Form von konkreten, aufeinander folgenden Schritten beschreiben, sollten Therapeuten das Vorgehen unter Einsatz ihres klinischen Urteilsvermögens an den Einzelfall anpassen. Die PPT kann als Behandlung für sich alleine stehen, ihre Methoden lassen sich aber auch in andere Behandlungsansätze integrieren.

Während des gesamten Verlaufs der Therapie sollten die Klienten ermutigt werden, ein *Dankbarkeitstagebuch* zu führen und darin jeden Abend drei gute Dinge aufzuschreiben, die ihnen im Laufe des Tages widerfahren sind (dieses wird ausführlich in Kapitel 7 beschrieben). Die meisten Klienten finden es hilfreich, ihre Aufmerksamkeit ganz bewusst auf gute Erfahrungen zu richten, die ansonsten oft in der Hektik des Alltags untergehen. Zum Ende der Therapie haben sie gelernt, sich ihre täglichen positiven Erlebnisse in schriftlicher (handgeschriebener oder digitaler), visueller (fotografischer) oder zwischenmenschlicher (Gesprächs-)Form zu vergegenwärtigen. Dies hilft ihnen, die umfassende, erfahrungsbasierte Bewusstheit aufrechtzuerhalten, die zu kultivieren sie in den Sitzungen erlernt haben – und der natürlichen menschlichen Neigung, Dinge negativ zu betrachten, zu widerstehen. Die Klienten erfahren, dass sie eine einzigartige Kombination von Stärken besitzen und dass sie diese Stärken unterschiedlich einsetzen können. Vor diesem Hintergrund betrachten wir nun die Methoden und Vorgehensweisen der PPT.

5 Ein anderer Behandlungsansatz mit der Bezeichnung „Positive Psychotherapie" wurde von Nossrat Peseschkian und seinem Team ab 1968 in Deutschland entwickelt. Obwohl beide Ansätze denselben Namen tragen, unterscheiden sie sich deutlich voneinander. Die in diesem Band vorgestellte PPT wurzelt in der neueren Bewegung der Positiven Psychologie, während es sich bei der von Peseschkian und seinem Team praktizierten Positiven Psychotherapie um einen systematisch-integrativen Ansatz mit transkulturellen und intertheoretischen Aspekten handelt (Peseschkian, 2000; Peseschkian & Tritt, 1998).

Tabelle 7: Übersicht über die Phasen und Sitzungen der Positiven Psychotherapie

Nr. der Sitzung und Thema	Inhalt	Zentrale Übungen
Phase 1		
1. Positiver Auftakt und Dankbarkeitstagebuch	In dieser Sitzung machen sich die Klienten mit der therapeutischen Umgebung vertraut und es werden die Rollen und Verantwortlichkeiten von Therapeut und Klienten geklärt. Zudem wird vermittelt, wie sich eine dauerhaft dankbare Haltung durch das Führen eines Tagebuchs kultivieren lässt und welche positiven Auswirkungen diese auf das Wohlbefinden hat.	*Positiver Auftakt:* Die Klienten werden gebeten, sich an eine Begebenheit zu erinnern, die ihre beste Seite zum Vorschein gebracht hat, und diese zu reflektieren. Anschließend schreiben sie darüber eine kurze Geschichte (etwa eine Seite) mit Anfang, Mitte und positivem Ende. *Dankbarkeitstagebuch:* Die Klienten beginnen damit, ein fortlaufendes Tagebuch zu führen, in das sie jeden Abend drei gute (große oder kleine) Erlebnisse notieren und auch vermerken, wie es dazu kam.
2. Charakter- und Signaturstärken	Dies ist die erste von drei Sitzungen zum Thema Charakter- und Signaturstärken. Diese positiven Eigenschaften lassen sich durch Übung weiterentwickeln und können so zu persönlichem Wachstum und Wohlbefinden beitragen.	*Ermittlung der Charakterstärken:* Die Klienten erstellen ihre persönlichen Signaturstärkenprofile. Hierfür sammeln sie Informationen aus verschiedenen Quellen: Selbsteinschätzung, ein Online-Fragebogen, Befragung jeweils einer Person aus dem Familien- und dem Freundeskreis.
3. Praktische Weisheit	In dieser Sitzung geht es um die Fähigkeiten der „praktischen Weisheit". Diese ermöglichen es uns, unsere Signaturstärken auf adaptive und ausgewogene Weise zur Problemlösung einzusetzen.	*Gewusst wie: Stärken adäquat einsetzen:* Die Klienten lernen die fünf Strategien der praktischen Weisheit kennen (Stärken in konkrete Handlungen übersetzen, Relevanz bestimmen, Konflikte auflösen, Reflektieren, Kalibrieren). Sie wenden diese Strategien auf drei konkrete Szenarien an.
4. Mein zukünftiges Ich	Diese Sitzung befasst sich mit der Ausformulierung und Anwendung eines schriftlichen Plans zur positiven, pragmatischen und konsequenten persönlichen Weiterentwicklung.	*Mein zukünftiges Ich:* Die Klienten entwerfen jeweils einen Plan für ihr „zukünftiges Ich", in den sie ihre Stärken mithilfe konkreter, messbarer und erreichbarer Ziele adaptiv einbringen.
Phase 2		
5. Offene und geschlossene Erinnerungen	In dieser Sitzung werden Erinnerungen wachgerufen, notiert und bearbeitet, und es werden Strategien für den Umgang mit Erlebnissen, mit denen man gedanklich noch nicht abgeschlossen hat (sog. „offene" Erinnerungen), oder negativen Erlebnissen vermittelt.	*Positive Bewertung:* Im Anschluss an eine Entspannungsübung bearbeiten die Klienten eine negative Erinnerung in schriftlicher Form anhand von vier Bewältigungsstrategien.
6. Vergebung	Diese Sitzung lehrt, dass Vergebung weniger ein kurzes, einmaliges Ereignis als ein kontinuierlicher Prozess der Veränderung ist. In der Sitzung wird geklärt, was Vergebung ist und was nicht.	*REACH:* Den Klienten wird der REACH-Ansatz – ein Prozess des Vergebens – vermittelt und/oder *Vergebungsbrief:* Die Klienten schreiben einen Vergebungsbrief, den sie aber nicht absenden müssen.

Tabelle 7: Fortsetzung

Nr. der Sitzung und Thema	Inhalt	Zentrale Übungen
7. Bestmögliche vs. ausreichend gute Entscheidungen	Diese Sitzung behandelt zwei Arten der Entscheidungsfindung: das „Maximizing“ (Streben nach der bestmöglichen Entscheidung) und das „Satisficing“ (sich mit einer pragmatischen Lösung zufriedengeben, die den angestrebten Zweck erfüllt und gut genug ist).	*Öfter mit dem Ausreichenden zufrieden sein:* Die Klienten erkunden, in welchen Lebensbereichen sie nach „Maximizing“ oder „Satisficing“ (Anspruchserfüllung) streben. Sie entwerfen einen Plan, um der Anspruchserfüllung mehr Platz zu geben.
8. Dankbarkeit	In dieser Sitzung wird das in Sitzung 1 eingeführte Konzept der Dankbarkeit erweitert. Zu diesem Zweck wird eine schriftliche Übung durchgeführt.	*Dankesbrief:* Die Klienten schreiben einen Dankesbrief an eine noch lebende Person, die ihnen in schlechten Zeiten geholfen, bisher aber noch keinen angemessenen Dank erhalten hat. *Dankesbesuch:* Die Person, der der Dankesbrief geschrieben wurde, wird zu einem persönlichen Treffen eingeladen. Ohne vorherige Erklärung liest der Klient den Brief persönlich vor.
Phase 3		
9. Hoffnung und Optimismus	In dieser Sitzung lernen die Klienten, für die Zukunft von den bestmöglichen realistischen Ergebnissen auszugehen. Es wird thematisiert, dass Probleme und Schwierigkeiten vorübergehen, und vermittelt, wie sich ein Gefühl der Hoffnung entwickeln lässt.	*Eine Tür schließt sich, eine andere öffnet sich:* Die Klienten notieren drei Rückschläge aus ihrem Leben (Türen, die sich geschlossen haben) sowie die Chancen oder Gelegenheiten, die sich daraus ergeben haben (sich öffnende Türen), und bewerten diese Ereignisse.
10. Posttraumatisches Wachstum	Die Klienten befassen sich in dieser Sitzung mit tief sitzenden Gefühlen und Gedanken in Bezug auf eine traumatische, für sie noch immer schwierige Erfahrung.	*Expressives Schreiben* (optionale Übung): Die Klienten bringen ihre traumatischen Erfahrungen zu Papier; der Text wird niemandem gezeigt und an einem sicheren Ort aufbewahrt. Diese Übung kann nur durchgeführt werden, wenn die Klienten bereits Bewältigungsmöglichkeiten entwickelt haben und von den Erinnerungen nicht mehr überwältigt werden.
11. Entschleunigung und Genuss	In dieser Sitzung wird den Klienten vermittelt, wie sie entschleunigen und ein Bewusstsein dafür entwickeln können, den Augenblick zu genießen. Dabei geht es vor allem darum, auf das Positive zu achten.	*Entschleunigen* und *Genießen:* Die Klienten wählen eine Entschleunigungs- und eine Genussstrategie aus, die zu ihrer jeweiligen Persönlichkeit und ihren Lebensumständen passen.
12. Positive Beziehungen	In dieser Sitzung geht es darum, wie wichtig es ist, die Stärken seiner Bezugspersonen zu kennen und anzuerkennen.	*Der Beziehungsbaum:* Die Klienten bitten ihre wichtigsten Bezugspersonen, ihre Stärken einzuschätzen (zu Hause durchzuführen). Anschließend tragen alle ihre Stärken auf einem Blatt Papier zusammen – in Form eines Baumes. Gemeinsam wird dann besprochen, wie sie ihre Beziehungen zueinander bereichern können, indem sie ihre Stärken gegenseitig anerkennen und bei Aktivitäten mit einbeziehen.

Tabelle 7: Fortsetzung

Nr. der Sitzung und Thema	Inhalt	Zentrale Übungen
13. Positive Kommunikation	Es werden vier Möglichkeiten, auf gute Nachrichten zu reagieren, vorgestellt, und es wird vermittelt, welche davon enge Beziehungen verbessern können.	*Aktiv-konstruktive Reaktion:* Die Klienten schätzen ihre eigenen Reaktionen auf gute Nachrichten ein; anschließend wird die aktiv-konstruktive Reaktion eingeübt. Als Hausaufgabe werden gemeinsam mit dem Lebenspartner (oder einer anderen engen Bezugsperson) jeweils die Stärken des anderen ermittelt und diese diskutiert.
14. Altruismus	Das Thema diese Sitzung ist, wie man durch altruistisches Verhalten anderen ebenso wie sich selbst helfen kann.	*Zeit als Geschenk:* Die Klienten entwerfen einen Plan, an jemanden Zeit zu verschenken, wobei eine Aktivität ausgewählt werden sollte, bei der die eigenen Signaturstärken hilfreich sind.
15. Sinn	In dieser Sitzung geht es um die Suche nach bedeutsamem, sinnhaftem Handeln für das übergeordnete Wohl.	*Positives Vermächtnis:* Die Klienten verfassen ein „positives Vermächtnis", also wie sie von anderen erinnert werden möchten und wie ihr „positiver Fußabdruck" aussehen soll.

Phase 1

Prozess

Phase 1 der PPT erstreckt sich über die ersten vier Sitzungen. Bereits in der ersten Sitzung werden die Klienten ermutigt, über ihr persönliches Narrativ *(Positiver Auftakt)* nachzudenken, das sich um ein konkretes Ereignis drehen soll, in dem ihre beste Seite zum Vorschein kam. Sie werden gebeten, von Begebenheiten zu berichten, die ihre Stärken in schwierigen Situationen zeigen, und zu schildern, wie sie bisherige (große wie kleine) Herausforderungen erfolgreich bewältigt haben.

Der Therapeut hört den vorgetragenen Sorgen empathisch zu, um eine vertrauensvolle therapeutische Beziehung aufzubauen. Das Gespräch über die Symptomatik und damit verbundene Beschwerden wird um Berichte von einfachen „guten Dingen" im täglichen Leben ergänzt, wie das Zubereiten und Genießen einer bestimmten Mahlzeit, die Freude über das schöne Wetter, die erfolgreiche Erledigung von Alltagsaufgaben. Diese Gespräche erlauben es den Klienten, ihre Aufmerksamkeit auf kleine, aber positive Aspekte ihres Lebens zu richten – Aspekte, die durch einen allzu starken Fokus auf ihre Probleme aus dem Blick geraten sein könnten.

Als nächstes schätzen die Klienten ihre Stärken anhand verschiedener Quellen ein (vgl. Kapitel 8: Sitzung 2) und setzen sich realistische Ziele mit Bezug auf ihre aktuellen Probleme und ihr Wohlbefinden. Der Kern von Phase 1 besteht darin, die Sichtweisen der Klienten zu erweitern, indem man sie durch die angeleitete Selbsteinschätzung und das Feedback von wichtigen Bezugspersonen mit ihren eigenen Stärken bekanntmacht und dabei Vergangenheit und Gegenwart mit einbezieht. Erreicht wird dies in erster Linie durch das Schreiben eines Narrativs, das ihre Resilienz in Worte fasst und vor allem deutlich macht, welche Stärken diese Resilienz erst ermöglichen. Der Therapeut sucht aktiv nach Gelegenheiten, den Klienten vermitteln zu können, wie sich Stärken gezielt einsetzen lassen, um mit schwierigen Situationen umzugehen. Untersuchungen zeigen, dass das Erinnern positiver Erfahrungen bei der Stimmungsregulation eine wichtige Rolle spielt (Joorman, Dkane & Gotlib, 2006). Denn ein solches Erinnern erlaubt dem Einzelnen, in den damit verbundenen positiven Emotionen regelrecht zu schwelgen (Bryant, Smart & King, 2005). Fitzpatrick und Stalikas (2008) weisen darauf hin, dass positive Emotionen, vor allem in der frühen Phase des therapeutischen Prozesses, als treibende Kraft für Veränderungen fungieren – da sie Klienten in die Lage versetzen können, neue Ideen und Sichtweisen zu erwägen – und langfristige, kumulative Ressourcen aufbauen können.

Der letzte Schritt bei der genaueren Analyse der Stärken besteht darin, die Klienten zu ermutigen, praktische Weisheit zu entwickeln (vgl. Kapitel 9: Sitzung 3). Was den Gebrauch der eigenen Charakterstärken betrifft, gilt die praktische Weisheit als Schlüsselstärke (Schwartz & Sharpe, 2010). Im Prinzip geht es dabei darum, zu wissen, wie man seine Stärken adäquat einsetzt. „Praktische Weisheit" bezeichnet die Fähigkeit, sich an variable, situative Anforderungen anzupassen, indem man mentale Ressourcen, einschließlich der eigenen Stärken, entsprechend neu konfiguriert, Sichtweisen variiert und widerstreitende Wünsche, Bedürfnisse und Lebensbereiche ausbalanciert (Kashdan & Rottenberg, 2010; Young, Kashdan & Macatee, 2015).

Die PPT unterstützt die Klienten darin, ihre Emotionen zu regulieren und ihr Selbstbild in verschiedenen Kontexten aufzuwerten, indem ihnen vermittelt wird, wie sie sich Positives, aber auch Negatives, auf nuancierte und auf den Kontext abgestimmte Weise zunutze machen können. In bestimmten Situationen kann es durchaus sinnvoll sein, negative Emotionen zu durchleben oder gar zu verstärken, weil sie nützlicher sein könnten als positive Emotionen:

- Wut, Frustration oder Enttäuschung in einer engen Beziehung könnten auf ein Fehlverhalten der anderen Person hinweisen.
- Ohne ein „optimales" Angstniveau könnte die Zuversicht, eine wichtige Aufgabe abschließen zu können, zu Prokrastination führen.
- Das Unterdrücken von Verlust und Trauer und der Rückgriff auf unangepasste und möglicherweise sogar schädliche Bewältigungsmechanismen (z.B. Drogen, Sex oder Shopping) könnte verhindern, dass Klienten die Bedeutung ihres Verlusts verstehen und darüber nachdenken, wie sie ihr persönliches Narrativ auf eine neue Weise erzählen können, sodass es eine adaptive Bewältigung erlaubt.

In der PPT werden Klienten nicht notwendigerweise dazu aufgefordert, bestimmte Stärken öfter zu nutzen; vielmehr werden sie dazu ermutigt, sich auf eine vertiefte Reflexion darüber einzulassen, wann und wie der Einsatz spezifischer Stärken vorteilhaft oder eher nicht vorteilhaft sein und wie er sich auf andere auswirken könnte (Biswas-Diener, Kashdan & Minhas, 2011; Freidlin, Littman-Ovadia & Niemiec, 2017; Kashdan & Rottenberg, 2010). Spezifische stärkenbasierte Strategien zur Bewältigung von psychischen Herausforderungen wurden bereits in Kapitel 4 (vgl. Tab. 6) vorgestellt.

Vorgehen

Die PPT beginnt damit, dass die Klienten einen *Positiven Auftakt* schreiben und sich so anhand einer Begebenheit vorstellen, von der sie meinen, dass sie sie beim Meistern einer Herausforderung von ihrer besten Seite zeigt (vgl. Kapitel 7: Sitzung 1). Als Hausaufgabe arbeiten die Klienten den Text zu einer kurzen Geschichte von etwa 300 Wörtern aus.

In den weiteren Sitzungen von Phase 1 liegt der Schwerpunkt auf stärkenorientierten Methoden. Begonnen wird zunächst mit einer umfassenden Einschätzung der persönlichen Stärken (vgl. Kapitel 8: Sitzung 2). Hierfür werden folgende valide und reliable Messinstrumente empfohlen: die 120 Items umfassende Version des *Values in Action Inventory of Strengths* (VIA-IS; Peterson & Seligman, 2004) und der *Signature Strengths Questionnaire* (SSQ-72; Rashid et al., 2013). Beide basieren auf der Klassifikation der Stärken und Tugenden von Peterson und Seligman (2004). Die Einschätzung stützt sich zusätzlich auf andere Selbstbeurteilungsmethoden (anhand von Fotos, die die Stärken illustrieren, und Beschreibungen der Stärken) sowie auf Rückmeldungen von wichtigen Bezugspersonen, die die Signaturstärken der Klienten (ohne Rangfolge) benennen sollen. (Die Fremdbeurteilungen werden zwischen den Sitzungen eingeholt.) Sobald alle Daten vorliegen, trägt der Therapeut sie zusammen, um daraus die Signaturstärken der Klienten zu bestimmen. Dieser umfassende Einschätzungsprozess befähigt die Klienten, ihre Stärken zu identifizieren, sie besser zu verstehen und sie durch konkrete Beschreibungen in einem Kontext zu betrachten. Hilfreich für das Verständnis der 24 Charakterstärken können hier die Beschreibungen in Anhang D (Meine Stärken aufbauen) sein, die diese recht abstrakten Konzepte in konkrete Verhaltensweisen und Handlungen übersetzen (der Anhang findet sich auch im Arbeitsbuch sowie als separate PDF-Datei bei den Online-Materialien).

Damit die Signaturstärken im Verlauf der Therapie die gleiche Aufmerksamkeit erhalten wie die Symptome, sollte der Therapeut seine Klienten immer wieder sanft dazu anstoßen, Erinnerungen, Erfahrungen und Geschichten aus ihrem Leben zu erzählen, und zwar vor allem diejenigen, die von ihren Fähigkeiten und Erfolgen handeln und den Einsatz sowie die Entwicklung ihrer Signaturstärken illustrieren. Dennoch sollten im Gespräch negative Eigenschaften nicht verschwiegen oder kleingeredet werden; der Kontext ist wichtig, wenn es darum geht, zu bestimmen, wann jemand seine Stärken zeigen soll. Wie oben erwähnt, kann es in bestimmten Situationen durchaus sinnvoll und hilfreich sein, seine Handlungen an negativen Emotionen zu orientieren oder diese Emotionen sogar zu verstärken. Im Rahmen der PPT werden Klienten nicht unbedingt dazu aufgefordert, eine bestimmte Stärke öfter zu gebrauchen; sie werden ermutigt, abzuwägen, wann und wie bestimmte Stärken nützlich oder weniger nützlich sein könnten – ein Ansatz, der den von Kashdan und Rottenberg (2010) sowie Biswas-Diener, Kashdan und Minhas (2011) vorgestellten Strategien entspricht.

Phase 1 der PPT endet damit, dass sich die Klienten konkrete und erreichbare Verhaltensziele setzen, die sich auf ihre aktuellen Beschwerden beziehen und für deren Erreichung sie ihre Signaturstärken auf angemessene Weise nutzen möchten. Diese Zielformulierungen machen den Kern der Übung *Mein zukünftiges Ich* (vgl. Kapitel 10: Sitzung 4) aus. Hier geht es darum, persönliche Veränderungen anzustreben und diese längerfristig umzusetzen; dabei handelt sich um eine Modifikation der Intervention „Our best selves" (Sheldon & Lyubomirsky, 2006). Die Klienten haben zum Ende der Phase 1 ein vertieftes Verständnis ihrer größten Errungenschaften und Signaturstärken gewonnen. Auf diesem Hintergrund werden sie nun dazu angeleitet, ein persönliches Ziel mit Bezug auf ihre aktuellen Beschwerden zu visualisieren und anschließend so konkret wie möglich aufzuschreiben, wie sie dieses erreichen möchten. Dabei geht es darum, die Selbstregulation zu verbessern, um neue Prioritäten setzen zu können, sowie darum, die Motivation zu fördern und Emotionen zu verstärken. Einen wichtigen Aspekt bei dieser Übung stellt das Schreiben dar: Forschungsergebnisse zeigen, dass das Niederlegen eines schriftlichen Plans die Erfolgschancen um 42% erhöht (Fadla, 2014).

Phase 2

Prozess

Phase 2 der PPT besteht aus den Sitzungen 5 bis 8. Sie konzentriert sich darauf, die Klienten darin zu unterstützen, ihre Stärken adaptiv anzuwenden. Dies geschieht in Form von Gesprächen über Feinheiten im effektiven Umgang mit Alltagsproblemen sowie einer konstruktiven Bearbeitung größerer Belastungen, wie Groll, negativen Erinnerungen oder Traumata. Den Klienten wird vermittelt, wie sie ihre Stärken flexibel einsetzen können, um situativen Herausforderungen erfolgreich begegnen zu können (Biswas-Diener, Kashdan & Minhas, 2011). Dabei hebt der Therapeut konkrete Handlungen oder Gewohnheiten der Klienten, die ihre Symptome oder Probleme erklären könnten, hervor – diese sollten entweder als Mangel oder als Übermaß an bestimmten Stärken bezeichnet werden, nicht aber als Defizite.

Der Kern von Phase 2 besteht darin, den Klienten positive und sinnvolle Bewältigungsstrategien zu vermitteln, um offene (nicht verarbeitete) und negative Erinnerungen, die sie immer noch belasten, neu zu interpretieren (Folkman & Moskowtiz, 2000). Hierzu folgt ein Beispiel aus unserer klinischen Praxis:

Beispiel

Sam, ein psychologisch interessierter junger Mann, verbrachte die ersten Sitzungen seiner Einzeltherapie damit, ein gut einstudiert wirkendes Narrativ vorzutragen. Dieses war voller Erinnerungen an die nahe und entfernte Vergangenheit – an Gefühle der Unsicherheit hinsichtlich seiner aktuellen Liebesbeziehung, Gefühle der Wut auf seinen Vater, der die Familie verlassen hatte, als Sam kaum 9 Jahre alt gewesen war, Unzufriedenheiten mit seinem Äußeren und an das Gefühl der Verlegenheit in sozialen Situationen. Sein Bedürfnis, all diese Einzelheiten mit detaillierten Begründungen vorzutragen, war so stark, dass der Therapeut nicht intervenierte, bis Sam plötzlich auf eine positive Erinnerung an seinen Vater zu sprechen kam. Sam sagte, dass sein Vater, auch wenn er wegen seiner Drogenprobleme nur selten zu Hause war, mit fast religiöser Inbrunst ein bestimmtes Ritual mit Sam zu teilen pflegte. Diese Gelegenheit entging dem Therapeuten nicht und er fragte sofort nach Einzelheiten. Sam erklärte, sein Vater habe ihn im Dezember stets zum örtlichen Weihnachtsmarkt mitgenommen und sich mit ihm für eine Fahrt im Riesenrad in einer langen Warteschlange angestellt. Dick eingepackt, mit einem heißen Kakao in der Hand, erlebte Sam die 10- bis 12-minütige gemeinsame Fahrt als Höhepunkt des Jahres. Während des Gesprächs über die Einzelheiten dieser Erinnerung änderte sich Sams Stimmung. Obwohl sich seine Ansichten über den Vater nicht wirklich wandelten, erzeugte das Schildern einer konkreten positiven Erinnerung eine kleine, weiche Nische der Positivität in seinem Herzen. Sam wurde dadurch klar, dass er viel Zeit damit verbracht hatte, über negative Erinnerungen an seinen Vater nachzugrübeln – allesamt Ereignisse aus der Vergangenheit, die sich nicht mehr ändern ließen. Immerhin ergab sich für Sam jetzt aber die Möglichkeit, seine Reaktionen auf diese Erinnerungen neu auszurichten.

Im Laufe von Phase 2 der PPT wird den Klienten bewusst, wieviel Aufmerksamkeit und andere Ressourcen sie auf negative Erinnerungen verwendet haben.

Sie lernen, diese Aufmerksamkeit auf authentische, positive Ereignisse in ihrem Leben umzulenken (vgl. Kapitel 11: Sitzung 5). Nachdem sie gelernt haben, was Vergebung bedeutet und was nicht (vgl. Kapitel 12: Sitzung 6), erfahren sie von der Option, durch bewusstes Vergeben den Kreislauf von Groll und negativen Emotionen zu durchbrechen. Bei der Reflexion positiver Erinnerungen erleben sie vielleicht sogar ein nachhaltiges Gefühl der Dankbarkeit. Darüber zu schreiben sowie über zutiefst persönliche Erfahrungen nachzudenken, hilft Klienten, ihre Emotionen zu verstehen, was ihnen wiederum ein stärkeres Gefühl der Kontrolle verleiht – ein wesentlicher Bestandteil von persönlichem Wachstum (Deci & Ryan, 2008).

Vorgehen

Wenn in Phase 2 die therapeutische Beziehung bereits etabliert ist und die Klienten ihre Stärken kennen, ermutigt sie der Therapeut, über ihren Groll, ihre schlechten Erinnerungen und Verärgerungen zu schreiben, und bespricht anschließend mit ihnen, welche Auswirkungen das Festhalten an diesen negativen Gedanken hat. In der PPT wird der Ausdruck negativer Emotionen nicht verhindert; vielmehr wird Menschen der Zugang zu einer großen Bandbreite von Emotionen – positiven wie negativen – ermöglicht. Wie bereits erwähnt, halten sich jedoch negative Emotionen (oft in Form von Groll oder schlechten Erinnerungen) länger und hartnäckiger als ihre positiven Pendants. Mehrere PPT-Übungen befassen sich mit einem adaptiven Umgang mit negativen Erinnerungen. Beispielsweise kann die *Positive Bewertung* (Rashid & Seligman, 2013) dabei helfen, Groll und Verärgerung (vgl. Kapitel 11: Sitzung 5) genauer anzuschauen und mithilfe von vier Strategien neu zu bewerten:

- *Distanz schaffen:* Klienten schreiben über eine negative Erinnerung in der unpersönlicheren, neutralen dritten Person. Auf diese Weise werden weniger Mühe und Zeit darauf verwendet, sich die emotional aufwühlenden Details der negativen Erinnerung vor Augen zu führen (Kross, Ayduk, & Mischel, 2005). Somit stehen mehr Aufmerksamkeit und kognitive Ressourcen zur Verfügung, um die Emotionen und die Bedeutung der negativen Erinnerung neu zu bewerten, anstatt noch einmal „aufzuwärmen", was geschah und was dabei empfunden wurde.
- *Rekonsolidierung:* Im entspannten Zustand erinnern sich Klienten eher an die feineren und hintergründigen Aspekte der belastenden Erfahrung. Auf diese Weise können sie positive oder adaptive Aspekte, die sie aufgrund des Negativitätsbias bisher vielleicht übersehen haben, eher erkennen, neu einordnen und abspeichern.
- *Achtsame Selbstbeobachtung:* Die Klienten werden ermutigt, die negative Erinnerung einfach nur zu *beobachten*, anstatt emotional auf sie zu *reagieren*. Bei dieser Übung geht es darum, einen Schritt zurückzutreten und die offene, negative Erinnerung vor ihrem inneren Auge so entfalten zu lassen, als würden sie einen Film sehen. Sie sollen versuchen, Beobachtende und nicht Teilnehmende dieser Erinnerung zu sein – und sich dabei vornehmen, die emotionalen Bande, die sie mit dieser Erinnerung verbinden, bewusst zu lockern.
- *Ablenkung:* Die Klienten werden ermutigt, auf Hinweisreize zu achten, die die belastende Erinnerung wachrufen können. Bei solchen Auslösern sollten sie sofort zu einer körperlichen oder kognitiven Aktivität (Ablenkung) übergehen, um das komplette Abspulen der schlechten Erinnerungen zu stoppen. Verschiedene belastende Erinnerungen von Menschen mit psychischen Beeinträchtigungen sind oft eng miteinander vernetzt und werden häufig durch externe Reize ausgelöst. Die Beschäftigung mit einer angemessenen Alternative hilft, das periodische Abrutschen in negative Erinnerungen zu stoppen. Wird dies effektiv umgesetzt, können die Klienten lernen, mit negativen Erinnerungen umzugehen, anstatt sich von ihnen überwältigen zu lassen.

Vergebung ist das Thema der sechsten Sitzung (vgl. Kapitel 12): Der Therapeut macht den Klienten zunächst verständlich, was Vergebung ist und was nicht. Vergebung wird in der PPT als Veränderungsprozess angesehen – es geht darum, von einem (tatsächlichen oder nur gefühlten) Recht auf Rache Abschied zu nehmen (Harris et al., 2007; Wade, Worthington, & Haake, 2009). Vergebung bedeutet dabei nicht, den Täter zu entschuldigen oder freizusprechen und so die in der Gesellschaft verankerte Auffassung von Gerechtigkeit zu untergraben. Es bedeutet nicht, das Vergehen einfach zu vergessen oder die Folgen der Tat zu ignorieren, und auch nicht, negative Gedanken oder Emotionen einfach durch neutrale oder positive zu ersetzen (Enright & Fitzgibbons, 2015). Mit diesem Verständnis soll in einer Schreibübung eine negative Erfahrung bearbeitet werden – mit der Absicht, sie durch Vergebung aufzulösen.

Eine weitere Übung, die in der mittleren Phase der PPT durchgeführt wird, heißt *Öfter mit dem Ausreichenden zufrieden sein* (Schwartz et al., 2002). Hier geht es darum, sich der Energie und Zeit, die man für bestimmte Entscheidungen aufwendet, bewusst zu werden, um diese auf angemessenere und lohnendere Ziele zu richten (vgl. Kapitel 13: Sitzung 7). Dahinter steht die Absicht, das Bewusstsein dafür zu schärfen, dass wir oft viel Zeit mit Nichtigem verbringen, was uns davon ablenkt, Negatives direkt anzugehen, und auch unser Wohlbefinden nicht wesentlich fördert.

Ein verwandtes und gleichermaßen zentrales Konstrukt in der PPT ist die Dankbarkeit – ein Zustand des Dankbarseins für das, was wir an Positivem im eigenen Leben erfahren haben. Dankbarkeit ist nachweislich und zuverlässig mit Wohlbefinden verknüpft (Davis et al., 2016; Kerr, O'Donovan & Pepping, 2015; Wood, Froh, & Geraghty, 2010). In der mittleren Phase der PPT sind zwei Übungen, die in Kapitel 14 (Sitzung 8) genauer beschrieben werden, für das Kultivieren von Dankbarkeit wesentlich. Die erste Übung besteht darin, einer Person, die etwas für einen getan hat, für das man sich jedoch bisher noch nie bedankt hat, einen *Dankesbrief* zu schreiben. Die Klienten schreiben in der Sitzung einen ersten Briefentwurf, der deutlich und authentisch ihre eigene Dankbarkeit zum Ausdruck bringt und auch die besondere Handlungsweise der Person und deren positiven Folgen ganz konkret beschreibt. Als Hausaufgabe arbeiten die Klienten den Brief aus und organisieren dann einen *Dankesbesuch*, bei dem sie dem Empfänger ihren Brief persönlich oder am Telefon vorlesen. Gerade die „persönliche Auslieferung" des Briefes kann auf beiden Seiten starke positive Emotionen auslösen und wird von Klienten oft als zutiefst bewegende Erfahrung beschrieben, auch wenn sie sich darauf zunächst nur zögerlich einlassen wollten.

Phase 3

Prozess

Phase 3 der PPT, die sich von Sitzung 9 bis 15 erstreckt, dreht sich um das Wiederherstellen oder Fördern positiver Beziehungen (sowohl zu eng vertrauten Personen als auch in Bezug auf eine größere Gemeinschaft). Frankl betonte in seinen Büchern ... *trotzdem Ja zum Leben sagen* und *Ärztliche Seelsorge*[6] – zwei grundlegende Publikationen zum Thema Sinn –, dass Glück nicht allein dadurch erlangt werden kann, dass man es sich wünscht. Vielmehr „ergibt" sich das Glück als unbeabsichtigte Folge des Wirkens, hin auf ein höheres Ziel. Menschen, die Aktivitäten verfolgen, die sie mit einem solchen Ziel verbinden, verspüren ein größeres Wohlbefinden (McKnight & Kashdan, 2009; McLean & Pratt, 2006; Schnell, 2009).

In der dritten Phase der PPT sind die Klienten aller Wahrscheinlichkeit nach so weit, dass sie sich mit dem Thema Sinn beschäftigen können. Das Wissen um ihre Stärken hat ihr Selbstkonzept erweitert; sie sind außerdem besser in der Lage, mit belastenden Erinnerungen umzugehen, können sich bewusst für Vergebung entscheiden und haben die Vorzüge der Dankbarkeit kennengelernt. Forschungsergebnisse sprechen eindeutig dafür, dass ein Gefühl von Sinn hilfreich ist, um effektiv mit psychischen Belastungen umzugehen, Rückschläge oder Widrigkeiten zu überwinden sowie vor Gefühlen der Hoffnungslosigkeit und des Kontrollverlusts zu schützen (Bonanno & Mancini, 2012; Calhoun & Tedeshi, 2006; Graham, Lobel, Glass & Lokshina, 2008; Skaggs & Barron, 2006).

Diese Phase ermutigt die Klienten, nach Sinn in ihrem Leben zu suchen, indem sie ihre zwischenmenschlichen Beziehungen (auf interpersonaler und gemeinschaftlicher Ebene) stärken, künstlerische, intellektuelle oder wissenschaftliche Absichten verfolgen oder sich an philosophischen oder religiösen Diskursen beteiligen (Stillman & Baumeister, 2009; Wrzesniewski, McCauley, Rozin, & Schwartz, 1997). Die Übungen dieser Therapiephase (wie *Eine Tür schließt sich, eine andere öffnet sich*, *Expressives Schreiben* oder *Zeit als Geschenk*) unterstützen sie dabei. Während dieses Prozesses berichten Klienten oft von schmerzhaften und manchmal traumatischen Erfahrungen. Auf solche Erlebnisse sollte empathisch reagiert werden und, wo es angemessen ist, versucht werden, persönliches Wachstum zu thematisieren. Zwei Beispiele aus der Praxis illustrieren dieses Vorgehen:

Beispiel

Eine Klientin, eine Studentin namens Nafisa, hatte emotionale Misshandlung durch ihren Partner erlitten. Neben ihrem Studium versorgte sie ihr Kind, welches eine Entwicklungsverzögerung hatte. Nafisa hatte das Gefühl, dass sich niemand etwas aus ihr machte. Nachdem der Therapeut mittels Empathie und Wertschätzung ihrer Resilienz eine tragfähige therapeutische Beziehung hergestellt hatte, fragte er, wie sie es trotz all dieser Widrigkeiten schaffe, ihr Studium fortzusetzen. Nafisa dachte kurz nach und erzählte dann ausführlich von der enormen Unterstützung, die sie von ihrer älteren Schwester bekomme. Keine zehn Minuten vorher hatte sie sich noch allein und hilflos gefühlt, doch nachdem die Unterstützung durch ihre Schwester thematisiert worden

6 Originaltitel; beide Bücher wurden veröffentlicht im Jahr 1946. In der Originalausgabe dieses Manuals werden die folgenden englischsprachigen Ausgaben zitiert: *Man's Search for Meaning* (1963) und *The Doctor and the Soul* (1986). (Anm. d. Verlags)

war, veränderte sich Nafisas Stimmung. Das Schildern von Einzelheiten half ihr, die Stärken anderer wertzuschätzen und ihre Wut etwas zu beschwichtigen.

Beispiel

Eine Klientin mit emotionaler Dysregulation und Drogenabhängigkeit wurde einzeltherapeutisch behandelt. Gegen Ende einer Sitzung sagte sie, dass sie sehr dadurch belastet sei, einige Monate zuvor eine Abtreibung gehabt zu haben – was sie bisher noch gar nicht erwähnt hatte. Sie hatte bereits ihr Signaturstärkenprofil erstellt, und dabei hatte sich Freundlichkeit als eine ihrer Stärken erwiesen. Zufälligerweise war direkt vor ihrem Kommentar noch darüber gesprochen worden. In der nächsten Sitzung, eine Woche später, sagte die Klientin: „Wissen Sie noch, ich hatte erwähnt, wie sehr mich dieser Gedanke belastet ... Ich habe daran denken müssen, weil wir über Freundlichkeit gesprochen haben ... Auf einmal habe ich mich gefragt, was in dieser Situation wohl ein wirklich freundliches Verhalten wäre ... Ich habe lange überlegt und beschlossen, eines meiner Eier einem Paar zu spenden, das es gut gebrauchen könnte." Um tatsächlich spenden zu können, müsse sie ein Jahr drogenfrei bleiben, erklärte sie dann. Dadurch habe sie das Gefühl, ihr Entschluss könne anderen ebenso helfen wie ihr selbst.

Vorgehen

Die praktischen Übungen in Phase 3 der PPT beziehen sich weiterhin auf die Stärken der Klienten und konzentrieren sich darauf, diese für etwas einzusetzen, das einem das Gefühl gibt, Teil von etwas Größerem, das einem höheren Zweck dient, zu sein. Mehrere Übungen haben zum Ziel, zwischenmenschliche Beziehungen zu verbessern, indem man die Stärken anderer wahrnimmt und anerkennt oder die eigenen Stärken nutzt, um Beziehungen zu festigen (Ryan, Huta & Deci, 2008). So geht es in der Übung *Der Beziehungsbaum* darum, sich gemeinsam mit den wichtigsten Bezugspersonen über seine Stärken auszutauschen, um z. B. Aktivitäten auf der Basis gemeinsamer oder wichtiger Stärken planen zu können. Die Kommunikationsmethode der *aktiv-konstruktiven Reaktion* zeigt Klienten Möglichkeiten auf, kostbare Momente zu würdigen und positiv zu nutzen, wenn ihr Gegenüber ihnen eine gute Neuigkeit überbringt (Gable, Reis, Impett & Asher, 2004). Die letzten beiden Übungen der abschließenden Therapiephase (*Zeit als Geschenk* und *Positives Vermächtnis*) unterstützen die Klienten darin, ihre Stärken zum Nutzen anderer einzusetzen und eine Vision zu formulieren, wie sie gern erinnert werden möchten.

Auch Achtsamkeit kann Sinn vermitteln, indem wir uns angenehmer Momente bewusst werden, die unerkannt verstrichen wären, wenn wir unsere Aufmerksamkeit nicht explizit auf sie gerichtet hätten. Unserer klinischen Erfahrung nach suchen die meisten Klienten eine Therapie auf, um besser mit Stressoren zurechtzukommen. Viele dieser Stressfaktoren hängen mit der Schnelllebigkeit und Komplexität der Welt, in der wir leben, zusammen. Den Klienten werden daher Strategien zum *Entschleunigen und Genießen* (Bryant & Veroff, 2007) vermittelt, die sie darin unterstützen, genau auf die Empfindungen zu achten, die mit dem Ausführen ganz einfacher Handlungen (wie dem Verzehr einer Rosine, dem Berühren einer Feder oder dem Riechen eines Duftes) verbunden sind. Sie stellen oft dabei fest, dass solche einfachen Handlungen dadurch gleich viel angenehmer und interessanter werden. Therapeuten sollten daher ihre Klienten darin unterstützen, in verschiedenen Aspekten ihres Lebens immer wieder diesen ganz bewussten Genuss zu pflegen.

Die Übung *Zeit als Geschenk* vermittelt den Klienten ein Gespür dafür, was es für eine Beziehung und die beteiligten Personen bedeuten kann, wenn sie sich bewusst Zeit für ihre wichtigsten Bezugspersonen nehmen.

Die letzte Übung der PPT, *Positives Vermächtnis*, besteht darin, einen kurzen Text (maximal eine Seite) zu der Frage, wie die Person gern erinnert werden möchte, zu verfassen. Dadurch soll die Fähigkeit gestärkt werden, geeignete Stärken auszuwählen und einzusetzen, um langfristige Ziele zu erreichen, Prioritäten nicht aus dem Blick zu verlieren sowie mögliche Hindernisse zu antizipieren und zu überwinden (Schmid, Phelp & Lerner, 2011). Diese letzte Übung knüpft an den *Positiven Auftakt* zu Beginn der Therapie an; anstelle des positiven Rückblicks tritt hier nun die Motivation für die Zukunft.

Beispiel

Malika, eine Klientin in den 40ern, hatte ihr vor Jahren begonnenes Studium wieder aufgenommen, da ihre Kinder inzwischen unabhängiger geworden waren. Zu Beginn ihrer Einzeltherapie kämpfte sie hauptsächlich mit zynisch-verbitterten Gefühlen gegenüber ihrem Expartner. Sie arbeitete aktiv in der Therapie mit und konnte so eine gesunde Distanz zu den belastenden Erinnerungen an ihre Vergangenheit entwickeln und sich zunehmend auf die Zukunft konzentrieren. In ihrem *Positiven Vermächtnis* konnte sie artikulieren, was sie sich wirklich vom Leben erhoffte:

„Ich will anderen nicht als zornige und verbitterte Person im Gedächtnis bleiben ... Natürlich sollen die Erinnerungen authentisch sein, aber nicht in dem Sinne, dass ich immer nur in Bitterkeit versunken war. Ich will als glücklicher Mensch erinnert werden und – vielleicht noch viel wichtiger – als fürsorglicher und zuverlässiger Mensch; als jemand, der hart gearbeitet und den rauen Stürmen des Lebens nicht nachgegeben hat. Ich möchte als Mutter erinnert werden, die ihren drei Kindern beigebracht hat, dass die wahre Prüfung des Lebens nicht darin besteht, Reichtum und Ressourcen anzuhäufen, sondern diese mit anderen zu teilen. Ich möchte nicht als Frau erinnert werden, die denen, die sie verletzt haben, nicht verzeihen kann. Ich weiß, ich habe nicht gerade die fröhlichsten Gene geerbt, aber was immer ich mitbekommen habe, will ich besser und nicht schlimmer gemacht haben."

In der Praxis

Die hier beschriebenen drei Phasen entwickeln sich vielleicht nicht immer wie vorgesehen – und auch nicht bei allen Klienten gleich gut. Stellen Sie sich diese Phasen eher als miteinander verwobene Pfade zu Genesung und Wohlbefinden vor. Ein Klient mag in seiner Geschichte keinerlei Sinn sehen, bis in späteren Phasen der Therapie über Sinn gesprochen wird. Ähnlich kann die Übung *Positive Bewertung* mehr ans Tageslicht bringen als sich in 15 Sitzungen behandeln lässt. Situationsabhängige oder andere Faktoren, wie eine begrenzte Anzahl von Therapiesitzungen, eine akute Krise oder ein Trauma, das der unmittelbaren Aufmerksamkeit bedarf, sowie die Unfähigkeit, sich auf Stärken anstatt auf Defizite zu konzentrieren, können Klienten daran hindern, ihre Stärken vollständig zum Ausdruck zu bringen. Veränderung ist immer eine schwere Aufgabe. Wenn über einen langen Zeitraum negative Dinge im Mittelpunkt gestanden haben, kann es mehr als 15 Sitzungen dauern, bis sich Stärken wie Hoffnung, Enthusiasmus und Dankbarkeit weiterentwickelt und gefestigt haben.

5.2 Veränderungsmechanismen

In einem systematischen Review konnten Walsh, Cassidy und Priebe (2016) fünf Veränderungsmechanismen in der PPT identifizieren (vgl. Abb. 1). Diese werden im Folgenden erläutert. Die Begriffe in den Klammern entsprechen dabei den in Abbildung 1 unter „Mögliche Veränderungsmechanismen" aufgeführten Punkten.

Kultivierung positiver Emotionen (Neuausrichtung der Aufmerksamkeit)

Mehrere Übungen der PPT haben das Ziel, positive Emotionen zu kultivieren, wodurch neue Aufmerksamkeitsressourcen geschaffen werden. Barbara Fredricksons bahnbrechende Arbeiten über positive Emotionen haben gezeigt, dass solche Emotionen, so flüchtig sie auch sein mögen, unser Kognitions- und Verhaltensrepertoire erweitern können (Fredrickson, 2001, 2009). PPT-Übungen wie *Dankbarkeitstagebuch*, *Dankesbrief*, *Dankesbesuch* sowie *Entschleunigen und Genießen* fördern ausdrücklich die Entwicklung positiver Emotionen.

In das *Dankbarkeitstagebuch* schreiben die Klienten vor dem Schlafengehen drei (kleine oder große) gute Dinge, die im Laufe des Tages geschehen sind. Die meisten finden dies hilfreich, nicht nur bei der Bewältigung negativer Erfahrungen, sondern auch bei der Festigung von Beziehungen: Auf diese Weise werden freundliche Taten und Gesten explizit wahrgenommen, sodass sich daraus ein neues Gefühl der Wertschätzung bereits bestehender Beziehungen entwickeln kann. Explizit Dankbarkeit für eine freundliche Geste zum Ausdruck zu bringen – vorzugsweise persönlich, auch wenn dies nicht immer einfach ist –, führt fast immer zu positiven Emotionen, weil dieser Ausdruck von einem echten, intensiven Gefühl anhaltender Dankbarkeit begleitet wird, das auf allen Seiten für gute Gefühle sorgt. Einer unserer Klienten, ein Manager mittleren Alters, bemerkte:

Beispiel

„Bei der Arbeit sah ich immer nur Lücken – die Fehler meiner Mitarbeiter. Seitdem ich aber mit dem Tagebuch begonnen habe, gelingt es mir besser, bei ihnen immer auch etwas Gutes zu finden ... und es gibt so vieles, was ich bisher übersehen habe ... jetzt kann ich es sehen."

Ähnlich führen *Dankesbrief* und *Dankesbesuch* häufig zu tiefempfundenen, positiven Emotionen. Dies zeigt das folgende Beispiel unseres Klienten Lawrence:

Beispiel

Lawrence beschrieb seine Erfahrungen mit dem *Dankesbesuch* wie folgt: „Ich brauchte insgesamt sieben Entwürfe, bis ich genau das geschrieben hatte, was ich sagen wollte. Schließlich wollte ich nichts leichtfertig formulieren.

> Mark und ich gehen seit Langem einmal pro Woche zum Mittag- oder Abendessen in ein bestimmtes Restaurant. Genau in dieses lud ich ihn kürzlich an einem Wochenende zum Abendessen ein. Wir saßen inmitten des gut gefüllten Restaurants. Während wir auf das Essen warteten, von dem man uns gesagt hatte, dass es mindestens 25 Minuten dauern würde, sagte ich zu Mark: ‚Ich habe etwas für dich aufgeschrieben, das würde ich dir gerne vorlesen.'
>
> Er sah mich an und fragte in besorgtem Ton: ‚Geht es dir gut, Lawrence? Bist du krank? Du siehst so blass aus ...'
>
> ‚Nein, nein, mir geht es gut. Ich will dir nur das hier laut vorlesen', versuchte ich zu erklären.
>
> ‚Okay, dann leg' los', erwiderte er etwas unbehaglich.
>
> Ich las den Brief vor, und zu meiner völligen Überraschung sah ich Tränen in seinen Augen – das hatte ich bei ihm noch nie erlebt. Wir waren seit 33 Jahren befreundet. Er war sprachlos und mir ging es genauso. Durch dieses Erlebnis kamen wir uns näher als je zuvor."

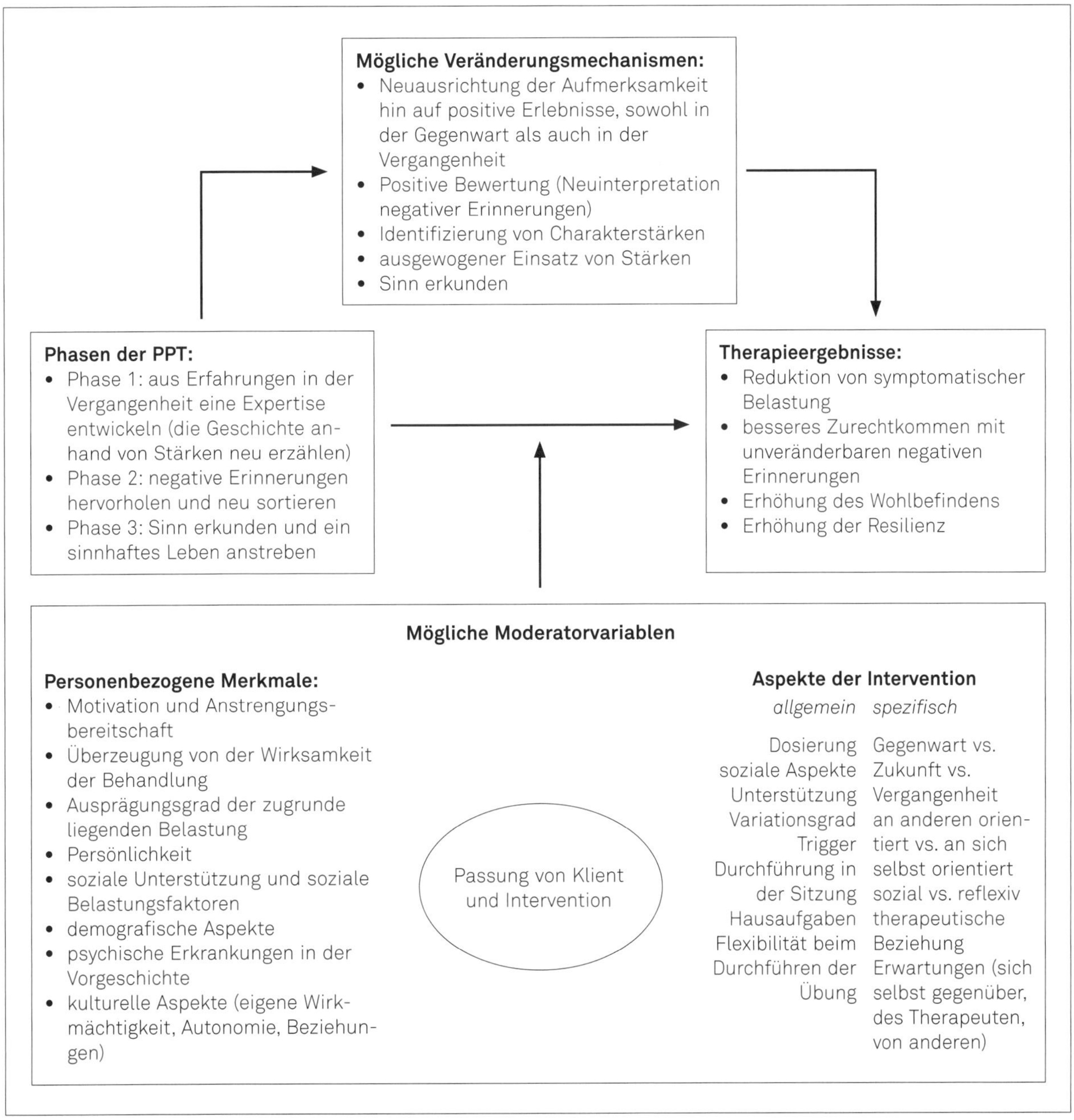

Abbildung 1: Veränderungsmechanismen in der PPT

Dieses Beispiel zeigt, dass positive Emotionen transformative Momente erzeugen können. Toepfer und Walker (2009) stellten fest, dass Qualität, ausdrucksstarke Worte und der Tonfall des *Dankesbriefes* zum Wohlbefinden beitragen können. Indem sie eigene und fremde Charakterstärken zu sehen lernen, fühlen sich die Klienten wertgeschätzt und können auch den Wert ihrer Mitmenschen klarer erkennen. Sie entwickeln ein Bewusstsein für den Genuss und für positive Aspekte von zwischenmenschlichen Beziehungen. *Dankesbrief* und *Dankesbesuch* hatten auch positive Auswirkungen auf das Wohlbefinden des oben zitierten Klienten, weil sie eine wichtige Freundschaft wiederbelebten, die durch seine langandauernde Depression vermutlich strapaziert worden war.

Fitzpatrick und Stalikas (2008) unterstreichen die Bedeutung positiver Emotionen als treibende Kraft für therapeutische Veränderung und weisen darauf hin, dass deren Stärkung für die Psychotherapie heuristischen Wert besitzt, weil sie die Bandbreite all dessen vergrößert, was zur Veränderung beitragen kann. Was die PPT betrifft, lässt sich z. B. feststellen, dass ihre praktischen Übungen nicht nur positive Emotionen generieren, sondern Klienten auch für mehr Offenheit rüsten. Wenn die Klienten positive Emotionen erleben, ist die Wahrscheinlichkeit größer, dass sie auf neue Ideen kommen, alternative Lösungen entwickeln, ihre aktuellen Schwierigkeiten neu interpretieren sowie neue Lösungen und Handlungsweisen initiieren. Positive Emotionen erweitern das Denken, machen es flexibel und ganzheitlich. Gepaart mit dem Wissen um die eigenen Stärken ermutigt diese Erweiterung die Klienten, ihre Probleme neu zu bewerten. Wöchentliche PPT-Übungen schulen ihre Aufmerksamkeit und Achtsamkeit so, dass sie positive Erfahrungen immer besser erkennen, einordnen und beschreiben können. Auf diese Weise dienen die Übungen als „Mini-Veränderungs-Ereignisse", die sich mit der Zeit akkumulieren, bis sie schließlich zu einem größeren Wandel führen.

Positive Bewertung (Neuinterpretation negativer Erinnerungen)

In Phase 2 der PPT geht es darum, den Klienten zu helfen, negative (auch „offen" genannte) Erinnerungen systematisch anzugehen. In einem entspannten und sicheren therapeutischen Umfeld, nachdem sich eine therapeutische Allianz etabliert hat und die Klienten ihre Stärken erkundet und Strategien der praktischen Weisheit erworben haben, versuchen sie, negative Erfahrungen, Ereignisse oder Situationen auf realistisch-positive Weise neu zu interpretieren (Watkins et al., 2008). Sie sollen erkennen, wie nachteilig es ist, negative Erinnerungen mit sich herumzutragen – und wie positiv es sich dagegen auswirken kann, einen viel umfangreicheren, tieferen und nuancierteren emotionalen wie kognitiven Wortschatz zu entwickeln. Die Klienten erlernen auch spezifische Strategien, um ihre Aufmerksamkeit weg von den stark einengenden, negativen Stimmungen auf neutraleres Terrain zu lenken. Zudem sollen weitere Fähigkeiten zum Einsatz von Stärken, wie die *Positive Bewertung*, gefördert werden.

Beispiel

Für eine unserer Klientinnen, Gina, die in Folge einer belastenden Scheidung und der ständigen Erinnerungen daran verbittert geworden war, war die Technik der *Positiven Bewertung* besonders hilfreich. Gina führte zusätzlich ein Dankbarkeitstagebuch, das ihr half, sowohl die adaptiven als auch die maladaptiven Dimensionen ihrer Stärken zu erkennen. Bei dieser Klientin waren es nicht ein oder zwei Übungen oder neu erlernte Fähigkeiten, die eine Veränderung bewirkten. Vielmehr ging es bei ihr darum, ihre Stärken zu reflektieren *(Signaturstärkenprofil)*, die Vergangenheit neu zu interpretieren *(Positive Bewertung)* sowie eine positive innere Einstellung zu entwickeln und aufrechtzuerhalten (regelmäßig zu den Therapiesitzungen kommen und ein Dankbarkeitstagebuch führen), um ihre negative Sichtweise überwinden zu können. Diese Maßnahmen waren hilfreich, um ein Verständnis dafür zu entwickeln, dass emotionale Reaktionen eine gewisse Dynamik aufweisen können, und dass die positiven und adaptiven Aspekte dieser Dynamik mit einem grundlegenden Bewusstsein für unsere Stärken besser verstanden werden können.

Mit Erinnerungen verbundene Emotionen sind aufgrund ihrer rekonstruktiven Natur grundsätzlich veränderbar. Schlechte Erinnerungen können „umgeschrieben" werden, wodurch sich ihre negativen Auswirkungen deutlich reduzieren lassen (Redondo et al., 2014). Durch die *Positive Bewertung* lernen die Klienten, negative Erfahrungen mit positiven zu verbinden.

Therapeutisches Schreiben (Identifizierung von Charakterstärken)

Verschiedene PPT-Übungen, die eine *Positive Bewertung* fördern, sind mit Reflektieren und Schreiben verbunden. Das Aufschreiben einer bedeutsamen Erfahrung – nachdem eine Reflexion (allein) und Aufarbeitung im (therapeutischen) Gespräch stattgefunden hat – stellt einen weiteren potenziellen Veränderungsmechanismus dar. Der Ansatz gilt als vielversprechender therapeutischer Weg (Frattaroli, 2006). Das Schreiben über positive Erlebnisse *(Positiver Auftakt, Dankesbrief, Positives Vermächtnis)*, aber auch über negative Erfahrungen (offene Erinnerungen) erlaubt Klienten, das Erlebte besser einordnen und verstehen zu können. Der Nutzen des Schreibens über traumatische Ereignisse ist gut dokumentiert (Pennebaker, 1997); es hilft Klienten, tiefere Dimensionen ihrer Erfahrungen auszuloten.

Doch wie genau kommt es durch den Schreibprozess zu Veränderungen? In der PPT findet das Schreiben fast immer im Zusammenhang mit intensiver Reflexion statt – entweder allein oder mit therapeutischer Unterstützung im Rahmen einer Therapiesitzung. Beim Schreiben des *Dankbarkeitstagebuchs* z. B. halten die Klienten ihre persönlichen und emotionalen Erlebnisse auf sehr intime Weise schriftlich fest, was es ihnen ermöglicht, für die Therapie relevante Erfahrungen und Emotionen zu reflektieren. In dieser Situation geht das Schreiben mit *Positiver Bewertung* einher. Dieser Prozess erlaubt es den Klienten, ihre zunächst ungeordneten Erinnerungen zu ordnen und in strukturierte Sprache zu fassen, und zwar sowohl in einem geschützten Raum als auch in (tatsächlicher oder metaphorischer) Gegenwart eines Therapeuten. Eine unterstützende therapeutische Beziehung hilft den Klienten, emotional heikle und häufig gemiedene Erfahrungen neu zu strukturieren oder zu bewerten.

Reflektieren und Schreiben helfen auch, sich auf die zeitliche Perspektive zu konzentrieren. Der *Positive Auftakt* z. B. beleuchtet Erfolge in der Vergangenheit, um die Selbstwirksamkeit in der Gegenwart zu stärken. Dahingegen ermöglichen es die Übungen *Mein zukünftiges Ich* und *Positives Vermächtnis*, mithilfe vergangener und gegenwärtiger Erfolge und Resilienz, eine sinnvolle, durch den bewussten Einsatz der eigenen Stärken mögliche Zukunft zu visualisieren.

Die die gesamte PPT umschließende Klammer der positiven Emotionen erhöht die Chance, dass Klienten deutlich mehr Informationen verarbeiten, was ihnen wiederum helfen kann, beim Schreiben offener und explorativer zu werden, während sie dabei ihre Erfahrungen neu bewerten. Dafür, dass das Schreiben über traumatische Erfahrungen für die mentale und die körperliche Gesundheit förderlich ist, gibt es bereits eine starke Evidenz (Frattaroli, 2006; Kerner & Fitzpatrick, 2007; Phillips & Rolfe, 2016). Weitere Arbeiten zeigen darüber hinaus, dass das Schreiben sowohl über negative als auch über positive Ereignisse hilfreich ist, um die Erfahrungen auch in der Tiefe auszuloten (Burton & King, 2004; Furnes & Dysvik, 2013). Die Veränderungen, die wir bei unseren Klienten nach Beendigung einer Einzel- oder Gruppen-PPT sehen können, zeigen, dass das Reflektieren und Schreiben über Positives *und* Negatives in der Tat therapeutisch wirksam sein kann.

Ressourcenaktivierung (Einsatz von Stärken)

Die PPT beruht auf dem Modell der Ressourcenaktivierung (Flückiger & Grosse Holtforth, 2008). Dieses sieht vor, dass bereits bestehende Ressourcen der Klienten – wie individuelle Stärken, Fähigkeiten und Leistungsbereitschaft – zur Lösung der Probleme, aufgrund derer sie in die Therapie kommen, genutzt werden. In der PPT werden Ressourcen aktiviert, d. h. Stärken werden in konkrete, individuell realisierbare Handlungen umgesetzt. Dies geschieht beispielsweise über das Ausloten der eigenen Signaturstärken und über die Erkenntnisse aus einzelnen Übungen, z. B. *Dankesbesuch*, *aktiv-konstruktive Reaktion*, *Entschleunigen und Genießen* sowie *Zeit als Geschenk*. Durch diese Übungen erfahren Klienten die praktische Anwendung abstrakter Konzepte, was wiederum ihre Gefühle verändern kann. Schließlich kommen sie in die Therapie, weil sie verzweifelt sind. Beziehen sie aber ihre Stärken und andere Elemente des PERMA-Modells in ihre Handlungen ein, beansprucht dies ihre kognitiven Ressourcen (z. B. Arbeitsgedächtnis, Aufmerksamkeit, Selektion und Filterprozesse), sodass möglicherweise am Ende keine Zeit mehr bleibt, um sich noch mit den negativen Aspekten des Lebens aufzuhalten. Die verstärkte Beschäftigung mit positiven Erfahrungen erhöht die Selbstwirksamkeit und stärkt das Selbstvertrauen. Die Forschung zeigt, dass der Zusammenhang zwischen Stärken und Lebenszufriedenheit über den Zuwachs im Selbstbild moderiert wird (Allan & Duffy, 2014; Douglass & Duffy, 2015).

Ressourcenaktivierung lässt sich in der Therapie fördern, indem die Klienten ihre eigenen Kompetenzen herausarbeiten, ihre persönlichen und zwischenmenschlichen Fähigkeiten erkunden, ihre Resilienz stärken und für sie persönlich bedeutsame und relevante Ziele verfolgen. Dies illustriert das folgende Beispiel:

Beispiel

Nachdem Saima, eine Klientin mit Depressionen, ihren *Positiven Auftakt* vorgelesen und ihre Signaturstärken ermittelt hatte, sagte sie: „All die Jahre, die ich in diversen Therapien zugebracht und immer nur darauf geachtet habe, was mir

> fehlt, fühlen sich jetzt so an, als hätte ich mich in eine falsche Sicherheitsdecke gewickelt ... All das hat mich nur noch mehr niedergedrückt. Jetzt sehe ich mich – und andere stimmen mir da zu – als spirituelle, kreative und sozial kompetente Person. Endlich ist die Decke von mir genommen, der Schleier gelüftet. Und ich bin bereit weiterzuziehen." Mithilfe der Übung *Mein zukünftiges Ich* war Saima in der Lage, sich konkrete Ziele zu setzen.

Je mehr die Klienten sich wertgeschätzt und in guten Händen fühlen, desto stärker scheinen sie bereit und fähig zu sein, an ihren aktuellen Problemen zu arbeiten. Die eigenen Stärken zu kennen, unterstützt sie unserer Überzeugung nach dabei, sich selbst als kompetent und selbstbewusst zu erleben.

Erfahrungsbasierter Aufbau von Kompetenzen (Sinn erkunden)

Die Übungen in der PPT ermöglichen es den Klienten, ihre Signaturstärken weiterzuentwickeln. Symptomatischer Stress kann diese persönlichen Vorzüge überdecken, und häufig kommen Klienten in die Therapie, ohne sich ihrer konkreten Stärken bewusst zu sein. Anders als hedonistische Aktivitäten (also den Genuss steigernde Aktivitäten wie Schokolade essen, Sex, in den Urlaub fahren oder Shoppen), die im Grunde Abkürzungen darstellen, stehen hinter den PPT-Übungen ganz bewusste, zeitintensive Aktivitäten (z. B. einen *Dankesbrief* schreiben und anschließend einen *Dankesbesuch* machen, einen Plan zum Einsatz seiner Stärken entwerfen, täglich drei gute Dinge aufschreiben, sich zum Genießen verabreden, Zeit verschenken). Verglichen mit hedonistischen Freuden, an die man sich rasch gewöhnen kann, halten PPT-Aktivitäten länger an, erfordern viel Nachdenken und Interpretation und werden nicht so leicht zur Gewohnheit. So zeigen z. B. Studien, dass solche Aktivitäten das Wohlbefinden nachhaltiger stärken als etwa Shopping (Dittmar, Bond, Hurst & Kasser, 2014; Kasser, 2002). Daher sollte den Klienten zu Beginn der Therapie gesagt werden, dass Glück nichts ist, was einfach geschieht, sondern etwas, das sie geschehen lassen müssen. Die Übungen in der PPT tragen zur Veränderung der Betroffenen bei, da Aktivitäten, die die Signaturstärken einbeziehen, als angenehm und gewinnbringend empfunden werden können (Allan & Duffy, 2014; Forest et al., 2012). Zum Beispiel wurde eine Klientin mit der Signaturstärke *Kreativität* gebeten, sich zu überlegen, wo sie diese gut einbringen könnte. Sie entschied sich für das Töpfern – etwas, das sie schon immer hatte ausprobieren wollen.

Moderatoren der therapeutischen Veränderung (Passung von Klient und Intervention)

Therapeutische Veränderungsprozesse können durch eine Vielzahl von Moderatorvariablen beeinflusst werden. Eine ausführliche Erörterung der Passung von Klient und Intervention (person-activity-fit) findet sich bei Stephen Schueller (2010). In Bezug auf die Übungen in der PPT bedeutet dies, dass sie an die Bedürfnisse der Klienten angepasst werden müssen, wobei deren Persönlichkeit und intrinsische Motivation zu berücksichtigen sind. Beispielsweise sind hier folgende Fragen relevant: Ist eine Person zur Veränderung motiviert, und falls ja, wie groß sind ihre Motivation und ihr Gefühl der Selbstwirksamkeit? Hält der Klient die PPT im Allgemeinen und ihre konkreten Methoden im Besonderen für hilfreich? Ist er von den Übungen so überzeugt, dass sein Engagement auch bei Schwierigkeiten nicht ins Wanken gerät? Und wenn es nachlässt, hat er die soziale Unterstützung, die ihm hilft, wieder einzusteigen? Welche Kontextmerkmale im Hinblick auf Intensität, Timing, Reihenfolge und Einbindung konkreter Übungen können als optimal gelten (Lyubomirsky & Layous, 2013; Schueller, Kashdan & Parks, 2014)? In welchem Ausmaß sind Modifikationen bei der Durchführung der Übungen zulässig, um persönlichkeitsbezogene, kulturelle und kontextuelle Faktoren in der auf eine Person zugeschnittenen Behandlung berücksichtigen zu können, ohne dabei jedoch allzu große Kompromisse einzugehen, die wiederum die Kernelemente der Behandlungsmethode in Frage stellen könnten? In Teil II dieses Manuals wird bei der Beschreibung der einzelnen Sitzungen daher auch immer auf mögliche Modifikationen der Übungen eingegangen.

5.3 Hinweise zur Durchführung der PPT

Die Positive Psychologie ist dafür kritisiert worden, dass sie die Probleme der Menschen nicht tief genug ergründe und sie allzu schnell auf individualisierte, positive Sichtweisen hinzusteuern versuche (Coyne & Tennen, 2010; Ehrenreich, 2009; McNulty & Fincham, 2012). Wie in diesem Kapitel bereits verschiedentlich erwähnt, werden in der PPT, dem „therapeutischen Arm" der Positiven Psychologie, negative Emotionen jedoch nicht verleugnet, und Klienten werden auch nicht dazu aufgefordert, eine rosarote Brille aufzusetzen. Vielmehr handelt es sich bei der PPT um ein wissenschaftlich fundiertes psychotherapeutisches Vorgehen, das Klienten sanft dazu ermutigt, ihre noch intakten Ressourcen zu ergründen und diese zur Überwindung ihrer Schwierigkeiten einzusetzen. Vor diesem Hintergrund ist es wichtig, sich bei der Durchführung der PPT der folgenden Punkte bewusst zu sein:

1. Auch wenn sie primär die Stärken betont, ist die PPT nicht präskriptiv. Es handelt sich vielmehr um einen *deskriptiven* Ansatz, der sich auf übereinstimmende wissenschaftliche Daten stützt, die dafür sprechen, dass es bestimmte Vorteile hat, wenn Menschen sich auf die positiven Aspekte ihrer Erfahrungen konzentrieren. Im Laufe der Zeit werden sicherlich weitere Studienergebnisse zeigen, dass Stärken und positive Emotionen eine kausale Rolle für das Wohlbefinden spielen, die durch biologische und genetische Marker messbar ist. Beispielsweise konnte ein Zusammenhang zwischen Wohlbefinden (das über ein bloßes „Sich-gut-Fühlen" hinausgeht) und einer verstärkten Expression bzw. Aktivität von Genen, die in die Synthese von Antikörpern und antiviral wirkenden Mechanismen involviert sind, festgestellt werden (Fredrickson et al., 2013). Ähnlich hingen Tweets, in denen negative Emotionen wie Wut, Stress und Erschöpfung gepostet worden waren, mit einem höheren Herzinfarktrisiko zusammen (Eichstaedt et al., 2015). Die wissenschaftliche Basis der Konzepte und Methoden der PPT sollte den Klienten daher ausdrücklich erklärt werden, um zu vermeiden, dass sie als präskriptiv wahrgenommen wird.
2. Aus klinischer Sicht soll davon abgesehen werden, die PPT bei Klienten anzuwenden, die an akuten Symptomen einer Panikstörung, an selektivem Mutismus oder an einer paranoiden Persönlichkeitsstörung leiden, da es gegenwärtig keine Belege dafür gibt, dass die PPT bei diesen Störungen wirksam ist. Einige Klienten könnten der generellen Auffassung sein, dass ihre Symptome – und nicht ihre Stärken – im Mittelpunkt der Behandlung stehen sollten. Damit könnte die Befürchtung einhergehen, von therapeutischer Seite für die Erwähnung ihrer Schwächen verurteilt zu werden. Andere haben vielleicht eine Selbstwahrnehmung als Opfer verinnerlicht und Schwierigkeiten damit, ihre Fähigkeiten überhaupt wahrzunehmen. Bei wieder anderen könnte die Betonung von Charakterstärken zu einer Verstärkung narzisstischer Anteile führen. Daher ist es wichtig, dass die Stärken immer im Kontext konkreter Situationen besprochen werden, wobei auf ihren nuancierten Einsatz einzugehen ist. Zum Beispiel könnte es für manche Klienten in bestimmten Situationen gar nicht vorteilhaft sein, freundlich oder vergebungsbereit zu sein. Für andere könnte es einen inneren Konflikt darstellen, wenn sie sowohl authentisch als auch sozial kompetent sein wollen. Manche stehen vielleicht vor dem Dilemma, eine komplizierte Angelegenheit entweder auf ehrliche oder auf empathische Art zu lösen. Es könnte sein, dass Klienten mit Missbrauchserfahrungen, bei denen die Stärken Bescheidenheit, Freundlichkeit und Vergebungsbereitschaft stark ausgeprägt sind, erst von einer PPT profitieren, wenn sie mehr Weitsicht und Fähigkeit zum kritischen Denken entwickelt haben, um bestimmte Situationen genauer und realistischer einschätzen zu können. Klienten mit schweren traumatischen Erlebnissen und Posttraumatischer Belastungsstörung sind zunächst noch nicht für Übungen zum posttraumatischen Wachstum bereit und profitieren daher zunächst stärker von einer symptombezogenen Behandlung. Zusammenfassend lässt sich sagen: Die PPT ist kein Allheilmittel. Sie ist möglicherweise bei manchen Störungsbildern effektiver als bei anderen, für einige Klienten hilfreicher als für andere oder nur zu bestimmten Zeitpunkten aussichtsreich. All diese Dimensionen gilt es zu ergründen, um die Passung von Klient und Intervention einzuschätzen und diese im laufenden Therapieprozess auch immer wieder zu überprüfen.
3. Bei der Durchführung der PPT sollte kein linearer Besserungsverlauf erwartet werden, da sich die Motivation, seit Langem eingespielte Verhaltens- und Gefühlsmuster zu verändern, im Verlauf der Therapie wandeln kann. Therapeuten sollten nicht davon ausgehen, dass alle verbleibenden negativen Emotionen, Verletzungen, Schmerzen und Verlustgefühle behandelt wurden – weil die Klienten vielleicht nicht alles erwähnt haben. Es ist nicht unüblich, dass einige Übungen negative und unangenehme Emotionen hervorrufen, vor allem solche, in denen Klienten ihrem Schmerz (ebenso wie potenziellem Wachstum) aus schwierigen und traumatischen Erfahrungen nachgehen sollen. Wenn schmerzhafte Erinnerungen hochkommen, sollte der Therapeut immer so achtsam sein, diese negativen Emotionen zeitnah anzusprechen, ohne sie aber zugunsten positiver Aspekte zu trivialisieren oder kleinzureden; dies könnte die therapeutische Beziehung ernsthaft gefährden. Insbesondere sollten dann, wenn es um lange bestehende Traumata geht und durch die Behandlung bereits ein gewisses Wachstum erreicht wurde, die positiven Chancen, die Trauma, Verlust oder Widrigkeiten bieten, nicht zu rasch oder zu eindringlich herausgestellt werden. Auf der anderen Seite sollte man eine Möglichkeit, Klienten auf potenzielles Wachstum aufmerksam zu machen, aus Angst vor möglichen

Brüchen in der therapeutischen Beziehung nicht verstreichen lassen.

4. Wie bei anderen Behandlungen auch, kann es bei der PPT vorkommen, dass Interventionen unbeabsichtigtes Leid verursachen. Beispielsweise könnte die Konzentration auf Stärken bei Klienten mit starker Selbstüberschätzung ihren Narzissmus noch verstärken. Auch wenn es wichtig ist, einen ausgewogenen und situativ angepassten Einsatz von Stärken zu unterstreichen, ist es ebenso wichtig, die adaptiven Aspekte von negativen Emotionen anzusprechen. Zum Beispiel sollten die Gefühle von jemandem, der Wut über Menschenrechtsverletzungen oder Traurigkeit über den Verlust einer lokalen Ressource (wie die Schließung einer unabhängigen Buchhandlung oder Arbeitsplatzverluste aufgrund von Automatisierungen) verspürt, Anerkennung und Wertschätzung erhalten. Aufrichtige und authentische negative Emotionen sollten niemals vorschnell durch positive ersetzt werden.
5. Schließlich sollten positive Emotionen, Charakterstärken, Sinn, Beziehungen und Erfolge immer unter kulturellen Gesichtspunkten betrachtet werden. Ein gefühlsbetonter Kommunikationsstil, wechselseitige Abhängigkeit von Mitgliedern des erweiterten Familienkreises oder das Vermeiden von direktem Augenkontakt können – aus der kulturellen Perspektive des Klienten – Enthusiasmus, Liebe und Respekt transportieren (McGrath, 2015; Pedrotti, 2011). Daher finden sich für jede Sitzung auch Überlegungen zu einem kultursensiblen Einsatz der vorgestellten Übungen (vgl. Kap. 7 bis 21).

5.4 Wirksamkeitsstudien

Die PPT kann eine stetig wachsende Anzahl empirischer Untersuchungen vorweisen. Die Übungen wurden zunächst einzeln evaluiert (Seligman, Steen, Park & Peterson, 2005). Später wurden sie zu einem stringenten Therapiemanual zusammengefasst (Rashid & Seligman, 2019; Seligman, Rashid & Parks, 2006), das seitdem in 20 Studien untersucht worden ist (vgl. Tab. 8). In diese internationalen Studien wurden verschiedene klinische Stichproben einschlossen (z. B. mit Depression, Angststörung, Borderline-Persönlichkeitsstörung, Psychosen oder Nikotinabhängigkeit). Die meisten dieser Studien wurden im Gruppensetting durchgeführt. Insgesamt führte die PPT zu signifikant niedrigeren Belastungssymptomen, und das Wohlbefinden hatte sich zum Zeitpunkt der Postmessung erhöht, bei mittleren bis großen Effektstärken (vgl. Tab. 8 zu den Prä-Post-Veränderungen, eingesetzten Messinstrumenten und Effektstärken). Vier Studien, davon zwei randomisiert-kontrollierte, verglichen die PPT direkt mit Dialektisch-Behavioraler Therapie (DBT) oder kognitiver Verhaltenstherapie (KVT) – zwei häufig angewandte und gut erforschte manualisierte Therapieverfahren. Die PPT stellte sich als ebenso gut heraus oder übertraf die beiden sogar, vor allem in Bezug auf das Wohlbefinden (z. B. Carr, Finnegan, Griffin, Cotter & Hyland, 2017; Ochoa, Casellas- Grau, Vives, Font & Borràs, 2017; Schrank et al., 2016). Mehr als die Hälfte der Studien in Tabelle 8 untersuchte Stichproben aus der Allgemeinbevölkerung (ambulantes klinisches Setting, psychiatrische Kliniken) aus Kanada, China, Südkorea, Chile, Frankreich, Spanien, Österreich, dem Iran und den USA.

Insgesamt zeigen die Wirksamkeitsstudien Verringerungen von depressiven Symptomen und Zuwächse beim Wohlbefinden gegenüber den Werten vor der Behandlung bzw. im Vergleich zu Kontrollgruppen. Der Vergleich mit der KVT oder der DBT zeigt für die PPT eine ähnliche Wirksamkeit, insbesondere in Bezug auf das Wohlbefinden. Bei der Bewertung dieser Studien sind einschränkend die meist kleinen Stichproben zu nennen. Nichtdestotrotz legen die Ergebnisse nahe, dass die Methoden der PPT wertvoll sind und weiterer empirischer Untersuchung bedürfen, um die bisherigen Ergebnisse überprüfen und das Verständnis der zugrunde liegenden Veränderungsmechanismen vertiefen zu können.

Zu diesem Zweck wurde ein Messinstrument speziell für die PPT, das *Positive Psychotherapy Inventory* (PPTI; Guney, 2011) konstruiert und validiert (das PPTI findet sich in Anhang C dieses Manuals sowie im Arbeitsbuch und als separate PDF-Datei bei den Online-Materialien zu diesem Buch). Das PPTI wird eingesetzt, um bestimmte aktive Wirkfaktoren der PPT einzuschätzen, wie positive Emotionen, Engagement, Sinn und Beziehungen (Bertisch, Rath, Long, Ashman & Rashid, 2014; Rashid, Howes & Louden, 2017). Zusätzlich enthalten die Online-Materialien zu diesem Buch eine umfangreiche Zusammenstellung weiterführender Literatur zur klinischen Anwendung der Positiven Psychologie, wie Buch- und Journal-Publikationen zu verschiedenen klinischen Themen sowie Multimedia-Quellen (Weblinks, Dokumentationen, YouTube-Videos und TED-Talks).

Ein systematisches Review untersuchte die Anwendung der PPT in psychiatrischen Einrichtungen (Walsh et al., 2016) und kam dabei unter Einbeziehung von 12 Studien zu der Erkenntnis, dass einige Bestandteile der PPT (*Dankbarkeitstagebuch*, *Charakterstärken*, *Dankesbrief* und *-besuch*) sehr häufig genutzt werden, während andere Übungen (z. B. *Öfter mit dem Ausreichenden zufrieden sein*, *Positive Bewer-*

tung, Der Beziehungsbaum) seltener zur Anwendung kommen. Erwartbar ist, dass im Zuge der Weiterentwicklung der klinischen Anwendung und Forschung zur PPT, zu der wir hoffentlich auch mit der Publikation dieses Manuals beitragen können, über Langzeitstudien und multimethodale Forschungsdesigns (z. B. Verwendung von tagebuchbasierten Erhebungen oder Beantwortung einzelner Fragen, die den Klienten im Laufe des Tages per App übermittelt werden, dem sog. *experiential sampling*, oder durch die Untersuchung von physiologischen und neurologischen Markern) die Wirksamkeit der PPT bei spezifischen Störungsbildern untermauert wird. Wir halten es für wesentlich, dass die klinische Anwendung der PPT sich kontinuierlich auf klinische Forschung stützen kann, um so das Repertoire an therapeutischen Methoden weiter bereichern und verfeinern zu können.

Wir sind theorieorientierte, forschende und praktizierende Therapeuten. Im bisherigen Teil I haben wir versucht, ein zusammenhängendes theoretisches Grundkonzept der PPT darzulegen. Wir haben uns darin für die PPT ausgesprochen – erklärt, warum sie notwendig ist und an welchen Aspekten des Wohlbefindens sie ansetzt. Seit über einem Jahrzehnt ist die evidenzbasierte Praxis unser beständiges Prinzip. Teil I beschreibt unsere Versuche, die Effektivität der PPT unter zahlreichen klinischen Bedingungen und anhand verschiedener Stichproben zu untersuchen. Ausgehend von den in Teil I beschriebenen theoretischen Argumentationssträngen werden im folgenden Teil II die konkreten, strukturierten, aufeinander aufbauenden und doch sowohl flexiblen als auch kultursensiblen therapeutischen Sitzungen vorgestellt.

Tabelle 8: Zusammenfassung der Wirksamkeitsstudien zur PPT[a]

Randomisiert-kontrollierte Studien				
Nr.	**Autoren**	**Studiendesign und Stichprobe**	**Gemessene Variablen und Messinstrumente**	**Zentrale Ergebnisse**
1	Seligman, Rashid & Parks, 2006, Journal-Publikation	Einzel-PPT (n = 11), 12 bis 14 Sitzungen, Klienten mit MD, Vergleichsgruppen erhielten TAU (n = 9) und TAUMED (n = 12); Bachelor- und Masterstudierende an einer Hochschulambulanz	Depression (ZSRS und HRSD), allgemeine psychische Belastung (OQ-45), Lebenszufriedenheit (SWLS) und Wohlbefinden (PPTI)	Postmessung Depression: PPT < TAU (ZSRS: d = 1.12 und HRSD: d = 1.41), PPT < TAUMED (ZSRS: d = 1.22), auch für die allgemeine psychische Belastung (OQ-45: d = 1.13); Postmessung Wohlbefinden: PPT > TAU und TAUMED (PPTI: d = 1.26 und 1.03).
2	Seligman, Rashid & Parks, 2006, Journal-Publikation	Gruppen-PPT (n = 21) mit Klienten, die leichte bis mittelgradige Depressionssymptome aufwiesen, verglichen mit einer Wartekontrollgruppe (n = 21); 6 Sitzungen; Bachelorstudierende an einer Universität	Depression (BDI-II) und Lebenszufriedenheit (SWLS)	Depression: PPT < Kontrollgruppe bei der Postmessung (BDI-II: d = 0.48) und beim 3-, 6- und 12-Monats-Follow-up (jeweils d = 0.67, 0.77, 0.59); die Werte reduzierten sich wöchentlich um 0.96 Punkte bei der PPT-Gruppe (p < .003), die damit eine signifikant höhere Veränderungsrate als die Kontrollgruppe aufwies (p < .05).
3	Parks-Sheiner, 2009, Dissertation	Einzeltherapie (n = 52), 6 PPT-Übungen wurden online durchgeführt, Vergleich mit Kontrollgruppe ohne Treatment (n = 69); Online-Stichprobe	Depression (CES-D), Lebenszufriedenheit (SWLS) und positiver Affekt (PANAS)	Depression: PPT < Kontrollgruppe beim 3-Monats-Follow-up (CES-D: d = 0.21).

Tabelle 8: Fortsetzung

Randomisiert-kontrollierte Studien				
Nr.	**Autoren**	**Studiendesign und Stichprobe**	**Gemessene Variablen und Messinstrumente**	**Zentrale Ergebnisse**
4	Asgharipoor et al., 2012, Journal-Publikation	12-wöchige Gruppen-PPT ($n = 16$), Patienten mit MD-Diagnose, verglichen mit 12-wöchiger KVT; Krankenhaussetting im Iran	Depression (SCID, BDI-II), Glücksempfinden (OHI), subjektive Belastung (Subjective Units of Distress Scale, SUDS) und psychisches Wohlbefinden (Subjective Wellbeing Scale, SWS)	Postmessung Glücksempfinden: PPT > KVT (OHI: $d = 0.42$). Hinsichtlich der meisten Variablen unterschieden sich die beiden Therapieverfahren nicht.
5	Lü, Wang & Liu, 2013, Journal-Publikation	Gruppen-PPT ($n = 16$), 16 wöchentliche Sitzungen à 2 Stunden verglichen mit einer Kontrollgruppe ohne Treatment ($n = 18$), beide Gruppen hatten ursprünglich niedrigen habituellen positiven Affekt (Trait); untersucht wurde die Auswirkung von PPT auf den positiven Affekt, und ob sich eine Änderung des positiven Affekts auf die Vagusfrequenz auswirkt (eine hohe Vagusfrequenz ist ein Indikator für adaptive Reaktionen auf die Umwelt)	Positiver und negativer Affekt (PANAS) und Vagusaktivität (respiratorische Sinusarrhythmie, RSA)	Postmessung: PPT > Kontrollgruppe für habituellen positiven Affekt ($d = 1.76$) und Vagusfrequenz (RSA: $d = 0.86$), PPT < Kontrollgruppe für habituellen negativen Affekt ($d = 0.75$); zudem wurde ein Zusammenhang zwischen erhöhtem habituellen positiven Affekt und erhöhter basaler RSA festgestellt.
6	Rashid et al., 2013, Buchkapitel	Gruppen-PPT ($n = 9$), 8 Sitzungen mit Schülern der Klassenstufen 6 und 7, verglichen mit einer Kontrollgruppe ohne Treatment ($n = 9$), öffentliche Schule	Soziale Fähigkeiten (SSRS), Zufriedenheit (SLSS), Wohlbefinden (PPTI-C) und Depression (CDI)	Postmessung: PPT > Kontrollgruppe für soziale Fähigkeiten (SSRS-Composite-parent version: $d = 1.88$) und für Wohlbefinden (PPTI-C: $d = 0.90$)
7	Reinsch, 2014, Vortrag	Gruppen-PPT ($n = 9$), 6 Sitzungen, Klienten, die sich an eine externe Mitarbeiterberatung (EAP, Employee Assistance Program) gewendet hatten, verglichen mit einer Kontrollgruppe ohne Treatment ($n = 8$)	Depression (CES-D) und Wohlbefinden (PPTI)	Postmessung Depression: PPT < Kontrollgruppe (CES-D: $d = 0.84$). Therapeutische Erfolge waren auch beim 1-Monats-Follow-up messbar, so hatten sich die Depressionswerte in der PPT-Gruppe von der Prä- zur Follow-up-Messung um 45 % verringert (statistisch signifikant).

Tabelle 8: Fortsetzung

Randomisiert-kontrollierte Studien				
Nr.	**Autoren**	**Studiendesign und Stichprobe**	**Gemessene Variablen und Messinstrumente**	**Zentrale Ergebnisse**
8	Kahler et al., 2015, Journal-Publikation	Eine Raucherentwöhnung mit integrierter PPT (PPT-S; *n* = 35) wurde mit einer Standardbehandlung zur Raucherentwöhnung (ST; *n* = 31) verglichen; 6 Sitzungen; alle Teilnehmer verwendeten zusätzlich ein Nikotinpflaster; medizinisches Versorgungszentrum	Depression (SCID, CES-D), Nikotinabhängigkeit (FTND), positiver und negativer Affekt (PANAS)	Zum 8-, 16- und 26-Wochen-Follow-up waren jeweils mehr Teilnehmer der PPT-S-Bedingung abstinent als Teilnehmer der ST-Bedingung; der Unterschied war jedoch statistisch nicht signifikant. Weitere Analysen ergaben allerdings eine höhere Abstinenzwahrscheinlichkeit für PPT-S. Zudem war der Effekt der PPT-S stärker bei Teilnehmern, die einen hohen positiven Affekt aufwiesen.
9	Schrank et al., 2016, Journal-Publikation	Gruppen-PPT WELLFOCUS (*n* = 43) wurde in 11 wöchentlichen Sitzungen absolviert, verglichen mit TAU (*n* = 41); Erwachsene mit diagnostizierter Psychose	Wohlbefinden (WEMWBS, PPTI, MANSA), psychiatrische Symptome (BPRS), Depression und Glücksempfinden (SDHS), Genussfähigkeit (SBI), Hoffnung (IHS), subjektive Handlungsfähigkeit (RES), Selbstwertgefühl (RSE-S), Kohärenzsinn (SCS), gesundheitliche Beeinträchtigung und soziales Funktionsniveau (HoNOS)	Postmessung: PPT > Kontrollgruppe für Wohlbefinden (PPTI: $d = 0.30$) und Symptomreduktion (BPRS: $d = 0.42$); PPT < Kontrollgruppe für Depression (SDHS: $d = 0.38$). Weitere Analysen in Bezug auf die Therapiegruppe zeigten weiter erhöhte Effektstärken für Symptomreduktion (BPRS: $d = 0.43$) und Depression (SDHS: $d = 0.41$).
10	Uliaszek, Rashid, Williams & Gulamani, 2016, Journal-Publikation	Gruppen-PPT (*n* = 27) verglichen mit DBT (*n* = 27) bei Klienten mit depressiven Symptomen und Borderline-Persönlichkeitsstörung; Hochschulambulanz	Depression (SCID), psychische Belastung/Symptome (SCL-90R, LPI), Emotionsregulation (DERS), Belastungstoleranz (DTS), Achtsamkeit (KIMS), Wohlbefinden (PPTI), Lebenszufriedenheit (SWLS), Copingmechanismen (WOCCL), therapeutische Allianz (WAI)	Sowohl die PPT- als auch DBT-Gruppe wiesen signifikante Unterschiede zwischen Prä- und Postmessung in allen Inventaren auf (mittlere Effektstärke: $d = 0.60$ bzw. $d = 0.78$), außer im PPTI, SWLS, WAI und in der Subskala „dyfunktionales Coping" der WOCCL
11	Seyedi Asl et al., 2016, Journal-Publikation	36 Frauen, die an Infertilität litten und Symptome leichter bis mittelschwerer Depression zeigten, wurden randomisiert einer Kontrollgruppe (*n* = 18) oder einer Interventionsgruppe (*n* = 18) zugeteilt	Depression (BDI-II), Lebenszufriedenheit (SWLS) und Gesundheitszustand (12-Item Short Form Health Survey)	Die Interventionsgruppe zeigte im Vergleich zur Kontrollgruppe eine signifikante Verbesserung der Lebenszufriedenheit von 22.66 bei der Prämessung zu 26.13 bei der Postmessung ($p < .001$)

Tabelle 8: Fortsetzung

Randomisiert-kontrollierte Studien				
Nr.	**Autoren**	**Studiendesign und Stichprobe**	**Gemessene Variablen und Messinstrumente**	**Zentrale Ergebnisse**
12	Dowlatabadi et al., 2016, Journal-Publikation	Diese randomisiert-kontrollierte Studie mit Brustkrebspatientinnen, die in einer onkologischen Klinik in Kermanshah (Iran) behandelt wurden, teilte 21 Patientinnen einer PPT-Gruppe (10 Sitzungen) und 21 Patientinnen einer Kontrollgruppe zu. Fünf Patientinnen der PPT-Gruppe und vier der Kontrollgruppe beendeten die Studie nicht.	Depression (BDI-II) und Glücksempfinden (OHI)	Postmessung Depression: PPT < Kontrollgruppe (BDI-II: $p < .001$); Postmessung Glücksempfinden: PPT > Kontrollgruppe (OHI: $p < .001$). Postmessung fand 10 Wochen nach Beginn der Intervention statt.
13	Carr et al., 2017, Journal-Publikation	82 Studienteilnehmende mit MD-Diagnose aus drei öffentlichen psychiatrischen Einrichtungen wurden einer der zwei folgenden Bedingungen zugeteilt: Say Yes To Life (SYTL) = PPT mit integrierter KVT ($n = 40$), oder TAU ($n = 42$). TAU bestand aus Einzeltherapie (KVT, supportive Therapie, klientenzentrierte Therapie, psychodynamische Psychotherapie oder integrative Psychotherapie). Beide Interventionen umfassten 20 zweistündige wöchentliche Sitzungen.	Depression (SCID, BDI-II, HRSD, MADRS) und Kostenanalyse	Daten wurden zur Post-, Prä- und 3-Monats-Follow-up-Messung erhoben. Die Auswertung erfolgte mittels Per-Protokoll- und ITT-Analysen in Form von 2x3-MANOVAs (Gruppe x Messzeitpunkt). Für die Mittelwerte in BDI-II, HRSD und MADRS zeigten sich signifikante Zeiteffekte. Alle Effektstärken wiesen auf eine Überlegenheit der SYTL-Bedingung hin, mit niedrigen ($d = 0.12$) bis mittleren ($d = 0.66$) Werten. Eine Kostenanalyse zeigte, dass die durchschnittlichen Kosten in Euro pro Klient für die SYTL signifikant niedriger waren als für die TAU-Bedingung.
14	Hwang, Kwon & Hong, 2017, Journal-Publikation	Studierende in der Metropolregion Busan (Korea) wurden randomisiert auf drei Gruppen verteilt: Einzeltherapie mit modifizierter PPT (PPTm; $n = 8$), Gruppentherapie mit Neurofeedback-unterstützter Meditation (NFB; $n = 8$) und kein Treatment ($n = 8$)	psychisches und soziales Wohlbefinden (FS), Gefühlserleben (SPANE)	Sowohl PPTm als auch NFB-unterstützte Therapie zeigten signifikant positive Effekte in Bezug auf psychisches Wohlbefinden und das Gefühlserleben im Vergleich zur Gruppe ohne Treatment. Zur Follow-up-Messung zeigte die NFB-Gruppe im Vergleich zur PPTm-Gruppe einen höheren Anstieg des subjektiven Wohlbefindens mit einer mittleren Effektstärke von $d = 1.08$; die PPTm-Gruppe zeigte hingegen einen höheren Anstieg des psychosozialen Wohlbefindens im Vergleich zur NFB-Gruppe bei mittlerer Effektstärke $d = 1.36$.

Tabelle 8: Fortsetzung

Randomisiert-kontrollierte Studien				
Nr.	**Autoren**	**Studiendesign und Stichprobe**	**Gemessene Variablen und Messinstrumente**	**Zentrale Ergebnisse**
15	Ochoa et al., 2017, Journal-Publikation	126 Patientinnen, die an Brustkrebs erkrankt und erfolgreich behandelt worden waren und einen hohen Grad an emotionaler Belastung aufwiesen, wurden einer der zwei folgenden Gruppen zugeteilt: Positive Psychotherapie bei Krebserkrankungen im Gruppensetting (PPC; *n* = 73) oder Wartelisten-Kontrollgruppe (*n* = 53). PPC wurde in 12 Sitzungen à 90 bis 120 Minuten in 8 bis 12 Teilnehmerinnen umfassenden Gruppen durchgeführt.	emotionale Belastung (HADS), Ausmaß der posttraumatischen Belastung (PCL-C), posttraumatisches Wachstum (PTGI), Anzahl und Einfluss extremer Lebensereignisse (Extreme Life Event Inventory)	Die PPC-Gruppe wies nach dem Treatment signifikant bessere Werte auf als die Kontrollgruppe: reduzierte emotionale Belastung, weniger posttraumatische Symptome und erhöhtes posttraumatisches Wachstum. Die positiven Ergebnisse konnten sowohl beim 3- als auch zum 12-Monats-Follow-up noch festgestellt werden.
16	Furchtlehner, Schuster & Laireiter, 2019, Journal-Publikation	92 Patienten mit MD-Diagnose (SCID) wurden einer Gruppen-PPT (*n* = 46) oder einer Gruppen-KVT (*n* = 46) zugewiesen, zweistündige Sitzungen über 14 Wochen in kleinen Gruppen.	Depression (BDI-II, DHS [Depression-Happiness Scale], MADRS), Symptomschwere (BSI – Globaler Kennwert GSI [Global Severity Index])	Basierend auf einer ITT-Analyse konnte gezeigt werden, dass die PPT-Gruppe sowohl bei der Postmessung als auch zum Follow-up nach 6 Monaten im Vergleich zur KVT-Gruppe signifikant bessere Werte auf allen Variablen aufwies, mit mittleren bis hohen Effektstärken. PPT zeigte sich als effektive Behandlung bei Depressionen. Effektstärken für den PPT-KVT-Vergleich: Postmessung: niedrigere Werte für Depression (BDI-II: $d = 1.24$; DHS: $d = 0.89$; MADRS: $d = 0.76$) und Symptomschwere (BSI – GSI: $d = 1.09$). Follow-up-Messung: niedrigere Werte für Depression (BDI-II: $d = 0.66$; DHS: $d = 0.66$; MADRS: $d = 0.74$) und Symptomschwere (BSI – GSI: $d = 0.86$).

Tabelle 8: Fortsetzung

Nicht randomisiert				
17	Goodwin, 2010, Dissertation	Gruppen-PPT (n = 11) mit 10 Sitzungen, der Fokus lag darauf, die Beziehungszufriedenheit von ängstlichen und stark belasteten Personen zu erhöhen; Patientenstichprobe aus einem Lehrkrankenhaus	Angst (BAI), Stress (PSS), Beziehungsqualität (DAS)	Postmessung PPT im Vergleich zur Prämessung: niedrigere Angstwerte (BAI: d = 1.48), Reduktion von Stress (PSS: d = 1.22), keine Veränderungen der Beziehungszufriedenheit.
18	Cuadra-Peralta et al., 2010, Journal-Publikation	Gruppen-PPT (n = 8) mit 9 Sitzungen bei Patienten mit MD, verglichen mit Verhaltenstherapie (n = 10); Versorgungszentrum in Chile	Depression (BDI-II und CES-D), Lebenszufriedenheit (Life Satisfaction Scale)	Die PPT-Gruppe wies im Prä-Post-Vergleich signifikant niedrigere Depressionswerte und höhere Werte für Lebenszufriedenheit auf (p < .05). Im Vergleich zur Verhaltenstherapie-Gruppe waren die Depressionswerte der PPT-Gruppe bei der Postmessung niedriger, und die Lebenszufriedenheit war höher.
19	Bay, 2012, unveröffentlicht	Gruppen-PPT (n = 10) verglichen mit Gruppen-KVT (n = 8) und Medikation (n = 8), Patienten mit depressiven Symptomen; Krankenhaus in Frankreich	Depression (BDI-SF), emotionale Belastung (HADS), Glücksempfinden (SHS), emotionale Intelligenz (EQ-I), Lebenszufriedenheit (SWLS), Optimismus (LOT-R), positiver und negativer Affekt (PANAS)	Postmessung: PPT < KVT für Depression (BDI-SF: d = 0.66), Glücksempfinden (SHS: d = 0.81), Lebenszufriedenheit (SWLS: d = 0.66), Optimismus (LOT-R: d = 1.62) und emotionale Intelligenz (EQ-I: d = 1.04). PPT und KVT schnitten in fast allen Inventaren besser ab als die Medikationsgruppe.
20	Meyer et al., 2012, Journal-Publikation	Gruppen-PPT mit 10 Sitzungen, 6 Übungen, Patienten mit Schizophrenie in ambulanter Behandlung (n = 16), die Übungen wurden für die Patienten angepasst; Baseline-Erhebung, Postmessung und 3-Monats-Follow-up	Psychisches Wohlbefinden (SPWB), Genussfähigkeit (SBI), Hoffnung (Dispositional Hope Scale, DHS), Selbstwertgefühl (SERS-SF), Recovery (RAS), psychische Belastung/Symptome (BSI), soziales Funktionsniveau (SFS)	Die Werte für Wohlbefinden, Genussfähigkeit, Hoffnung, Selbstwertgefühl, Recovery und psychische Belastung hatten sich bei der Postmessung im Vergleich zur Baseline-Messung signifikant verbessert (p < .05, SPWB: p < .01), die Effekte konnten auch beim 3-Monats-Follow-up noch festgestellt werden (p < .05, BSI: p < .01), mit Ausnahme der Erhöhung des Selbstwertgefühls.

Anmerkungen: PPT = Positive Psychotherapie, MD = Major Depression, TAU = Treatment as usual, TAUMED = Treatment as usual plus Medikation, KVT = kognitive Verhaltenstherapie, DBT = Dialektisch-Behaviorale Therapie, ITT = Intention to treat, MANOVA = multivariate Varianzanalyse
[a] Chronologisch nach Erscheinungsjahr geordnet.

Messinstrumente

1. Beck Depression Inventory-II (BDI-II; Beck, Steer & Brown, 1996)
2. Beck Depression Inventory-II-Short Form (BDI-SF; Chibnall & Tait, 1994)
3. Beck Anxiety Inventory (BAI; Beck, Epstein & Steer, 1988)
4. Brief Symptom Inventory (BSI; Derogatis, 1993)
5. Brief Psychiatric Rating Scale (BPRS; Overall & Gorham, 1962)
6. Center for Epidemiological Studies Depression Scale (CES-D; Radloff, 1977)
7. Children Depression Inventory (CDI; Kovacs, 1992)

8. Client Satisfaction Questionnaire (CSQ-8; Larsen, Aktinson, Hargreaves & Nguyen, 1979)
9. DBT-Ways of Coping Checklist (WOCCL; Neacsiu et al., 2010)
10. Depression-Happiness Scale (DHS; McGreal & Joseph, 1993)
11. Difficulties in Emotion Regulation Scale (DERS; Gratz & Roemer, 2004)
12. Dispositional Hope Scale (DHS; Snyder et al., 1991)
13. Distress Tolerance Scale (DTS; Simons & Gaher, 2005)
14. Dyadic Adjustment Scale (DAS; Spanier, 1976)
15. Emotional Quotient Inventory (EQ-I; Dawda & Hart, 2000)
16. Extreme Life Event Inventory (Pérez-Sales et al., 2012)
17. Fagerström Test for Nicotine Dependence (FTND; Heatherton, Kozlowski, Frecker & Fagerström, 1991)
18. Flourishing Scale (FS; Diener et al., 2010)
19. Hamilton Rating Scale for Depression (HRSD; Hamilton, 1960)
20. Health of the Nation Outcome Scale (HoNOS; Pirkis et al., 2005)
21. Hospital Anxiety and Depression Scale (HADS; Zigmond & Snaith, 1983)
22. Integrative Hope Scale (IHS; Schrank et al., 2012)
23. Kentucky Inventory of Mindfulness Skills (KIMS; Baer, Smith & Allen, 2004)
24. Life Orientation Test – Revised (LOT-R; Scheier, Carver & Bridges, 1994)
25. Life Problems Inventory (LPI; Wagner, Rathus & Miller, 2015)
26. Life Satisfaction Scale (Cuadra, 2002)
27. Manchester Short Assessment of Quality of Life (MANSA; Priebe, Huxley, Knight & Evans, 1999)
28. Montgomery Asberg Depression Rating Scale (MADRS; Montgomery & Asberg, 1979)
29. Orientations to happiness (Peterson, Park & Seligman, 2005)
30. Outcome Questionnaire-45 (OQ-45; Lambert et al., 2003)
31. Oxford Happiness Inventory (OHI; Hills & Argyle, 2002)
32. Perceived Stress Scale (PSS; Cohen, Kamarck & Mermelstein, 1983)
33. Positive Psychotherapy Inventory (PPTI; Rashid & Ostermann, 2009)
34. Positive Psychotherapy Inventory – Children Version (PPTI-C; Rashid & Anjum, 2008)
35. Post-Stress Disorder Checklist – Civilian Version (PCL-C; Weathers, Litz, Huska & Keane, 1994; spanische Fassung: Costa-Requena & Gil, 2010)
36. Post-traumatic Growth Inventory (PTGI; Tedeschi & Calhoun, 1996)
37. Recovery Assessment Scale (RAS; Corrigan, Salzer, Ralph, Sangster & Keck, 2004)
38. Respiratory sinus arrhythmia (RSA; Berntson et al., 1997); measures heart rate variability
39. Rogers Empowerment Scale (RES; Rogers, Ralph & Salzer, 2010)
40. Rosenberg Self-Esteem Scale (RSE-S; Blaskovich & Tomaka, 1991)
41. Satisfaction with Life Scale (SWLS; Diener, Emmons, Larsen & Griffin, 1985)
42. Savoring Beliefs Inventory (SBI; Bryant, 2003)
43. Scale of Positive and Negative Experience (SPANE; Diener et al., 2010)
44. Scales of Psychological Well-being (SPWB; Ryff, 1989)
45. Self-Esteem Rating Scale-Short Form (SERS-SF; Lecomte, Corbiere & Laisne, 2006)
46. Sense of Coherence Scale (SCS; Eriksson & Lindstrom, 2006)
47. Short Depression-Happiness Scale (SDHS; Joseph & Linley, 2006)
48. Social Functioning Scale (SFS; Birchwood, Smith, Cochrane & Wetton, 1990)
49. Social Skills Rating System (SSRS; Gresham & Elliot, 1990)
50. Structured Clinical Interview for DSM-IV Axis I (SCID; First, Spitzer, Gibbon & Williams, 2007)
51. Students' Life Satisfaction Scale (SLSS; Huebner, 1991)
52. Subjective Happiness Scale (SHS; Lyubomirsky & Lepper, 1999)
53. Symptom Checklist-90 Revised (SCL-90R; Derogatis, 1983)
54. Values in Action-Youth (VIA-Youth; Park & Peterson, 2006)
55. Warwick-Edinburgh Mental Well-Being Scale (WEMWBS; Tennant et al., 2007)
56. Working Alliance Inventory (WAI; Horvath & Greenberg, 1989)
57. Zung Self-Rating Depression Scale (ZSRS; Zung, 1965)

Teil II
Therapiesitzungen

Kapitel 6
Ablauf der Sitzungen und therapeutischer Prozess

Ziel von Teil II dieses Manuals ist es, therapeutischen Fachpersonen mit unterschiedlichen beruflichen Hintergründen die für die Anwendung der Positiven Psychotherapie (PPT) notwendigen Fertigkeiten zu vermitteln. Darüber hinaus sollen sie befähigt werden, die Methoden der PPT so anzupassen und zu verfeinern, dass sie sie in verschiedenen klinischen Settings anwenden können. Tabelle 9 zeigt die grundlegende Struktur der Sitzungen für die Einzel- und Gruppentherapie, die im Wesentlichen auch der Struktur der Kapitel 7 bis 21 entspricht. Wir haben uns größte Mühe gegeben, auf der Basis wissenschaftlicher Befunde und unserer eigenen klinischen Erfahrungen therapeutische Bedingungen zu operationalisieren, die positive Emotionen, Engagement, erfüllende Beziehungen, Sinn sowie Zielsetzungen fördern, um so Genesung und Resilienz begünstigen zu können. Die in diesem Teil beschriebenen Sitzungen bieten Handlungsmöglichkeiten und Strategien, die als sanft und eindeutig, aufeinander aufbauend und modifizierbar, empathisch und effektiv gelten können.

6.1 Einführung in die PPT

Mit den folgenden Erläuterungen können Sie Ihren Klienten das Konzept der PPT näherbringen:

> Die Positive Psychotherapie (PPT) ist ein therapeutischer Ansatz, der Ihren Symptomen Stärken, Ihren Schwächen Tugenden und Ihren Mängeln Fähigkeiten entgegensetzt, damit Sie mit komplexen Situationen und Erfahrungen besser umgehen können.
>
> Das menschliche Gehirn achtet und reagiert stärker auf Negatives als auf Positives. In der PPT geht es darum, unsere positiven Seiten aktiv zu stärken. Um mit schwierigsten Herausforderungen im Leben fertig zu werden, brauchen wir unsere stärksten inneren Ressourcen, die uns auch für die Zukunft stark und widerstandsfähig machen. So wie Gesundheit besser ist als Krankheit, ist Bewältigung besser als Stress, Kooperation besser als Konflikt, Hoffnung besser als Verzweiflung und Stärke besser als Schwäche.
>
> Was wir im Rahmen der PPT unter „positiven Seiten“ verstehen, geht in erster Linie auf Dr. Martin Seligmans Konzept des Wohlbefindens zurück. Seligman unterteilt Glück und Wohlbefinden in fünf wissenschaftlich mess- und lehrbare Aspekte: (a) *P*ositive Emotionen; (b) *E*ngagement; (c) Beziehungen („*R*elationships“); (d) Sinn („*M*eaning“); und (e) Leistung („*A*ccomplishment“). Die Anfangsbuchstaben aller fünf Aspekte bilden das Akronym „PERMA“ (Seligman, 2012). Diese Auswahl soll weder erschöpfend sein, noch soll sie andere Aspekte ausschließen. In entsprechenden Forschungsarbeiten konnte jedoch gezeigt werden, dass eine Erfüllung in diesen Bereichen mit einem geringeren Ausmaß an Belastung und höherer Zufriedenheit zusammenhängt.
>
> Die Methoden der PPT ermöglichen es Ihnen, Ihre Stärken aus verschiedenen Blickwinkeln zu betrachten. Konkrete Übungen werden Sie dabei unterstützen, das zu entwickeln, was wir „praktische Weisheit“ nennen. Situationen, in denen praktische Weisheit zum Einsatz kommen kann, könnten z. B. folgende sein: Entscheidungen darüber, ob man einen neuen riskanten Weg einschlagen oder lieber am Bewährten festhalten möchte, Finden des richtigen Gleichgewichts zwischen Fairness und Freundlichkeit oder die Frage, wie man sich einer Freundin gegenüber empathisch zeigen, aber dennoch objektiv bleiben kann. Praktische Weisheit kann Ihnen dabei helfen, besser mit schwierigen Situationen umzugehen und angesichts vieler Optionen eine wirklich kluge Lösung zu wählen.

In der PPT werden vor allem die Stärken betont; allerdings müssen diese immer auch im Kontext betrachtet werden. Unter manchen Umständen kann es sogar zielführender sein, negative Gefühle wie Trauer oder Angst zuzulassen, vor allem dann, wenn das eigene Leben gefährdet sein könnte. Seine Wut in Form von Protest zu äußern – um damit gesellschaftliche Veränderungen zu erwirken – wird vermutlich eher zum Ziel führen, als sich mit den Gegebenheiten zu arrangieren. Wir werden hier zusammen daran arbeiten, Ihren Schmerz und Ihre Verletzungen besser zu verstehen, und wir werden auch versuchen, diesem Schmerz einen Sinn abzugewinnen.

Tabelle 9: Grundlegende Sitzungsstruktur in der PPT

Konzept und Hintergrund	In diesen Abschnitten werden die evidenzbasierten Konzepte bzw. der theoretische Hintergrund des jeweiligen Sitzungsthemas in einfacher Sprache beschrieben, sodass Therapeuten sie gut wiedergeben oder paraphrasieren können.
Entspannungsübung	Jede Sitzung beginnt mit einer Entspannungsübung; in der Regel werden die Klienten durch eine drei- bis fünfminütige Entspannungsübung geführt.
Dankbarkeitstagebuch	• Nach der Entspannungsübung lesen die Klienten einen positiven Eintrag der vergangenen Woche aus ihrem Dankbarkeitstagebuch vor. • Der Therapeut fragt nach Erlebnissen oder Geschehnissen in Bezug auf die Stärken der Klienten. • Die Klienten erzählen von – kleinen oder großen – positiven Emotionen und auch von ihren Überlegungen, wie es dazu gekommen ist. • Der Therapeut berichtet von aktuellen positiven Ereignissen aus den Medien.
Rückblick	Therapeut und Klienten gehen das zentrale Thema/Konzept und die Übungen der letzten Sitzung durch. Der Therapeut ermutigt die Klienten, ihre Erfahrungen, Reaktionen und Überlegungen zu den in der vorherigen Sitzung diskutierten Inhalten und durchgeführten Übungen mitzuteilen.
Praktische Übung	In jeder Sitzung wird mindestens eine praktische Übung durchgeführt. Viele der Übungen sind so konzipiert, dass sie über die Sitzung hinaus im Alltag angewandt werden, damit die Klienten zu Hause weiter üben bzw. die gelernten Inhalte umsetzen können.
Reflexion und Diskussion	Gezielte Fragen regen die Klienten an, die in den Sitzungen durchgeführten Übungen zu reflektieren und gemeinsam mit dem Therapeuten darüber zu diskutieren.
Fallbeispiel	Jedes Kapitel enthält mindestens ein Fallbeispiel aus der klinischen Praxis der Autoren (zum Schutz der Privatsphäre der Klienten wurden alle persönlichen Informationen abgeändert).
Modifikationen	Die vorgestellten PPT-Übungen sind möglicherweise nicht in jeder therapeutischen Situation effektiv, weshalb Anpassungsmöglichkeiten beschrieben werden.
Kultursensibles Vorgehen	Für alle Sitzungsthemen wird auf kulturelle Besonderheiten eingegangen, die für ein kultursensibles Vorgehen berücksichtigt werden sollten.
Aufrechterhaltung	Es werden konkrete Empfehlungen für die Klienten aufgelistet, die sie darin unterstützen können, auch in Zukunft die gelernten Strategien anzuwenden.
Entspannungsübung	Wir empfehlen, jede Sitzung mit der gleichen kurzen Entspannungsübung zu beenden, mit der sie auch begonnen hat.
Weiterführende Informationen	Jedes Kapitel enthält eine Auflistung von weiterführenden Quellen (Literatur, Videos und Weblinks).

Im Anschluss an diese Einführung gehen Sie am besten die einzelnen Elemente der Sitzungen (vgl. Tab. 9) mit Ihren Klienten durch. Auf diese Weise lassen sich Befürchtungen oder Unklarheiten frühzeitig erkennen und ansprechen, ehe sich diese im Laufe der Therapie verstärken und verfestigen. Sind Klienten beispielsweise irritiert oder ambivalent (z. B.: „Ich bin mir nicht sicher, ob Positive Psychotherapie das Richtige bei meinen langjährigen psychischen Problemen ist" oder „Diese Themen klingen ja alle sehr interessant, aber wo und wie werden meine Symptome behandelt?"), kann es hilfreich sein, sie über den Ansatz genauer aufzuklären, damit sie noch besser von der Behandlung profitieren können. Möglicherweise sind etwaige Irritationen oder Unsicherheiten auch dem aktuellen Gemütszustand zuzuschreiben, oder der Klient ist mit dem Behandlungsansatz noch nicht hinreichend vertraut. An dieser Stelle kann ein Überblick über die Phasen der PPT gegeben werden:

Die PPT lässt sich in drei Phasen unterteilen:

- In Phase 1 geht es darum, Ihre eigene Geschichte zu erzählen, indem Sie Ihre Stärken aus verschiedenen Perspektiven beleuchten. Sie lernen Ihre Signaturstärken kennen und formulieren auf deren Grundlage bedeutsame Ziele.
- In Phase 2 geht es um die Stärkung positiver Emotionen und einen – unterstützten – Umgang mit negativen Erinnerungen, Erfahrungen und Gefühlen. All diese negativen Dinge können Sie in Ihrer persönlichen Entwicklung aufhalten und Sie daran hindern, sich weiterzuentwickeln.
- Phase 3 konzentriert sich auf Ihre positiven Beziehungen und auf das, was diese Beziehungen festigt und stärkt. In dieser letzten Phase der Therapie wird es auch darum gehen, Sinn in Ihrem Leben zu erkunden.

6.2 Der therapeutische Prozess

In diesem Abschnitt betrachten wir detailliertere psychotherapeutische Aspekte, die für die PPT von Bedeutung sind. Wir gehen u. a. auf folgende Themen ein: Festlegung der Grundregeln, Förderung des therapeutischen Prozesses, therapeutische Beziehung, intrinsische Motivation, Engagement, Veränderungsprozess, Feedback, Monitoring des Therapieverlaufs, Rückfallprävention, Veränderungen im Therapieverlauf.

Grundregeln festlegen

Es ist wichtig, sich auf einige Grundregeln für die gesamte Therapie zu einigen. Sie sollten diese Grundregeln zu Beginn der Behandlung gemeinsam mit den Klienten besprechen und deren Einhaltung immer wieder überprüfen und ggf. darauf hinweisen. Sollten Klienten sich jedoch der Mitarbeit verweigern, passiv werden, den Schwerpunkt der im Rahmen der Therapie zu erlernenden Fähigkeiten eigenmächtig verändern wollen oder einem Erwerb dieser Fähigkeiten grundsätzlich vermeidend gegenüberstehen, sprechen Sie dies direkt an; zeigen Sie sich empathisch und erkundigen Sie sich nach den Gründen für diese Zögerlichkeit. Es liegt letztendlich in Ihrer Verantwortung, den therapeutischen Prozess zu steuern. Wenn Klienten sich – aus welchen Gründen auch immer – zu sehr vom eigentlichen Zweck der Behandlung entfernen, sollten Sie die Behandlung achtsam beenden oder auf angemessene Alternativen verweisen.

Vertraulichkeit

Sprechen Sie auch über Ihre jeweiligen Rollen und Verantwortlichkeiten. Sichern Sie Ihren Klienten Vertraulichkeit nach den für Sie geltenden gesetzlichen Bestimmungen zu. In Gruppen, in denen die Klienten sensible Informationen von den anderen Gruppenmitgliedern erfahren, erklären Sie verbindlich, dass alle konkreten Details in Bezug auf persönliche Berichte und Erfahrungen innerhalb der Gruppe bleiben müssen, die Klienten außerhalb der Gruppe aber mit anderen in allgemeiner Form darüber sprechen können, was sie in den Sitzungen gelernt haben.

Entspannung

Beginnen Sie die Sitzungen mit einer kurzen (drei- bis fünfminütigen) Entspannungsübung. Geeignete Übungen sind in Anhang A (Entspannungs- und Achtsamkeitsübungen) beschrieben (dieser Anhang findet sich auch im Arbeitsbuch sowie als separate PDF-Datei bei den Online-Materialien). Im Gruppensetting können Sie vor Beginn jeder Sitzung Entspannungsmusik abspielen. Dies kann dazu beitragen, eine beruhigende und sichere Atmosphäre zu schaffen und die Teilnehmenden ermutigen, tiefer in die Themen einzutauchen, die es zu bearbeiten gilt.

Therapeutische Beziehung

Wie in jeder anderen Therapie sind der Aufbau und die Aufrechterhaltung einer authentischen, herzlichen, vertrauensvollen und partnerschaftlichen Beziehung auch in der PPT wesentlich, um die Motivation der Klienten und das Engagement der Therapeuten für günstige therapeutische Veränderungen aufrechtzuerhalten. Überprüfen Sie die therapeutische Beziehung regelmäßig, um sicher zu sein, dass es keine Brüche gibt. Anzeichen für solche Brüche können z.B. anhaltender Widerspruch, mangelndes Engagement bei den therapeutischen Aufgaben, fehlendes Verständnis für therapeutischen Fortschritt, Stillstand oder eine völlig zum Erliegen gekommene Kommunikation zwischen Klient und Therapeut sein.

Intrinsische Motivation

Einige Klienten verlieren ihre Motivation, wenn sie keine unmittelbaren Erfolge ihrer Bemühungen sehen. Anderen fehlt die Zuversicht in ihre eigene Fähigkeit, die Übungen erfolgreich auszuführen. Wieder anderen mangelt es an der nötigen sozialen Unterstützung, um die Übungen mit Erfolg zu absolvieren (Ryan, Lynch, Vansteenkiste & Deci, 2011). All dies kann die Motivation der Klienten beeinträchtigen. Nach Ryan und Kollegen kommen die meisten Menschen nicht intrinsisch motiviert zur Therapie. Sie rechnen nicht damit, dass die Therapie eine Aktivität sein kann, die aus sich selbst heraus Freude und Regeneration schafft. Motivierender kann es für die Klienten sein, die Therapie als Mittel zur Erreichung bedeutsamer eigener Ziele zu sehen, wie z.B. eine bessere Karriere, befriedigendere Beziehungen oder ein gesünderer Lebensstil. Fragen Sie daher, welche Ergebnisse sich jeder Klient am dringlichsten wünscht. Wenn Sie die Antworten auf diese Frage mit den Werten der jeweiligen Klienten verbinden, wird dies ihnen helfen, die Motivation für die notwendigen Veränderungen aufrechtzuerhalten.

Aktives Engagement

Die PPT ist eine aktive Therapie. Sie geht nicht allein von der Annahme aus, dass eine sichere therapeutische Beziehung und eine ausführliche Erörterung der Probleme ausreichen, um unerwünschtes Verhalten zu ändern. Die PPT ist vor allem eine aktive Therapie in dem Sinne, dass optimale Ergebnisse nur möglich sind, wenn die Klienten sich aktiv einbringen und die im Rahmen der Therapie vermittelten Fertigkeiten in ihrem Alltag üben und anwenden. Die Übungen durchzuführen – sowohl innerhalb als auch außerhalb der Sitzungen – ist für das Erreichen des gewünschten Ergebnisses unerlässlich.

Hoffnung

Hoffnung stellt im menschlichen Veränderungsprozess eine wichtige Größe dar. Über verschiedene theoretische Ausrichtungen hinweg fungiert sie als gemeinsames Element in der Therapie (Frank & Frank, 1991). Seligman (2002b) ist der Auffassung, dass das Erzeugen von Hoffnung eine wichtige und zutiefst wirksame therapeutische Strategie darstellt, die aber häufig pauschal in die abwertend und unzutreffend bezeichnete Kategorie der „unspezifischen Effekte" eingeordnet wird. Die Datenlage zeigt, dass Hoffnung eine herausragende Rolle dabei spielt, Veränderungen schon in der Anfangsphase einer Psychotherapie (innerhalb der ersten drei bis vier Sitzungen) voranzubringen (Hanna, 2002; Schrank, Stanghellini & Slade, 2008). Wird Hoffnung früh in der Therapie eingeführt, kann sie Klienten stärken und befähigen, an eine bessere Zukunft zu glauben (Frank & Frank, 1991). Die Arbeitsgruppe um Beck bezeichnete Therapeuten als „Hoffnungslieferanten" (Newman, Leahy, Beck, Reilly-Harrington & Gyulai, 2002, S. 86). Sie betonte die Wichtigkeit therapeutischer Techniken und Fähigkeiten, die gezielt ein Gefühl von Hoffnung bei den Klienten wecken, welche ja oft in einem Zustand der Verzweiflung und Hoffnungslosigkeit eine Therapie beginnen.

Obwohl die Bedeutung von Hoffnung stark hervorgehoben wurde, gibt es bisher erst wenige empirische Untersuchungen darüber, wie Hoffnung gezielt von Psychotherapeuten gefördert werden kann (Larsen, Edey & LeMay, 2007). In einer Fallstudie untersuchten Larsen und Stege (2010), wie Hoffnung konkret in der therapeutischen Praxis umgesetzt wurde. Sie empfehlen, dieses Element eher implizit in der Psychotherapie einzusetzen, ohne das Wort „Hoffnung" explizit zu gebrauchen, und des Weiteren die Ressourcen der Klienten zu betonen, z.B. persönliche Stärken, kürzlich stattgefundene Veränderungen und das Vorhandensein sozialer Unterstützung.

Die Klienten können dazu aufgefordert werden, ihre persönliche Geschichte zum Thema Stärken und Veränderung zu reflektieren. Von den eigenen Stärken zu erzählen, stellt einen wichtigen Baustein in der PPT dar, der von Therapiebeginn an zum Tragen kommt. Bereits in der ersten Übung, dem *Positiven Auftakt*, geht es darum, zu reflektieren, welches Erlebnis das Beste an einem selbst zum Vorschein gebracht hat, und dies in Form einer Geschichte aufzuschreiben und vorzutragen. Ähnlich bringt eine Einschätzung der eigenen Stärken mit sich, dass vertieft über Lebenserfahrungen nachgedacht wird, die eben diese Stärken in verschiedenen Situationen belegen. Weiterhin bringen Übungen wie *Dankbarkeitstagebuch* und *Dankesbrief, REACH, Vergebungsbrief, Expressives Schreiben* und *Positives Vermächtnis* Narrative von Stärke und Veränderung in Gang. Somit kann die PPT als ein therapeutischer Ansatz angesehen werden, der von Beginn an aktiv Hoffnung macht und die Quelle dieser Hoffnung während der gesamten Behandlung weiter am Sprudeln erhalten will.

Inanspruchnahme von weiteren Behandlungsangeboten

Fragen Sie Ihre Klienten, ob sie derzeit andere Angebote mit therapeutischen Elementen wahrnehmen, auch im Bereich der Komplementär- oder Alternativmedizin (z. B. Kräuterheilkunde, Homöopathie, Reiki), die ggf. bestimmte Lebensauffassungen befürworten oder für einen bestimmten Lebensstil eintreten. Erörtern Sie gemeinsam, ob diese Angebote die PPT-Übungen ergänzen oder sich kontraproduktiv auf die Durchführung der Übungen auswirken könnten.

Veränderungsprozess

Einige Klienten könnten aus externen Gründen motiviert sein – z. B. weil sie auf Drängen wichtiger Bezugspersonen eine Behandlung aufgenommen haben oder weil ihnen die Therapie verordnet wurde – und sind möglicherweise auf eine rasche und einfache therapeutische Lösung aus. Andere sind vielleicht aufgrund akuter Belastung ernsthaft interessiert, schrecken jedoch zurück, wenn sie erfahren, dass ihre aktive Mitarbeit in der Therapie gefordert ist. Solchen Klienten könnte es schwerfallen, schon lange bestehende negative Verhaltensmuster abzustreifen. An dieser Stelle kann erläutert und Verständnis dafür gezeigt werden, dass Verhaltensmuster eine gewisse Chronizität aufweisen können. Besonders wichtig ist hier eine tragfähige therapeutische Beziehung, in der den Klienten empathisch begegnet und ihnen vermittelt wird, dass sie zur Veränderung fähig und ihrer auch würdig sind. Helfen Sie Ihren Klienten, sich Veränderung auf konkrete, realistische und optimistische Weise vorzustellen, die freilich ihre Zeit brauchen wird.

Modifikationen

Zu den PPT-Übungen, die in diesem Manual vorgestellt werden, werden jeweils konkrete Instruktionen für eine effektive Anwendung gegeben. Falls die Motivation eines Klienten nachlässt, können die Übungen so angepasst werden, dass sie sein Interesse wecken und auf seine individuellen Bedürfnisse abgestimmt sind. Hierfür sollte jedoch ausreichende therapeutische Erfahrung vorhanden sein. In den Kapiteln zu den einzelnen Therapiesitzungen werden mögliche Anpassungen jeweils im Abschnitt „Modifikationen“ beschrieben. Diese ermöglichen Ihnen eine gewisse Flexibilität, um die Motivation der Klienten aufrechtzuerhalten.

Ergänzung um weitere Methoden

Nicht alle PPT-Übungen können die Bedürfnisse aller Klienten abdecken. Unbefriedigte Bedürfnisse können der Behandlung jedoch zuwiderlaufen. Erfahrungen des Therapeuten mit anderen Behandlungsmethoden und -manualen können daher ergänzende Möglichkeiten bieten. Solche Methoden können z. B. hilfreich sein, wenn es um notwendige Modifikationen bei bestimmten Störungsbildern geht. Dies kann die Behandlung angepasster, ganzheitlicher und effektiver machen.

Feedback

Psychotherapie ist – anders als Erziehung, Mentoring, Unterricht, Führung im beruflichen Kontext oder Verhandeln – grundsätzlich als intimer, zwischenmenschlicher Prozess zu sehen, der nur dann wirksam sein kann, wenn der Klient aktiv daran teilhat. Daher ist es wichtig, dass Therapeuten ihre Klienten zu Diskussionen anregen und immer wieder ihr ehrliches Feedback einfordern, um sicherzugehen, dass sie das Ziel der jeweiligen Therapieinhalte auch verstanden und verinnerlicht haben. Besprechen Sie mit den Klienten, was für sie funktioniert hat und was nicht – und was an dem, was funktionierte, gut für sie war und was nicht.

In der PPT wird angestrebt, das Verhältnis zwischen Positivem und Negativem auf vorsichtige Weise auszubalancieren. Achten Sie daher darauf oder fragen Sie explizit nach, wie die Klienten die Inhalte und das Vorgehen in den Sitzungen und die praktischen Übungen wahrnehmen. Erscheint ihnen der Lernprozess machbar und gewinnbringend? Starke psychische Belastung kann dazu führen, dass manche Klienten die zentralen Konzepte bestimmter Themen oder Übungen nicht vollständig erfassen. Bieten Sie deshalb beim Erwerb neuer Fertigkeiten Unterstützung an oder modifizieren Sie ggf. die Übungen. Das kontinuierliche Einholen von Feedback kann Ihnen bei der Einschätzung helfen, ob die Therapie effektiv ist und ob die Klienten sich verbessert oder ob sie sich verschlechtert haben. Dieser Austausch bietet die Möglichkeit, die Behandlung nach Bedarf anzupassen (Lambert, Hansen & Finch, 2001).

Monitoring des Therapieverlaufs

Im Verlauf der gesamten PPT ist es wichtig, dass Sie dafür sensibilisiert sind, dass sich der Zustand von Klienten auch verschlechtern kann, und dies – mithilfe reliabler Messinstrumente – überprüfen. Wie bereits an früherer Stelle erwähnt, ziehen etwa 30 bis 40 % der Klienten keinen Nutzen aus einer Psychotherapie, und bei einer kleinen Gruppe – zwischen 5 und 10 % – verschlechtert sich der Zustand sogar (Lambert, 2007). Beginnen Sie eine Therapie stets mit Zuversicht, aber seien Sie sich darüber bewusst, dass die PPT nicht für alle und nicht jederzeit funktionieren kann und muss. Setzen Sie reliable und valide Verfahren zur Verlaufsmessung ein. Dies kann Sie dabei unterstützen, den Therapieerfolg (oder einen ausbleibenden Erfolg) besser zu überwachen und rechtzeitig angemessene klinische Entscheidungen zu fällen. Wenn Sie bemerken, dass Klienten nicht mitarbeiten, keine Fortschritte machen oder gar Rückschritte auftreten, erkunden Sie ihre Motivation und sprechen Sie dieses Thema in der Sitzung an. Feedback von Klienten, die die Behandlung abgebrochen haben, kann sehr hilfreich sein, um Behandlungselemente zu identifizieren, die noch verbessert werden könnten. Wir empfehlen unbedingt eine regelmäßige Rücksprache und Diskussion mit Kollegen, um die eigene Arbeit im Therapieverlauf besser einschätzen und anpassen zu können.

Rückfallprävention

Im Laufe jeder Behandlung können Klienten einen Rückfall erleiden. Dafür kann es zahlreiche Gründe geben – nachlassende Motivation ist nur einer davon. Ein Rückfall ist ein kritisches Ereignis. Besprechen Sie in klaren Worten die Auslöser und Bedingungen, die einen Rückfall begünstigen können (z.B. Jahrestage, bestimmte Orte oder Begegnungen mit bestimmten Personen).

Auch negative Emotionen und Erfahrungen können Klienten für einen Rückfall anfällig machen. Führen Sie daher PPT-Übungen (z.B. *Dankbarkeitstagebuch, Entschleunigen und Genießen* oder eine kreative Aktivität, die den Einsatz von Signaturstärken erfordert) in den Sitzungen durch, um positive Emotionen zu generieren. Forschungsarbeiten zeigen, dass positive Emotionen Denkweisen erweitern können (Fredrickson, 2009). Mit größerer Wahrscheinlichkeit gewinnen Klienten ihre Motivation zurück, wenn sie positive Emotionen erleben. Freude, spielerisches Verhalten, Interesse und Neugier führen dazu, dass im Vergleich zu anfänglich negativen Haltungen wie Langeweile und Zynismus mehr korrekte Informationen gespeichert und abgerufen werden (Fredrickson & Losada, 2005). Positive Emotionen können auch eine wichtige Rolle spielen, wenn es darum geht, die Motivation von Klienten aufrechtzuerhalten. Die PPT-Übungen zielen darauf ab, positive Emotionen zu erzeugen. Erörtern Sie daher gemeinsam mit Ihren Klienten, wie das Erleben positiver Emotionen im Rahmen dieser (innerhalb oder außerhalb der Sitzungen durchgeführten) Übungen zur intrinsischen Motivation beitragen kann.

Veränderungen im Therapieverlauf

In Kapitel 5 haben wir angesprochen, dass in der Therapie keine lineare Verbesserung erwartet werden kann, weil die Motivation, lange bestehende Verhaltens- und emotionale Muster zu verändern, im Verlauf der Therapie Schwankungen unterworfen sein kann. Auch die Bereitschaft der Klienten zur Veränderung kann variieren. Daher ist es wichtig, auf Veränderungen positiv zu reagieren und sich die Möglichkeit für Anpassungen der Therapieziele offen zu halten. Ziele, die konkret und in Bezug auf die vorhandenen Belastungen sowie die angestrebten Veränderungen relevant sind, tragen zum Therapieerfolg bei.

Theoretische Grundlagen

Die Motivation von Klienten verändert sich bei Änderungen der persönlichen Umstände. Sie können die Gründe für solche motivationalen Veränderungen gemeinsam erörtern und zudem, je nach Bedarf, auch Kollegen konsultieren. Wichtig ist, dass Sie sich mit den evidenzbasierten theoretischen Grundlagen der PPT vertraut machen. Sie werden unweigerlich bestimmte Situationen erleben, in denen sich die in diesem Manual beschriebenen, stark strukturierten

Übungen nicht wie hier dargestellt anwenden lassen. Ein solides Wissen über die PPT-Theorie wird Ihnen aber dabei helfen, die Übungen auch für solche Situationen anzupassen. Dennoch ist es wichtig, solche Modifikationen in Abstimmung mit den Klienten vorzunehmen, indem ihnen verschiedene Möglichkeiten zum Erreichen der angestrebten Ziele angeboten werden.

Die nun folgenden Kapitel beschreiben die 15 Therapiesitzungen, die das Herz der PPT ausmachen, jeweils mit zentralen Konzepten, Übungen, Fragen zur Reflexion und Diskussion, Fallbeispielen, Empfehlungen für Modifikationen, Hinweisen für ein kultursensibles Vorgehen, Tipps zur Aufrechterhaltung der Motivation sowie weiterführenden Informationen.

Kapitel 7
Sitzung 1 – Positiver Auftakt und Dankbarkeitstagebuch

Überblick

In Sitzung 1 machen sich die Klienten mit der therapeutischen Umgebung vertraut und es werden die jeweiligen Rollen und Verantwortlichkeiten von Therapeut und Klienten geklärt. Den Klienten wird vermittelt, wie man das Gefühl der Dankbarkeit mithilfe eines Tagebuchs kultivieren und sich der Auswirkungen von Dankbarkeit auf das Wohlbefinden bewusst werden kann. Die beiden PPT-Übungen, die in dieser Sitzung zur Anwendung kommen, sind *Positiver Auftakt* und *Dankbarkeitstagebuch*.

Inhalt

- Konzept und Hintergrund (1): Positiver Auftakt
- Einleitende Entspannungsübung
- Praktische Übung: *Positiver Auftakt*
- Reflexion und Diskussion
- Fallbeispiele
- Modifikationen
- Kultursensibles Vorgehen
- Aufrechterhaltung
- Konzept und Hintergrund (2): Dankbarkeit
- Praktische Übung: *Dankbarkeitstagebuch*
- Reflexion und Diskussion
- Fallbeispiel
- Modifikationen
- Kultursensibles Vorgehen
- Aufrechterhaltung
- Abschließende Entspannungsübung
- Weiterführende Informationen

Materialien

- Arbeitsblatt 1.1: Positiver Auftakt
- Dankbarkeitstagebuch (Anhang B)

7.1 Konzept und Hintergrund (1): Positiver Auftakt

Eine Psychotherapie gehört zu den wenigen Gelegenheiten in unserem Leben, unsere eigene Lebensgeschichte auf eine Art und Weise mitteilen zu dürfen, die so in keiner anderen sozialen Interaktion möglich ist (Adler & McAdams, 2007). Wird ein Großteil der psychotherapeutischen Interaktion lediglich damit verbracht, vergangenen Verletzungen, Beleidigungen und Wunden nachzuspüren, geht die Gelegenheit verloren, Aspekte der eigenen Persönlichkeit zu integrieren, die durch rigides Denken, labile Emotionen oder unsichere Beziehungen aus dem Bewusstsein geraten sein könnten. Indem Klienten eine bedeutsame Erfahrung achtsam erinnern, sie in eine Geschichte einweben (mit Anfang, Mitte und Ende), sie aufschreiben und mit jemandem teilen, haben sie die Chance, wichtige Aspekte ihrer Persönlichkeit, aus denen sie persönliche Stärke beziehen können, neu zu bewerten, neu zu würdigen und neu abzuspeichern. Die einleitende Übung in der PPT, der *Positive Auftakt*, kann als Katalysator fungieren, um ein gesünderes und resilienteres Selbstkonzept herzustellen oder wiederherzustellen. Diese Übung erlaubt sowohl Klienten als auch Therapeuten, die berichtete Erfahrung als Teil der gesamten Persönlichkeit zu betrachten.

Der *Positive Auftakt* ermutigt Klienten, ein bedeutsames Ereignis oder eine Erfahrung mit positivem Ausgang aktiv zu erinnern. Das Abrufen positiver Erinnerungen spielt eine wichtige Rolle bei der Stimmungsregulation (Joormann, Siemer & Gotib, 2007). Besonders in der frühen Phase des therapeutischen Prozesses haben das Reflektieren, Schreiben, Teilen und eventuelle Neufassen eines persönlichen Höhepunkts das Potenzial, positive Emotionen zu schaffen. Das Kultivieren positiver Emotionen zu Beginn der Therapie sagt zuverlässig therapeutische Veränderungen vorher, indem es die Klienten in die Lage versetzt, neue Ideen und Perspektiven zu erwägen und langfristige Ressourcen aufzubauen (Fitzpatrick & Stalikas, 2008).

Klienten kommen häufig mit Fragen der folgenden Art in die Therapie: Warum habe ich versagt? Warum haben andere mich unfair behandelt? Werde ich meine Ziele je erreichen können? Der Vorgang des Schreibens (ob mit Stift und Papier, Laptop/PC oder einem anderen elektronischen Gerät) erlaubt den Klienten, sich früherer Wirksamkeit bewusst zu werden (etwas in der Vergangenheit erfolgreich gemeistert zu haben) und ihren gegenwärtigen Zustand mit jeglichen – subtilen oder deutlichen – Veränderungen, die sie seitdem erlebt haben, in Beziehung zu setzen. Glückliche und gereifte Menschen neigen dazu, Episoden des persönlichen Wachstums und der Erlösung in ihren Lebensgeschichten zu beleuchten (McAdam, 2008). Der *Positive Auftakt* kann Klienten als Wegweiser dienen, um ihre persönliche Geschichte, vom jetzigen Standpunkt aus gesehen und im Hinblick auf ihre eigene Zukunft, neu zu formulieren, um so für sich selbst positivere und erfolgreichere Erfahrungen zu erzeugen.

7.2 Einleitende Entspannungsübung

Jede Sitzung sollte mit einer kurzen Entspannungsübung beginnen (vgl. hierzu Anhang A: Entspannungs- und Achtsamkeitsübungen; dieser Anhang ist auch im Arbeitsbuch sowie als separate PDF-Datei bei den Online-Materialien enthalten).

7.3 Praktische Übung: Positiver Auftakt

Bei dieser ersten Übung stellen sich die Klienten anhand einer Geschichte aus ihrem bisherigen Leben vor. Zur Ermutigung können Sie selbst mit einem Beispiel vorangehen. Zur Illustration findet sich weiter unten eine tatsächlich erlebte Begebenheit von einem der Autoren; hierzu gibt es auch einen Videoclip, in dem er darüber berichtet (vgl. Weiterführende Informationen). Solche Beispiele können den Klienten als Unterstützung dienen, ihre eigenen Geschichten zu formulieren.

Sie können die Übung folgendermaßen einleiten:

> Machen Sie es sich in Ihrem Sitz bequem. Lehnen Sie sich an die Rückenlehne des Stuhls, stellen Sie die Füße flach auf den Boden und legen Sie die Hände auf Ihren Oberschenkeln ab. Nehmen Sie drei tiefe Atemzüge. Denken Sie an eine Zeit oder an eine Situation, in der Sie eine schwierige Situation auf positive Weise gemeistert haben. Es muss kein großes, lebensveränderndes Ereignis sein. Vielleicht fällt Ihnen ein kleines Erlebnis ein, das das Beste in Ihnen zum Vorschein gebracht hat. Öffnen Sie jetzt die Augen. Nehmen Sie Arbeitsblatt 1.1 (Positiver Auftakt) zur Hand und schreiben Sie über diese Situation. Formulieren Sie Ihren Text in Form einer Geschichte mit Anfang, Mitte und einem positiven Ende.

Geben Sie Ihren Klienten drei bis vier Minuten Zeit, um sich an das Ereignis zu erinnern. Dann bitten Sie sie, wie oben beschrieben, die Augen zu öffnen und das Ereignis (oder alles, was ihnen dazu einfällt) auf dem Arbeitsblatt 1.1 (vgl. S. 104) aufzuschreiben. Die Arbeitsblätter zu diesem Manual finden sich (a) für jede Sitzung jeweils am Ende des entsprechenden Sitzungskapitels, (b) bei den Online-Materialien zu diesem Band sowie (c) im begleitenden Arbeitsbuch, das ebenfalls bei den Online-Materialien zur Verfügung steht. Ermutigen Sie Ihre Klienten, alles frei und ohne Hemmungen aufzuschreiben, und erklären Sie, dass sie nicht alle Einzelheiten der Geschichte schildern müssen. Was Ihre Klienten aufschreiben, ist nur für ihre eigenen Augen bestimmt und soll ihnen helfen, den Erfahrungen, die uns zu bestimmten Zeiten ausmachen, Sinn abzugewinnen. Bitten Sie die Klienten, die Sie in Einzeltherapie behandeln, Ihnen ihre Geschichte oder deren Entstehungsprozess zu schildern: Erfahrungsgemäß erzählen Klienten im Einzelsetting ihre Geschichte fast immer. Im Gruppensetting kann die Geschichte oder deren Entstehungsprozess einem anderen Gruppenteilnehmer erzählt werden. Wichtig ist dabei, dass die erzählende Person sich mit seinem Gegenüber wohlfühlt. Der Gesprächspartner sollte aufmerksam zuhören, damit er das Gehörte ggf. der gesamten Gruppe berichten kann – natürlich nur, wenn der Erzähler damit einverstanden ist. Auch wenn das Erzählen freiwillig geschieht: Die erste Person, die ihre Geschichte mit den anderen teilt, animiert alle anderen dazu, es ihr gleich zu tun.

7.4 Reflexion und Diskussion

Bitten Sie Ihre Klienten, über die folgenden Fragen nachzudenken und sie schriftlich zu beantworten:

- Einige Geschichten werden Teil unserer Selbstwahrnehmung. Wie könnte diese Geschichte Ihr Selbstbild beeinflusst haben?
- Was hat Ihnen geholfen, die Situation zu bewältigen? Beschreiben Sie bitte konkret z.B.:
  - persönliche Eigenschaften, wie z.B. Ausdauer, Optimismus, Glauben,
  - Faktoren aus dem persönlichen Umfeld, z.B. Unterstützung durch enge Freunde, Familienangehörige oder berufliche Beziehungen.
- Sind sich wichtige Bezugspersonen in Ihrem Leben dieser Geschichte auf ähnliche Weise bewusst wie Sie?

Besprechen Sie die Antworten anschließend gemeinsam.

7.5 Fallbeispiele

Fallbeispiel: Was könnt ihr gut?

Der folgende *Positive Auftakt* stammt von einem der Autoren dieses Manuals. Es ist eine wahre Geschichte, die seine Einstellung zu Menschen veränderte und ihn dazu brachte, seine Fragen in der Therapie anders zu stellen. In der Regel teilt er diese Geschichte nicht mit seinen Klienten, aber Sie könnten als Fachperson ebenfalls davon profitieren, Ihre Fragen anders zu formulieren.

Vor einigen Jahren, im New Yorker Stadtteil Brooklyn, als die Tage schon dunkler geworden und die Blätter gefallen waren, schlenderte ich nach dem Unterrichten eines Yoga-Kurses fröhlich zu meinem Auto. Plötzlich spürte ich etwas Hartes, Metallenes in meinem Rücken. Ich drehte mich um und sah, dass ein Teenager mir eine Pistole in die Rippen drückte. Ein Gleichaltriger, vermutlich sein Komplize, schob mich unsanft in Richtung meines Autos und forderte von mir, den Schlüssel herauszugeben. Auf ihr Verlangen setzte ich mich auf den Rücksitz. Während der eine von ihnen weiter die Pistole in meinen Rücken presste, startete der andere den Wagen und lenkte ihn mit rasanter Geschwindigkeit durch die Straßen. Bald hatten wir zwei rote Ampeln überfahren. Von der eben noch erlebten meditativen Ruhe katapultierten mein Körper und mein Geist mich in einen Zustand der vollen Panik mit schwitzigen Händen und pochendem Herzen. Mein Schicksal erschien mir als reinste Katastrophe: Von den staubigen, gefährlichen Straßen in Lahore, Pakistan, hatte ich es bis hierher geschafft, und nun würde mein Traum, einen Doktorgrad in Klinischer Psychologie zu erringen, mit mir in den Straßen Brooklyns zugrunde gehen – bei einer Verfolgungsjagd mit der New Yorker Polizei.

Die beiden Jugendlichen verlangten meine Brieftasche, die ich ihnen natürlich sofort überließ. Ihre Augen leuchteten beim Anblick meiner Kreditkarte. Die aufregende Aussicht, schnell an Geld zu gelangen, steigerte den Druck aufs Gaspedal und eine weitere rote Ampel blieb unbeachtet hinter uns. Aus meiner Panik wurde nun Ultra-Panik. Ich fühle mich komplett hilflos und nahm Zuflucht zu einem tiefen, langen Ujjayi-Yoga-Atemzug – einer alten Beruhigungstechnik. Ihre Wirkung erreichte meinen Geist offenbar schneller als meinen Körper und der therapeutische Instinkt in mir ermutigte mich, mit zitternder Stimme zu stottern: „Ihr habt mein neues Auto, meine Kreditkarte, und wenn ihr wollt, hebe ich am Automaten auch noch Geld für euch ab, weshalb rast ihr dann so? Wenn wir weiter über alle roten Ampeln fahren, stoppt uns am Ende doch nur die Polizei."

Die Polizei patrouillierte regelmäßig durch diesen Teil von Brooklyn, besonders nach Einbruch der Dunkelheit. Die sofortige Reaktion von einem der Jugendlichen war: „Halt bloß die Schnauze, wenn du das Tageslicht noch einmal wiedersehen willst." Mir wurde klar: Das war nicht der richtige Zeitpunkt, um meine therapeutischen Fähigkeiten zu trainieren. Schließlich kann Therapie auch mal nach hinten losgehen. Trotzdem fuhren sie bald darauf langsamer und kamen sogar an einer roten Ampel zum Stehen. Sie suchten jetzt nach einem Geldautomaten, fanden aber keinen, zu dem sie mich hätten bringen können, ohne Aufsehen zu erregen. Ich gönnte mir ein paar weitere Ujjayi-Atemzüge, die mich tatsächlich ruhiger machten und noch einmal den Therapeuten in mir weckten. Ich tat also, was die meisten Therapeuten tun: Ich stellte Fragen. Um meinen Geist von dem katastrophalen Geschehen abzulenken, fing ich an, mit den Jugendlichen Smalltalk zu treiben.

„Und was macht ihr sonst so im Leben?", fragte ich höflich. „Ich meine, außer Autos entführen?" „Warum willst du das wissen?", gab der Fahrer zurück. „Nur so, aus Neugier", antwortete ich. „Hier in Crooklyn", sagte der Fahrer (er meinte Brooklyn), „das ist unser Revier ... Wenn jemand versucht, uns reinzulegen, regeln wir die Sache ... Komm also bloß nicht auf die Idee, uns reinzulegen. Sonst siehst du das Tageslicht nicht wieder."

Ich hatte nur versucht, ein wenig Vertrauen aufzubauen, auch wenn „Vertrauen aufbauen vor gezogener Waffe" in den meisten Vorlesungen zur Klinischen Psychologie nicht behandelt wird. Seine Reaktion brachte mich zum Schweigen. Aber können Therapeuten überhaupt längere Zeit schweigen? Ich glaube nicht. Ich konnte einfach nicht widerstehen, meinem therapeutischen Gespür zu folgen, und fragte aus heiterem Himmel: „Was könnt ihr gut?" Die ersten Reaktionen sollen hier nicht wiedergegeben werden und bleiben deshalb Ihrer Fantasie überlassen. Der raue, umgangssprachliche Ton ihrer Reaktion beleidigte den sturen Therapeuten in mir jedoch nicht, und ich beharrte, sanft weiterbohrend: „Ich wette, ihr seid ziemlich gut darin, euer Revier zu beackern. Aber gibt es noch andere Dinge, die ihr gut könnt?"

Der verwirrte und gleichzeitig leicht amüsierte Ausdruck auf ihren Gesichtern schien zu sagen: „Was haben wir uns da bloß eingefangen?" Nach einer langen, nur mit einem dämlichen Grinsen gefüllten Pause, drückte der Typ neben mir den Lauf der Waffe noch ein wenig fester in meinen Rücken. Ich nahm einige tiefe Atemzüge und formulierte die Frage neu: „In irgendetwas *müsst* ihr doch gut sein." Ich erwartete ein paar weitere „Freundlichkeiten". Stattdessen zog der Fahrer eine CD aus der Jackentasche, schob sie in den Player und drehte die Lautstärke auf. Bald darauf erzitterten die Wände meines Autos in einer ohrenbetäubenden Kakophonie – ich glaube, es war das, was man heutzutage Musik nennt. Einer der beiden Jugendlichen rief: „Wir sind gut in Musik! Wenn wir gut drauf sind, spielen wir Musik und tanzen dazu. Mein Kumpel hier hat ein paar richtig coole Songs dabei."

Mit dröhnender Musik und zuckenden Oberkörpern bestanden meine Gastgeber darauf, dass ich es ihnen gleichtat, da wir, wenn wir uns alle drei im Auto zur Musik bewegten, nicht weiter auffallen würden und niemand Verdacht schöpfen würde. Doch Tanzen, selbst in der sichersten Umgebung, macht mich immer nervös. Vor ihrer geladenen Waffe schwitzend, stellte ich mir schon die Schlagzeile vom nächsten Morgen in der Zeitung vor: „dead man dancing". Ich sagte ihnen, ich könne nicht tanzen. Meine Gastgeber boten höflich an, mir die „Moves" zu zeigen. Sie setzten mir eine verkehrt herum gedrehte Baseballkappe auf und sagten, ich solle ihnen einfach alles nachmachen. Bald bewegte sich mein Oberkörper zu Rhythmen, die mir bis dahin völlig unbekannt gewesen waren. Aufgewachsen mit Bollywood-Songs, hatte ich nie gedacht, dass ich eines Tages in den Straßen Brooklyns mit einer Pistole im Rücken Rap- und Reggae-Moves lernen würde.

Irgendwie vergaßen sie den Plan mit dem Geldautomaten und machten einen Umweg zu einem Imbiss. Sie boten an, mir etwas zu kaufen, was ich höflich ablehnte. Dann besuchten wir einen ihrer Freunde. Nach weiteren 45 Minuten ließen sie mich an einer dunklen Straßenecke in Brooklyn raus und fuhren mit meinem Auto davon. Die Polizei fand es am nächsten Tag mit nur kleinen Schrammen wieder. Meine Kreditkarten waren unbenutzt und mein Laptop im Kofferraum war unberührt geblieben. Seitdem habe ich nie davor zurückgescheut zu fragen: „Was kannst du besonders gut?"

Fallbeispiel: Drei Punkte im Basketball-Endspiel

Dieses Beispiel ist Teil eines *Positiven Auftakts*, den Louis, ein männlicher Klient Anfang 20, zu Beginn seiner Einzeltherapie erzählte. Er kam wegen sozialer Ängste, Antriebsmangel und geringem Selbstvertrauen in die Therapie. Die ersten drei Sitzungen konzentrierten sich auf den Umgang mit seinen aktuellen Problemen. Am

Ende der dritten Sitzung bat der Therapeut Louis, eine Geschichte über sich selbst aufzuschreiben, und gab ihm die entsprechenden Anweisungen mit. In der folgenden Sitzung las Louis zögerlich seine Geschichte vor und vermied dabei weitgehend jeden Blickkontakt.

In der Geschichte ging es um sein letztes Schuljahr, in dem er im Basketballteam seiner Schule spielte. Er war sportlich und hatte sich immer gewünscht, Basketball zu spielen, sich wegen seiner sozialen Ängste jedoch vorwiegend dafür entschieden, auf der Ersatzbank sitzen zu bleiben. Im letzten Spiel der Saison, das in der Schulsporthalle der Gegner stattfand, lag seine Mannschaft nur zwei Punkte zurück und ein wichtiger Spieler zog sich drei Minuten vor Spielende eine Verletzung zu. Der Trainer hatte keine andere Wahl, als Louis aufs Spielfeld zu schicken. Er meinte, in dem Moment habe er sich sehr unwohl gefühlt, berichtete aber weiter: „Obwohl ich vor dem Spiel nervös gewesen war, ging ich in den wenigen Minuten, die ich auf dem Spielfeld war, total in dieser Erfahrung auf. Am Ende war es mir dann völlig egal, wie ich aussah oder was die anderen von meinem Können hielten. Ich war einfach nur da, um meine Pflicht zu erfüllen, und vergaß die stechenden, urteilenden Blicke der anderen."

Louis schloss die Geschichte mit der Bemerkung ab, dass er in der gesamten Saison für seine Mannschaft nur drei Punkte geholt hatte, die jedoch ausreichten, um sein Team in die Play-offs zu bringen.

7.6 Modifikationen

Die Geschichten können mithilfe von Fotos, Gegenständen, Souvenirs oder Andenken, wie Preise, Urkunden oder Anerkennungsschreiben, bebildert oder ausgeschmückt werden. Auch eine digitale Gestaltung in Form von Bilddateien, Videoclips o. Ä. ist möglich. Die Geschichten können persönlich oder elektronisch übermittelt werden.

Es kann auch der Vorschlag unterbreitet werden, dem Therapeuten den *Positiven Auftakt* in einem verschlossenen und mit Namen und Datum versehenen Umschlag zur Aufbewahrung zu übergeben; in Sitzung 15 wird auf diesen wieder zurückgegriffen werden. Nähere Details zur Übung in Sitzung 15 (vgl. Kap. 21) sollten jedoch noch nicht verraten werden. Versichern Sie Ihren Klienten, dass die Umschläge sicher verwahrt und niemandem zugänglich gemacht werden.

Klienten, denen es schwerfällt, sich an eine Begebenheit zu erinnern und einen *Positiven Auftakt* zu verfassen, können Angehörige oder Freunde bitten, eine entsprechende Geschichte über sie aufzuschreiben.

Falls einzelne Klienten auf keine der genannten Möglichkeiten ansprechen sollten, können sie auch über eine beliebige (fiktive) Geschichte oder ein reales Ereignis, bei dem jemand Herausforderungen erfolgreich und auf inspirierende Weise gemeistert hat, schreiben. Davon ausgehend fällt es ihnen möglicherweise leichter, sich an ein eigenes entsprechendes Erlebnis oder eine Erfahrung, die die eigene Resilienz befördert hat, zu erinnern. Alternativ können sie sich einen idealisierten *Positiven Auftakt* von sich selbst ausdenken.

7.7 Kultursensibles Vorgehen

Klienten aus nicht westlichen Kulturen, in denen Bescheidenheit einen hohen Stellenwert hat, könnte der *Positive Auftakt* zunächst schwerfallen. Die Übung könnte als Ausdruck der „Selbstbeweihräucherung", Eitelkeit und Unbescheidenheit empfunden und abgelehnt und als inkompatibel mit kulturell bedingten Erwartungen angesehen werden. Eine ostasiatische Klientin, die an einer international angesehenen Wirtschaftshochschule studierte, hatte große Schwierigkeiten, die Übung abzuschließen. Schließlich verfasste eine ihrer Freundinnen – mit ihrer Erlaubnis – eine sehr bewegende Geschichte über sie und reichte sie per E-Mail ein.

Sind Klienten abgeneigt, ihre Geschichte in mündlicher oder schriftlicher Form mitzuteilen, fragen Sie sie nach einer ihrer Kultur angemessenen Art des Selbstausdrucks. Laden Sie sie dazu ein, ihre Geschichte auf eine Art und Weise zu erzählen, die zu ihnen passt. Zum Beispiel brachte eine Klientin anstelle einer ausformulierten Geschichte ihr Skizzenbuch mit. Die Zeichnungen, die über einen längeren Zeitraum angefertigt worden waren, wiesen wiederholt ein bestimmtes kulturelles Motiv auf, mit dem die Klientin sich stark identifizierte. Durch eine Diskussion über dieses Motiv und die damit verbundenen Assoziationen wurde es möglich, die Geschichte der Klientin langsam herauszuschälen. Es kann hilfreich sein, zu betonen, dass es bei dieser Übung um Selbsterfahrung geht und nicht darum, vor anderen anzugeben.

Um die Übung kultursensibler zu gestalten, können die Klienten auch gebeten werden, für ihre Geschichte eine Situation zu wählen, in der sie mit anderen zusammengearbeitet haben.

7.8 Aufrechterhaltung

Besprechen Sie die folgenden Tipps gemeinsam mit Ihren Klienten. Sie können diesen eine Hilfestellung bieten, um ihre Fortschritte aufrechtzuerhalten:

- Der *Positive Auftakt* öffnet oft die Tür für weitere Erinnerungen an zurückliegende, mit Wachstum und erfolgreicher Krisenbewältigung verbundene Erlebnisse. Ich möchte Sie dazu einladen, mir von solchen Geschichten zu erzählen. Manchmal fällt Ihnen die wichtigste Geschichte auch erst später ein; Sie können sie mir gerne erzählen, wenn wir uns etwas besser kennengelernt haben und Sie sich in unseren Sitzungen etwas wohler fühlen.
- Geschichten, die Sie über sich selbst erzählen, repräsentieren verschiedene Aspekte Ihrer Persönlichkeit. Um noch stärker von dieser Übung zu profitieren, denken Sie über die Geschichten nach, die Sie (sich und anderen) über sich selbst erzählen. Gibt es ein wiederkehrendes Thema? Was wollen Sie mit Ihren Geschichten über sich selbst sagen? Sind Sie eher verletzlich oder eher widerstandsfähig? Sind Sie Opfer oder Überlebender? Verändern sich Ihre Geschichten – ganz oder teilweise – je nach Publikum? Für welche Werte stehen Sie ein? Diese Fragen werden Ihnen helfen zu klären, wer Sie sind (Mclean, Pasupathi & Pals, 2007).
- Geschichten, die wir uns selbst erzählen, sind zwangsläufig geprägt von der Kultur, in der sie spielen. Eine Möglichkeit, ein tiefergehendes Verständnis Ihrer Kultur zu erlangen, besteht darin, Ihre Geschichten – vor allem diejenigen, die mit Resilienz zu tun haben –mit den Menschen, die Ihnen wichtig sind, zu teilen und zu erkunden. Laden Sie sie dazu ein, Ihnen auch ihre eigenen Geschichten zu erzählen. Ihre Beziehungen werden sich dadurch vertiefen – und gleichzeitig werden Sie lernen, wie sich eine Herausforderung auf unterschiedliche Art und Weise meistern lässt.

In der Praxis

In der Psychotherapie bestehen die meisten Gespräche im Prinzip aus einer Abfolge von Geschichten und Narrativen. Achten Sie genau auf die Erzählungen Ihrer Klienten. Fragen Sie nach und zeigen Sie aufrichtiges Interesse an weitergehenden Ausführungen. Machen Sie sich Notizen und prägen Sie sich Einzelheiten sowie das zentrale Thema ein. Diese Geschichten können in weiteren Übungen bzw. Sitzungen als fortlaufende Narrative wieder aufgegriffen und weitergeführt werden. Manchmal lohnt es sich auch, Diskrepanzen zwischen erzählten Ereignissen und aktuellen Lebensumständen nachzugehen.

Alltagsstressoren können uns oft die Energie rauben und unsere Stimmung dämpfen. Die Forschung zeigt, dass der Abruf positiver autobiografischer Erinnerungen dabei helfen kann, negative Stimmungen zu überwinden (Joorman & Siemer, 2004). Ermutigen Sie Ihre Klienten, ein Dankbarkeitstagebuch zu führen (darauf wird im nächsten Abschnitt eingegangen) und dieses regelmäßig im Hinblick auf neue oder veränderte Einsichten durchzuschauen. Eine andere Strategie für den Umgang mit Stressoren kann es auch sein, sich Höhepunkte aus dem eigenen Leben gezielt ins Gedächtnis zu rufen. Eine unserer Klientinnen suchte im Nachgang an die Einstiegsübung Bilder von sechs solchen, einander ähnlichen Erlebnissen aus. Sie speicherte die Bilder auf ihrem Handy ab, als Erinnerung daran, sich von Stressoren nicht unterkriegen zu lassen.

7.9 Konzept und Hintergrund (2): Dankbarkeit

Dankbarkeit ist eine Erfahrung, die uns die positiven Dinge im Leben wahrnehmen und wertschätzen lässt. Indem wir dankbar sind, erkennen wir den Wert und die Bedeutung des Positiven an. Dankbarkeit erweitert den Blickwinkel und schafft weitere positive Emotionen und positive Gedanken (Emmons, 2007).

Klinisch depressive Menschen zeigen im Vergleich zu einer Kontrollgruppe nicht depressiver Personen signifikant (fast 50%) weniger Dankbarkeit (Watkins, Grimm & Kolts, 2004). Dankbarkeit kann sogar vor depressiven Schüben schützen (Wood et al., 2008; Tsang, 2006).

Dankbarkeit bringt Menschen dazu, negative Erfahrungen in positive umzudeuten, wann immer dies angemessen und realistisch erscheint. Diese Neudeutung wiederum steht mit verminderten psychischen Symptomen in Zusammenhang (Lambert, Fincham & Stillman, 2012). Dankbarer zu sein lässt sich durch nachhaltige Übungen, wie das Führen eines *Dankbarkeitstagebuchs*, erlernen und kann die Entwicklung und Anwendung positiver Bewältigungsstrategien, die ihrerseits das Stressniveau senken, unterstützen (Wood, Joseph & Linley, 2007).

7.10 Praktische Übung: Dankbarkeitstagebuch

Wie wir von Dankbarkeit profitieren

Dankbarkeit erweitert den Blickwinkel und fördert weitere positive Emotionen und Einstellungen. Robert Emmons (Emmons & Mishra, 2012), ein führender Dankbarkeitsforscher, benennt auf Basis der vorhandenen empirischen Befunde acht unterschiedliche Auswirkungen von Dankbarkeit:

- *Optimaler Nutzen:* Dankbarkeit erlaubt es uns, aus einer positiven Erfahrung optimalen Nutzen zu ziehen.
- *Selbstwertgefühl und Selbstachtung*: Dankbarkeit stärkt unser Selbstwertgefühl und unsere Selbstachtung. Sie hilft uns, zu erkennen, wie viel wir (und andere) erreicht haben, was wiederum das Selbstbewusstsein und die Selbstwirksamkeit stärkt. Dankbarkeit hilft uns also, negative Angewohnheiten wie Selbstmitleid abzulegen, also der Neigung zu entkommen, im Unglück oder in der Opferrolle zu verharren.
- *Mit Stress umgehen*: Dankbarkeit kann uns helfen, mit Stress und Widrigkeiten umzugehen. Wenn der ersten Schock verarbeitet ist, kann uns Dankbarkeit darin unterstützen, einen klareren Blick dafür zu gewinnen, was in unserem Leben wirklich wichtig ist.
- *Anderen helfen*: Dankbare Menschen sind tendenziell auch selbst hilfsbereiter; sie wissen, was Freundlichkeit und Hilfsbereitschaft bewirken können, und fühlen eine Verpflichtung, sich zu revanchieren. Sie sind weniger materialistisch eingestellt und schätzen eher das, was sie bereits haben.
- *Bessere Beziehungen:* Dankbarkeit stärkt bestehende Beziehungen. Wenn wir unsere Freunde und Angehörigen wertschätzen, behandeln wir sie mit großer Wahrscheinlichkeit besser – und wenn wir sie gut behandeln, behandeln auch sie uns gut.
- *Weniger negative Vergleiche:* Dankbarkeit hält uns eher davon ab, uns mit anderen zu vergleichen. Wir werden dankbarer und zufriedener mit dem, was wir haben (Freunde, Familie, Zuhause, Gesundheit), und fühlen uns mit geringerer Wahrscheinlichkeit schlecht, weil wir vielleicht irgendetwas nicht haben.
- *Weniger Zeit für Negatives:* Wenn wir dankbar sind, haben wir weniger Zeit, um über negative Gefühle nachzugrübeln. Es ist unwahrscheinlich, dankbar und gleichzeitig schuldbewusst, gierig oder wütend zu sein.
- *Langsamere Gewöhnung:* Wie lange freuen wir uns über neue Besitztümer? Anfangs sind wir zwar glücklich, doch oft hält diese Begeisterung nicht lange an. Wenn wir lernen, die Bedeutung und den Wert von Dingen und Erfahrungen stärker wertzuschätzen, können wir den Prozess der Gewöhnung insgesamt verlangsamen und das Gefühl der Freude dadurch deutlich verlängern.

Stark belastete Menschen neigen dazu, sich auf negative Art mit anderen zu vergleichen. Die empirische Befundlage zeigt jedoch, dass solche Vergleiche dem Selbstwertgefühl schaden sowie Opfergefühle und Groll erzeugen (Nolen-Hoeksema & Davis, 1999). Dankbarkeit dagegen lässt uns erkennen, dass uns etwas Gutes zuteil geworden ist. Man kann nur für etwas dankbar sein, wenn man sich damit gedanklich beschäftigt hat. Indem wir Dankbarkeit praktizieren, lernen wir, über die Freundlichkeit anderer Menschen nachzudenken, wodurch sich unser Fokus weg von der Selbstbetrachtung auf das soziale Umfeld hin verschiebt.

Unter Kontrolle von Persönlichkeitsmerkmalen konnte ein Zusammenhang zwischen Dankbarkeit sowie der allgemeinen und subjektiven Schlafqualität, der Schlaflatenz, Schlafdauer und einer verminderten Dysfunktion am Tag festgestellt werden. Dabei scheinen die vor dem Einschlafen stattfindenden Kognitionen den Zusammenhang zwischen Dankbarkeit und Schlafqualität zu moderieren. Dankbare Menschen neigen in der Einschlafsituation weniger zu negativen und sorgenvollen Gedanken und haben vermutlich eher positive Gedankengänge. Es scheint so zu sein, dass negative Kognitionen vor dem Einschlafen die Schlafqualität beeinträchtigen, Dankbarkeit hingegen die Wahrscheinlichkeit für das Auftreten solcher Gedanken reduziert und somit für eine bessere Schlafqualität sorgt. Es liegt nahe, dass positive Kognitionen vor dem Einschlafen einen günstigen Einfluss auf den Schlaf haben, Dankbarkeit diese Kognitionen wiederum fördert und entsprechend zu einer besseren Schlafqualität führt (Wood, Joseph, Lloyd & Atkins, 2009).

Der Einstieg in das Thema *Dankbarkeit* lässt sich folgendermaßen gestalten:

> Die menschliche Evolution hat dafür gesorgt, dass wir uns leichter an Misserfolge erinnern als an Erfolge. Unsere Wahrnehmung ist von Natur aus so angelegt, dass wir negativen Ereignissen und Erfahrungen mehr Aufmerksamkeit schenken als positiven. Dieses Phänomen wird „Negativitätsbias" genannt. Die meisten Menschen machen sich weitaus mehr Gedanken darüber, wie sie etwas, das schiefgegangen ist (oder wahrscheinlich schief

gehen wird), wieder in Ordnung bringen können, anstatt sich über das, was gut läuft, zu freuen. Wir analysieren schlechte Ereignisse weitaus gründlicher als gute, und wir neigen dazu, uns länger mit negativen Dingen aufzuhalten als mit positiven. Diese Neigung vermindert die Lebenszufriedenheit und erhöht den psychischen Stress.

Es bedarf keiner großen Anstrengung, um uns auf negative Erfahrungen zu konzentrieren, Positives wertzuschätzen dagegen erfordert unsere besondere Aufmerksamkeit und Mühe. Uns über etwas zu beschweren, kritisch und zynisch zu sein, fällt uns leicht, dankbar zu sein hingegen viel schwerer. Wir vergessen positive Erfahrungen und erinnern uns eher an negative. Deshalb ist es wichtig, Fertigkeiten und Gewohnheiten zu erlernen, die uns helfen, wertzuschätzen, was wir haben.

Man sollte nicht annehmen, dass gute Dinge nur geschehen, weil man sie sich verdient hat. Eine solche Haltung führt zu einem Anspruchsdenken, das positive Ereignisse für selbstverständlich hält. Eine gute Möglichkeit, dieser Haltung entgegenzuwirken, ist, täglich eine Dankbarkeitsübung durchzuführen.

Dankbarkeitstagebuch

Schreiben Sie jeden Abend vor dem Zubettgehen drei gute Dinge auf, die Ihnen im Laufe des Tages widerfahren sind. Reflektieren Sie die Ereignisse anhand der folgenden Fragen und schreiben Sie dann mindestens einen Satz dazu auf:

- Warum ist dieses gute Ereignis heute eingetreten? Was bedeutet es für Sie?
- Was haben Sie daraus gelernt, dass Sie sich dafür entschieden haben, genau dieses Ereignis in ihr Tagebuch einzutragen?
- Wie haben Sie oder andere zu diesem positiven Geschehnis beigetragen?

Anhang B enthält eine Vorlage für ein einwöchiges Dankbarkeitstagebuch; diese ist auch im begleitenden Arbeitsbuch sowie als separate PDF-Datei bei den Online-Materialien zu diesem Band enthalten.

Das *Dankbarkeitstagebuch* stellt eine fortlaufende Übung dar. Ermutigen Sie Ihre Klienten, täglich etwas darin zu notieren und es zu jeder Sitzung mitzubringen. Die Sitzungen können dann mit dem (freiwilligen) Vorlesen der letzten Einträge begonnen werden. Manche Klienten führen die Übung nicht regelmäßig oder fortlaufend durch. Bringen Sie deshalb zu jeder Sitzung ein paar zusätzliche Ausdrucke mit. Ermutigen Sie die Klienten, an die positiven Erlebnisse der vergangenen Woche zurückzudenken und diese während der Sitzung nachzutragen. Das *Dankbarkeitstagebuch* kann auf Papier oder digital geführt werden. Es gibt auch Websites zum Thema *Dankbarkeit*, von denen einige am Ende dieses Kapitels aufgelistet sind. Jede zweite Woche sollten Sie die im folgenden Abschnitt aufgelisteten Fragen nutzen, um ein Gespräch über die notierten Erlebnisse zu initiieren. Ein solches Gespräch ermöglicht es den Klienten, sich den vielfältigen Nutzen des Gewahrwerdens schriftlichen Festhaltens positiver Lebensereignisse bewusst zu machen.

7.11 Reflexion und Diskussion

Für die Reflexion und Diskussion der Einträge im *Dankbarkeitstagebuch* eignen sich die folgenden Fragen:

- Bereitet es Ihnen Schwierigkeiten, sich an ganz konkrete gute Erlebnisse zu erinnern? Falls ja, welche?
- Gibt es bei Ihren Erlebnissen irgendwelche erkennbaren Muster (z.B. Angehörige, Freunde, Arbeit, Natur)?
- Sind manche Bereiche Ihres Lebens deutlich unterrepräsentiert, z.B. Arbeit oder Freunde?
- Hatten Sie einen aktiven Anteil beim Entstehen guter Erlebnisse – oder sind sie Ihnen einfach nur passiert?
- Denken Sie nach der Übung mehr über Positives nach?
- Betrachten Sie Menschen und Situationen nun auf eine andere Art und Weise?
- Haben Sie mit anderen über Ihre guten Erlebnisse gesprochen?
- Ist es Ihnen schwergefallen, die Erlebnisse aufzuschreiben? Falls ja, warum?

7.12 Fallbeispiel

Fallbeispiel: Dankbarkeitstagebuch bei depressiver Symptomatik

Nabila, eine 23-jährige Studentin mit südasiatischem Migrationshintergrund, wurde aufgrund depressiver Symptome, darunter Gefühle der Melancholie und Leere, übermäßige Sorgen und mangelnde Motivation, therapeutisch behandelt. Diese Symptome seien bei ihr chronisch. Sie habe schon früher Behandlungsversuche unternommen, sowohl mit Psychotherapie als auch mit antidepressiven Medikamenten. Die Wirkung der verschiedenen Behandlungen, so berichtete sie mit einem Seufzer, sei bescheiden gewesen und es habe keine nachhaltige Besserung stattgefunden. Als der Therapeut sie fragte, was sie gerade jetzt dazu motiviert habe, eine weitere Psychotherapie anzufangen, sagte Nabila, ihrer Erfahrung nach habe jede Behandlung, ob psychotherapeutisch oder medikamentös, wenigstens anfangs etwas gebracht. Zudem sei sie neugierig auf eine Positive Psychotherapie.

„Depression ist schon lange Teil meines Lebens", erinnerte sich Nabila. Zum ersten Mal habe sie diese Erfahrung zu Beginn ihrer Pubertät gemacht. Sie stamme aus einer konservativen, religiösen Familie, in der es stets viel Negativität und „Drama" gebe. „Meine Mutter ist höchstwahrscheinlich auch chronisch depressiv. Sie wird von meinem dominanten und autoritären Vater emotional und körperlich misshandelt."

Nabila beschrieb ihre Mutter als einen „passiven Menschen"; sie wolle „auf keinen Fall so werden wie sie". „In der Schule kam ich klar. Es war meine Mutter, die sich gegen mich wandte. Sie ist sehr hart mit mir umgegangen und tut dies auch heute noch. Ich glaube, sie lässt ihr Leid und ihre Frustration an mir aus, weil ich ihr in vielerlei Weise ähnlich bin. Als ich anfing, mich stärker mit Kanada zu identifizieren, gefiel ihr das ganz und gar nicht; sie wollte unbedingt, dass ich mich an die strengen kulturellen Normen Indiens halte. Sie wollte sich nicht mit der Tatsache abfinden, dass ich nicht genauso bin wie sie. Ich bin Kanadierin mit südasiatischen Wurzeln – ich bin keine Südasiatin, die in Kanada lebt, so wie sie."

Nabila berichtete weiter, dass ihre Mutter, die sie im Übrigen sehr liebe, ihre Wut auf passiv-aggressive Weise zum Ausdruck bringe: „Sie hält mich nicht direkt davon ab, auszugehen, westliche Kleidung zu tragen oder mich mit Jungen anzufreunden, aber sie macht mir indirekt Schuldgefühle, als würde ich etwas Unmoralisches tun. Manchmal schwärzt sie mich auch bei meinem Vater an, der mich für eine Rebellin, eine Schande für seine Familie und ein schlechtes Vorbild für meine beiden jüngeren Geschwister hält."

Nabila fügte traurig an, dass sie ständig von dieser Negativität umgeben sei. Ein Kommentar reiche aus, um eine Flut von negativen Bildern und Erinnerungen aus der Vergangenheit hervorzurufen. Anschließend grübele sie ständig darüber nach, was sie nur noch depressiver und hoffnungsloser mache.

Nabila zeigt ein typisches Muster depressiver Symptome, die Klienten oft wie auf einer Abwärtsspirale der Negativität herunterziehen. Als eine von verschiedenen therapeutischen Interventionen wurde Nabila gebeten, ein *Dankbarkeitstagebuch* zu führen. Hierfür erhielt sie Arbeitsblätter mit konkreten Anweisungen und genügend Platz, um eine Woche lang drei gute Dinge pro Tag zu notieren. Dies half ihr vor allem, fokussiert zu bleiben und sich nicht von nebensächlichen Details ablenken zu lassen (z. B. von der Frage, wo sie das positive Erlebnis und wo ihre Gedanken dazu aufschreiben sollte).

Nabila begann das *Dankbarkeitstagebuch* mit einer gewissen Skepsis. Ihr erster Eintrag betraf den Erhalt einer E-Mail einer engen Freundin, die gerade in einer Ehekrise steckte und mit der sich Nabila während der Woche zum Kaffeetrinken getroffen hatte. Der Therapeut (Th.) fragte:

Th.: „Was an dieser Mail empfanden Sie als positiv?"

Nabila (N.): „Ich hatte mich kürzlich mit ihr getroffen. Sie hatte viel Streit mit ihrem Mann gehabt."

Th.: „Und warum hat sie Ihnen geschrieben?"

N.: „Sie hat sich bedankt. Ja, sie ist ein netter Mensch, aber das habe ich nicht erwartet ... Ich weiß auch gar nicht, womit ich ihr eigentlich geholfen habe. Vielleicht ging es einfach nur ums Zuhören."

Nabilas weitere Einträge in ihrem *Dankbarkeitstagebuch* wurden immer detailreicher und bezogen sich auf immer subtilere Aspekte ihrer positiven Erfahrungen. Die Besprechung der Einträge in den Sitzungen gab dem Therapeuten Gelegenheit, verschiedene Aspekte ihres Lebens besser kennenzulernen und für therapeutische Zwecke zu nutzen. Nabila erzählte auch, dass sie öfter mit ihrer Schwester spazieren gehe. Dies führte zu einem Gespräch darüber, inwiefern diese Situationen Nabilas positive Eigenschaften zum Vorschein brachten und somit Einfluss auf ihr Wohlbefinden haben könnten. Diese Gespräche halfen Nabila, ihre Aufmerksamkeit verstärkt auf die guten Dinge zu lenken, die es in ihrem Leben gab. Auch wenn sie später zugab, dass sie anfangs skeptisch gewesen sei, ob das Aufschreiben relativ kleiner Vorkommnisse etwas an ihrer chronischen Depression ändern würde, musste sie schließlich feststellen, dass die einfache Übung ihr doch dabei half, ihre eigene Rolle beim Erzeugen kleiner – aber bedeutsamer – positiver Veränderungen wahrzunehmen und wertzuschätzen. Am überraschendsten war, dass Nabila anfing, positive Einträge über ihre Mutter zu schreiben – für sie ein großer Schritt, von dem sie nie gedacht hatte, dass sie überhaupt dazu fähig wäre.

7.13 Modifikationen

Einige Klienten entwickeln bei dieser Übung einen gewissen Gewöhnungseffekt, der sowohl bei positiven als auch bei negativen Dingen auftreten kann und den Effekt abschwächt (Lucas, 2007; Kahneman et al., 2006). Um das Interesse daran aufrecht zu erhalten, ist es deshalb wichtig, die Übung regelmäßig zu variieren und sie nicht zu lange auf die gleiche Art und Weise durchzuführen. Im Folgenden werden einige Strategien für Variationen genannt, die Abwechslung bieten:

- Führen Sie das Tagebuch eine Woche lang schriftlich und eine Woche lang mündlich, indem Sie z. B. einer engen Bezugsperson von Ihren Erlebnissen erzählen.
- Drücken Sie Ihre Dankbarkeit mithilfe künstlerischer Mittel anstelle von schriftlichen Texten aus, z. B. mit Fotos, einer wöchentlichen Collage mit dem Smartphone oder durch Zeichnen oder Skizzieren.
- Beziehen Sie andere Menschen ein und gestalten Sie das Ganze interaktiv, z. B. durch einen Austausch zum Thema Dankbarkeit mit Familienmitgliedern vor oder nach dem Abendessen, mit Kollegen bei der Arbeit kurz vor Feierabend oder per E-Mail/Textnachricht.
- Verändern Sie wöchentlich oder zweiwöchentlich Ihren Fokus. Richten Sie den Fokus abwechselnd auf Familie, Arbeit, Freizeit, Natur oder positive Meldungen in den Medien.

Manche Klienten benötigen genauere Anleitungen. Hier können als „Starthilfe" Satzanfänge hilfreich sein, wie z. B.:

- Heute sah ich etwas Schönes, nämlich ...
- Heute habe ich etwas richtig gut gemacht. Es war ...
- Heute war ich nett zu jemandem oder jemand war nett zu mir. Das kam so ...
- Heute bekam ich gute Nachrichten, und zwar ...
- Heute sah ich etwas, das mich inspiriert hat. Es war ...

Manche Klienten vergessen auch, Ihre Hausaufgaben überhaupt zu machen. Empfehlen Sie die folgenden Strategien, damit sie die Übung stärker verinnerlichen:

- Besorgen Sie sich ein neues Notizbuch für die Übung; dadurch verleihen Sie der Aufgabe etwas Besonderes und werden besser an sie erinnert.
- Machen Sie den Eintrag jeden Abend zur gleichen Zeit und bewahren Sie das *Dankbarkeitstagebuch* immer am selben Ort auf.
- Stellen Sie eine tägliche Erinnerung auf Ihrem Smartphone ein.

Wesentlich für diese Übung ist, dass die Klienten ganz bewusst auf positive Ereignisse achten, sie systematisch festhalten und reflektieren. Wir empfehlen, den Eintrag abends vorzunehmen, um jeden Tag mit einer positiven Grundhaltung beenden zu können. Manche Menschen wollen allerdings ihre dankbaren Gedanken lieber gleich als erstes morgens aufschreiben – und das ist ebenso in Ordnung: So können sie den Tag gleich mit einer positiven Haltung beginnen. Eine weitere Variation kann darin bestehen, zu Beginn des Tages drei gute Dinge aufzuschreiben, die *eventuell* geschehen könnten, und abends drei gute Dinge, die *tatsächlich* geschehen sind.

Wer gerade sehr schwierige Phasen durchlebt (z. B. den Tod eines geliebten Menschen, eine ernsthafte Erkrankung, die Beendigung einer langjährigen Beziehung oder den Verlust der Arbeitsstelle), kann in seiner kognitiven Fähigkeit, sich an positive Ereignisse zu erinnern, beeinträchtigt sein. Unter diesen Umständen ist man möglicherweise nicht in der Lage, die Übung authentisch auszuführen. Gestalten Sie die Übung in solchen Fällen flexibel: Lassen Sie Ihre Klienten z. B. sowohl eine negative als auch eine positive Aussage aufschreiben, über gute Neuigkeiten jeglicher Art in ihrem Leben berichten oder über gute Nachrichten aus den öffentlichen Medien in der zurückliegenden Woche sprechen. Oder tauschen Sie sich, wenn Ihnen dies angemessen erscheint, über positive Aspekte im Nachgang eines negativen Ereignisses aus. Dies erlaubt es Ihren Klienten, das Positive in einer für sie annehmbaren Weise wahrzunehmen.

7.14 Kultursensibles Vorgehen

Die Vorstellungen darüber, wie Dankbarkeit zu zeigen ist, unterscheiden sich von Kultur zu Kultur. In manchen Kulturen werden Gesten anstelle von Worten bevorzugt, was sich schriftlich schwer festhalten lässt. Schlagen Sie in solchen Fällen verschiedene Möglichkeiten für die Gestaltung der Tagebucheinträge vor.

Wer extreme Situationen erleben musste (z. B. Genozid, Hungersnot, Epidemien, Bürgerkrieg, politische Unterdrückung oder schwere Naturkatastrophen), empfindet möglicherweise am ehesten Dankbarkeit dafür, diesen Bedingungen entkommen zu sein, und weniger für positive Alltagserfahrungen. Auch die positive Auslegung eines negativen Ereignisses kann als Ausdruck von Dankbarkeit angesehen werden.

Klienten, die sich in stark belastenden Lebensumständen befinden, fällt es manchmal schwer, in ihrem Alltag überhaupt etwas zu finden, für das sie Dankbarkeit empfinden könnten. Ermutigen Sie sie behutsam, an frühere Erfolge zu denken, für die sie vielleicht noch immer dankbar sind; schlagen Sie ihnen vor, an Menschen zu denken, die ihnen im Leben geholfen haben. Falls Klienten nicht in der Lage sein sollten, die Übung im Alltag durchzuführen, üben Sie keinen Druck aus; suchen Sie während der Sitzungen nach geeigneten Gelegenheiten, die Aufmerksamkeit dieser Klienten auf Erfahrungen zu richten, für die sie dankbar sein könnten.

Es kann auch vorkommen, dass Klienten aufgrund ihrer kulturellen Herkunft westlichen Arten der – mündlichen oder schriftlichen – Dankesbezeugung skeptisch gegenüberstehen. In solchen Situationen sollten Sie erkunden, welche kulturspezifisch angemessenen Möglichkeiten es gibt, um Dankbarkeit auszudrücken.

7.15 Aufrechterhaltung

Täglich Dankbarkeit zum Ausdruck zu bringen bewahrt und steigert das Wohlbefinden. Dies kann ganz einfach in Form eines bewussten, ernstgemeinten „Danke“ geschehen, wenn einem z. B. jemand die Tür aufhält oder man von einer befreundeten Person eine erfreuliche Nachricht erfährt. Ermutigen Sie Ihre Klienten, Dankbarkeit als festen Bestandteil in ihrer täglichen Routine zu etablieren. Besprechen Sie die folgenden Tipps mit Ihren Klienten, damit sie ihre Fortschritte verfestigen und erhalten können:

- Dankbare Menschen verspüren weniger Neid gegenüber anderen und messen ihren Erfolg weniger an materiellen Dingen. Wenn wir aufrichtig dankbar sind und das wertschätzen, was wir haben (Familie, Freunde, Gesundheit, unser Zuhause), achten wir mit geringerer Wahrscheinlichkeit darauf, was unsere Nachbarn besitzen (Finlay & Lyons, 2000; Froh et al., 2011). Dankbare Menschen sind auch eher bereit, anderen zu helfen. Wenn wir feststellen, dass andere sich uns gegenüber hilfsbereit und freundlich verhalten, stellt sich bei uns wie selbstverständlich der Wunsch ein, uns zu revanchieren (Watkins, 2010). Auf diese Weise verstärkt Dankbarkeit weitere positive Verhaltensweisen. Welche positiven Veränderungen können Sie beobachten, wenn Sie bewusst Dankbarkeit praktizieren?
- Ein allgegenwärtiges Gefühl der Dankbarkeit trägt dazu bei, Lebensereignisse auf positive Weise zu interpretieren. Dankbare Menschen neigen dazu, die Geschehnisse in ihrem Leben positiver zu betrachten. Praktizieren Sie also Dankbarkeit, indem Sie regelmäßig Ihr Dankbarkeitstagebuch führen. Sprechen Sie in den Therapiesitzungen ruhig an, wenn Erinnerungen an alte Verletzungen oder schmerzhafte Erlebnisse hochkommen, und inwiefern sich Ihre Bewertung dieser Ereignisse durch das bewusste Empfinden von Dankbarkeit verändert hat.
- Überlegen Sie, ob ein positives Erlebnis mit Ihren Stärken, Eigenschaften oder Fähigkeiten zusammenhängen könnte: Trägt Dankbarkeit dazu bei, dass Sie Ihre positiven Eigenschaften, wie Freundlichkeit, soziale Intelligenz oder Sinn für das Schöne und Herausragende, stärker wahrnehmen?
- Dankbarkeit können Sie auch mit künstlerischen Mitteln (Malen, Zeichen, Fotografieren, Collagen oder Scrapbooking) zum Ausdruck bringen.
- Für einige Wochen können Sie Ihre positiven Erlebnisse auch anderen Menschen in Ihrem Umfeld berichten, anstatt diese schriftlich in Ihrem Tagebuch zu notieren. Ermutigen Sie auch die anderen, Ihnen von ihren positiven Erlebnissen zu erzählen.
- Wenn Ihnen gar nicht danach ist, in Ihr Dankbarkeitstagebuch zu schreiben, weil Sie traurig oder schlecht gelaunt sind, beschränken Sie sich einfach darauf, frühere Einträge noch einmal durchzulesen.

7.16 Abschließende Entspannungsübung

Wir empfehlen, die Übung mit der gleichen kurzen Entspannungsübung zu beenden, die auch zum Einstieg durchgeführt wurde.

Weiterführende Informationen: Positiver Auftakt

Literatur

Bauer, J. J., McAdams, D. P. & Sakaeda, A. R. (2005). Interpreting the good life: Growth memories in the lives of mature, happy people. *Journal of Personality and Social Psychology*, *88*, 203–217.

Burns, G. (2001). *101 Healing Stories: Using Metaphors in Therapy*. New York: Wiley.

McAdams, D.P. (2001). The psychology of life stories. *Review of General Psychology*, *5*, 100–122.

Pals, J.L. (2006). Narrative identity processing of difficult life experiences: Pathways of personality development and positive self- transformation in adulthood. *Journal of Personality*, *74*, 1079–1110.

Videos

Video mit dem *Positiven Auftakt* des Erstautors: *Tayyab Rashid on Using Strengths at a Time of Trauma*: https://youtu.be/Pucs6MUpKng

Weblinks

Rubrik *True Stories* auf der Website von *Readers' Digest* mit wahren und inspirierenden Geschichten: http://www.rd.com/true-stories/

Inspirational Stories: eine Sammlung von inspirierenden Geschichten und kurzen Anekdoten, u.a. erstaunlicher, moralischer, humoristischer, positiver, berührender und spiritueller Natur: http://www.inspirationalstories.eu

Weiterführende Informationen: Dankbarkeitstagebuch

Literatur

Emmons, R.A. & Stern, R. (2013). Gratitude as a psychotherapeutic intervention: Gratitude. *Journal of Clinical Psychology*, *69*(8), 846–855.

Kaczmarek, L.D., Kashdan, T.B., Kleiman, E., Baczkowski, B., Enko, B., Siebers, A., et al. (2013). Who self- initiates gratitude interventions in daily life? An examination of intentions, curiosity, depressive symptoms, and life satisfaction. *Personality and Individual Differences*, *55*, 805–810.

Krysinska, K., Lester, D., Lyke, J. & Corveleyn, J. (2015). Trait gratitude and suicidal ideation and behavior: An exploratory study. *Crisis: The Journal of Crisis Intervention and Suicide Prevention*, *36*(4), 291–296. https://doi.org/10.1027/0227-5910/a000320

O'Connell, B.H., O'Shea, D. & Gallagher, S. (2017). Feeling thanks and saying thanks: A randomized controlled trial examining if and how socially oriented gratitude journals work. *Journal of Clinical Psychology*, *73*(10), 1280–1300.

Wood, A.M., Froh, J.J. & Geraghty, A.W.A. (2010). Gratitude and well- being: A review and theoretical integration. *Clinical Psychology Review*, *30*, 890–905.

Videos

Martin Seligman erklärt, wie die Übung *Drei gute Dinge* wirkt: *Three Blessings:* https://youtu.be/RT2vKMyIQwc

Robert Emmons erläutert evidenzbasierte Übungen, um Dankbarkeit zu praktizieren: *Robert Emmons: Cultivating Gratitude*: https://youtu.be/8964envYh58

Louie Schwartzberg's TED-Talk über Dankbarkeit mit atemberaubenden Zeitrafferaufnahmen: *Gratitude | Louie Schwartzberg | TEDxSF:* https://youtu.be/gXDMoiEkyuQ

Weblinks

Websites mit guten Nachrichten aus aller Welt:

- www.happynews.com
- https://www.positive.news/
- https://goodnews.eu/

Arbeitsblatt 1.1

Positiver Auftakt

Denken Sie an eine Zeit, in der Sie eine schwierige Situation positiv gemeistert haben. Es muss kein großes, lebensveränderndes Ereignis sein. Vielleicht fällt Ihnen ein kleines Erlebnis ein, das das Beste in Ihnen zum Vorschein gebracht hat. Schreiben Sie über diese Situation. Formulieren Sie Ihren Text in Form einer Geschichte mit Anfang, Mitte und einem positiven Ende. Wenn Sie mehr Platz brauchen, nehmen Sie ein zusätzliches Blatt Papier.

Kapitel 8

Sitzung 2 – Charakterstärken und Signaturstärken

Überblick

Dies ist die erste von drei Sitzungen, in denen es um Charakterstärken und Signaturstärken geht – positive Eigenschaften, die durch Üben weiterentwickelt werden und zu persönlichem Wachstum und Wohlbefinden beitragen können. In den Sitzungen 2 bis 4 werden zunächst die persönlichen Stärken ermittelt, und es werden Strategien erarbeitet, wie diese – je nach Situation und Kontext – auf adaptive Weise eingesetzt werden können. Anschließend wird es darum gehen, wie die Klienten bestimmte Stärken nutzen möchten, um persönliche Veränderungen zu erreichen.

Inhalt

- Konzept und Hintergrund
- Einleitende Entspannungsübung
- Praktische Übung: *Ermittlung der Charakterstärken*
- Reflexion und Diskussion
- Fallbeispiele
- Modifikationen
- Kultursensibles Vorgehen
- Aufrechterhaltung
- Abschließende Entspannungsübung
- Weiterführende Informationen

Materialien

- Präsentation: Charakterstärken (Online-Materialien)
- Arbeitsblatt 2.1: Was sind meine Stärken? – Das sagt mein Bauchgefühl
- Arbeitsblatt 2.2: Was sind meine Stärken? – Das sagt mein Kopf
- Arbeitsblatt 2.3: Meine Charakterstärken: Bauch vs. Kopf
- Arbeitsblatt 2.4: Meine Charakterstärken – Einschätzung durch ein Familienmitglied
- Arbeitsblatt 2.5: Meine Charakterstärken – Einschätzung durch eine befreundete Person
- Arbeitsblatt 2.6: Meine Charakterstärken – Gesamtüberblick
- Arbeitsblatt 2.7: Woran erkenne ich meine Signaturstärken?
- Arbeitsblatt 2.8: Welche Stärken setze ich im Übermaß und welche zu wenig ein?
- Signature Strengths Questionnaire (SSQ-72) (Anhang E)
- zwei Briefumschläge pro Klient

8.1 Konzept und Hintergrund

Um das psychische Leid von Klienten zu erfassen, nutzt die traditionelle Therapie valide und zuverlässige Messverfahren zur Ermittlung von Stressoren, Symptomen, Dysfunktionen, Defiziten und Störungsbildern. In der PPT werden valide und reliable Verfahren zur Einschätzung der Charakterstärken eingesetzt, damit die Klienten nachvollziehen und herausfinden können, welche Möglichkeiten sie haben, um sich zu psychisch gesunden und positiv eingestellten Menschen entwickeln zu können.

Die PPT legt den Fokus auf die *Charakterstärken.* Symptome und deren Schweregrad tragen zwar dazu bei, das Ausmaß von Stress, Traurigkeit, Angst und Wut bei unseren Klienten zu begreifen; Charakterstärken wie Dankbarkeit, Hoffnung, Liebe, Freundlichkeit und Neugier dagegen helfen uns zu verstehen, wie Menschen ein gutes Leben bei hohem Funktionsniveau führen können. Menschen, die negative Emotionen wie Wut, Feindseligkeit oder Rache hegen oder narzisstische Persönlichkeitszüge aufweisen, entwickeln mit größerer Wahrscheinlichkeit psychische Probleme; dagegen neigen Menschen, die Dankbarkeit, Vergebungsbereitschaft, Bescheidenheit, Liebe und Freundlichkeit zeigen, dazu, glücklicher und mit ihrem Leben zufriedener zu sein (Trompetter et al., 2017). Für eine ausgewogene und ganzheitliche klinische Praxis ist es daher ausschlaggebend, neben Symptomen auch die Stärken der Klienten zu erfassen. In der Psychotherapie sollte es nicht nur darum gehen, Leid zu lindern, sondern auch darum, Wohlbefinden zu fördern.

Wie Stärken im klinischen Kontext ermittelt werden können, wurde in Teil I dieses Manuals ausführlich erörtert. Folgende zentrale Punkte sollten den Klienten vermittelt werden, um ihnen zu verdeutlichen, warum es wichtig ist, sich explizit auf seine Stärken zu konzentrieren:

- Schwächen zu beheben entspricht der Wirkungsweise einer Medikation, wohingegen das Fördern von Stärken zu mehr Wachstum und Wohlbefinden führt. Auch wenn es wertvoll ist, Klienten zuzuhören und sie dabei zu unterstützen, ihre Probleme zu interpretieren, führt bloßes Interpretieren und Verstehen nicht unbedingt zu emotionaler Stärke. Das Herausarbeiten und die Weiterentwicklung von Stärken, mit Bezug auf Symptome und Belastungen, verbessert die Selbstwirksamkeit der Klienten: Ihre Stärken öffnen ihnen Wege, um gute, freundliche, verspielte, tüchtige, neugierige, kreative und dankbare Menschen zu werden.
- Stärken entstehen im Wesentlichen dadurch, dass man sich am Guten orientiert und als guter Mensch auch Gutes tut – nicht dadurch, dass man sich „gut fühlt". Natürlich kann man sich auch gut fühlen, wenn man Gutes tut, aber Gutes zu bewirken lässt sich nicht auf abgedroschene Kalenderweisheiten wie „Du kannst alles erreichen, wenn du dich genug anstrengst" und „Nach oben gibt es keine Grenzen" reduzieren. Im Gegenteil, Gutes entspringt konkreten, realen Handlungen.
- Forschungsergebnisse zeigen, dass Stärken eine Pufferfunktion zum Schutz vor psychischen Erkrankungen haben können. Die PPT basiert auf der Annahme, dass psychische Störungen durch einen Mangel an bestimmten Stärken entstehen. Zum Beispiel entwickeln Menschen, denen es an Hoffnung, Optimismus, Dankbarkeit, Tatendrang, Bindungsfähigkeit und Neugier fehlt, am ehesten Depressionen (Trompetter et al., 2017), während hohe Ausprägungen von Hoffnung und Dankbarkeit mit guter psychischer Gesundheit und größerer Lebenszufriedenheit zusammenhängen (Macaskill & Denovan, 2014).
- Therapeuten, die an einer Studie zum Einsatz von Stärken in der Therapie (Scheel, Davis & Henderson, 2012) teilgenommen hatten, berichteten, dass Stärken dabei behilflich waren, das Blickfeld der Klienten zu erweitern, ihnen Hoffnung und Motivation zu vermitteln, positive Sinnhaftigkeit durch Neuinterpretation und den Gebrauch von Metaphern zu schaffen und insgesamt den therapeutischen Prozess zu stärken. Eine andere Studie (Vandenberghe & Silvestre, 2013) konnte Folgendes zeigen: Wenn der Therapeut aus den Äußerungen der Klienten in der Therapie positive Emotionen ableitete, trug dies zu einer Verbesserung der Fähigkeit, gut mit Herausforderungen umgehen zu können, bei.
- Die Nutzung von Stärken fördert die Selbstwirksamkeit und das Selbstvertrauen – und darüber hinaus vor allem das Selbstwertgefühl der Klienten (Linley et al., 2010). Stärken einzusetzen kann es Menschen erleichtern, ihre guten, freundlichen, humorvollen, tüchtigen, neugierigen, kreativen und dankbaren Seiten zu zeigen und weiterzuentwickeln. Stärken zu nutzen führt außerdem zu signifikanter Stressreduktion, mehr positiven Emotionen und größerer Vitalität (Wood et al., 2011).

8.2 Einleitende Entspannungsübung

Beginnen Sie die Sitzung mit einer kurzen Entspannungsübung (vgl. Anhang A sowie Arbeitsbuch/Online-Materialien). Besprechen Sie anschließend die

Eintragungen im *Dankbarkeitstagebuch* und gehen Sie die in der vorherigen Sitzung vermittelten zentralen Konzepte noch einmal durch.

8.3 Praktische Übung: Ermittlung der Charakterstärken

Nachdem Sie das Konzept der Charakterstärken kurz erläutert haben, erkunden die Klienten ihre *persönlichen Stärken*. Statt einfach nur die wichtigsten fünf Stärken zu identifizieren und deren häufigeren Gebrauch anzustreben, wird in der PPT eine umfassende Herangehensweise zur Einschätzung der Charakterstärken gewählt: Informationen über die fünf oder sechs am deutlichsten ausgeprägten Stärken werden aus unterschiedlichen Blickwinkeln und auf der Grundlage verschiedener Quellen erhoben. In Kapitel 4.2 wurde bereits beschrieben, welche Möglichkeiten es gibt, die Charakterstärken zu ermitteln. Neuere Daten und klinische Erfahrungen zeigen, dass eine solch umfassende Form der Ermittlung (Selbst- und Fremdeinschätzung) wichtig ist und von den Klienten auch als hilfreich empfunden wird (Uliaszek, Rashid, Williams & Gulamani, 2016). Möglicherweise zeigen sich Diskrepanzen in den Ergebnissen der Selbst- und Fremdeinschätzungen. Dies kann für die Klienten ein Anlass sein, kritisch über ihre eigenen Stärken nachzudenken; Therapeuten können solche Diskrepanzen als konkreten Ausgangspunkt für eine Diskussion darüber, wie die Klienten zu ihren eigenen Stärken stehen und welche Gefühle sie mit ihnen verbinden, nutzen.

Für die im Folgenden beschriebene Vorgehensweise zur Ermittlung der Charakterstärken werden die Arbeitsblätter 2.1 bis 2.6 verwendet (vgl. S. 116–126 sowie Arbeitsbuch/Online-Materialien). Einige der folgenden Schritte können während der Sitzung, andere zwischen den Sitzungen ausgeführt werden.

Hinweise zur Durchführung

- Bei Schritt 1 wird eine Bildpräsentation gezeigt (vgl. Präsentation: Charakterstärken; Online-Materialien). Entsprechende technische Vorkehrungen zum Abspielen der Präsentation (geeignetes Gerät) sollten getroffen werden.
- Für Schritt 4 werden pro Klient zwei Briefumschläge benötigt.

Heute wollen wir damit beginnen, Ihre persönlichen Signaturstärken zu ermitteln. Diese sind in der PPT von zentraler Bedeutung. Wir nähern uns Ihren Signaturstärken dabei aus verschiedenen Blickwinkeln. Fangen wir an!

1. *Schritt 1:* Sie sehen gleich eine Bildpräsentation. Nehmen Sie Arbeitsblatt 2.1 (Was sind meine Stärken? – Das sagt mein Bauchgefühl) zur Hand. Wählen Sie aus den darauf aufgelisteten Stärken fünf aus, die Ihre Persönlichkeit am besten beschreiben. Gehen Sie dabei entsprechend den Anweisungen auf dem Arbeitsblatt vor. Wenn Sie damit fertig sind, nehmen Sie Arbeitsblatt 2.6 (Meine Charakterstärken – Gesamtüberblick) zur Hand. Übertragen Sie die fünf angekreuzten Stärken von Arbeitsblatt 2.1 in die Spalte 2 auf Arbeitsblatt 2.6.
2. *Schritt 2:* Arbeitsblatt 2.2 (Was sind meine Stärken? – Das sagt mein Kopf) enthält Beschreibungen von 24 Stärken. Lesen Sie sich diese aufmerksam durch und wählen Sie genau fünf (nicht mehr, nicht weniger) Stärken, die Sie am besten beschreiben, aus. Nehmen Sie sich ruhig Zeit für diese Übung. Wenn Sie Arbeitsblatt 2.2 bearbeitet haben, übertragen Sie die fünf ausgewählten Stärken in Spalte 3 auf Arbeitsblatt 2.6.
3. *Schritt 3:* Übertragen Sie nun die mithilfe von Arbeitsblatt 2.1 und 2.2 ermittelten Stärken auch noch auf das Arbeitsblatt 2.3 (Meine Charakterstärken: Bauch vs. Kopf) – quasi als Gegenüberstellung. Ihre Auswahl von Arbeitsblatt 2.1 steht sozusagen für Ihr Bauchgefühl – spontane, gefühlsbasierte Reaktionen auf eine schnelle visuelle Präsentation. Die Stärken von Arbeitsblatt 2.2 wiederum haben Sie bewusst ausgewählt, nachdem Sie Zeit hatten, über die Beschreibungen nachzudenken – diese Auswahl stellt sozusagen eine „Kopfentscheidung" dar. Ob eine Übereinstimmung von Kopf- und Bauchentscheidung erstrebenswert ist, konnte durch die Forschung bisher noch nicht belegt werden. Diese Übung ermöglicht uns aber, uns selbst aus zwei unterschiedlichen Blickwinkeln einzuschätzen – etwas, was wir sonst selten tun. Die Gegenüberstellung von Arbeitsblatt 2.3 brauchen Sie nicht auf Arbeitsblatt 2.6 zu übertragen. Der Zweck dieser Übung besteht darin, festzustellen, ob es Übereinstimmungen zwischen Ihrer Bauch- und Ihrer Kopfentscheidung gibt.
4. *Schritt 4:* Bitten Sie zwei Personen – jemanden aus Ihrer Familie und jemanden aus Ihrem engeren Freundeskreis –, mithilfe der Arbeitsblät-

ter 2.4 und 2.5 (Meine Charakterstärken – Einschätzung durch ein Familienmitglied bzw. durch eine befreundete Person) fünf Stärken auszuwählen, die Sie deren Meinung nach am ehesten charakterisieren. Die fünf Stärken sollen nur durch Ankreuzen kenntlich gemacht werden. Ich gebe Ihnen zwei Briefumschläge mit, in die die beiden Personen die ausgefüllten Arbeitsblätter stecken sollten. Bitten Sie sie zudem, Ihnen ihre Einschätzungen nicht zu verraten. Bringen Sie die Briefumschläge zur nächsten Sitzung mit oder ggf. später, sobald Sie sie zurückerhalten haben. Übertragen Sie diese Einschätzungen dann ebenfalls auf Arbeitsblatt 2.6, in die Spalten 4 und 5.

5. *Schritt 5:* Beantworten Sie zu Hause den Online-Fragebogen *Signature Strengths Questionnaire* (SSQ-72; www.tayyabrashid.com oder https://www.utsc.utoronto.ca/projects/flourish/assessment/)[7]. Anhand dieses Fragebogens werden Ihre fünf oder sechs größten Stärken (Topstärken) ermittelt (dies sind die Stärken mit den höchsten Werten). Übertragen Sie diese Stärken in Spalte 6 von Arbeitsblatt 2.6.
6. *Schritt 6:* Nachdem Sie die Arbeitsblätter 2.1 bis 2.5 bearbeitet bzw. die Ergebnisse übertragen haben, wird an Arbeitsblatt 2.6. (Abschnitt „Mein Signaturstärkenprofil") weitergearbeitet. Vervollständigen Sie die Spalte 7, indem Sie in jeder Zeile die Summe errechnen und diese dort eintragen.
7. *Schritt 7:* Gehen Sie zu Spalte 8 auf Arbeitsblatt 2.6 und überlegen Sie, welche Stärken Sie zu wenig benutzen (M = Mangel) oder zu häufig einsetzen (Ü = Übermaß). Sie können Ihre Auswahl durch andere Stärken erweitern, auch wenn diese nicht zu Ihren Signaturstärken gehören.
8. *Schritt 8:* Denken Sie an die Gründe zurück, die Sie dazu gebracht haben, eine Therapie zu beginnen, und füllen Sie nun Spalte 9 von Arbeitsblatt 2.6 aus. Kennzeichnen Sie, welche Stärken – ob Signaturstärken oder nicht – Ihnen dabei helfen könnten, Ihre Probleme zu lösen oder der Mensch zu sein, der Sie immer sein wollten.

7 Eine deutsche Übersetzung des SSQ-72 findet sich in Anhang E. (Anm. d. Verlags)

In der Praxis

In der PPT gelten die Signaturstärken als bedeutendster Teil dessen, wer wir sind. Während die meisten Interventionen der Positiven Psychologie die durch populäre Charakterstärken-Fragebögen ermittelten fünf wichtigsten Stärken betrachten, wird in der PPT die oben beschriebene umfangreiche Einschätzung der Signaturstärken vorgenommen. Dabei können sich die Ergebnisse durchaus unterscheiden, je nachdem, wer die Stärken einschätzt: die Person selbst (anhand von Bildern/„Bauchgefühl" vs. Beschreibungen/„Kopfentscheidung" oder einem objektiven Fragebogen) oder Bezugspersonen aus ihrem Umfeld. Für das weitere Vorgehen ist dieser Punkt sehr wichtig; und Sie sollten die Gelegenheit nutzen, um über die verschiedenen Blickwinkel zu diskutieren (vgl. Abschnitt 8.4).

Sprechen Sie mit Ihren Klienten über das Konzept der Signaturstärken. Seligman (2002a) vertritt die Auffassung, dass man mehrere Signaturstärken besitzt. Diese Charakterstärken sind mit Gefühlen von Selbstbewusstsein, Freude, Identität und Authentizität verbunden („Das bin wirklich ich") und werden mit großer Begeisterung an den Tag gelegt. Bei der bewussten Anwendung dieser Stärken lernen die meisten Menschen schnell, bleiben am Ball, fühlen sich gestärkt und sind motiviert, sich daraus ergebende Projekte zu verfolgen. In der PPT wird das Engagement durch die Einbindung der persönlichen Signaturstärken gefördert.

8.4 Reflexion und Diskussion

Nach Abschluss dieser Übung bitten Sie die Klienten, mit Ihnen gemeinsam folgende Punkte zu reflektieren und zu diskutieren:

- Wie gut spiegeln die aus verschiedenen Blickwinkeln ermittelten Signaturstärken Ihre Persönlichkeit wider? Könnte man jemandem, der nichts über Sie weiß, anhand Ihrer Signaturstärken Ihre Persönlichkeit angemessen beschreiben?
- Gibt es bedeutsame Unterschiede zwischen Ihrer Wahrnehmung und der Wahrnehmung Ihrer Bezugspersonen sowie der Ergebnisse des Fragebogens (SSQ-72)? Sind manche Stärken mehrfach genannt worden? Was meinen Sie dazu?
- Haben Sie beim Erstellen Ihres Stärkenprofils festgestellt, dass Sie gewissen Menschen gegenüber

oder in gewissen Situationen ganz bestimmte Stärken zeigen? Führen Sie dies näher aus.

- Denken Sie an Ihr bisheriges Leben. Welche Stärken hat es schon immer gegeben? Welche sind eher neu? Und was können Sie daraus lernen?
- Welche gemeinsame Wirkung entfalten Ihre Stärken? Gibt es eine Synergie?

Nachdem Sie diese Fragen gemeinsam diskutiert haben, sollen die Klienten Arbeitsblatt 2.7 (Woran erkenne ich meine Signaturstärken?; vgl. S. 127) bearbeiten. Erklären Sie ihnen, dass der Zweck dieses Arbeitsblattes darin besteht, ihnen bei der Auslotung der Authentizität ihrer Signaturstärken zu helfen. Sind die auf verschiedenen Wegen auf Arbeitsblatt 2.6 zusammengetragenen Stärken *wirklich* die ganz persönlichen, wahren Stärken? Wir können komplexe Situationen im Alltag nur lösen, wenn wir unsere wahren Stärken kennen. Die Gewissheit, dass die fünf oder sechs ermittelten Stärken wirklich unseren eigenen Signaturstärken entsprechen – wir sie also mit Fug und Recht für uns beanspruchen können –, hat deshalb eine hohe Bedeutung. Nutzen Sie für die anschließende Reflexion die folgenden Fragen:

- Welche Signaturstärke stach für Sie im Hinblick auf konkrete Anzeichen besonders heraus (z. B. Authentizität, Lernen, Wirkung)? Erläutern Sie dies bitte genauer.
- Nachdem Sie nun dieses Arbeitsblatt ausgefüllt haben: Wie sicher sind Sie sich hinsichtlich Ihrer Signaturstärken?
- Gehen Sie nochmals alle 24 Stärken durch. Gibt es darunter solche, die nicht in Ihrem Profil vorkommen, von denen Sie aber meinen, dass sie vielleicht doch dort hingehören, vor allem im Hinblick auf die in Arbeitsblatt 2.7 aufgeführten Anzeichen? Warum haben es diese Stärken nicht in die Liste Ihrer fünf oder sechs wichtigsten Signaturstärken geschafft?

Jetzt, wo die Klienten ihre Signaturstärken besser kennen, besteht der nächste Schritt darin, ein Bewusstsein für eine übermäßige oder zu seltene Nutzung ihrer Stärken zu schaffen und gleichzeitig zu hinterfragen, an welchen Stärken es womöglich mangelt. Zu diesem Zweck wird Arbeitsblatt 2.8 (Welche Stärken setze ich im Übermaß und welche zu wenig ein?; vgl. S. 129) ausgefüllt.

Nutzen Sie für das anschließende Gespräch die folgenden Fragen:

1. Manchmal kann sich hinter dem, was wir bei anderen als negatives Verhalten empfinden, ein zu seltener oder zu häufiger Einsatz von Stärken verbergen. Denken Sie über die folgenden, alltäglichen Situationen nach. Hinter welchen könnte ein mangelnder oder übermäßiger Einsatz einer Stärke stecken?[8]
   a) Jemand fühlt sich traurig und niedergeschlagen.
   b) Jemand macht sich wegen kleiner Dinge oder wegen womöglich gar nicht wichtiger Details zu viele Sorgen.
   c) Jemand ist immer ausgelassen und zu Witzen aufgelegt.
   d) Jemand traut sich nicht, seine Freunde auf unangemessenes Verhalten anzusprechen.
   e) Jemand halst sich zu viele Projekte und Aufgaben auf.
2. Oft ist zwischen dem ausgewogenen und dem übermäßigen oder mangelnden Einsatz einer Stärke nicht klar zu unterscheiden. Nehmen wir z. B. die Neugier. Dazu gehört der Drang, sich aktiv um Wissen zu bemühen, um sich neuen Erfahrungen zu öffnen. Der zu geringe Einsatz von Neugier (= Desinteresse, Apathie oder Langeweile) mag leicht, ein Übermaß dagegen möglicherweise nicht ohne Weiteres zu erkennen sein. Um Wissen kann man sich aus vielen Gründen bemühen, z. B. auch als Stalker in den sozialen Medien. In solchen Fällen kann man sicher von einer „unguten Neugier" sprechen. Ähnlich kann Tatendrang sich in einem übertriebenen Enthusiasmus bis hin zu manischem, hysterischem oder allzu hektischem Verhalten äußern. Betrachten Sie Ihre Signaturstärken und überlegen Sie, welche konkreten Verhaltensweisen und Aktionen Ihnen signalisieren könnten, dass Sie von einer Stärke zu selten oder übermäßig Gebrauch machen.
3. Gibt es irgendwelche konkreten Situationen oder Umstände, die einen mangelnden oder übermäßigen Einsatz einer Ihrer Signaturstärken erforderlich machen?
4. Liegen kulturelle Faktoren vor, die einen mangelnden oder übermäßigen Einsatz konkreter Signaturstärken begünstigen? Zum Beispiel legen manche Kulturen größeren Wert auf Bescheidenheit, während andere Teamfähigkeit oder soziale Intelligenz betonen.
5. Falls Sie eine Ihrer Stärken – sagen wir, Kreativität – übermäßig viel einsetzen, welche anderen Stärken (wie Selbstregulation, Demut oder Vorsicht), die nicht unbedingt Ihre Signaturstärken sein müssen, könnten Ihnen dennoch dabei helfen, Ihre Kreativität auf ausgewogene Weise auszuleben?

8 (a) mangelnder Einsatz von Tatendrang und positiven Gefühlen, wenn keine anderen erkennbaren Gründe für die Traurigkeit vorliegen; (b) Mangel an Weitsicht oder eine übermäßig betonte Vorsicht; (c) übermäßiger Einsatz von Humor und Verspieltheit; (d) Mangel an Mut oder Fairness; (e) Fehlen von Selbstregulation

8.5 Fallbeispiele

Fallbeispiel: Melissa

Die 34-jährige Melissa nahm an einer PPT-Gruppentherapie teil; sie war wegen mäßiger bis schwerer Angstsymptome und depressiver Symptomatik zur Therapie überwiesen worden. Nachdem sie ihr Signaturstärkenprofil erstellt hatte, berichtete sie der Gruppe folgende Überlegungen:

„Ich habe meinen Verlobten, eine Kollegin bei der Arbeit und eine Freundin, die ich seit der Schulzeit kenne, gebeten, meine Signaturstärken einzuschätzen. Mein Verlobter und ich stimmten bei vier von fünf Stärken überein, was ziemlich erstaunlich ist, weil wir normalerweise viele Dinge ganz unterschiedlich sehen. Ich war auch angenehm überrascht, als mir klar wurde, dass er mich tatsächlich gut kennt und meine Stärken wertschätzt.

Meine Kollegin bei der Arbeit wiederum kreuzte ‚Führungsvermögen' an, was mich ziemlich erstaunte, denn ich habe nie absichtlich irgendeine Führungsrolle übernommen. Nachdem diese Stärke aber einmal im Raum stand, dachte ich, na ja, vielleicht würde ich tatsächlich gern einmal ein Team anführen – wenn auch nicht unbedingt bei meiner derzeitigen Arbeitsstelle. Meine langjährige Freundin hatte Authentizität und Ausdauer angekreuzt. Das überraschte mich nicht. Ich übernehme in der Regel keine weiteren Arbeitsaufgaben, bis ich das, womit ich gerade beschäftigt bin, fertiggestellt habe. Mir wurde gesagt, ich sei ein ehrlicher Mensch und ich würde in dieser Hinsicht keine Kompromisse machen, auch wenn ich dafür manches opfern muss. ... Es gibt auch Leute – vor allem meine Mutter –, die mich als ‚zu ehrlich' bezeichnen.

Ich fand es toll, die Sicht anderer Menschen einzubeziehen – sonst wird man leicht zu selbstgefällig und tut abweichende Meinungen vorschnell ab."

Fallbeispiel: Moreez

Moreez, ein 21-jähriger Student, kam in Einzeltherapie, weil er Symptome einer schweren depressiven Episode aufwies und sich isoliert fühlte. Er berichtete von jahrelangen Depressionen, die bereits in den ersten Jahren auf der Oberschule aufgetreten waren. Anfänglich war Moreez nicht motiviert genug, sich ganz auf die Therapie einzulassen, und auch seine akademische Leistungsfähigkeit war niedrig. Vom Wesen her eher introvertiert und still, zeigte er eine geringe affektive Schwingungsfähigkeit. Während der Sitzungen lächelte er nur selten.

Als die therapeutische Beziehung sich langsam entwickelte, stimmte er zögerlich zu, seine Signaturstärken zu erkunden. Er brauchte insgesamt drei Sitzungen, um alle nötigen Informationen von Dritten einzuholen. Er entschied sich, zwei Freunde – und keinen Angehörigen – um ein Feedback zu seinen Stärken zu bitten, da er sich nicht traute, jemanden aus seiner Familie zu befragen. Mit jedem Schritt stieg jedoch sein Interesse. Nach Auswertung der verschiedenen Quellen erwiesen sich Bescheidenheit, Vorsicht, Freundlichkeit, soziale Intelligenz und Teamfähigkeit als seine Stärken. Sein Therapeut signalisierte Interesse und bat Moreez, seine Gedanken zu sozialer Intelligenz, Teamfähigkeit und Weitsicht zu teilen. Moreez berichtete, dass er bei seinen Freunden als guter Zuhörer bekannt sei: „Wenn einer jemanden zum Reden braucht, bin ich zur Stelle." Er könne nicht nur gut zuhören, ergänzte er, sondern sei auch bei Streitigkeiten zwischen zwei Freunden, oder dann, wenn ein Freund von ihm mit jemand anderem zerstritten wäre, „der erste, den sie um Rat fragen. Ich bin bekannt als die Stimme der Vernunft." Bei der Erklärung seiner Signaturstärke Teamfähigkeit gab er an, ein guter Teamplayer zu sein. Bei Gruppenarbeiten werde er oft gebeten, sich einer Arbeitsgruppe anzuschließen.

Moreez war von seinen Signaturstärken nicht sehr überrascht, da er intuitiv wohl schon wusste, welche es waren. Obwohl er für andere da sei, wenn sie ihn brauchten, sei niemand für ihn da, wenn er mal jemanden brauche. Er sagte, er könne seine Bedürfnisse nicht gut artikulieren und die meisten seiner Freunde würden entweder gar nicht oder nicht interessiert genug bei ihm nachfragen, wie es ihm gehe.

Nachdem er empathisch zugehört hatte, äußerte der Therapeut volles Verständnis für Moreez' Kämpfe und Gefühle der Isolation. Er betonte den erforderlichen Mut, um diese Gefühle in der Therapie offen anzusprechen. Er hob auch behutsam hervor, dass Moreez' Fähigkeit, anderen zuzuhören, sowie sein Talent, alle Aspekte einer Situation so gut abzuwägen, dass er fundierte Ratschläge geben könne, für seine soziale Intelligenz sprächen – und dass diese Stärke (mit einigen Anpassungen) für ihn langfristig sehr von Vorteil sein könnte. Direkt danach gefragt, berichtete Moreez von vielen Beispielen für den erfolgreichen Einsatz dieser Stärke. Der Therapeut betonte Moreez' Stärke der Weitsicht und lenkte dabei seine Aufmerksamkeit darauf, wie er mit seiner Freundlichkeit und seinen sozialen Fähigkeiten anderen auf vielfältige Weise helfe. Moreez fand diese Interpretation seiner Signaturstärken sehr ermutigend und räumte schließlich ein, diese Aspekte seiner Persönlichkeit bisher eher als Schwächen gesehen zu haben. Sie als Stärken zu werten, verschaffe ihm ein gutes Gefühl. Während er immer mehr lernte, seine vermeintlichen Unzulänglichkeiten eher als Vorteile zu sehen, hob sich seine Stimmung. Seine Einsamkeit verschwand zwar nicht völlig, aber sein Gefühl der Selbstwirksamkeit wuchs. Er gewann immer mehr die Überzeugung, dass seine Stärken ihm halfen, mit anderen Menschen in Beziehung zu treten.

Moreez schaffte es im Laufe der Therapie, einen nuancierteren und adaptiveren Einsatz seiner Stärken zu erlernen. Doch das Ermitteln seiner Stärken an sich hatte seine Stimmung bereits so sehr verbessert, dass er aus seiner depressiven Verfassung herauskam.

8.6 Modifikationen

Wenn Sie die PPT im Rahmen Ihrer therapeutischen Arbeit anwenden, werden Ihnen wahrscheinlich zahlreiche Vorbehalte begegnen, weil sie mit einem stärkenbasierten Ansatz arbeiten. Manche Klienten sind skeptisch, wenn ihre Stärken in der Therapie thematisiert werden: Sie haben die Vorstellung verinnerlicht, dass man in einer Therapie vorwiegend über seine Probleme spricht und dass die intensive Beschäftigung mit den eigenen Stärken daher irrelevant und reine Zeitverschwendung ist. Andere hingegen finden Trost in ihrer Rolle als Opfer. Durch die jahrelange Arbeit mit dem stärkenbasierten Ansatz mit Hunderten Klienten – immer mit dem Fokus auf der therapeutischen Beziehung und dem therapeutischen Prozess – haben wir aber gelernt, geduldig zu sein und nach Möglichkeiten zu suchen, um die folgenden Strategien einzusetzen:

- Wenn Klienten von ihren Gefühlen überwältigt werden oder in einer Krise stecken, brauchen sie besonders Ihre Stärken der Empathie und Beziehungsfähigkeit sowie Ihre Fähigkeit, menschliches Leid auszuhalten. Konzentrieren Sie sich zuerst einmal nur darauf.
- Fragen Sie Ihre Klienten, wie sie mit Krisen umgehen. Notieren Sie mögliche Stärken und diskutieren Sie diese, vor allem dann, wenn Sie das Gefühl haben, dass die Person zu einem solchen Gespräch bereit ist.
- Drücken Sie Anerkennung und Wertschätzung für die Bereitschaft der Klienten, von den eigenen Problemen zu berichten, aus. Wenn es passend erscheint, loben Sie ihren Mut und die Fähigkeit, Ihnen zu vertrauen.
- Versuchen Sie, die Hoffnung und das Streben nach Veränderung bei Ihren Klienten am Leben zu erhalten; betonen Sie, dass Stärken den Veränderungsprozess wesentlich erleichtern können.
- Wann immer es angemessen erscheint, formulieren Sie das Problem anhand des Stärken-Konzepts neu. Zum Beispiel lernen Menschen, sich beim Lösen von Problemen an andere zu wenden (soziale Interaktion), probieren verschiedene Ansätze aus (Initiative, Kreativität, Ausdauer), wägen Optionen ab (Vorsicht), hinterfragen, was lösbar und realistisch ist (Weitsicht), und folgen dann beharrlich dem einmal eingeschlagenen Kurs (Selbstregulation).
- Bleiben Sie möglichst konkret, wenn es darum geht, die Stärken der Klienten zu identifizieren. Die formale Einschätzung erwacht erst dann zum Leben, wenn Sie konkrete Handlungen, Gewohnheiten, Erfahrungen, Fähigkeiten, Geschichten und Errungenschaften eruieren können, in denen die Stärken der Klienten zum Ausdruck kommen.
- Manche Klienten tun ihre Stärken ab, weil sie an etwas leiden, das Wilson (2009) latente „Freudophobie" nennt. Darunter versteht man den Glauben der Klienten, dass die wahren Ursachen ihrer Probleme in inakzeptablen sexuellen und aggressiven Trieben lägen. Solche im Grunde sehr vagen Vorstellungen sind weit verbreitet und lassen die Klienten in Angst und Skepsis verharren, wenn es um ihre Signaturstärken geht. Erklären Sie ihnen, dass diese Vorstellungen empirisch nicht nur unmöglich zu beweisen sind, sondern dass sie auch zu Verzerrungen bei Erinnerungen führen (Wilson & Gilbert, 2003).
- Einige Klienten könnten sich stark – einige auch übermäßig stark – auf die Stärken fokussieren, die bei ihnen gering ausgeprägt sind. Vermeiden Sie es, ihre Aufmerksamkeit auf ihre Topstärken zu lenken, und fragen Sie nach, was ihrer Meinung nach zu den niedrigen Punktzahlen bei bestimmten Stärken geführt haben könnte. Die daraus folgenden Narrative werden Ihnen wertvolle Einsichten in die Selbstwahrnehmung der Klienten über ihre vorhandenen und erwünschten Stärken geben. Genauere Hinweise zu den Stärken mit geringer Ausprägung offenbaren häufig unverarbeitete Traumata, Verletzungen und Kränkungen. Nutzen Sie die Gelegenheit, die Narrative der Kli-

enten aus dem *Positiven Auftakt* mit diesen Details anzureichern. Sich mit den weniger ausgeprägten Stärken zu befassen kann hilfreich dafür sein, die therapeutischen Ziele zu klären und Einsichten darüber zu gewinnen, wie die Topstärken dazu genutzt werden können, um diese Ziele zu erreichen.

In der Praxis

- Beachten Sie, dass das Benennen und Einschätzen von Stärken bei einigen Klienten die Tendenz verstärken kann, die Ursachen ihrer Probleme vor allem bei anderen Menschen und in ihrem Umfeld zu suchen. Auf diese Weise können sie sich ihrer persönlichen Verantwortung entziehen, die sie für die Genesung bräuchten. In stark interdependenten Kulturen kann z.B. die Verantwortung sowohl für Erfolg als auch für Misserfolg auf kollektiver Ebene wahrgenommen und daher verstärkt den eher zwischenmenschlichen Stärken wie Liebe, soziale Intelligenz oder Teamfähigkeit zugeschrieben werden. Neben kulturellen Aspekten können auch Persönlichkeitsmerkmale eine Rolle spielen. Beispielsweise könnte ein stark von sich selbst eingenommener Klient mit narzisstischen Tendenzen seine Stärken dafür einsetzen, um das eigene Selbstbild noch weiter zu erhöhen. Bei solchen Klienten ist es wichtig, ausreichend Zeit darauf zu verwenden, den kontextabhängigen und adaptiven Einsatz von Stärken darzulegen.
- Die meisten Klienten, die mit einer Therapie beginnen, haben von ihren Eltern, Geschwistern, Kollegen und Arbeitgebern bereits viel Kritik zu hören bekommen. Kritik ist ein kulturell geprägtes Konstrukt und häufig auch ein zweischneidiges Schwert: Je nach kulturell-familiärer Norm kann sie gepaart mit Lob, echter Zuneigung und Zuwendung durchaus förderlich sein, wie es z.B. in sehr engen Familienverbänden häufig der Fall ist. Trifft Kritik jedoch auf bereits vorhandene, negative kognitive Verzerrungen, kann sie grüblerisches Denken verstärken. Solche Klienten mit stark ausgeprägter Grübelneigung können zwar nach außen hin eine Akzeptanz ihrer Stärken signalisieren, sich aber dennoch gedanklich weiterhin nur mit ihren Schwächen befassen. Selbst wenn die eigenen Stärken von zwei wichtigen Bezugspersonen bestätigt wurden, können diese Personen sich nach wie vor als inkompetent, defizitär und leistungsschwach empfinden. Erkunden Sie daher die kulturellen Hintergründe der Selbstvorwürfe des Klienten. Nutzen Sie bei Bedarf Elemente aus anderen therapeutischen Ansätzen, wie der kognitiven Verhaltenstherapie, der emotionsfokussierten Therapie oder der Akzeptanz- und Commitment-Therapie, um negatives Denken anzugehen. Wenn die Klienten zusätzlich moderat komplexe Übungen durchführen, bei denen sie über ihre positiven Erfahrungen nachdenken sollen, kann dies automatisch die Zeit verkürzen, die mit Gedanken an Rückschläge und Misserfolge verbracht wird. Fast alle Übungen in der PPT beinhalten solche umfassenden Reflexionen über Positives.

8.7 Kultursensibles Vorgehen

Kulturelle Normen können dafür sorgen, dass manche Klienten ihre Signaturstärken nicht als glaubwürdig erachten oder ihnen weniger Bedeutung zuschreiben. Personen aus Kulturen mit eher kollektivistischem Ethos könnten z.B. Stärken wie Kreativität unterbewerten, weil in ihrer Kultur Konformität erwünscht ist; sie könnten Enthusiasmus unterbewerten, wenn ihre Kultur Bescheidenheit hochhält, oder sie könnten Führungsvermögen unterbewerten, wenn ihre Kultur Teamfähigkeit für wichtiger hält.

Erkunden Sie daher die kulturspezifischen Ausdrucksformen dieser Stärken. Ein Beispiel: Eine Klientin – eine Muslima aus einer sehr konservativen Familie – durchlebte, als sie sich in Therapie begab, nach einer sehr kurzen Ehe gerade den Scheidungsprozess. Eine anmaßende Schwiegerfamilie und geschlechtsspezifische Diskriminierung nannte sie als Hauptgründe für die Trennung. In Nordamerika aufgewachsen, war die Klientin der Überzeugung, dass sie die richtige Entscheidung getroffen hatte (auch für die Heirat hatte sie sich zuvor bewusst entschieden). Trotzdem machte sie sich extreme Sorgen wegen der zu erwartenden bohrenden Fragen ihrer erweiterten Verwandtschaft. Weitsicht, Tapferkeit und Fairness stellten sich als ihre Signaturstärken heraus. Fairness war zudem sowohl von einem Angehörigen als auch von einer engen Freundin bei der Fremdeinschätzung genannt worden. Ein Gespräch über die kulturell angemessenen Ausdrucksformen von Fairness ergab, dass man sich in ihrer Kultur einsetzte, wenn jemand ungerecht behandelt wurde – unter solchen Umständen auch für sich selbst. Durch diese Einschätzung gewann sie die Überzeugung, dass ihr Entschluss ein Ausdruck einer ihrer zentralen Stärken war, die auch in der Kultur, mit der sie und ihre Familie sich identifizierten, Wertschätzung erfuhr. Als sie – auch gegen kulturellen Druck – für sich selbst eingetreten war, hatte sie sich auf ihre Stärke der Tapferkeit gestützt und war unbeirrt dem gefolgt, was sie für fair und richtig hielt.

Reagieren Sie einfühlsam bei Erzählungen, die Resilienz und den Einsatz konkreter Stärken dokumentieren, besonders wenn dieser aufgrund kultureller Faktoren mit hohen sozialen, finanziellen und/oder emotionalen Kosten verbunden ist. Beispielsweise berichtete ein Klient davon, nach Jahren des emotionalen und körperlichen Missbrauchs durch seinen Vater schließlich den Mut aufgebracht zu haben, sich – entgegen kultureller Normen – gegen den Vater aufzulehnen und schließlich aus dem Elternhaus auszuziehen. Eine Klientin wiederum war ihrem Lebensgefährten gegenüber stets liebevoll und freundlich zugewandt gewesen. Die acht Jahre, die sie mit ihm zusammengelebt hatte, waren von Verspieltheit, Enthusiasmus und Dankbarkeit geprägt. Eines Tages aber entdeckte sie, dass ihr Partner sie in all den Jahren mit ihrer besten Freundin betrogen hatte.

Der Schritt, in der Therapie die Stärken der Klienten zu thematisieren, sollte mit Bedacht unternommen werden. Es könnte das Vertrauen in diese Stärken unterminieren, wenn das Thema zu früh angesprochen wird. Gehen Sie eher langsam vor, stellen Sie zuerst eine tragfähige therapeutische Beziehung her, um dann Elemente der PPT oder eines stärkenbasierten Ansatzes einzuführen. Legen Sie dabei auch einen Fokus auf die Förderung von praktischer Weisheit. Letzteres wird im nächsten Kapitel beschrieben.

8.8 Aufrechterhaltung

Besprechen Sie die folgenden Erläuterungen und Anregungen mit Ihren Klienten. Dies kann sie darin unterstützen, ihre Fortschritte aufrechtzuerhalten:

Die Fähigkeit, bei uns selbst – und um uns herum – Negatives zu entdecken, ist bei uns Menschen viel ausgeprägter, tiefgreifender und hartnäckiger als unsere Fähigkeit, Positives wahrzunehmen. Diese Tendenz nimmt zu, sobald wir Negatives erleben.

Sollten Sie nichts gegen diese negativen Tendenzen unternehmen, bleiben Sie mehr oder weniger in Ihrer Negativität gefangen, was sich letztlich in Form von chronischer Angst, Traurigkeit, Wut, Ambivalenz und Isolation manifestieren kann. Viele Menschen sind der Meinung, dass in einer Psychotherapie solche negativen Dinge besprochen werden sollten, und das stimmt ja auch. Gleichzeitig können wir im Rahmen einer Psychotherapie aber auch erkunden, was uns widerstandsfähiger macht, und gleichzeitig unsere Verletzlichkeit anerkennen; wir können unsere Hoffnungen und Träume entdecken, ohne unsere Verzweiflung und Schwächen kleinzureden; und wir können Fähigkeiten erwerben, um unsere Stärken weiter auszubauen, ohne unsere Schwächen außen vor zu lassen. Sich auf nachhaltige Weise solchen Aufgaben zu widmen, kann dazu beitragen, die eigene negative Betrachtungsweise neu auszurichten. Die Strategien, die Sie kennenlernen werden, um Ihre Stärken zu erkennen und bewusst einzusetzen, ermöglichen es Ihnen, das Gelernte auf andere Bereiche Ihres Lebens (z. B. bei der Arbeit oder zu Hause) anzuwenden, und so Ihre allgemeine Einstellung zum Leben zu erweitern. Dies illustriert das folgende Beispiel:

Beispiel

Karen, einer jungen Klientin, fiel es sichtlich schwer, sich selbst im Lichte ihrer Stärken zu betrachten. Sie hatte eine lange Vorgeschichte mit mehreren stationären Aufenthalten wegen chronischer Suizidneigung, psychotischen Episoden und ständiger gedanklicher Beschäftigung mit negativen Erinnerungen an die Vergangenheit, in der sie emotionalen Missbrauch und den Verlust enger Familienangehöriger erlebt hatte. Sie hielt sich selbst für „unerwünschten Abschaum". Mit großer Skepsis begann Karen, ihre Stärken zu ermitteln. Liebe zum Lernen, Neugier, Kreativität, Tapferkeit und Führungsvermögen erwiesen sich als ihre Signaturstärken. Auf die Bitte, zu jeder dieser Stärken ein konkretes Erlebnis zu erzählen, berichtete die junge Frau, dass sie als eine der besten Schülerinnen ihres Bundeslandes ein Hochschul-Vollstipendium erhalten habe. Trotz aller Herausforderungen war Karen immer in der Lage gewesen, ihre akademischen Leistungen beizubehalten, und sie hatte es immer auf die „Bestenliste" der Fakultät geschafft. Sie hatte vor Studentinnen Vorträge gehalten, in denen sie dafür warb, seine Scham zu überwinden und sich rechtzeitig Hilfe bei Problemen zu holen. Allein das Reden über diese konkreten Ereignisse veränderte ihre Stimmung. Sie sagte: „Ich merke gerade, mein Leben ist gar nicht so schlecht – ein paar Dinge kriege ich doch noch auf die Reihe."

Können Sie sich auf irgendeine Weise mit Karen identifizieren? Welche Geschichten erzählen Sie sich selbst über sich? Gibt es ein Thema, dass sich durch Ihre Geschichten zieht? Ihre Stärken anzuerkennen kann Ihnen dabei helfen, Ihren Blick auf die positiveren Aspekte Ihrer Persönlichkeit und Ihres Umfelds zu lenken; so wie dies auch bei den Übungen *Positiver Auftakt* und *Dankbarkeitstagebuch* der Fall ist. Wir sind gut darin, anderen Negatives zuzuschreiben (z. B.: „seine Unehrlichkeit führte zur Untreue"), doch das Wissen um Ihre eigenen Stärken wird Sie dabei unterstützen, auch positive Zuschreibungen im Alltag vorzunehmen (z. B.: „aufgrund ihrer Freundlichkeit bot sie ihrer Freundin an, bei ihr zu bleiben, nachdem diese sich aus ihrer Missbrauchsbeziehung gelöst hatte").

Durch die Übungen im Rahmen der PPT werden Sie Ihre Stärken besser kennenlernen und verstehen. Von bloßen Etiketten werden sie zu verinnerlichten Wesensmerkmalen. Die folgenden Beispiele zeigen, wie sich die Selbstbeschreibungen von Klienten durch das Erkunden ihrer Stärken verändert haben und wie sehr sie eine stärkenorientierte Sichtweise in die Beschreibung ihrer Persönlichkeit integriert haben.

Beispiel: Klientin 1

Zu Beginn der Therapie: „Ich bin ein hoffnungsloser Fall. Ich glaube nicht, dass ich jemals jemanden finden werde, der mich versteht. Wenn ich mich mit jemandem treffe, sehe ich schon sehr bald dessen wahre, negative Seiten ... Ich ziehe immer nur die falschen Leute an."

Nach dem Ermitteln der eigenen Stärken: „Seitdem andere an mir ein paar Stärken entdeckt haben, fühle ich mich besser. Ich hätte nie gedacht, dass ich als freundlich, sozial kompetent, vorsichtig und bescheiden eingestuft werden könnte – obwohl ich einfach nicht den richtigen Partner finden kann. Das war sehr hilfreich. Wenn ich mich jetzt mit jemandem verabrede, weiß ich jedenfalls, dass ich mir keine allzu großen Sorgen machen muss, es mit meiner Vorsicht aber nicht übertreiben und die Person nicht zu schnell beurteilen darf. Stattdessen bringe ich meine Freundlichkeit und soziale Intelligenz zum Zuge und versuche, die andere Person einfach zu verstehen."

Beispiel: Klient 2

Zu Beginn der Therapie: „Schon viele Male habe ich mich gefragt: Soll das wirklich alles gewesen sein?"

Nach dem Ermitteln der eigenen Stärken: „Ich habe gar nicht gewusst, wie sehr mich die Wunder der Natur berühren. Das letzte Mal, als ich in der Natur war, überkam mich eine regelrechte Ehrfurcht und ich fühlte mich rundum wohl – nicht nur körperlich, sondern auch geistig und spirituell. Vielleicht hat das Leben doch mehr zu bieten als ich dachte."

Beispiel: Klient 3

Zu Beginn der Therapie: „Ich bin als Energiebündel bekannt, das keine Herausforderung scheut – im Gegenteil, ich nehme sie gern an. Doch in letzter Zeit kriege ich das irgendwie nicht mehr hin ... Häufig mache ich zwar das Richtige, aber zur falschen Zeit, oder das Richtige mit der falschen Person ..."

Nach dem Ermitteln der eigenen Stärken: „Jetzt kann ich die Dinge klarer sehen ... Gut zu wissen, dass Enthusiasmus eine meiner Signaturstärken ist, und dass andere das genauso sehen; das leuchtet mir ein. Tatsächlich bin ich leicht zu begeistern und stürze mich voller Leidenschaft in alle Unternehmungen. Ein bisschen mehr Vorsicht könnte mir allerdings vielleicht auch guttun."

Beispiel: Klientin 4

Zu Beginn der Therapie: „Ich halte mich bewusst zurück, wenn es darum geht, meinem Partner Liebe und Zuneigung zu zeigen. Vielleicht habe ich Angst, auf mein Gegenüber schwach, unselbstständig und unsicher zu wirken."

Nach dem Ermitteln der eigenen Stärken: „Mir war nicht klar, wie übervorsichtig ich tatsächlich bin. Ich muss mich mehr öffnen, um Liebe geben und annehmen zu können ... Ich wusste nicht, dass das eine Stärke sein könnte ... Ich dachte immer, zu viel Liebe zu zeigen würde mich nur verletzlich machen."

Beispiel: Klient 5

Zu Beginn der Therapie: „Ich kann mich nicht weiterentwickeln, solange ich nicht alle meine Fehler losgeworden bin."

Nach dem Ermitteln der eigenen Stärken: „Ich habe Hunderte, wenn nicht gar Tausende Stunden mit Therapeuten, Coaches, Motivationsrednern und spirituellen Gurus verbracht, um meine Schwächen zu überwinden, hatte aber immer das Gefühl, sie nicht wirklich loswerden zu können. Wegen meiner Schwächen befürchtete ich, den Erwartungen meines supererfolgreichen Vaters nie gerecht werden zu können. Aber als ich meine Stärken ermittelte, hat dies meiner Betrachtungsweise eine ganz andere Richtung gegeben: Vielleicht wäre es für mich besser, meine Stärken auszubauen, anstatt immer zu versuchen, meine Schwächen zu überwinden."

8.9 Abschließende Entspannungsübung

Beenden Sie die Sitzung mit der gleichen kurzen Entspannungsübung, die Sie zum Einstieg durchgeführt haben.

Weiterführende Informationen

Literatur

Joseph, S. & Wood, A. (2010). Assessment of positive functioning in clinical psychology: Theoretical and practical issues. *Clinical Psychology Review, 30*(7), 830–838.

Quinlan, D. M., Swain, N., Cameron, C. & Vella-Brodrick, D. A. (2015). How "other people matter" in a classroom-based strengths intervention: Exploring interpersonal strategies and classroom outcomes. *The Journal of Positive Psychology, 10*(1), 77–89. https://doi.org/10.1080/17439760.2014.920407

Rashid, T. & Ostermann, R. F. (2009). Strength-based assessment in clinical practice. *Journal of Clinical Psychology, 65*, 488–498.

Rashid, T. (2015). Strength-based assessment. In S. Joseph (Ed.), *Positive psychology in practice* (2nd ed., pp. 519–544). New York: Wiley. https://doi.org/10.1002/9781118996874.ch31

Scheel, M. J., Davis, C. K. & Henderson, J. D. (2012). Therapist use of client strengths: A qualitative study of positive processes. *The Counseling Psychologist, 41*(3), 392–427. https://doi.org/10.1177/0011000012439427

Tedeshi, R. G. & Kilmer, R. P. (2005). Assessing strengths, resilience, and growth to guide clinical interventions. *Professional Psychology: Research and Practice, 36*, 230–237.

Videos

What Are Your Character Strengths? Ein kurzes Video mit Bildern zur Einschätzung der eigenen Charakterstärken (dieses kann auch zur Bearbeitung von Arbeitsblatt 1.1 genutzt werden): https://youtu.be/K-3IjNr1gCg

TED-Talk von Tayyab Rashid über die Bedeutung von Charakterstärken in der Psychotherapie: *What Are You Good At?*: https://youtu.be/Q6W5IrZH7tc

The Science of Character: eine achtminütige Dokumentation, die ein überzeugendes Argument dafür liefert, Charakterstärken zur Erlangung eines erfüllten Lebens einzusetzen: https://youtu.be/p0fK4837Bgg

Weblinks

Das VIA Institute on Character bietet eine Vielzahl von Informationen zum Thema „Charakter" sowohl für die Forschung als auch für die Praxis. Zur Einschätzung der Charakterstärken kann kostenfrei der *VIA Survey* durchgeführt werden: http://www.viacharacter.org[9]

9 Für den *VIA Survey* stehen auf der genannten Website verschiedene Sprachfassungen, darunter auch Deutsch zur Verfügung. Die Website https://charakterstaerken.org/ des Fachbereichs Persönlichkeitspsychologie und Diagnostik am Psychologischen Institut der Universität Zürich bietet die deutschsprachige Version des VIA-IS mit 240 Items zur kostenfreien Durchführung an. (Anm. d. Verlags)

Arbeitsblatt 2.1

Was sind meine Stärken? – Das sagt mein Bauchgefühl

Sie sehen eine Präsentation mit Bildern zu den unten aufgelisteten Stärken. Jedes Bild ist mit dem Namen einer Stärke versehen und erscheint nur für kurze Zeit. Unabhängig davon, ob das Bild die genannte Stärke gut wiedergibt oder nicht, achten Sie bitte weitestgehend auf Ihr (Bauch-)Gefühl. Halten Sie einen Stift bereit und kreuzen Sie – ohne lange darüber nachzudenken – die Stärken an, die für Ihre Persönlichkeit stehen könnten. Verlassen Sie sich dabei ganz auf Ihr Bauchgefühl. Nutzen Sie die freie rechte Spalte zum Ankreuzen. Versuchen Sie, sich auf die fünf Stärken zu beschränken, die Sie am besten beschreiben. Falls Sie mehr als fünf Stärken ankreuzen, haben Sie noch die Gelegenheit, Kreuze wieder wegzustreichen, nachdem die Präsentation beendet wurde.

	Charakterstärke	Beschreibt mich besonders gut
1	Kreativität	
2	Neugier	
3	Urteilsvermögen	
4	Liebe zum Lernen	
5	Weitsicht (Weisheit)	
6	Tapferkeit	
7	Ausdauer	
8	Authentizität	
9	Enthusiasmus, Lebendigkeit und Tatendrang	
10	Bindungsfähigkeit	
11	Freundlichkeit	
12	Soziale Intelligenz	
13	Teamwork/Teamfähigkeit und Gemeinsinn	
14	Fairness	
15	Führungsvermögen	
16	Vergebungsbereitschaft und Barmherzigkeit	
17	Bescheidenheit und Demut	
18	Vorsicht	
19	Selbstregulation (Selbstbeherrschung)	
20	Sinn für das Schöne und Herausragende	
21	Dankbarkeit	
22	Hoffnung und Optimismus	
23	Humor und Verspieltheit	
24	Spiritualität	

Wenn Sie fertig sind, nehmen Sie Arbeitsblatt 2.6 zur Hand. Übertragen Sie die fünf angekreuzten Stärken in Spalte 2 auf Arbeitsblatt 2.6.

Arbeitsblatt 2.2 (Seite 1/2)

Was sind meine Stärken? – Das sagt mein Kopf

Im Folgenden finden Sie Beschreibungen von 24 Charakterstärken. Lesen Sie sich diese aufmerksam durch. Wählen Sie die fünf Stärken, die Sie am besten beschreiben. Markieren Sie diese mit einem Kreuz in der rechten Spalte.

	Beschreibung	Signaturstärken
1	Ich bin gut darin, mir neue und bessere Lösungen auszudenken.	
2	Ich erkunde gern Neues, stelle Fragen und bin offen für unterschiedliche Erfahrungen und Aktivitäten.	
3	Ich bin flexibel und aufgeschlossen gegenüber Alternativen; ich prüfe und bedenke alle Aspekte, ehe ich mich entscheide.	
4	Ich lerne gern neue Inhalte, Konzepte und Fakten kennen, sei es in der (Hoch-)Schule, in Kursen oder auch allein.	
5	Freundinnen und Freunde fragen mich in wichtigen Dingen um Rat, weil sie mich für besonders verständig oder lebensklug halten.	
6	Ich gebe auch angesichts von Schwierigkeiten oder Herausforderungen nicht auf, selbst wenn ich Angst habe.	
7	Ich bringe die meisten Sachen zu Ende, selbst wenn ich abgelenkt werde; ich kann mich neu fokussieren und eine Aufgabe abschließen.	
8	Ich halte mich für einen aufrichtigen und ehrlichen Menschen und gelte als vertrauenswürdig. Ich richte mein Verhalten an meinen Werten aus.	
9	Ich bin energiegeladen, fröhlich und voller Leben.	
10	Echte Liebe und Zuneigung zu zeigen und anzunehmen ist für mich ganz natürlich.	
11	Ich tue anderen gern Gutes, oft auch, ohne darum gebeten worden zu sein.	
12	In sozialen Situationen füge ich mich sehr gut ein. Ich bin für meine zwischenmenschlichen Fähigkeiten bekannt.	
13	Ich bin ein aktives Mitglied meines Teams oder meiner Gemeinschaft und trage dort zum Erfolg aller bei.	
14	Ich setze mich für andere ein, wenn sie unfair behandelt, gemobbt oder verhöhnt werden.	
15	Ich werde oft in leitende Funktionen gewählt, da ich für meine Führungsqualitäten bekannt bin.	

Arbeitsblatt 2.2 (Seite 2/2)

Was sind meine Stärken? – Das sagt mein Kopf

	Beschreibung	Signaturstärken
16	Ich bin nicht nachtragend; es fällt mir leicht, Menschen zu vergeben, die mich gekränkt haben.	
17	Ich stehe nicht gern im Mittelpunkt und lasse lieber andere glänzen.	
18	Ich bin vorsichtig und gehe behutsam vor; die Probleme und Risiken meines Verhaltens kann ich gut einschätzen und handele entsprechend.	
19	Ich habe meine Gefühle und mein Verhalten auch in schwierigen Situationen im Griff; Regeln und Abläufe befolge ich weitgehend.	
20	Schönheit in der Natur oder in der Kunst (z. B. Malerei, Musik und Theater) sowie herausragende Leistungen in vielen Bereichen können mich zutiefst bewegen.	
21	Meine Dankbarkeit für das Gute in meinem Leben bringe ich in Worten und Taten zum Ausdruck.	
22	Ich hoffe und glaube, dass im Leben mehr Gutes als Schlechtes geschieht.	
23	Ich bin ausgelassen und witzig und setze Humor ein, um mit anderen in Kontakt zu kommen.	
24	Ich glaube an eine höhere Macht und nehme gern an religiösen oder spirituellen Praktiken (wie Gebeten oder Meditationen) teil.	

Wenn Sie fertig sind, übertragen Sie die ausgewählten Stärken in Spalte 3 auf Arbeitsblatt 2.6.

Arbeitsblatt 2.3

Meine Charakterstärken: Bauch vs. Kopf

	Charakterstärke	Bauch	Kopf
1	Kreativität		
2	Neugier		
3	Urteilsvermögen		
4	Liebe zum Lernen		
5	Weitsicht (Weisheit)		
6	Tapferkeit		
7	Ausdauer		
8	Authentizität		
9	Enthusiasmus, Lebendigkeit und Tatendrang		
10	Bindungsfähigkeit		
11	Freundlichkeit		
12	Soziale Intelligenz		
13	Teamwork/Teamfähigkeit und Gemeinsinn		
14	Fairness		
15	Führungsvermögen		
16	Vergebungsbereitschaft und Barmherzigkeit		
17	Bescheidenheit und Demut		
18	Vorsicht		
19	Selbstregulation (Selbstbeherrschung)		
20	Sinn für das Schöne und Herausragende		
21	Dankbarkeit		
22	Hoffnung und Optimismus		
23	Humor und Verspieltheit		
24	Spiritualität		

Übertragen Sie hier die in Arbeitsblatt 2.1 angekreuzten Stärken in die Spalte „Bauch" und die in Arbeitsblatt 2.2 angekreuzten Stärken in die Spalte „Kopf". So können Sie feststellen, inwiefern es Überschneidungen zwischen beiden Einschätzungen gibt. Das Ergebnis dieses Arbeitsblattes brauchen Sie nicht auf Arbeitsblatt 2.6 zu übertragen.

Arbeitsblatt 2.4 (Seite 1/2)

Meine Charakterstärken – Einschätzung durch ein Familienmitglied

Lassen Sie die folgenden Fragen bitte von einem Familienmitglied beantworten.

Im Folgenden finden Sie Beschreibungen von 24 Charakterstärken. Lesen Sie sich diese genau durch. Wählen Sie bitte genau **fünf** Stärken aus, die ________________________ am besten beschreiben, und markieren Sie diese mit einem Kreuz in der rechten Spalte.

	Beschreibung	Signaturstärken
1	Ist gut darin, sich neue und bessere Lösungen auszudenken.	
2	Erkundet gern Neues, stellt Fragen und ist offen für unterschiedliche Erfahrungen und Aktivitäten.	
3	Ist flexibel und aufgeschlossen gegenüber Alternativen; prüft und bedenkt alle Aspekte, ehe sie/er sich entscheidet.	
4	Lernt gern neue Inhalte, Konzepte und Fakten kennen, sei es in der (Hoch-)Schule, in Kursen oder auch allein.	
5	Freundinnen und Freunde fragen sie/ihn in wichtigen Dingen um Rat, weil sie sie/ihn für besonders verständig oder lebensklug halten.	
6	Gibt auch angesichts von Schwierigkeiten oder Herausforderungen nicht auf, selbst wenn sie/er Angst hat.	
7	Bringt die meisten Sachen zu Ende, selbst wenn sie/er abgelenkt wird; kann sich neu fokussieren und eine Aufgabe abschließen.	
8	Ist ein aufrichtiger und ehrlicher Mensch und gilt als vertrauenswürdig. Richtet ihr/sein Verhalten an ihren/seinen Werten aus.	
9	Ist energiegeladen, fröhlich und voller Leben.	
10	Echte Liebe und Zuneigung zu zeigen und anzunehmen ist für sie/ihn ganz natürlich.	
11	Tut anderen gern Gutes, oft auch, ohne darum gebeten worden zu sein.	
12	Fügt sich in sozialen Situationen sehr gut ein und ist für ihre/seine zwischenmenschlichen Fähigkeiten bekannt.	
13	Ist ein aktives Mitglied ihres/seines Teams oder ihrer/seiner Gemeinschaft und trägt dort zum Erfolg aller bei.	
14	Setzt sich für andere ein, wenn sie unfair behandelt, gemobbt oder verhöhnt werden.	
15	Wird oft in leitende Funktionen gewählt, da sie/er für ihre/seine Führungsqualitäten bekannt ist.	

Arbeitsblatt 2.4 (Seite 2/2)

Meine Charakterstärken – Einschätzung durch ein Familienmitglied

	Beschreibung	Signaturstärken
16	Ist nicht nachtragend; es fällt ihr/ihm leicht, Menschen zu vergeben, die sie/ihn gekränkt haben.	
17	Steht nicht gern im Mittelpunkt und lässt lieber andere glänzen.	
18	Ist vorsichtig und geht behutsam vor; die Probleme und Risiken ihres/seines Verhaltens kann sie/er gut einschätzen und handelt entsprechend.	
19	Hat ihre/seine Gefühle und ihr/sein Verhalten auch in schwierigen Situationen im Griff; Regeln und Abläufe befolgt sie/er weitgehend.	
20	Schönheit in der Natur oder in der Kunst (z.B. Malerei, Musik und Theater) sowie herausragende Leistungen in vielen Bereichen können sie/ihn zutiefst bewegen.	
21	Ihre/seine Dankbarkeit für das Gute im Leben bringt sie/er in Worten und Taten zum Ausdruck.	
22	Hofft und glaubt, dass im Leben mehr Gutes als Schlechtes geschieht.	
23	Ist ausgelassen und witzig und setzt Humor ein, um mit anderen in Kontakt zu kommen.	
24	Glaubt an eine höhere Macht und nimmt gern an religiösen oder spirituellen Praktiken (wie Gebeten oder Meditationen) teil.	

Nachdem ein Familienmitglied diese Übung durchgeführt hat, übertragen Sie die markierten Stärken in Spalte 4 auf Arbeitsblatt 2.6.

Arbeitsblatt 2.5 (Seite 1/2)

Meine Charakterstärken – Einschätzung durch eine befreundete Person

Lassen Sie die folgenden Fragen bitte von einer Freundin oder einem Freund beantworten.

Im Folgenden finden Sie Beschreibungen von 24 Charakterstärken. Lesen Sie sich diese genau durch. Wählen Sie bitte genau **fünf** Stärken aus, die ______________________ am besten beschreiben, und markieren Sie diese mit einem Kreuz in der rechten Spalte.

	Beschreibung	Signaturstärken
1	Ist gut darin, sich neue und bessere Lösungen auszudenken.	
2	Erkundet gern Neues, stellt Fragen und ist offen für unterschiedliche Erfahrungen und Aktivitäten.	
3	Ist flexibel und aufgeschlossen gegenüber Alternativen; prüft und bedenkt alle Aspekte, ehe sie/er sich entscheidet.	
4	Lernt gern neue Inhalte, Konzepte und Fakten kennen, sei es in der (Hoch-)Schule, in Kursen oder auch allein.	
5	Freundinnen und Freunde fragen sie/ihn in wichtigen Dingen um Rat, weil sie sie/ihn für besonders verständig oder lebensklug halten.	
6	Gibt auch angesichts von Schwierigkeiten oder Herausforderungen nicht auf, selbst wenn sie/er Angst hat.	
7	Bringt die meisten Sachen zu Ende, selbst wenn sie/er abgelenkt wird; kann sich neu fokussieren und eine Aufgabe abschließen.	
8	Ist ein aufrichtiger und ehrlicher Mensch und gilt als vertrauenswürdig. Richtet ihr/sein Verhalten an ihren/seinen Werten aus.	
9	Ist energiegeladen, fröhlich und voller Leben.	
10	Echte Liebe und Zuneigung zu zeigen und anzunehmen ist für sie/ihn ganz natürlich.	
11	Tut anderen gern Gutes, oft auch, ohne darum gebeten worden zu sein.	
12	Fügt sich in sozialen Situationen sehr gut ein und ist für ihre/seine zwischenmenschlichen Fähigkeiten bekannt.	
13	Ist ein aktives Mitglied ihres/seines Teams oder ihrer/seiner Gemeinschaft und trägt dort zum Erfolg aller bei.	
14	Setzt sich für andere ein, wenn sie unfair behandelt, gemobbt oder verhöhnt werden.	

Arbeitsblatt 2.5 (Seite 2/2)

Meine Charakterstärken – Einschätzung durch eine befreundete Person

	Beschreibung	Signaturstärken
15	Wird oft in leitende Funktionen gewählt, da sie/er für ihre/seine Führungsqualitäten bekannt ist.	
16	Ist nicht nachtragend; es fällt ihr/ihm leicht, Menschen zu vergeben, die sie/ihn gekränkt haben.	
17	Steht nicht gern im Mittelpunkt und lässt lieber andere glänzen.	
18	Ist vorsichtig und geht behutsam vor; die Probleme und Risiken ihres/seines Verhaltens kann sie/er gut einschätzen und handelt entsprechend.	
19	Hat ihre/seine Gefühle und ihr/sein Verhalten auch in schwierigen Situationen im Griff; Regeln und Abläufe befolgt sie/er weitgehend.	
20	Schönheit in der Natur oder in der Kunst (z. B. Malerei, Musik und Theater) sowie herausragende Leistungen in vielen Bereichen können sie/ihn zutiefst bewegen.	
21	Ihre/seine Dankbarkeit für das Gute im Leben bringt sie/er in Worten und Taten zum Ausdruck.	
22	Hofft und glaubt, dass im Leben mehr Gutes als Schlechtes geschieht.	
23	Ist ausgelassen und witzig und setzt Humor ein, um mit anderen in Kontakt zu kommen.	
24	Glaubt an eine höhere Macht und nimmt gern an religiösen oder spirituellen Praktiken (wie Gebeten oder Meditationen) teil.	

Nachdem eine Freundin oder ein Freund diese Übung durchgeführt hat, übertragen Sie die markierten Stärken in Spalte 5 auf Arbeitsblatt 2.6.

Arbeitsblatt 2.6 (Seite 1/3)

Meine Charakterstärken – Gesamtüberblick

Auf diesem Arbeitsblatt finden Sie mehrere Spalten für die verschiedenen Einschätzungen Ihrer Stärken. Tragen Sie die Ergebnisse bitte unabhängig voneinander ein.

Spalte 2 und 3: Übertragen Sie hier die fünf Stärken, die Sie in den Arbeitsblättern (AB) 2.1 und 2.2 angekreuzt haben.
Spalte 4 und 5: Übertragen Sie hier die fünf Stärken, die Ihr Familienmitglied in Arbeitsblatt 2.4 und Ihre Freundin bzw. Ihr Freund in Arbeitsblatt 2.5 angekreuzt hat.
Spalte 6: Übertragen Sie hier die fünf Stärken, die sich im Signaturstärken-Fragebogen (SSQ-72) als Ihre Signaturstärken herausgestellt haben (www.tayyabrashid.com)
Spalte 7: Zählen Sie für jede Stärke, wie häufig sie angekreuzt wurde, und schreiben Sie die Summe in diese Spalte.
Spalte 8: Benennen Sie fünf Stärken, die Ihnen möglicherweise fehlen (M = Mangel) oder die zu stark ausgeprägt sind (Ü = Übermaß)
Spalte 9: Benennen Sie fünf Stärken, die Sie als wünschenswert erachten und gerne hätten.

Mein Signaturstärkenprofil

Spalte 1		Spalte 2	Spalte 3	Spalte 4	Spalte 5	Spalte 6	Spalte 7	Spalte 8	Spalte 9
Stärken		AB 2.1: Bauch	AB 2.2: Kopf	Ab 2.3: Familien-mitglied	AB 2.4: Befreundete Person	SSQ-72	Gesamt	Mangel/ Übermaß	Erwünscht
1	Kreativität und Originalität								
2	Neugier, Interesse an der Welt								
3	Urteilsvermögen, kritisches Denken								
4	Liebe zum Lernen								
5	Weitsicht (Weisheit)								
6	Tapferkeit und Mut								
7	Ausdauer, Sorgfalt und Fleiß								

Arbeitsblatt 2.6 (Seite 2/3)

Meine Charakterstärken – Gesamtüberblick

Mein Signaturstärkenprofil									
Spalte 1		Spalte 2	Spalte 3	Spalte 4	Spalte 5	Spalte 6	Spalte 7	Spalte 8	Spalte 9
Stärken		AB 2.1: Bauch	AB 2.2: Kopf	Ab 2.3: Familien-mitglied	AB 2.4: Befreundete Person	SSQ-72	Gesamt	Mangel/ Übermaß	Erwünscht
8	Authentizität, Integrität und Ehrlichkeit								
9	Lebendigkeit, Tatendrang, Enthusiasmus und Energie								
10	Bindungsfähigkeit: Liebe geben und annehmen								
11	Freundlichkeit und Großzügigkeit								
12	Soziale Intelligenz								
13	Teamfähigkeit (Teamwork), Gemeinsinn und Loyalität								
14	Fairness, Gleichheit und Gerechtigkeit								
15	Führungsvermögen								
16	Vergebungsbereitschaft und Barmherzigkeit								

Arbeitsblatt 2.6 (Seite 3/3)

Meine Charakterstärken – Gesamtüberblick

Mein Signaturstärkenprofil

Spalte 1		Spalte 2	Spalte 3	Spalte 4	Spalte 5	Spalte 6	Spalte 7	Spalte 8	Spalte 9
Stärken		AB 2.1: Bauch	AB 2.2: Kopf	Ab 2.3: Familien-mitglied	AB 2.4: Befreundete Person	SSQ-72	Gesamt	Mangel/ Übermaß	Erwünscht
17	Bescheidenheit und Demut								
18	Vorsicht, Umsicht und Diskretion								
19	Selbstregulation und Selbstbeherrschung								
20	Sinn für das Schöne und Herausragende								
21	Dankbarkeit								
22	Hoffnung und Optimismus								
23	Humor und Verspieltheit								
24	Spiritualität und Religiosität								

Arbeitsblatt 2.7 (Seite 1/2)

Woran erkenne ich meine Signaturstärken?

Tragen Sie bitte als erstes die Stärken aus Ihrem Signaturstärkenprofil in die untenstehende Liste ein. Beantworten Sie dann die darunter stehenden Fragen, indem Sie konkrete Erfahrungen und Erlebnisse zu einer oder mehrerer Ihrer Signaturstärken aufschreiben. Die Fragen sollen Ihnen dabei helfen, die Anzeichen für das Vorhandensein Ihrer Signaturstärken zu erkennen.

Laut meinem Profil sind meine Signaturstärken:

1. ______________________________
2. ______________________________
3. ______________________________
4. ______________________________
5. ______________________________
6. ______________________________

An welchen Anzeichen kann ich meine Signaturstärken erkennen?

1. **Authentizität:** Ist diese Stärke ein zentraler Aspekt von mir selbst?

____

____

2. **Begeisterung:** Bin ich begeistert, wenn ich diese Stärke einsetze?

____

____

3. **Lernen:** Kann ich diese Stärke ganz natürlich und mühelos einsetzen?

____

____

4. **Neue Einsatzmöglichkeiten finden:** Suche ich immer nach neuen Möglichkeiten, meine Stärke(n) einzusetzen?

____

____

5. **Ausdauer:** Fällt es mir schwer, eine durch diese Stärke ausgelöste Aktivität wieder zu stoppen?

____

____

Arbeitsblatt 2.7 (Seite 2/2)

Woran erkenne ich meine Signaturstärken?

6. **Wirkung:** Fühle ich mich durch den Einsatz dieser Stärke eher gestärkt oder geschwächt?

7. **Projekte:** Verfolge ich persönliche Projekte, um diese Stärke nutzen zu können?

8. **Enthusiasmus:** Fühle ich mich beim Einsatz dieser Stärke freudig, voller Tatendrang und in Hochstimmung?

Arbeitsblatt 2.8 (Seite 1/3)

Welche Stärken setze ich im Übermaß und welche zu wenig ein?

Lesen Sie sich bitte die folgenden Beschreibungen der einzelnen Stärken durch. Kennzeichnen Sie drei Stärken, die Sie womöglich zu wenig zum Einsatz bringen (oder die Ihnen ganz fehlen), mit einem Minuszeichen. Mit einem Pluszeichen dagegen markieren Sie drei Stärken, die Sie eher im Übermaß einsetzen (es muss sich dabei nicht um Ihre Signaturstärken handeln).

Kennzeichnen Sie anschließend auch alle Signaturstärken – falls zutreffend – mit einem Plus- oder Minuszeichen.

	Charakterstärke	Beschreibung	Zu wenig genutzt oder fehlend	Übermäßig genutzt
1	Kreativität und Originalität	sich neue und bessere Lösungen ausdenken; nicht damit zufrieden sein, Dinge auf konventionelle Art zu machen		
2	Neugier und Interesse an der Welt	davon angetrieben sein, Neues zu erkunden; Fragen stellen, keine Unklarheiten akzeptieren; für unterschiedliche Erfahrungen und Aktivitäten offen sein		
3	Urteilsvermögen und kritisches Denken	vor einer Entscheidung alle Aspekte prüfen und durchdenken; vertraute Personen um Rat fragen; seine Meinung auch ändern können		
4	Liebe zum Lernen	Freude daran haben, neue Dinge, Konzepte, Ansätze und Fakten zu lernen, sei es in der (Hoch-)Schule oder einer anderen Bildungseinrichtung oder auch allein		
5	Weitsicht (Weisheit)	viele Einzelheiten zusammensetzen, um ein Gesamtverständnis von etwas zu erlangen; Streit unter Freunden schlichten; aus Fehlern lernen		
6	Tapferkeit und Mut	Ängste überwinden, um erforderliche Aufgaben anzugehen und abzuschließen; auch angesichts von Schwierigkeiten oder Herausforderungen nicht aufgeben		
7	Ausdauer, Sorgfalt und Fleiß	die meisten Sachen zu Ende bringen; fähig sein, sich neu zu fokussieren, wenn man abgelenkt wird, und Aufgaben abzuschließen, ohne sich zu beschweren; Schwierigkeiten überwinden, um eine Aufgabe abzuschließen		

Arbeitsblatt 2.8 (Seite 2/3)

Welche Stärken setze ich im Übermaß und welche zu wenig ein?

	Charakterstärke	Beschreibung	Zu wenig genutzt oder fehlend	Übermäßig genutzt
8	Authentizität, Integrität und Ehrlichkeit	nicht vorgeben, anders zu sein als man wirklich ist; für einen aufrichtigen und ehrlichen Menschen gehalten werden		
9	Lebendigkeit, Tatendrang, Enthusiasmus und Energie	voller Energie, fröhlich und voller Leben sein; von anderen für ein gemeinsames Zusammensein oder Unternehmungen ausgewählt werden		
10	Bindungsfähigkeit: Liebe geben und annehmen	echte und fürsorgliche Beziehungen in der Familie und im Freundeskreis haben; regelmäßig aufrichtige Liebe und Zuneigung zeigen		
11	Freundlichkeit und Großzügigkeit	anderen Gutes tun, oft auch, ohne darum gebeten worden zu sein; regelmäßig anderen helfen; als freundliche Person gelten		
12	Soziale Intelligenz	die Gefühle von anderen gut verstehen können; sich in sozialen Situationen sehr gut einfügen; herausragende soziale Kompetenz haben		
13	Teamfähigkeit (Teamwork), Gemeinsinn und Loyalität	mit Mitgliedern eines Teams oder einer Gruppe gut auskommen; zum Gruppenerfolg beitragen		
14	Fairness, Gleichheit und Gerechtigkeit	sich für andere einsetzen, wenn sie unfair behandelt, gemobbt oder verhöhnt werden; Fairness in alltäglichen Handlungen zeigen		
15	Führungsvermögen	Aktivitäten für andere organisieren; Führungsqualitäten aufweisen; oft in leitende Funktionen gewählt werden		
16	Vergebungsbereitschaft und Barmherzigkeit	anderen nach Kränkungen leicht vergeben können; nicht nachtragend sein		
17	Bescheidenheit und Demut	nicht gern im Mittelpunkt stehen; sich nicht auffallend geben; eigene Fehler einräumen; um die eigenen Fähigkeiten und deren Grenzen wissen; andere glänzen lassen		

Arbeitsblatt 2.8 (Seite 3/3)

Welche Stärken setze ich im Übermaß und welche zu wenig ein?

	Charakterstärke	Beschreibung	Zu wenig genutzt oder fehlend	Über-mäßig genutzt
18	Vorsicht, Umsicht und Diskretion	vorsichtig und behutsam sein; unnötige Risiken vermeiden; Druck von außen nicht nachgeben		
19	Selbstregulation und Selbst-beherrschung	Gefühle und Verhalten gut im Griff haben; Regeln und Abläufe befolgen		
20	Sinn für das Schöne und Herausragende	zutiefst bewegt sein von Schönheit in der Natur oder in der Kunst (z. B. Malerei, Musik und Theater) oder von herausragenden Leistungen in vielen Bereichen		
21	Dankbarkeit	Dankbarkeit für das Gute im Leben in Worten und Taten zum Ausdruck bringen; Dinge nicht als selbstverständlich hinnehmen		
22	Hoffnung, Optimismus und Zukunfts-gerichtetheit	hoffen und glauben, dass im Leben mehr Gutes als Schlechtes geschieht; sich von Rückschlägen schnell erholen und konkrete Schritte unternehmen, um diese zu über-winden		
23	Humor und Verspieltheit	ausgelassen und witzig sein und Humor einsetzen, um mit anderen in Kontakt zu kommen		
24	Spiritualität und Religiosität	an Gott oder eine höhere Macht glauben; gern an religiösen oder spirituellen Praktiken (wie Gebeten oder Meditationen) teilnehmen		

Kapitel 9
Sitzung 3 – Praktische Weisheit

Überblick

Sitzung 3 stellt die mit praktischer Weisheit verbundenen Fähigkeiten vor. Diese Fähigkeiten ermöglichen einen ausgewogenen Einsatz unserer Signaturstärken bei der Lösung von Problemen. Die zentrale PPT-Übung in dieser Sitzung ist *Gewusst wie: Stärken adäquat einsetzen.*

Inhalt

- Konzept und Hintergrund
- Einleitende Entspannungsübung
- Praktische Übung: *Gewusst wie: Stärken adäquat einsetzen*
- Reflexion und Diskussion
- Weitere Übungen, um Fähigkeiten der praktischen Weisheit zu entwickeln
- Fallbeispiele
- Modifikationen
- Kultursensibles Vorgehen
- Aufrechterhaltung
- Abschließende Entspannungsübung
- Weiterführende Informationen

Materialien

- Arbeitsblatt 3.1: Welche Stärken setze ich im Übermaß und welche zu wenig ein? – Konkrete Verhaltensweisen
- Arbeitsblatt 3.2: Praktische Weisheit entwickeln
- Arbeitsblatt 3.3: Die Herausforderung

9.1 Konzept und Hintergrund

In dieser therapeutischen Einheit geht es darum, Klienten in das aristotelische Konzept der praktischen Weisheit einzuführen. Dieses beinhaltet den adaptiven Einsatz von Stärken mit dem Ziel, ein gutes, bedeutsames und rechtschaffenes Leben zu führen. Die zentralen Konzepte werden in Abschnitt 9.3.3 anhand von Fallbeispielen vorgestellt. Mithilfe der neu erlernten Fähigkeiten lernen Klienten, ihre Stärken gezielt einzusetzen, um Stressfaktoren sowie negative Emotionen und Erfahrungen zu überwinden. Die Fähigkeiten unterstützen sie darin, ganz persönliche Ziele zu verfolgen und sich dadurch weiterzuentwickeln.

9.2 Einleitende Entspannungsübung

Führen Sie zum Einstieg eine kurze Entspannungsübung durch (vgl. Anhang A sowie Arbeitsbuch/Online-Materialien). Besprechen Sie anschließend die aktuellen Einträge im *Dankbarkeitstagebuch* und wiederholen Sie die zentralen Inhalte der letzten Sitzung.

9.3 Praktische Übung: Gewusst wie: Stärken adäquat einsetzen

9.3.1 Praktische Weisheit fördern

Stärken in konkrete Handlungen übersetzen

Zuallererst muss die abstrakte Vorstellung einer Signaturstärke in konkrete Handlungen übersetzt werden, damit die Klienten ein Verständnis dafür entwickeln können, was diese Stärke für ihren Alltag bedeutet. Für komplexe Situationen und Herausforderungen gibt es keine Gebrauchsanweisung dafür, welche Handlung optimal wäre, um eine bestimmte Stärke auszuleben. Daher ist es sinnvoll, das gewünschte Ergebnis zu betrachten. Soll z. B. der Einsatz der Signaturstärke „Liebe zum Lernen“ zu mehr Wissen führen, sollte das Ergebnis möglichst konkret formuliert werden (z. B.: Lesen einer bestimmten Anzahl von Büchern oder Artikeln mit dem Ziel, sein Wissen zu vergrößern). Soll durch den Einsatz der Signaturstärke „Spiritualität“ mehr Verbundenheit mit etwas Größerem hergestellt werden, müssen sowohl die Qualität als auch die Quantität konkreter Handlungen, die für spirituelles Erleben stehen, festgelegt werden.

Wie solche Handlungen, die spezifische Signaturstärken repräsentieren, gestaltet werden können, hängt auch vom Kontext ab. Zum Beispiel kann sich Kreativität in Form von kreativen Problemlöseprozessen bei Herausforderungen zeigen. Kreativität kann aber auch bedeuten, etwas ganz Neues auszuprobieren. Hierbei ist es wichtig, im Hinterkopf zu behalten, dass die verschiedenen Stärken einander nicht unbedingt ausschließen, sondern gemeinsame Schnittmengen haben.

Anhang D (Meine Stärken aufbauen) bietet eine umfangreiche Zusammenstellung von Handlungsempfehlungen, Filmen und realen Beispielen. Diese lassen sich nutzen, um ein nuanciertes Verständnis einzelner Signaturstärken gewinnen und diese in konkrete Handlungen übersetzen zu können. Anhang D ist ebenfalls im begleitenden Arbeitsbuch sowie als separate PDF-Datei bei den Online-Materialien zu diesem Band enthalten.

Relevanz bestimmen

Die zweite und etwas schwierigere Fähigkeit besteht darin, zu wissen, ob die eigene Signaturstärke für die vorliegende Situation überhaupt relevant ist. In Abschnitt 9.3.3 werden wir einige konkrete Beispiele hierzu geben, u. a. das von Michelle, zu deren Signaturstärken die Vergebungsbereitschaft gehört. Die Relevanz für den Einsatz dieser Signaturstärke wird von kontextbezogenen und zwischenmenschlichen Faktoren bestimmt. Eine Stärke wie „Vergebungsbereitschaft“ ist am besten in einer spezifischen Situation oder mit bestimmten Personen einsetzbar, nicht aber mit jedem und in jeder Situation. Indem Michelle die Auswirkungen ihrer Vergebungsbereitschaft für sich selbst und andere mitbedenkt, könnte sie ihre Fähigkeit der Relevanzbestimmung ausbauen. Ihre diesbezüglichen Erfahrungen könnten ihr bei der Entscheidung helfen, ob diese Stärke in einer bestimmten Situation überhaupt sinnvoll eingesetzt werden kann.

Ein weiteres Beispiel: Sandro, ein Klient mittleren Alters, hegte einen starken Groll gegen seine Exfrau, mit der er mehr als 20 Jahre zusammen war. Während sie noch mit Sandro verheiratet war, hatte sie eine außereheliche Affäre mit einer anderen Frau angefangen. Er sagte, sie habe nur abgewartet, bis das jüngste Kind 18 geworden und ausgezogen war, dann habe sie ihn verlassen. Sandro sieht sich außerstande, ihr zu vergeben. Als der Therapeut nach dem Grund dafür fragte, meinte er: „Ich will, dass ihr klar wird, dass das, was sie gemacht hat, falsch war. Wenn ich ihr vergeben würde, würde sie gar nicht merken, was sie angerichtet hat.“ Der Therapeut antwortete darauf: „Ich glaube, Sie suhlen sich in Ihrem eigenen Schmerz ... Aber bei der Vergebung ginge es gar nicht um ihre Exfrau, Sie würden das ausschließlich für sich selber machen. Sie bräuchten es ihr noch nicht einmal mitzuteilen.“ Sandro war jedoch noch nicht bereit zu vergeben, sodass der Therapeut das Thema nicht weiter forcierte. Der Einsatz von Vergebungsbereitschaft war in diesem Fall und in dieser Phase der Therapie nicht angezeigt.

Echte Lebensveränderungen haben – anders als manche Nachrichtensender – keine Laufbandanzeige, die melden könnte, ob eine bestimmte Stärke für eine spezifische Situation relevant ist. Unterstützen Sie daher Ihre Klienten dabei, zu bestimmen, welche Stärke – oder welche Kombination von Stärken – zu einem adaptiven und gesunden Ergebnis führen könnte.

Betrachten wir z. B. die Fairness, die man braucht, um gute Führungsqualitäten an den Tag zu legen. Eine unserer Klientinnen, Rachael, eine höhere Personalmanagerin, sah sich selbst als starke Führungspersönlichkeit und war daher sehr erstaunt, dass Führungsvermögen nicht zu ihren Topstärken gehörte. In der anschließenden ausführlichen Diskussion über verschiedene Aspekte des Führungsvermögens erkannte sie, dass ihr die Fähigkeit fehlte, mit Menschen, die nicht ihren Standpunkt vertreten, effektiv zusammenzuarbeiten. Rachael fehlte das Vertrauen ihrer Mitarbeiter, und sie schaffte es trotz aller Bemühungen nicht, diese zu bestmöglichen Leistungen zu animieren. Erst unsere Gespräche über den nötigen Einsatz ihrer anderen Stärken, wie soziale Intelligenz, Fairness und Teamfähigkeit, halfen Rachael, auf diesem Weg ihr Führungsvermögen zu stärken.

Um die Relevanz des Einsatzes bestimmter Stärken beurteilen zu können, müssen wir die Dinge auch ins rechte Licht rücken. Nur so können wir entscheiden, wo, mit wem und wie unsere Signaturstärken sowohl für uns selbst als auch für andere am nützlichsten wären. May, eine verheiratete Klientin, berichtete von einem alles überwältigenden Gefühl, in erster Linie für das Glück ihres Partners verantwortlich zu sein. Ihn zufriedenzustellen sei für sie viel wichtiger, als an ihre eigenen Bedürfnisse zu denken, sagte sie immer wieder. May musste erst lernen zu verstehen, dass ihre Signaturstärken für ihr eigenes Wohlbefinden nicht gut waren. Das war in der Therapie anfangs eine Herausforderung, wurde jedoch später für sie ein echter Augenöffner.

Konflikte auflösen

Die dritte Fähigkeit zur Förderung der praktischen Weisheit bezieht sich darauf, dass zwei Stärken (Signaturstärken) miteinander in Konflikt geraten können. Dann geht es darum, diesen Konflikt möglichst aufzulösen. Zum Beispiel erlebte unsere Klientin Jia häufig Konflikte zwischen ihrer Kreativität und ihrer Vorsicht. Einerseits wollte sie Künstlerin werden, andererseits drängten sie ihre Eltern, beide Ärzte, mal subtil, mal ganz offen, eine „sichere Laufbahn" in der Medizin anzustreben. Jias Vorsicht hatte sie dazu gebracht, die Malerei (ihre Leidenschaft) aufzugeben und sich für ein Medizinstudium einzuschreiben. Unsere therapeutische Arbeit war nicht sehr effektiv, da ihr der Konflikt zwischen ihren beiden Signaturstärken nun noch deutlicher vor Augen stand.

Ein solcher Konflikt lässt sich allerdings lösen, indem man überlegt, welche Signaturstärke enger mit den eigenen zentralen Werten verbunden ist oder mittels welcher Stärke das optimale Ergebnis erzielt werden kann. Ist Jias Grundwert z. B. die Selbstverwirklichung und fühlt sie sich erst richtig lebendig und authentisch, wenn sie ihr kreatives Potenzial entfalten kann, wäre sie vielleicht glücklicher, wenn sie sich eher von ihrer Kreativität leiten ließe. Bestehen ihre Grundwerte dagegen in einem sicheren Arbeitsplatz sowie einer dauerhaft stabilen Beziehung zu ihren Eltern – was in ihrem Fall als kulturelle Erwartung zählen würde –, wäre es für sie möglicherweise günstiger, einen Beruf zu erlernen, der ihr eine sichere Beschäftigung böte. Nehmen Sie das erwünschte Ergebnis als Ausgangspunkt, denken Sie „rückwärts" und entscheiden Sie schließlich, welche Stärke am ehesten zu dem gewünschten Ergebnis führen würde. Dies kann nicht nur helfen, den Konflikt zu lösen, sondern auch ein tieferes Verständnis dafür ermöglichen, welche Stärken für die Zielerreichung förderlich sind.

Reflektieren

Praktische Weisheit erfordert es auch, darüber nachzudenken, welche Auswirkungen die Aktivierung unserer Signaturstärken auf andere Menschen hat. Welche moralischen Folgen hätte es, wenn wir unsere Signaturstärken in größerem Ausmaß einsetzen würden? Zur Veranschaulichung seien die folgenden Beispiele aus unserer therapeutischen Arbeit angeführt:

Maria, eine junge Studentin mit den Signaturstärken Vorsicht, Fairness und soziale Intelligenz, neigte dazu, Kommentare über sich selbst, die andere auf ihrer eigenen Facebook-Seite posteten, falsch zu interpretieren. Sie glaubte, jemand habe sich gegen sie – und möglicherweise gegen alle Frauen mit dem gleichen kulturellen Hintergrund wie Sie – verschworen. Aus Vorsicht postete sie wiederum eine Nachricht auf Facebook und in mehreren anderen sozialen Medien, in der sie andere Frauen vor einer möglichen Bedrohung warnte. Die Universitätsverwaltung wurde alarmiert und setzte eine ganze Lawine von Sicherheitsmaßnahmen in Bewegung, die für viele Studierende große Nachteile mit sich brachte. Als sich der Rauch gelegt hatte, bearbeiteten Maria und ihr Therapeut den Vorfall. Ohne groß überlegen zu müssen, wurde Maria klar, dass sie ihre Signaturstärken im Übermaß eingesetzt hatte.

Ein anderer Klient, ein Doktorand, investierte entgegen der Empfehlung seines Betreuers weitere Ressourcen aus seinem Labor in ein Projekt. Diese Beharrlichkeit kosteten ihn und seine Laborpartner unnötige Zeit und Mühe – er hatte übermäßig viel Ausdauer an den Tag gelegt. Beide Beispiele zeigen, wie Stärken auch zu negativen Ergebnissen führen können, wenn sie im Übermaß zum Einsatz kommen.

Darüber hinaus besteht ein wesentlicher Teil der praktischen Weisheit darin, ein Bewusstsein für die eigenen Motive zu entwickeln. Wir sollten uns unserer eigenen Fehler bewusst und auch bereit sein, sie einzugestehen. Dies ist jedoch nicht einfach und erfordert Mut und Bescheidenheit (zwei Stärken). Eine Möglichkeit, dieses Bewusstsein weiterzuentwickeln, besteht darin, gedanklich einen Schritt zurückzutreten, unsere eigene Rolle und Verantwortlichkeit möglichst unvoreingenommen einzuschätzen und zu überlegen, wie wir aus Fehlern und falschen Schritten lernen können – vor allem, wenn sie Auswirkungen auf andere haben.

Kalibrieren

Wir müssen uns auf Situationen immer wieder neu einstellen, Veränderungen wahrnehmen und den Einsatz unserer Stärken immer wieder neu ausrichten (feinjustieren), um den aktuellen Anforderungen einer Situation gerecht zu werden. Viele Menschen sind nicht in der Lage, ihre Probleme zu lösen, weil sie immer wieder ineffektive Lösungsansätze ausprobieren oder ihre Herangehensweise nicht an sich verändernde Anforderungen anpassen. Denken Sie z. B. an Ärzte, die ihre Zeit, die sie den Patienten widmen, gegen ihre eigenen beruflichen Bedürfnisse abwägen müssen – also darauf achten müssen, dass sie insgesamt genug Patienten pro Tag behandeln, um die Kosten für die Praxis einzufahren, pünktlich für den nächsten Patienten bereitzustehen usw. Oder denken Sie an einen Spezialisten für Krebserkrankungen, der in sich den dringenden Wunsch verspürt, den Eltern eines tödlich erkrankten Kindes offen die Wahrheit zu sagen (Schwartz & Sharpe, 2010). Die Vielgestaltigkeit und Komplexität des Lebens schaffen so manche Grauzone. Regeln, Leitlinien, Regelwerke und Vorschriften können nicht allen Schattierungen gerecht werden. Die rigide Anwendung starrer Vorschriften – egal, wie gut gemeint – untergräbt die Motivation von Menschen, die sich von solchen Regeln eingeengt fühlen.

Das Signaturstärkenprofil und die im Folgenden beschriebenen Übungen unterstützen die Klienten in der Entwicklung ihrer Fähigkeiten, ihre Stärken angesichts einer bestehenden Herausforderung auf angemessene Weise einsetzen zu können. Planen Sie daher ausreichend Zeit für die Erstellung des Signaturstärkenprofils ein und unterstützen Sie die Klienten, dieses bestmöglich zu vervollständigen; es stellt die Grundlage dafür dar, dass sie sich selbst und andere besser kennenlernen.

Mit den folgenden Formulierungen können Sie das Verständnis Ihrer Klienten dafür fördern, dass mit praktischer Weisheit verbundene Fähigkeiten nötig sind, um Signaturstärken effektiv im Alltag einzusetzen (Kaitlin et al., 2017; Ronningstam, 2016):

> So wie psychische Symptome (z. B. Traurigkeit, Wut oder Angst) Stress anzeigen, weisen Stärken (wie Dankbarkeit, Hoffnung, Bindungsfähigkeit, Freundlichkeit und Neugier) auf Wohlbefinden, Zufriedenheit, Interesse, Engagement, Bedeutung und Sinnhaftigkeit im Leben hin.
>
> Die Forschung wie auch die klinische Erfahrung zeigen uns, dass Menschen, die negative Emotionen wie Wut, Feindseligkeit und Rachegefühle erleben oder narzisstische Züge aufweisen, mit größerer Wahrscheinlichkeit psychische Probleme entwickeln, während Menschen, die Dankbarkeit, Vergebungsbereitschaft, Freundlichkeit und Liebe zum Ausdruck bringen, eher von Zufriedenheit im Leben berichten. Inzwischen kennen Sie Ihre Signaturstärken. Jetzt wollen wir uns darauf konzentrieren, wie Sie diese einsetzen können, um sich glücklicher zu fühlen, und wie Sie Fähigkeiten entwickeln können, die Ihnen helfen, Ihre Stärken besser zum Zuge zu bringen und dadurch mit dem Negativen in Ihrem Leben besser zurechtzukommen. Zunächst überlegen wir gemeinsam, welche Fähigkeiten Sie entwickeln müssen, um Ihre Stärken so zu nutzen, dass Sie Ihre Stressfaktoren in den Griff bekommen. Dazu müssen wir herausfinden, wie Sie derzeit mit Ihren Signaturstärken umgehen.

9.3.2 Welche Stärken setze ich im Übermaß und welche zu wenig ein? – Konkrete Verhaltensweisen

Mithilfe von Arbeitsblatt 3.1 (Welche Stärken setze ich im Übermaß und welche zu wenig ein? – Konkrete Verhaltensweisen; vgl. S. 142 sowie Arbeitsbuch/Online-Materialien) sollen die Klienten zunächst genauer ihre zu häufig und ihre zu wenig eingesetzten Stärken ergründen. Hierzu werden konkrete Verhaltensweisen, die mit diesen Stärken zusammenhängen, auf dem Arbeitsblatt notiert.

9.3.3 Praktische Weisheit entwickeln – Wissen über den adäquaten Einsatz von Stärken erwerben

> Sie kennen nun Ihre Signaturstärken. Im nächsten Schritt betrachten wir die Stärken, die Sie im Übermaß oder zu wenig zum Zuge bringen. Um dies genauer zu verstehen, schauen wir uns an, zu welchen Problemen es bei einem übermäßigen oder mangelnden Gebrauch von Stärken kommen kann – und dabei lernen wir mehr über die praktische

Weisheit bzw. den adäquaten Einsatz von Stärken. Betrachten wir zunächst drei Szenarien, die aus der Praxis stammen.

Besprechen Sie die folgenden Szenarien mit Ihren Klienten und eruieren Sie ihre Reaktionen.

- Salim, ein Einzelhandelskaufmann mittleren Alters, besitzt die Signaturstärke Fairness und hat sich angewöhnt, alle Situationen in seinem Leben unter diesem einen Gesichtspunkt zu bewerten. Selbst gutwillige Gesten seiner Mitarbeiter und Kollegen empfindet er als „unfair"; dadurch isoliert er sich immer mehr.
- Michelle, deren Signaturstärken Vergebungsbereitschaft, Freundlichkeit und Bescheidenheit sind, lebt diese im Übermaß aus und lässt sich infolgedessen von anderen oft übervorteilen. Dies geht so weit, dass sie sich von anderen als „Fußabtreter" behandelt fühlt.
- Alena, eine Auszubildende mit den Signaturstärken Neugier und Liebe zum Lernen, schafft es oft nicht, ihre Aufgaben bei der Arbeit und in der Schule rechtzeitig zu Ende zu bringen, weil sie viel zu viel Zeit damit verbringt, alles genauestens „zu recherchieren".

Alle drei Szenarien künden von guten Absichten – doch gute Absichten zu haben und die eigenen Signaturstärken zu kennen reicht nicht aus. Wir brauchen neben Fähigkeiten auch die Bereitschaft, diese Fähigkeiten gezielt einzusetzen, damit wir unsere Probleme lösen können. In der PPT sprechen wir dabei von Strategien für einen adäquaten Einsatz von Stärken, oder auch, eher förmlich, von „praktischer Weisheit". Als nächstes werden wir im Detail besprechen, was praktische Weisheit bedeutet und wie sie sich weiterentwickeln lässt.

Bei der praktischen Weisheit geht es darum, Stärken – unabhängig davon, ob es sich um Signaturstärken handelt oder nicht – zu nutzen, um die eigene Lage zu verbessern. Dabei sollten die einzelnen Stärken nicht isoliert betrachtet werden. Mehr ist außerdem nicht unbedingt besser: Eine einzelne Stärke zu fördern und andere zu vernachlässigen kann zu unerwünschten Ergebnissen führen.

Mit Blick auf die obigen Szenarien könnte es für die beschriebenen Personen hilfreich sein, die Stärke der Fairness angemessener einzusetzen: Ein Zuwenig an Fairness könnte zu einer unfairen Behandlung anderer führen; aber Michelle könnte es helfen, wenn sie mehr für sich selbst eintreten würde. Alena steht ihre Neugier beim Erledigen ihrer Arbeits- und Schulaufgaben im Weg; sie könnte stärker von Selbstregulation und Ausdauer profitieren. Salim würde es guttun, wenn er mehr Weitsicht und ein besseres Gespür für soziale Situationen entwickeln würde. Positiv wäre es für ihn auch, sein Schwarz-Weiß-Denken zu überwinden und im Umgang mit anderen mehr Graustufen zuzulassen. Michelle würde von Stärken profitieren, die sie darin unterstützen, ihre eigenen Emotionen besser wahrzunehmen. So könnte sie lernen, ihrer Intuition zu vertrauen, und allmählich selbstbewusster werden, um zu ihren Gefühlen stehen und sagen zu können: „Das fühlt sich nicht richtig an", statt sich als „Fußabtreter" wahrzunehmen. Alena schließlich würde es helfen, ein besseres Gefühl für das richtige Timing zu entwickeln. Ihre Signaturstärke Neugier kann sie besser nutzen, wenn ihr reichlich Zeit zur Verfügung steht, weniger jedoch, wenn sie für Aufgaben oder Projekte Abgabefristen einzuhalten hat.

Auf Arbeitsblatt 3.2 (Praktische Weisheit entwickeln; vgl. S. 143) findet sich eine Zusammenfassung der Strategien, mit denen sich die praktische Weisheit (also ein angemessener Einsatz der Stärken) fördern und entwickeln lässt. Als praktische Übung finden sich auf diesem Arbeitsblatt verschiedene Szenarien, für die jeweils Handlungsvorschläge erarbeitet werden sollen. Händigen Sie den Klienten anschließend Arbeitsblatt 3.3 (Die Herausforderung; vgl. S. 145) aus, bei dem es darum geht, für eine eigene aktuelle Herausforderung Lösungsvorschläge zu erarbeiten.

9.4 Reflexion und Diskussion

Nutzen Sie die folgenden Fragen, um gemeinsam mit den Klienten die von ihnen auf Arbeitsblatt 3.3 beschriebene Herausforderung zu reflektieren und zu diskutieren:

- Nehmen wir an, Sie seien in der Lage, eine der Strategien der praktischen Weisheit effektiv einzusetzen, um das Problem, das Sie auf Arbeitsblatt 3.3 beschrieben haben, zu lösen. Was würde passieren, wenn das Problem gelöst wäre? Welche konkreten Verhaltensweisen würden Sie dann an den Tag legen? Welche Verhaltensweisen würden nicht mehr vorkommen? Versuchen Sie, so konkret wie möglich zu antworten.
- Welche kleinen, realistischen und konkreten Schritte könnten Ihnen helfen, wünschenswerte Verhaltensweisen zu zeigen und motiviert dabei zu bleiben?

- Für die genannte(n) Strategie(n) werden Sie wahrscheinlich die Unterstützung anderer Menschen brauchen. Wer wird Sie unterstützen? Und falls dies nicht funktioniert: Welche alternativen Unterstützungsmöglichkeiten fallen Ihnen ein?

9.5 Weitere Übungen, um Fähigkeiten der praktischen Weisheit zu entwickeln

Bitten Sie Ihre Klienten, sich eine der folgenden Übungen auszusuchen:

- Besprechen Sie mit einem guten, vertrauten Freund, dessen Ratschläge Sie wertschätzen, wie Sie Ihre mentalen, emotionalen und körperlichen Ressourcen so umverteilen können, dass die in Arbeitsblatt 3.3 beschriebene Herausforderung für Sie lösbar wird. Bedenken Sie auch, ob Sie Ihre Stärken besser woanders einsetzen können, anstatt sich an Elementen des Problems abzuarbeiten, die sich ohnehin nicht ändern lassen.
- Suchen Sie nach neuen Möglichkeiten in Ihrem Leben, die Sie dabei unterstützen können, Ihre Signaturstärken möglichst ausgewogen und auf angemessene Weise einzusetzen.
- Entwickeln Sie Toleranz und eine Haltung der Akzeptanz, die auch offensichtliche Widersprüche einschließt, z.B. geliebte Menschen zu akzeptieren, die ihre Stärken zeigen und zugleich egoistisch, unsensibel oder gleichgültig sind.
- Gleichen Sie widerstreitende Wünsche und Bedürfnisse aus, wenn Sie zwei Signaturstärken zusammen nutzen möchten, um ein Problem zu lösen oder angemessen auf eine Herausforderung zu reagieren. Können beispielsweise Vergebungsbereitschaft und Fairness so miteinander kombiniert werden, dass Vergebung möglich ist, ohne dass die Fairness darunter leidet?

9.6 Fallbeispiel

Fallbeispiel: Marc

Marc ist ein 36-jähriger, erfolgreicher Angestellter, der in Vollzeit arbeitet und nebenbei Betriebswirtschaft studiert. Er begab sich wegen seines mit der Arbeit verbundenen hohen Stresspegels in Therapie. Der folgende Dialog mit seinem Therapeuten zeigt, welche Auffassung Marc von seinen Signaturstärken hat und auch davon, wie er seine Fähigkeiten der praktischen Weisheit weiterentwickeln kann, um diese Stärken optimal einzusetzen.

Therapeut (Th.).: Was haben Sie beim Erstellen Ihres Signalstärkenprofils über sich selbst gelernt?

Marc: Eine ganz Menge ... Ich sehe mich selbst ein bisschen anders als die Personen, die mich eingeschätzt haben ... also, die Stärken, die ich ausgewählt habe ... Ich meine, in den drei Fragebögen, die ich beantwortet habe (Bauch, Kopf und Online-Fragebogen), habe ich Liebe zum Lernen, Fairness und Authentizität angekreuzt -diese drei Stärken kamen in allen drei Fragebögen raus, Sinn für das Schöne und Herausragende in zweien.

Th.: Und halten Sie diese Stärken für wesentliche Teile Ihrer Persönlichkeit?

Marc: Ja, sicher. In Bezug auf Fairness mache ich keine Kompromisse. Was ich nach außen zeige, das bin ich auch – ich verstecke nichts.

Th.: Welche Stärken haben andere bei Ihnen gesehen? Waren das ganz andere?

Marc: Die anderen nannten noch Weitsicht – und zu meinem Erstaunen kreuzten sie auch zwei Stärken an, von denen ich gar nicht wusste, dass ich Sie besitze.

Th.: Und das waren?

Marc: Mein Partner, mit dem ich seit über zehn Jahren zusammen bin, nannte soziale Intelligenz und Tapferkeit, mein ältester Schulfreund Mut und Humor.

Th.: Was hat Sie daran überrascht?

Marc: Ich bin ein sehr pragmatischer, klar denkender und entschlusskräftiger Mensch. Ich glaube allerdings nicht, dass ich besonders sozial kompetent oder humorvoll bin ... Ich bin kein geselliger Mensch. Ich bleibe lieber für mich.

Th.: Na ja, manchmal sehen andere in uns das, was wir selbst nicht sehen. Welche Stärken hat Ihr Schulfreund noch genannt?

Marc: Fairness und Authentizität.

Th.: Sieht ganz so aus, als würde Ihre Auswahl von Fairness und Authentizität von zumindest einer Person, die Sie gut kennt, unterstützt. Beide Stärken müssen wichtig für Sie sein. Stimmt das?

Marc: Ja, wie ich schon erklärt habe ... Aber ich mache mir auch Sorgen, dass mein Team bei der Arbeit das bei mir nicht als Fairness sieht, sondern als Sturheit und auch als eine gewisse Kälte. Vielleicht bleiben die Kollegen deshalb auch immer ein bisschen auf Distanz.

Th.: Können Sie ein aktuelles Beispiel nennen?

Marc: Hmm ... Bei einer Besprechung vor zwei Wochen hat jemand eine homophobe Bemerkung gemacht – also, eher implizit – und ich habe ihn sofort scharf zurechtgewiesen.

Th.: Und was passierte dann?

Marc: Na ja, ich glaube, ich habe es ein bisschen übertrieben ... Später hörte ich, dass es ihm sehr peinlich war, und er sagte, er hätte es gar nicht so gemeint ...

Th.: Glauben Sie, dass er es wirklich nicht so gemeint hat?

Marc: Im Nachhinein ja. Er hatte vorher noch nie so etwas gesagt oder getan. Eigentlich ist er immer sehr höflich ... Ich hätte anders damit umgehen können.

Th.: Welche Strategie der praktischen Weisheit hätte Ihnen hier helfen können?

Marc: Ich bin mir nicht sicher ... War das keine Situation, in der man Fairness hätte einsetzen sollen?

(Der Therapeut lenkt Marcs Aufmerksamkeit auf sein Signaturstärkenprofil in Arbeitsblatt 2.6.)

Marc (nach einer Pause): Sowohl „Relevanz bestimmen“ als auch „Stärken in konkrete Handlungen übersetzen“ könnten hier anwendbar sein.

Th.: Wie das?

Marc: Na ja, ich hätte das Zwischenmenschliche und den Kontext berücksichtigen sollen. Es war das erste Mal, dass dieser Mitarbeiter eine homophobe Bemerkung gemacht hat, jedenfalls, soweit ich weiß ... Ich hätte das weniger heftig kommentieren oder ihn nach der Besprechung unter vier Augen darum bitten können, mir seine Bemerkung zu erklären.

Th.: Sie verwenden übrigens gerade eine weitere Strategie der praktischen Weisheit: Reflektieren. Sie erwägen, welche Auswirkungen Ihre Signaturstärken auf andere haben könnten.

Marc: Ja. Mir war nicht bewusst ...

Th.: Welche andere Stärke – oder anderen Stärken – hätten Sie in dieser Situation anwenden können?

Marc: Ich bin mir nicht sicher, welche ...

Th.: Was hat Ihr Partner bei Ihnen gesehen?

Marc (nach einer Pause): Soziale Intelligenz ... Ich verstehe ... Es geht um Takt, um die Zwischentöne. Heißt das Mantra der Wirtschaftswelt nicht „emotionale Intelligenz“?

Th.: Ja, aber über dieses klischeehafte Mantra hinaus ... Gehen wir ein Stückchen weiter. Zur sozialen Kompetenz gehört auch, bei sich selbst und anderen die emotionalen Feinheiten zu kennen, darunter z. B. die Frage, warum Sie auf eine bestimmte Weise reagieren. Soweit ich weiß, sind Sie doch ein ziemlich besonnener Mensch.

Marc: Da haben Sie recht. Aber wenn es um das Thema der sexuellen Orientierung geht, werde ich recht empfindlich. Meine Fairnessantenne springt schnell an, und ich kann es nicht haben, wenn jemand unfair behandelt wird ... Ich bin wegen meiner sexuellen Orientierung in der Schule oft gehänselt worden.

Th.: Ich kann mir gut vorstellen, was Sie erdulden mussten, und finde es gut, dass Sie sich für Gleichheit einsetzen. Die Kunst der praktischen Weisheit besteht jedoch darin, es mit einer anderen Stärke zu versuchen, wenn die bisher eingesetzten Stärken nicht zu einem optimalen Ergebnis führen. Wo Fairness nicht funktioniert, können Sie es mit sozialer Intelligenz versuchen – oder Sie kombinieren die beiden. Ich bin zuversichtlich, dass Sie die Weitsicht besitzen, die beiden miteinander zu verbinden, um eine optimale Lösung zu finden.

Marc: Gut zu wissen. Ich werde es auf jeden Fall versuchen.

9.7 Modifikationen

Wenn Sie Ihren Klienten Wissen über ihre Stärken nahebringen, sollten Sie immer auch dafür sorgen, dass Sie nicht unbeabsichtigt den Eindruck vermitteln, Signaturstärkenprofile seien etwas Endgültiges und Abgeschlossenes. Bei einigen Klienten könnte das dazu führen, dass sie mit diesen Stärken abschließen. Sie hätten in diesem Falle kein Interesse mehr daran, diese weiterzuentwickeln, und würden sich nur noch auf ihre gering ausgeprägten Stärken oder ihre Schwächen konzentrieren. Aufgrund des uns innewohnenden Negativbias könnten weniger ausgeprägte Stärken auch als Schwächen wahrgenommen werden. Es ist deshalb sehr wichtig, den Klienten zu vermitteln, dass Stärken dynamisch sind: Es ist immer Raum für Entwicklung vorhanden. Der Einsatz von einer Stärke in der Jugend oder im frühen Erwachsenenalter kann anders aussehen als in mittleren oder späteren Jahren. Halten Sie deshalb mit Ihren Klienten regelmäßig Rücksprache darüber, wie diese zu ihren Topstärken stehen. Wenn Sie die Strategien der praktischen Weisheit (vor allem Stärken in konkrete Handlungen übersetzen, Relevanz bestimmen und Kalibrieren) vermitteln, sollte auch ein Verständnis dafür geschaffen werden, dass diese Strategien Weiterentwicklungen einzelner Stärke ermöglichen und es nicht nur darum geht, gut entwickelte Stärken zu nutzen (Biswas-Diener et al., 2011).

Bei der praktischen Weisheit geht es um den konzertierten, nicht um den isolierten Einsatz von Stärken. Mehr von einer Stärke zu haben ist nicht unbedingt besser. Eine einzelne Stärke zu fördern kann sogar zu unerwünschten Ergebnissen führen. Eine schwierige Situation – z. B., wenn man sich gegen Mobbing oder emotionalen Missbrauch wehren muss –, kann am besten mit einer Kombination von Stärken wie Mut, Ausdauer, Fairness, Vorsicht und Hoffnung angegangen werden. Auch in Bezug auf die Strategien der praktischen Weisheit kann eine Kombination (z. B. Stärken in konkrete Handlungen zu übersetzen und Relevanz zu bestimmen), dazu beitragen, Stärken auf angemessene und verantwortungsvolle Weise einzusetzen (Weitsicht). Auch wenn Sie mit kleinen Gruppen wie Sportmannschaften, Teams im Gesundheitswesen oder Projektgruppen arbeiten, sollten Sie bei den Signaturstärken der einzelnen Mitglieder ansetzen, d. h., die Stärken aller Mitglieder zusammentragen und herausfinden, welche davon in der Gruppe am häufigsten vertreten sind. Auf diese Weise fördern Sie das Vertrauen in den Gruppenprozess.

Bei der Vermittlung der Strategien der praktischen Weisheit sollte nicht voreilig davon ausgegangen werden, dass Klienten bereits ein umfassendes Verständnis ihrer Stärken haben. Natürlich haben die Klienten vom Verfassen des *Positiven Auftakts* bis zur Erstellung des Signaturstärkenprofils viele Gelegenheiten, ihren Stärken auf den Grund zu gehen. Stellen Sie dennoch sicher, dass die Klienten ihre Stärken wirklich *verstehen* und beurteilen können, unter welchen konkreten Bedingungen ihre Signaturstärken hilfreich oder weniger hilfreich sind. Hierzu können Sie z. B. Vorschläge machen, welche andere, verwandte Stärke in einer Situation alternativ zum Einsatz kommen könnte (z. B. Neugier anstelle von Kreativität, Weisheit anstelle von Liebe zum Lernen, Mut anstelle von Authentizität). Ebenso wichtig ist es, dass Sie gemeinsam konkrete Handlungen finden, in denen die gewählte Stärke maximal zum Ausdruck kommt.

9.8 Kultursensibles Vorgehen

Verschiedene Kulturen unterscheiden sich darin, wie Stärken – ebenso wie Emotionen – zum Ausdruck gebracht werden. Praktische Weisheit erfordert, dass wir die Dinge tiefergehender betrachten und uns nicht auf das Oberflächliche konzentrieren. Das, was wir vielleicht bei Menschen aus anderen Kulturen oder bei einer Person mit speziellen Fähigkeiten für negatives Verhalten halten, kann sich durchaus im Rahmen ihrer kulturellen Normen oder im Bereich ihrer Möglichkeiten bewegen. Zum Beispiel können wir jemanden für arrogant halten, obwohl sein Verhalten in seiner Kultur als stimmiger Ausdruck von Selbstbewusstsein gilt. Jemand, der sich zu oft wegen kleiner Dinge Sorgen macht, muss nicht unbedingt aus sich heraus ein Perfektionist sein: Im familiären oder kulturellen Umfeld könnte diese Person gelernt haben, alles peinlich genau zu erledigen. Sie könnte in der Folge von der Grundannahme ausgehen, dass ihr Selbstwert davon abhängt, perfekt zu sein.

Auch mit ernsten Situationen gehen Kulturen unterschiedlich um, z. B. auf fatalistische oder humorvolle Weise. Auch wenn solche Ausdrucksweisen von Personen aus einem anderen Kulturkreis als zu wenig ernsthaft oder allzu lässig verurteilt werden könnten, stellen sie eine kulturell angemessene Art und Weise dar, schwierige Themen zu bewältigen.

Ein weiteres Beispiel: Einer der Autoren arbeitete viele Jahre lang als Schulpsychologe. Bei einem Schüler, dem sechsjährigen Pavel, vermutete man eine Autismus-Spektrum-Störung. Neben einer traditionellen Diagnostik wurden Pavels Stärken ermittelt und dabei auch Einschätzungen von seinen Lehrern und außerschulischen Betreuern eingeholt. Das diagnostische Vorgehen bestätigte den Autismus-Verdacht. Gleichzeitig berichteten Pavels Lehrer, er sei bemerkenswert kreativ und könne dann, wenn etwas sein Interesse wecke, Aufgaben vollständig zu Ende bringen, ohne sich ablenken zu lassen. Als die Mutter in der Feedback-Sitzung hörte, dass die Lehrer die Kreativität ihres Sohnes als Stärke ansahen, weinte sie und sagte: „Ich hatte akzeptiert, dass Pavel so ist, wie er ist, aber ich glaube, das war falsch. Es gibt einiges, was er noch weiterentwickeln kann, und dabei kann ich ihm sicherlich helfen." Sie schloss mit einer tiefsinnigen Beobachtung: „Meine Augen haben nur die Symptome des Jungen gesehen und nicht weiter."

Manche Klienten sind unsicher, welche Signaturstärken sie in ihrem eigenen kulturellen Kontext anwenden können und wie sie dabei vorgehen sollen. Anstatt die Möglichkeiten auf rationale Art zu explorieren, ermutigen Sie diese Klienten, auf ihre Gefühle zu achten und zu erspüren, was in dieser Situation gut wäre – falls sie für ein solches Vorgehen offen sind. Erst nachdem die Klienten ihre spontanen, kulturell geprägten emotionalen Reaktionen eruiert haben, können Sie anregen, diese Emotionen mit dem gesunden Menschenverstand abzugleichen. So kann z. B. eine Klientin, die sich zu Hause gegen andauernden Missbrauch wehren muss, wütend, aber nicht in der Lage sein, ihre Wut zum Ausdruck zu bringen, weil sie damit der Familienehre schaden könnte. Der Klientin zu helfen, ihre Wut zu spüren und eine rationale Möglichkeit zu finden, diese auch auszudrücken, könnte ein Weg sein, praktische Weisheit in kulturell angemessener Form anzuwenden. Zum Beispiel könnte es hilfreich sein, das Problem mit einem vertrauenswürdigen älteren Gemeindemitglied zu besprechen bzw. eine religiöse oder spirituelle Führungsperson um Unterstützung zu bitten.

Nicht alle schwierigen Situationen, die stark in einen kulturellen Kontext eingebettet sind, lassen sich mithilfe der hier besprochenen Strategien der praktischen Weisheit lösen. Ermutigen Sie Ihre Klienten daher, mit alternativen und kulturell angemessenen Arten der Lösungsfindung zu experimentieren. Ein vertieftes Verständnis davon, wie Stärken in konkrete Handlungen übersetzt werden können, ihre Relevanz bestimmt und ihr Einsatz reflektiert sowie kalibriert werden kann, gibt ihnen die nötige Basis, um eine kulturell angemessene Lösung finden zu können.

9.9 Aufrechterhaltung

Blaine Fowers (2005) empfiehlt die folgenden Strategien zur Stärkung der praktischen Weisheit. Nutzen Sie diese für die Diskussion mit Ihren Klienten, damit diese weiterhin Fortschritte machen:

- Manchmal können Ihre Signaturstärken auch miteinander in Konflikt geraten. Ihr Mut könnte Sie z. B. dazu verlocken, Risiken einzugehen und neue, unbekannte Wege auszuprobieren, während Ihre Vorsicht Sie davor warnt. Sie möchten Ihrem Freund gegenüber liebenswürdig sein, aber Ihre Fairness fordert, dass Sie ihn auf eine unethische Verhaltensweise ansprechen, mit der er anderen schadet. Oder Sie haben mit einer Mitarbeiterin Mitgefühl, müssen ihr aber trotzdem mitteilen, dass ihre Stelle womöglich gestrichen wird. Sie wollen authentisch und ehrlich zu sich selbst sein, obwohl verschiedene soziale und kulturelle Normen Sie daran hindern. Nutzen Sie die in Arbeitsblatt 3.2 aufgelisteten Strategien der praktischen Weisheit, um solche Konflikte zu lösen. Nutzen Sie auch Ihre Signaturstärken (und anderen Stärken), um Ihre Weisheit weiterzuentwickeln, die durch das Befolgen von Regeln und Vorschriften möglicherweise nicht zu gewinnen ist.
- Wenn Sie unsicher sind, welche Signaturstärke Sie in einem bestimmten Kontext nutzen sollen, verlassen Sie sich auf Ihr Bauchgefühl, um erst einmal zu erspüren, was die Situation erfordert. Ehe Sie handeln, bringen Sie Ihre Gefühle mit Ihrer Vernunft in Einklang. Schulen Sie Ihre Emotionen mithilfe anderer Stärken.
- Achten Sie darauf, Ihre Signaturstärken dafür zu nutzen, das Richtige zu tun. Beraten Sie sich mit erfahrenen Menschen darüber, was unter den gegebenen Umständen das Richtige sein könnte.
- Nicht jedes Problem kann durch den Einsatz von Signaturstärken gelöst werden. Trauen Sie sich, mit Ihren anderen Stärken, Fähigkeiten, Kompetenzen und Begabungen zu experimentieren.

9.10 Abschließende Entspannungsübung

Wir empfehlen, die Sitzung mit der gleichen kurzen Entspannungsübung zu beenden, mit der sie begonnen wurde.

Weiterführende Informationen

Literatur

Allan, B. A. (2015). Balance among character strengths and meaning in life. *Journal of Happiness Studies, 16* (5), 1247–1261. https://doi.org/10.1007/s10902-014-9557-9

Cassar, J., Ross, J., Dahne, J., Ewer, P., Teesson, M., Hopko, D. et al. (2016). Therapist tips for the brief behavioural activation therapy for depression – Revised (BATD- R) treatment manual practical wisdom and clinical nuance. *Clinical Psychologist, 20*(1), 46–53.

Vervaeke, J. & Ferrarro, L. (2013). *Relevance, Meaning and the Cognitive Science of Wisdom: The Scientific*

Study of Personal Wisdom: From Contemplative Traditions to Neuroscience (Edited by M. Ferrarri & N. Weststrate). New York: Springer.

Walsh, R. (2015). What is wisdom? Cross-cultural and cross-disciplinary syntheses. *Review of General Psychology, 19* (3), 278–293.

Yang, S. (2013). Wisdom and good lives: A process perspective. *New Ideas in Psychology, 31* (3), 194.

Videos

TED-Talk von Barry Schwartz: *Using our practical wisdom:* https://youtu.be/IDS-ieLCmS4

TED-Talk von Joshua Prager: *Wisdom from Great Writers on Every Year of Our Life:* https://www.ted.com/talks/joshua_prager_wisdom_from_great_writers_on_every_year_of_life

Weblinks

Centre for Practical Wisdom: University of Chicago: http://wisdomresearch.org/

Podcast *A Word to the Wise:* Canadian Broadcasting Cooperation's Program Ideas: http://www.cbc.ca/radio/ideas/a-word-to-the-wise-part-1-1.2913730

Arbeitsblatt 3.1

Welche Stärken setze ich im Übermaß und welche zu wenig ein? – Konkrete Verhaltensweisen

Auf diesem Arbeitsblatt geht es darum, Ihre Stärken in Form von konkreten Verhaltensweisen (Handlungen, Aktivitäten und Gewohnheiten) zu visualisieren. Schreiben Sie hierzu in jeweils einen Kreis, wie Sie sich verhalten, wenn Sie eine bestimmte Stärke einsetzen bzw. an den Tag legen. Nutzen Sie die größeren Kreise für die Stärken, die Sie eher im Übermaß einsetzen, und die kleineren Kreise für die Stärken, die Sie zu wenig nutzen. In die sich überlappenden Bereiche notieren Sie Verhaltensweisen, die verschiedene Stärken repräsentieren und bei denen sich die Stärken überschneiden.

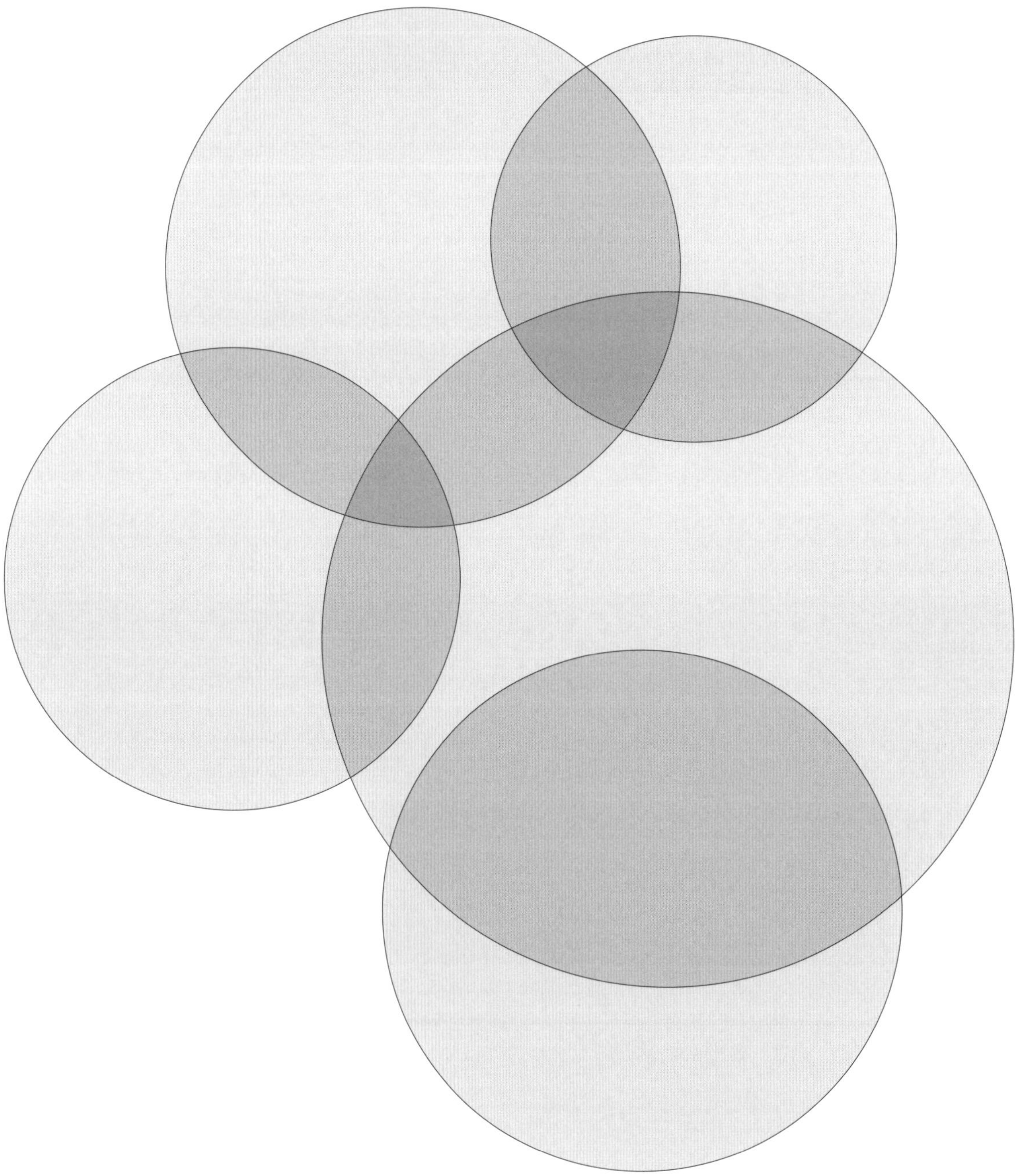

Arbeitsblatt 3.2 (Seite 1/2)

Praktische Weisheit entwickeln

Die folgenden fünf Strategien unterstützen Sie darin, praktische Weisheit zu entwickeln bzw. Ihre Stärken adäquat einsetzen zu können:

1. **Stärken in konkrete Handlungen übersetzen:** Für komplexe Situationen und Herausforderungen im Alltag gibt es keine Gebrauchsanweisung dafür, welche Handlung optimal wäre, um eine bestimmte Stärke zu zeigen. Daher ist es sinnvoll, das gewünschte Ergebnis zu betrachten. Soll z. B. der Einsatz der Signaturstärke „Liebe zum Lernen" zu mehr Wissen führen, sollten Sie das Ergebnis möglichst konkret formulieren (z. B. Lesen einer bestimmten Anzahl von Büchern oder Artikeln mit dem Ziel, sein Wissen zu vergrößern).
   Anhang D (Die eigenen Stärken aufbauen) bietet zahlreiche konkrete Handlungsvorschläge für die einzelnen Charakterstärken – was Sie tun können, um die Stärke bei sich weiter auszubauen. Dadurch lässt sich ein nuanciertes Verständnis für einzelne Signaturstärken gewinnen, was wiederum für die Umsetzung in konkrete Handlungen hilfreich ist.
2. **Relevanz bestimmen:** Überlegen Sie, ob eine bestimmte Signaturstärke für die vorliegende Situation überhaupt relevant ist. So können Freundlichkeit und Vergebungsbereitschaft in Situationen, die eher Fairness oder Mut erfordern, irrelevant sein. In manchen Situationen können die Signaturstärken Bescheidenheit oder Verspieltheit hohe Relevanz besitzen; in Situationen, in denen man für sich selbst einstehen muss, kann Bescheidenheit dagegen eher fehl am Platz sein. Geht es darum, anderen Menschen, die gerade ein traumatisches Erlebnis durchgemacht haben, mit Empathie zu begegnen, wäre Verspieltheit keine gute Wahl.
3. **Konflikte auflösen:** Die dritte Fähigkeit bezieht sich darauf, dass zwei Signaturstärken miteinander in Konflikt geraten können. Zum Beispiel: Sie arbeiten an einem Projekt, wollen die bestmögliche Leistung zeigen und dabei Ihre Signaturstärken Kreativität oder Ausdauer einsetzen. Gleichzeitig aber braucht Ihr bester Freund oder Ihre beste Freundin Ihre Aufmerksamkeit und Zuwendung (Signaturstärke: Bindungsfähigkeit). Oder Ihre Signaturstärken Enthusiasmus und Selbstregulation ziehen Sie in gegensätzliche Richtungen. Lösen Sie solche Konflikte, indem Sie überlegen, welche der Signaturstärken am engsten mit Ihren eigenen Grundwerten verbunden ist oder mit größerer Wahrscheinlichkeit zum optimalen Ergebnis führen wird.
4. **Reflektieren:** Praktische Weisheit erfordert es auch, darüber nachzudenken, welche Auswirkungen die Aktivierung unserer Signaturstärken auf andere Menschen hat. Welche moralischen Folgen hätte es, wenn wir unsere Signaturstärke in größerem Ausmaß einsetzen würden? Mit einer bestimmten religiösen Tradition verbundene Praktiken in der Öffentlichkeit zu zeigen, könnte solche Menschen befremden, die sich dieser Tradition nicht zugehörig fühlen. Oder der Liebe zum Lernen uneingeschränkt zu folgen, könnte sich negativ auf das Selbstbewusstsein von Menschen auswirken, die aufgrund einer Lernstörung Schwierigkeiten beim Lernen haben.
5. **Kalibrieren:** Wir müssen uns auf Situationen immer wieder neu einstellen, Veränderungen wahrnehmen und den Einsatz unserer Stärken immer wieder neu ausrichten (feinjustieren), um den aktuellen Anforderungen einer Situation gerecht zu werden. Viele Menschen sind unfähig, ihre Probleme zu lösen, weil sie immer wieder ineffektive Lösungsansätze ausprobieren oder ihre Herangehensweise nicht an sich verändernde Anforderungen anpassen.

Arbeitsblatt 3.2 (Seite 2/2)

Praktische Weisheit entwickeln

Lesen Sie nun die folgenden drei Szenarien. Schreiben Sie für jedes Szenario konkrete Ratschläge auf, die Sie der betroffenen Person geben würden.

Lieb und rücksichtsvoll: Schon ganz zu Beginn ihrer Beziehung zu Christian wurde Julia klar, dass Christian unsicher und eifersüchtig wird, sobald er sie mit einem anderen Mann sprechen sieht, besonders mit solchen Personen, die Christian für „besser" hält als sich selbst. Doch Julia fällt es schwer, die Beziehung zu beenden; schließlich gilt sie als einer der „liebsten" und „rücksichtsvollsten" Menschen weit und breit.

Ihr Rat:

Ich will doch nur glücklich sein: Leon wiederholt sich häufig in der Therapie: zunächst führt er viele positive Selbstaussagen an, wie „Ich arbeite sehr hart. Ich bekam schon als Student die ersten Jobangebote. Es heißt, ich würde gut aussehen und wäre witzig, sportlich und immer hilfsbereit. Ich tue nie jemandem weh. Seitdem ich erwachsen bin, habe ich mit niemandem gestritten …", und seufzt anschließend jedes Mal: „Aber ich bin nicht glücklich."

Ihr Rat:

Reden allein hilft schon: Hannah macht in ihrer Therapie in jeder Hinsicht keinerlei Fortschritte. Sie berichtet immer wieder von Selbstmordgedanken, obwohl sie nie einen Suizidversuch unternommen hat. Sie widersetzt sich jeder Veränderung, will aber die Therapie unbedingt fortsetzen. „Allein mit jemandem zu reden, hilft schon", sagt sie.

Ihr Rat:

Arbeitsblatt 3.3

Die Herausforderung

Schreiben Sie über eine Herausforderung, vor der Sie aktuell stehen und an deren Lösung Sie sich vielleicht bereits versucht haben. Beschreiben Sie möglichst konkret: Worum geht es? Wann hat es angefangen? Wie lange geht das schon so? Was ist besonders schwierig?

Die Herausforderung	Ihre Gedanken dazu
Beschreiben Sie eine aktuelle Herausforderung, die Sie meistern müssen.	
Wann hat es angefangen? Wie lange geht das schon so?	
Was sind die Auswirkungen?	
Lässt sich diese Situation auf einen übermäßigen Einsatz Ihrer Stärken zurückführen? Welche? Wie ist es dazu gekommen?	
Was an der Situation würden Sie gern ändern?	
Welche konkrete Strategie der praktischen Weisheit könnten Sie nutzen, um die Situation auf angemessene Weise zu verändern?	

Kapitel 10
Sitzung 4 – Mein zukünftiges Ich

Überblick
Sitzung 4 ist die letzte der Sitzungen, die sich hauptsächlich mit den Charakterstärken befassen. Das Ziel dieser Sitzung ist es, einen schriftlichen Plan für eine positive, pragmatische und nachhaltige persönliche Weiterentwicklung zu entwerfen und dessen Umsetzung auszuarbeiten. Die zentrale PPT-Übung in dieser Sitzung lautet *Mein zukünftiges Ich.*
Inhalt
• Konzept und Hintergrund • Einleitende Entspannungsübung • Praktische Übung: *Mein zukünftiges Ich* • Reflexion und Diskussion • Fallbeispiele • Modifikationen • Kultursensibles Vorgehen • Aufrechterhaltung • Abschließende Entspannungsübung • Weiterführende Informationen
Materialien
• Arbeitsblatt 4.1: Mein zukünftiges Ich

10.1 Konzept und Hintergrund

Viele von uns sind durchaus motiviert, sich zu verbessern, Herausforderungen zu meistern und das eigene Wohlbefinden zu steigern. Die Zeit für die dafür nötige Selbstreflexion ist jedoch in unserem geschäftigen, mit immer mehr technischen Spielereien und externen Stressfaktoren angefüllten Leben manchmal schwer zu finden. Die Verkaufszahlen in Millionenhöhe für Selbsthilfeprodukte (Bücher, Videos, Workshops, Apps, Retreats) lassen auf einen ungebrochenen Wunsch nach Selbstoptimierung schließen. Eine positive Vorstellung davon, wie oder wer wir in Zukunft gerne sein möchten – sei es in Bezug auf die Gesundheit, Arbeit, Beziehungen oder kreative Projekte –, kann uns helfen, unsere Stärken, Fähigkeiten und Kompetenzen neu auszurichten, um so unseren Zielen näher zu kommen.

Persönliche Veränderungen lassen sich erreichen, indem wir persönliche Ziele formulieren, diese imaginieren und dann auf deren Verwirklichung hinarbeiten. Mit größerer Wahrscheinlichkeit gelingt uns dies, wenn die Ziele zu unseren Bedürfnissen passen und die Umstände für die Zielerreichung günstig sind. Warten Sie nicht darauf, dass Ihre Klienten von sich aus ihre Ziele äußern. Michalak und Holtforth (2006) plädieren dafür, von therapeutischer Seite aktiv den Inhalt und die Struktur solcher Ziele zu ermitteln und bereits zu einem möglichst frühen Zeitpunkt das Zusammenspiel von Zielen, Symptomen und Behandlungsmotivation zu eruieren. Überprüfen Sie regelmäßig den Fortschritt bei der Zielerreichung und unterstützen Sie Ihre Klienten, ihr Vorgehen bei Bedarf anzupassen.

Wichtig ist es, die eigenen Ziele nach dem Artikulieren auch aufzuschreiben (auf Papier oder digital). Der therapeutische Nutzen des Schreibens ist ausführlich dokumentiert. Die grundlegende Veröffentlichung von James Pennebaker (1997) zeigt, dass das Schreiben über traumatische, negative oder schwierige Erfahrungen den Betroffenen nicht nur einen sicheren Weg bieten kann, um sich zu öffnen, sondern sie auch dabei unterstützt, bessere Bewältigungsmechanismen zu entwickeln. Laura King, die zum Thema Narrationen im Bereich der Psychologie forscht, fand heraus, dass auch das Schreiben über positive Erfahrungen die Gesundheit verbessert, weil es uns erlaubt, unsere Gefühle besser deuten und dadurch ein größeres Kontrollbewusstsein entwickeln zu können (King & Milner, 2000).

Persönliche Ziele und persönliches Wachstum lassen sich erreichen, wenn wir das verfolgen, was wir wirklich wollen. Die Forschung zeigt, dass Menschen, die über ihre Ziele schreiben, diese einem Freund mitteilen und ihm wöchentliche Updates über ihre Fortschritte zukommen lassen, mit 33% höherer Wahrscheinlichkeit ihre Ziele erreichen (Hotop, Wrosch & Gangé, 2013; Sheldon, Ryan, Deci & Kasser, 2004).

10.2 Einleitende Entspannungsübung

Beginnen Sie die Sitzung mit einer kurzen Entspannungsübung (vgl. Anhang A sowie Arbeitsbuch/Online-Materialien). Besprechen Sie anschließend die letzten Eintragungen im *Dankbarkeitstagebuch* und wiederholen Sie kurz die in der vorherigen Sitzung besprochenen zentralen Inhalte.

10.3 Praktische Übung: Mein zukünftiges Ich

Leiten Sie die Übung folgendermaßen ein, indem Sie die übergeordneten Ziele einer Therapie thematisieren:

Sie sagen dies vielleicht nicht ausdrücklich ... Aber würden Sie der Aussage zustimmen, dass Sie sich für Ihr Leben mehr Freude, Hoffnung und Optimismus, Mut und Liebe wünschen, nicht bloß weniger Traurigkeit, Angst, Wut oder Langeweile? Möchten Sie Ihre Stärken ermitteln, täglich zum Zuge bringen und weiter entfalten oder nur Ihre Schwächen beheben und sich für weitere Verletzungen wappnen? Möchten Sie, dass Ihr Leben von Bedeutung und Sinnhaftigkeit erfüllt ist? Viele Menschen haben ein großes Interesse daran, wie sie sich weiterentwickeln, innerlich wachsen und aufblühen können; und an einfachen „Rezepten" zur persönlichen Weiterentwicklung, vom positiven Denken bis zur Aromatherapie, mangelt es nicht (Weiten, 2006). In der Psychotherapie dagegen sind Ansätze, die ihre Aufmerksamkeit gleichermaßen auf Symptome *und* Stärken richten, eher selten. Einen solchen Ansatz stellt die Positive Psychotherapie (PPT) dar, für die es wesentlich ist, sowohl die Stärken als auch die Symptome in den Blick zu nehmen.

In den vorherigen Sitzungen haben Sie viel über Ihre Signaturstärken erfahren. In dieser Sitzung geht es darum, einen schriftlichen Plan zu entwerfen, wie Sie sich in positiver Weise weiterentwickeln können, und zwar möglichst anwendungsbezogen und mit nachhaltiger Wirkung. Dieser Plan wird so konkret wie möglich ausformuliert, damit es Ihnen leichter fällt, diesen auch tatsächlich umzusetzen.

Bevor wir uns genauer damit beschäftigen, möchte ich Sie bitten, über die folgenden Fragen nachzudenken: Welche Gründe gäbe es für Sie, einen solchen Plan der „positiven persönlichen Weiterentwicklung" zu verfolgen? Wie würden Sie gerne vorgehen wollen? Was spräche dafür, eine positive Vorstellung von sich selbst zu entwerfen und diese anzustreben? Lassen Sie uns hierzu eine Übung machen, die auf einer zentralen Annahme der PPT beruht, nämlich, dass wir eine angeborene Fähigkeit besitzen, zu wachsen, Wohlbefinden zu erreichen und aufzublühen.

Menschen verfolgen ständig irgendwelche Ziele – wir wollen z.B. reicher, schlanker, berühmter oder einflussreicher werden. Solche Ziele sind nicht grundsätzlich anzulehnen; in der PPT liegt der Fokus jedoch darauf, Ziele so zu formulieren, dass sich darin Ihre Signaturstärken ebenso wie Ihre Interessen, Fähigkeiten, Bedürfnisse und – noch wichtiger – Ihre Werte auf bestmögliche Weise widerspiegeln.

Die Forschungsarbeiten zum Thema persönliches Wachstum stimmen darin überein, dass persönliche Ziele, die besonders mit Glücksempfinden in Zusammenhang stehen, sog. „selbstkonkordante Ziele" sind. Das sind Ziele, die man selbst wählt und die man selbst erreichen will, ohne von anderen – auch mit noch so guten Absichten – darum gebeten oder dazu gedrängt worden zu sein. Um Ihre Ziele zu bestimmen, sind daher Sie selbst gefragt. Schließlich können Sie am besten beurteilen, was Sie wollen.

Angst oder Depression können jedoch die Fähigkeiten von Menschen einschränken, ihre Wünsche zu artikulieren. Ich hoffe, dass Sie nach den vorherigen Übungen, in denen Sie Ihre größten Errungenschaften (Ihre Signaturstärken) ermittelt und an einer aktuellen Herausforderung gearbeitet haben (Arbeitsblatt 3.3), schon eine recht gute Vorstellung davon haben, was Sie wollen und was für eine Person Sie sein möchten.

Vielleicht sind Sie sich aber noch nicht ganz darüber im Klaren, welche Art von Person Sie sein möchten. In diesem Fall könnte die folgende Visualisierungsübung hilfreich sein, die aus der Forschung zur intrinsischen Motivation (also dem, was man wirklich will) abgeleitet wurde. Basierend darauf werde ich Sie bitten, Ihren Plan zum persönlichen Wachstum zu entwerfen – einen Plan, der sich darauf stützt, wer Sie sind und wer Sie sein wollen, und dabei konkrete und erreichbare Ziele beinhaltet. Forschungsergebnisse zeigen, dass man seine Ziele mit größerer Wahrscheinlichkeit erreicht, wenn man sie aufschreibt und regelmäßig mit einer vertrauten Person darüber spricht.

So bereiten Sie die Übung vor:

- Bitten Sie Ihre Klienten, Arbeitsblatt 4.1 (Mein zukünftiges Ich; vgl. S. 154 sowie Arbeitsbuch/Online-Materialien) zur Hand zu nehmen und einen Stift bereit zu halten.
- Achten Sie darauf, dass der Platz, an dem die Klienten sitzen, aufgeräumt ist und möglichst keine Ablenkungsquellen vorhanden sind. Wenn Sie z. B. an einem großen Tisch sitzen, sollten alle unnötigen Gegenstände anderweitig verstaut und alle elektronischen Geräte ausgeschaltet sein.
- Bitten Sie die Klienten, sich auf ihrem Stuhl so hinzusetzen, dass der Rücken angelehnt ist und Kopf, Nacken und Oberkörper eine aufrechte Linie bilden, aber entspannt sind; beide Füße ruhen auf dem Boden, die Hände werden auf oder neben den Oberschenkeln abgelegt.
- Lassen Sie sie in dieser Haltung ankommen und drei tiefe Atemzüge nehmen. Wenn die Klienten dies möchten, können sie dabei die Augen schließen (dies wird empfohlen, ist aber nicht unbedingt erforderlich).

Lesen Sie die folgende Instruktion wortwörtlich vor:

Stellen Sie sich Ihr zukünftiges Ich vor. Wie sähe diese Person aus? Wählen Sie ein Schlüsselthema: Soll es ein entspannteres, geerdeteres, begeisterungsfähigeres, energiegeladeneres, engagierteres, kreativeres, zugewandteres, reflektierteres, glücklicheres oder gesünderes Ich sein?

Diese Vorstellung Ihres zukünftigen Ichs ist dann die Richtige für Sie, wenn Sie:

- glauben, dass sie Sie glücklicher und zufriedener macht,
- glauben, dass diese Vision von sich selbst gut für Sie ist,
- glauben, dass Sie tatsächlich ein solcher Mensch sein wollen,
- glauben, dass Sie ein solcher Mensch sein müssen.

Stellen Sie sich jetzt konkretere Details vor. Wie können Sie sich auf dieses zukünftige Ich zubewegen? Stellen Sie sich das Ganze als eine Reise vor: Welchen Weg müssten Sie einschlagen, um zu diesem zukünftigen Ich zu gelangen? Was genau müssten Sie tun, um diesem Weg folgen zu können?

Denken Sie an Ihre Signaturstärken und an Ihre Interessen, Talente, Fähigkeiten und Kompetenzen, die mit diesen Signaturstärken in Verbindung stehen.

Stellen Sie sich konkrete Verhaltensweisen, Handlungen, Abläufe und Gewohnheiten, in denen Ihre Signaturstärken zum Ausdruck kommen, vor. Sind es bestimmte freundliche Gesten, ein besonderer Ausdruck von Liebe, Dankbarkeit für konkrete Aspekte Ihres Lebens, bestimmte kreative Projekte?

Was könnten Sie unternehmen, um das zukünftige Ich, das Sie sich gerade vorgestellt haben, zu erreichen? Wie könnten Ihre Signaturstärken und die Handlungen, in denen sie zum Ausdruck kommen, Ihnen beim Erreichen dieses zukünftigen Ichs helfen?

Haben Sie klare – oder zumindest einigermaßen klare – Vorstellungen von Verhaltensweisen, Handlungen, Abläufen oder Gewohnheiten, die in diesem Entwicklungsprozess für Sie hilfreich wären? Falls ja: Könnten Sie sich fest vornehmen, einige davon tatsächlich auszuführen?

Wählen Sie davon diejenigen aus, die Sie für die nächsten drei Monaten ausführen möchten.

Stellen Sie sich vor, welche Hürden - äußere wie innere - Ihrem Fortschritt im Weg stehen könnten.

Stellen Sie sich vor, was Sie tun könnten, um diese Hürden zu überwinden. Wer könnte Sie dabei unterstützen?

Stellen Sie sich nun vor, was geschähe, wenn Sie tatsächlich so sind, wie Sie es sich vorgestellt haben. Was würde sich in Ihrem Leben, in Ihrem Tagesablauf ändern? Stellen Sie es sich so genau wie möglich vor.

Lassen Sie den Klienten für jede dieser Fragen ausreichend Zeit und fahren Sie dann fort:

Wenn Sie bereit sind, kehren Sie mit Ihrer Aufmerksamkeit zurück in diesen Raum.

Füllen Sie jetzt bitte Arbeitsblatt 4.1 (Mein zukünftiges Ich) aus. Halten Sie Ihre Überlegungen fest, ohne groß darüber nachzudenken - ganz so, wie Sie sie sich vorgestellt haben.

10.4 Reflexion und Diskussion

Nach Beendigung der Übung bitten Sie die Klienten, gemeinsam mit Ihnen die folgenden Punkte zu reflektieren und zu diskutieren:

- Dies war eine lange Visualisierung. Wie würden Sie die Gesamterfahrung, sich Ihr zukünftiges Ich vorzustellen, beschreiben? Konnten Sie bis zum Ende allen Schritten folgen oder hatten Sie zwischendurch Schwierigkeiten? Bitte erzählen Sie davon.
- Wie fanden Sie es, über das zu schreiben, was Sie sich vorgestellt haben? Konnten Sie in Worte fassen, was Sie visualisiert haben - oder war das schwierig für Sie?
- Hat die Übung Ihnen geholfen, konkrete Ideen für Ihr zukünftiges Ich zu entwickeln?
- Wie konkret sind Ihre Ideen gewesen? Diese Übung funktioniert am besten, wenn Sie konkrete Schritte formulieren können, die realistisch und machbar sind.
- Falls es Ihnen schwerfiel, konkrete Ideen zu formulieren, kann ein klareres Bild Ihres zukünftigen Ichs trotzdem seine Wirkung entfalten. Die Erfahrung zeigt, dass eine klare Vorstellung davon, wie man sein möchte, helfen kann, sich auf den Prozess und das letztendliche Ziel zu konzentrieren - auch dann, wenn es Schwierigkeiten gibt, die Schritte auf dem Weg dorthin zu formulieren. Was stand bei Ihnen im Vordergrund - eine klare Vorstellung von der Person, die Sie sein möchten, oder konkrete Wege, die dorthin führen könnten, oder beides?

10.5 Fallbeispiele

Fallbeispiel: John

Der 38-jährige John kam wegen Symptomen einer generalisierten Angststörung in die Therapie. Er formulierte *Mein zukünftiges Ich* sowie den dazugehörigen Plan zur Umsetzung folgendermaßen:

„*Mein zukünftiges Ich:* Als Schüler habe ich Crosslaufen gemacht und dabei viele Wettkämpfe gewonnen. Später war ich Mitglied der Hochschulmannschaft. Doch dann wendete sich alles zum Schlechteren. Die Wirtschaftskrise vor fünf Jahren hat mich in mehrfacher Hinsicht schwer getroffen. Erst verlor ich meine Arbeit, dann ist ein Jahr später meine Ehe zerbrochen. In der Zeit fing das mit den Angstattacken auch an. Wenn ich mir *Mein zukünftiges Ich* vorstelle, sehe ich vor allem eines: ein ruhigeres und entspannteres Ich. Um das zu erreichen, habe ich mich dafür entschieden, meine Stärken der Selbstregulation und der Ausdauer einzusetzen, da ich nicht weiß, wie Tatendrang, soziale Intelligenz und Neugier mir dabei helfen sollten, mich ruhiger zu fühlen - eher fürchte ich, sie könnten das Gegenteil bewirken. Mein Ziel ist es, wieder zu laufen. Ich will mir vornehmen, nach drei Monaten 10 Kilometer und im nächsten Sommer einen Halbmarathon zu laufen.

Mein Plan: Ich will dreimal pro Woche laufen - im ersten Monat mit 30 Minuten beginnen und mich dann auf 40 Minuten steigern. Ich habe Glück, dass ich wieder eine Arbeit habe, aber dort muss ich lange am Schreibtisch sitzen und fast nonstop auf einen Bildschirm starren. Es wird schön sein, morgens zu laufen, um für den Rest des Tages Energie zu sammeln.

Wer wird mich unterstützen? Ich habe einen Freund, der in der Nähe wohnt. Wir haben früher zusammen Baseball gespielt und er hat schon mehrfach Interesse am Laufen geäußert; er meinte, er habe in letzter Zeit zugenommen. Er ist früher auch gelaufen, und als wir uns das letzte Mal zufällig im Supermarkt begegneten, fragte er mich, ob ich mit ihm Rad fahren oder laufen würde. Ich werde ihn anrufen und fragen, ob er mitmachen will. Von der Zeit her wird es nicht immer klappen, aber immer, wenn es geht, werde ich ihm abends eine Nachricht schreiben, um zu sehen, ob er am nächsten Morgen mit mir laufen kann.

Was würde anders werden, wenn ich mein Ziel erreiche? Ich glaube nicht, dass es mein Leben dramatisch verändern würde, aber es ist etwas, das ich schon lange vorhabe, denn wenn ich früher gelaufen bin, hat mich das mehr beruhigt als alles andere. Selbst nach langen Strecken war ich nicht müde. Und es hat mir geholfen, mit dem Grübeln aufzuhören. Ich hoffe, dass ich, wenn ich es mit dem Laufen schaffe, auch meine ruhigere und weniger ängstliche Seite zurückgewinne - schon ein kleines bisschen würde mir helfen."

Ergebnis: Kurz nachdem er den Plan aufgestellt hatte, kontaktierte John tatsächlich seinen Freund, und die beiden fingen an, regelmäßig zusammen zu laufen - häufiger sogar, als John erwartet hatte. Er sagte: „Mein Laufpartner ist zu einem meiner besten Freunde geworden; auch er hat eine schwierige Trennung durchgemacht." Die beiden konnten miteinander über ihre Probleme reden, häufig nach dem Laufen. Die Therapie endete, als die von der Krankenversicherung genehmigte Stundenzahl zu Ende ging. Kurz vor der letzten Sitzung schafften John und sein Freund einen 10-Kilometer-Lauf und waren dabei, für einen Halbmarathon im folgenden Jahr zu trainieren.

Fallbeispiel: Sally

Sally, eine 46-jährige Personalmanagerin, kam wegen wiederkehrender Depressionen in die Therapie. Über die Übung *Mein zukünftiges Ich* berichtete sie:

„Ich muss sagen, was diese Sache mit den Stärken anging, war ich zuerst ziemlich skeptisch. Und dann auch noch *Mein zukünftiges Ich* - das klang so kitschig und esoterisch ... Ich dachte, die Therapie sei jetzt zu einer bloßen Sammlung von Selbsthilferezepten verkommen - nur sehr viel teurer. Schließlich war ich es seit Jahren gewohnt, dass sich in Therapien alles um meine mangelnde Selbstachtung und mein geringes Selbstvertrauen drehte.

Ziel meines Aktionsplans war es, meine Stärken so einzusetzen, dass sie mir helfen, ein liebevollerer (immerhin meine Signaturstärke mit den meisten Punkten), zugewandterer und geerdeterer Mensch zu werden. Die Stärken waren keine Überraschung für mich, da ich mich selbst gut kannte. Dennoch war ich erstaunt, dass meine Spiritualität sich nicht als Signaturstärke zeigte, obwohl ich glaubte, sehr spirituell veranlagt zu sein. Ich beschloss, etwas zu finden, das mich irgendwie mit dem Thema Spiritualität verbinden könnte, aber es sollte etwas sein, womit ich mich gleichzeitig lebendig fühlen könnte. Meinem ursprünglichen Plan folgend, versuchte ich es mit Meditation, arbeitete ehrenamtlich in einem Frauenhaus mit und schloss mich einem Bücherclub an. Trotzdem fühlte ich mich nicht wirklich lebendig und meinen Mitmenschen nahe. Ich hatte die Hoffnung fast schon aufgegeben, als ich eines Abends meine Freundin von der Chorprobe abholte. Ich hörte nur zehn Minuten zu und war sofort begeistert. Meine Freundin drängte mich, in den Chor einzutreten (im Gegenzug bekam sie eine kostenlose Mitfahrgelegenheit und viel Zeit, um mir den neuesten Tratsch zu erzählen). Man hielt mich für gut genug, um der Gruppe beizutreten. Mein Mann erklärte sich einverstanden, an den Probenabenden die Vorbereitung des Abendessens zu übernehmen und sich um den Haushalt zu kümmern. Im Gegenzug übernahm ich mehr Aufgaben im Garten, die er bis dahin erledigt hatte, ohne aber je Freude daran gehabt zu haben. Überraschenderweise fand ich das Jäten, Gießen und Pflanzen sehr bereichernd und fast spirituell.

Mein Mann und die Kinder bemerkten einen Unterschied, vor allem an den Abenden, an denen ich vom Chor nach Hause kam. Sie sagten, ich sähe fröhlicher aus, und tatsächlich begann sich meine Stimmung allmählich zu bessern. Zu Weihnachten fühlte ich mich schon viel aktiver und lebendiger. Es war für mich einfach toll, im Gleichklang mit anderen zu singen ... Bei vielen Chorauftritten blieb die Zeit für mich stehen, und ich fühlte mich wie ein Teil von etwas Größerem - ein Gefühl, das ich bis dahin noch nie gehabt hatte. Für mich war das Spiritualität, und obwohl dies keine Signaturstärke von mir ist, gab es mir die tiefste Erfüllung. Vielleicht hat Spiritualität viele Dimensionen. Bei der Arbeit bemerkten meine Mitarbeiter ebenfalls einen Unterschied. Sie sagten, ich sei lockerer geworden und würde nicht mehr aussehen wie eine ‚angespannte, überarbeitete Chefin'.

Ich hätte nie gedacht, dass ich es ohne Medikamente schaffen könnte, aber ich bin dabei, sie auszuschleichen. Sechs Monate später weiß ich nicht, ob ich tatsächlich meine Vorstellung meines zukünftigen Ichs erreicht habe. Das kann ich nicht ganz beurteilen. Aber ich fühle mich leichter und lebendiger – wie damals, als ich noch klein war, draußen auf der Wiese spielte und den Vögeln und Bäumen vorsang."

10.6 Modifikationen

Die Übung *Mein zukünftiges Ich* kann ein umfangreiches Unterfangen sein, das sich nicht immer innerhalb des für die Behandlung zur Verfügung stehenden Zeitrahmens zu Ende führen lässt. Persönliche Veränderungen erfordern häufig, dass alte, ungünstige Gewohnheiten abgelegt und neue Fähigkeiten an ihrer Stelle erworben und in die Tat umgesetzt werden. Es geht darum, Unterstützung und Ressourcen in Abstimmung mit bereits vorhandenen Fähigkeiten zu organisieren. Zum Beispiel erreichte es einer unserer Klienten, der einen Suizidversuch unternommen hatte, im Laufe der Zeit zu der Person zu werden, die er sich vorgestellt hatte. Vier Jahre zuvor hatte er sich in eine stationäre Suchtbehandlung begeben; zwei Jahre lang nahm er PPT-Einzel- und Gruppentherapie in Anspruch. Inzwischen hat er seinen ersten wissenschaftlichen Aufsatz in einer angesehenen Zeitschrift veröffentlicht und wird sein Studium voraussichtlich mit Auszeichnung abschließen. Dieser Prozess hat vier Jahre gedauert und war mit vielen Zwischenstopps, Neustarts und – noch wichtiger – tiefgreifenden Veränderungen (Lebenssituation, Beschäftigung, aber auch seiner Einstellung zum Leben) verbunden. All dies erforderte Zeit. Obwohl wir einige sehr erfolgreiche und viele durchschnittlich erfolgreiche Fälle erlebt haben, sind in unseren Patientenakten auch zahlreiche Versuche dokumentiert, die nicht weit vorankamen. Es erfordert also von therapeutischer Seite Geduld und die Fähigkeit, individuelle Ausgangspunkte, Fortschritte, Unterbrechungen und Rückschritte zu tolerieren.

10.7 Kultursensibles Vorgehen

Bei der Übung *Mein zukünftiges Ich* muss der kulturelle Hintergrund der Klienten berücksichtigt werden. Diese Übung basiert auf dem Konzept der Selbstentwicklung, welches sich von Kultur zu Kultur unterscheidet. Die westliche Auffassung von Selbstentwicklung umfasst z. B. persönliches Wachstum, neue, größtenteils individuelle Initiativen zu ergreifen und das Leben stärker zu würdigen; die beschriebenen Fallbeispiele unterstreichen diese Themen. Selbstentwicklung in östlichen (und den meisten anderen nicht europäischen) Kulturen dagegen betont die zwischenmenschlichen Beziehungen, die Verbesserung sozialer Interaktionen und den Erhalt von Traditionen. Die Forschung zeigt, dass diese Unterschiede trotz zunehmender kultureller Diversität Bestand haben. Für die Praxis bedeutet dies, dass Klienten mit östlichem kulturellen Hintergrund für *Mein zukünftiges Ich* ein Ziel und entsprechende Signaturstärken für die Umsetzung wählen könnten, bei dem es um bessere Beziehungen zu anderen geht. Es erfordert viel Mühe und komplexe Interaktionen über einen längeren Zeitraum, um Beziehungen in einer interdependenten Kultur wiederherzustellen oder zu verbessern. Hingegen ist *Mein zukünftiges Ich*, das auf eine Optimierung individueller Stärken oder das Ergreifen neuer Initiativen abzielt, in vergleichsweise kürzeren Zeitspannen umsetzbar. Daher sollten Sie – auch in Gruppensituationen – jeden Fall für sich betrachten.

Es könnte aber auch sein, dass jemand aus einer konservativen Kultur das Ziel artikuliert, ein individualisierteres und autonomeres Gefühl für sich selbst zu entwickeln. Das war der Fall bei einer unserer Klientinnen, einer Frau mit südasiatischem Hintergrund, die in einem sehr konservativen und religiösen Milieu aufgewachsen war. Im Rahmen einer Gruppen-PPT wollte sie ihr zukünftiges Ich gestalten, indem sie ihre soziale Intelligenz, Demut und Vorsicht (übermäßig genutzte Stärken) neu austarierte. Es ist daher wichtig, dass Sie Ihren Klienten einen therapeutischen Rahmen bieten, in dem sie persönliche, ebenso wie kulturell und sozial bedeutsame Ziele formulieren können.

10.8 Aufrechterhaltung

Besprechen Sie die folgenden Tipps gemeinsam mit Ihren Klienten, um sie in die Lage zu versetzen, ihre Fortschritte aufrechtzuerhalten:

- Wir haben verschiedene Seiten, von denen wir einige mögen und gern weiterentwickeln wollen, und andere, die wir weniger mögen und lieber ändern würden (Markus & Nurius, 2008). Die Übung *Mein zukünftiges Ich* bietet Ihnen eine strukturierte Möglichkeit, die Seiten an sich weiterzuentwickeln, die Sie gern voranbringen würden. Sie können diese Übung so oft wiederholen oder abwandeln, wie Sie wollen, solange Sie klar vor Augen haben, auf *welches* wünschenswerte „zukünftige Ich" Sie sich gerade zubewegen.
- Planen Sie nur Handlungen oder Aktivitäten ein, die Sie für realistisch und relevant halten und die Sie auch über einen längeren Zeitraum aufrecht-

erhalten können (vgl. die Beispiele auf Arbeitsblatt 4.1). Das heißt nicht, dass Sie sich keine Abweichungen erlauben dürfen; manche Situationen erfordern es, dass Sie Abläufe ändern. Beispielsweise könnte es sein, dass Sie die eingeplante Aktivität ausfallen lassen müssen, weil ein Freund schnell Hilfe braucht, dass Sie weniger kreativ sein können, weil ein Projekt innerhalb einer bestimmten Zeit oder im Rahmen eines begrenzten Budgets abgeschlossen werden muss, oder dass Sie Ihren Mut zügeln müssen, wenn dieser mehr Chaos als Ruhe stiften würde.

- Auch wenn die Übung *Mein zukünftiges Ich* konkrete Schritte erfordert – klar umrissene Handlungen, die regelmäßig oder zu bestimmten Zeiten und an bestimmten Orten durchgeführt werden müssen –, ist es völlig in Ordnung, wenn Sie diesen Prozess (sich zu verändern) schon einmal in Gang setzen, ohne sich über jedes Detail im Klaren zu sein. Manchmal reicht Entschlossenheit, ein Ziel zu erreichen, schon aus; relevante Details können später noch ergänzt werden. Mit anderen Worten: Genießen Sie ruhig den Weg, solange Sie dem Ziel verpflichtet bleiben.
- Manchmal kann aber eine in Ihrem Selbstkonzept tief verankerte negative Überzeugung Ihren Fortschritt behindern, ohne dass Sie daran viel ändern können. Eine Möglichkeit wäre es dann, die Übung aufzuschieben und zunächst zu anderen PPT-Übungen überzugehen, die Ihnen helfen können, diese Überzeugung aufzulösen. Eventuell werden Sie dadurch wieder motivierter, die Herausforderung der persönlichen Weiterentwicklung erneut anzugehen.
- Bedenken Sie auch, dass es bei der Übung vor allem darum geht, *ein vergleichsweise besseres* „zukünftiges Ich" zu entwickeln – nicht *das bestmögliche*. Das „bestmögliche Ich" zu erreichen würde vermutlich ziemlich lange dauern. Sie können die Übung *Mein zukünftiges Ich* jedoch auf verschiedene Aspekte Ihrer Persönlichkeit anwenden. Vielleicht trägt der kumulative Effekt dieser verschiedenen Übungen letztendlich doch dazu bei, dass Sie zu der Person werden, die Sie am liebsten sein möchten, und diese auch bleiben.
- Ein Rückschlag oder ein akutes Problem können Ihren Fortschritt behindern. Denken Sie daran, dass Sie sich selbst am besten beurteilen können. So lange Sie Ihr Bestes geben, wird auch Ihr „zukünftiges Ich" Gestalt annehmen.

10.9 Abschließende Entspannungsübung

Wir empfehlen, die Sitzung mit der gleichen kurzen Entspannungsübung zu beenden, mit der sie begonnen wurde.

Weiterführende Informationen

Literatur

Meevissen, Y.M.C., Peters, M.L. & Alberts, H.J.E.M. (2011). Become more optimistic by imagining a best possible self: Effects of a two-week intervention. *Journal of Behavior Therapy and Experimental Psychiatry, 42,* 371–378.

Owens, R.L. & Patterson, M.M. (2013) Positive psychological interventions for children: A comparison of gratitude and best possible selves approaches. *Journal of Genetic Psychology, 174*(4), 403–428. https://doi.org/10.1080/00221325.2012.697496

Renner, F., Schwarz, P., Peters, M.L. & Huibers, M.J.H. (2016). Effects of a best-possible-self mental imagery exercise on mood and dysfunctional attitudes. *Psychiatry Research, 215*(1), 105–110.

Sheldon, K.M. & Lyubomirsky, S. (2006). How to increase and sustain positive emotion: The effects of expressing gratitude and visualizing best possible selves. *Journal of Positive Psychology, 2,* 73.

Videos

Barry Schwartz plädiert leidenschaftlich für „praktische Weisheit" als Gegenmittel zu einer von Bürokratie verrückt gewordenen Gesellschaft. Er argumentiert nachvollziehbar, dass Regeln uns oft versagen lassen, Anreize häufig nach hinten losgehen und dass praktische, alltagstaugliche Weisheit uns dabei helfen kann, die Welt zu einem besseren Ort zu machen: https://www.ted.com/talks/barry_schwartz_on_our_loss_of_wisdom

Elizabeth Lindsey, ein Mitglied der National Geographic Society, spricht über autochthones Wissen und Traditionen: http://www.ted.com/speakers/elizabeth_lindsey

Weblinks

Die Max-Planck-Gesellschaft unterhält Institute und Forschungseinrichtungen, die Grundlagenforschung im Bereich der Lebens-, Natur- und Geisteswissenschaften im Dienst der Allgemeinheit betreiben; darunter ist das Institut für Bildungsforschung, in dem zur menschlichen Entwicklung und zu Bildungsprozessen, u.a. zum Erwerb von Wissen, geforscht wird, für eine Übersicht siehe: http://www.mpg.de/institute

Online-Artikel: *Practical wisdom: The master virtue:* http://www.artofmanliness.com/2011/12/19/practical-wisdom/

Ryan M. Niemiec: *What Is Your Best Possible Self? Use this exercise to boost your hope and well-being:* https://www.psychologytoday.com/intl/blog/what-matters-most/201303/what-is-your-best-possible-self

Arbeitsblatt 4.1 (Seite 1/2)

Mein zukünftiges Ich – der Plan

Setzen Sie sich realistische Ziele

Das ist mein zukünftiges Ich am ______ (Tag) ______ (Monat) ________ (Jahr):

____

____

Setzen Sie sich Ziele, die:
- konkret und anhand von Verhaltensweisen, Handlungen und Gewohnheiten beobachtbar sind
- gut mit Ihrer aktuellen Lebenssituation vereinbar sind
- nicht im Widerspruch zu Ihren Werten stehen
- von Ihrem sozialen Umfeld unterstützt werden

Notieren Sie die Veränderungen, die Sie bei sich selbst gern sehen würden. Wie möchten Sie sein:
- Entspannter? Geerdeter?
- Begeisterungsfähiger? Energiegeladener?
- Engagierter? Kreativer?
- Zugewandter? Reflektierter?
- Geselliger? Entspannter?
- Glücklicher? Gesünder?

Vervollständigen Sie diese Sätze

Mein zukünftiges Ich wird mich glücklicher/zufriedener machen, weil ...

____

Dieses Ich wäre gut für mich, weil ...

____

So ein Mensch wollte ich schon immer sein, weil ...

____

So ein Mensch muss ich sein, weil ...

____

Stellen Sie einen Zeitplan auf

Datum, an dem der Plan erstellt wurde: ____________________

Datum, an dem das Ziel erreicht sein soll: ____________________

Halbzeit (ungefähres Datum): ____________________

Tun Sie sich mit jemandem zusammen

Name einer Vertrauensperson, die bereit ist, mich zu unterstützen: ____________________

Wie oft werde ich mich mit dieser Person über meinen Fortschritt austauschen? ____________________

Wie werde ich mit dieser Person kommunizieren? Per Telefon? Per E-Mail/Textnachricht? Persönlich?

____

Arbeitsblatt 4.1 (Seite 2/2)

Mein zukünftiges Ich – der Plan

Mein zukünftiges Ich – Beispiele für konkrete Ziele

Emotionale Resilienz

Ziel: Entspannter/geerdeter sein:

- Ich fange mit einer Entspannungstechnik an (z. B. ein paarmal am Tag bewusst atmen, einmal wöchentlich zum Yoga- oder Meditationskurs gehen).
- Ich führe bewusste Zeiten der Muße ein (mindestens 15 Minuten pro Tag), in denen ich nichts mache.
- Wenn ich mich das nächste Mal aufrege, werde ich eine Pause einlegen, ehe ich reagiere, dann tief atmen, mich mit jemanden austauschen, der mir seine unparteiische Meinung mitteilen kann, oder versuchen, mehr Fragen zu stellen, um den Kontext zu verstehen.
- Ich gebe mindestens eine Sache auf, die mich davon ablenkt, konzentriert und produktiv zu sein.
- Ich nehme mir Zeit für etwas, das mir wirklich Spaß macht.

Soziale Resilienz

Ziel: Eine tiefere Verbindung zu meinen Freunden spüren:

- Ich nehme die konkreten Stärken, Fähigkeiten und Talente anderer Menschen wahr und lobe sie dafür.
- Ich frage eine Freundin/einen Freund, die/den ich mag, emotional aber noch nicht wirklich verstanden habe, wie wir einen besseren Zugang zueinander finden können.
- Ich unternehme mit einer Freundin/einem Freund Dinge, die uns beiden Spaß machen (z. B. Wandern, Klettern, ein Gesellschaftsspiel spielen, gemeinsam eine Sportveranstaltung, ein Konzert, Theaterstück o. Ä. besuchen).
- Ich verabrede mich mit einer Freundin/einem Freund zu einem Mittag- oder Abendessen zu zweit, bei dem alle elektronischen Geräte ausgeschaltet bleiben.
- Ich vollbringe eine (große oder kleine) gute Tat für eine befreundete Person, ohne darum gebeten worden zu sein.

Körperliche Resilienz

Ziel: Energiegeladener/gesünder sein:

- Ich plane eine sportliche Aktivität ein, die ich regelmäßig durchhalten kann (dreimal pro Woche).
- Ich nehme mindestens einen gesunden Snack in meinen täglichen Speiseplan auf.
- Ich nehme mir fest vor, nicht länger als x Stunden am Stück zu sitzen und alle x Stunden körperliche Aktivitäten in meinen Tagesplan aufzunehmen.
- Ich versuche, meinen Schlaf zu verbessern, indem ich mindestens eines der folgenden Vorhaben konsequent umsetze: mindestens zwei Stunden vor dem Schlafengehen nichts mehr essen, mindestens eine Stunde vor dem Schlafengehen nicht mehr auf einen Bildschirm schauen, Ereignisse/Aktivitäten meiden, die meinen Schlaf ungünstig beeinflussen.
- Ich nehme mindestens eine Gewohnheit an, die meine körperliche Gesundheit verbessert (z. B. Hände gründlich waschen, regelmäßig zur Vorsorge gehen).

Resilienz bei der Arbeit

Ziel: Engagierter sein:

- Ich vergegenwärtige mir nochmals meine Arbeit bzw. meine Arbeitsanforderungen und führe mir vor Augen, welche Aufgaben ich zu erledigen habe, welche Fristen ich einhalten muss usw.
- Ich widme jeder Aufgabe die Zeit und Mühe, die sie verdient, und engagiere mich dafür bestmöglich.
- Wenn ich merke, dass ich Dinge vor mir herschiebe, verändere ich meinen inneren Dialog in mindestens zwei Aspekten:
  - „Ich MUSS" wird zu: *Ich entscheide mich dafür. Ich WILL.*
  - „Ich muss fertig werden" wird zu: *Wo und wann kann ich anfangen?*
  - „Die Aufgabe ist zu groß" wird zu: *Ich kann die Aufgabe in kleine Schritte unterteilen.*
  - „Meine Arbeit muss perfekt sein" wird zu: *Ich kann nicht alle Aufgaben perfekt erledigen. Ich tue das Menschenmögliche, nicht das, was perfekt ist.*

Kapitel 11
Sitzung 5 – Offene und geschlossene Erinnerungen

Überblick
In Sitzung 5, die zugleich der Beginn von Phase 2 der PPT ist, geht es darum, dass die Klienten „offene“ und „geschlossene“ Erinnerungen abrufen, aufschreiben und bearbeiten. Sie erlernen Fähigkeiten zum Umgang mit offenen oder negativen Erinnerungen mithilfe der PPT-Übung der *Positiven Bewertung*.
Inhalt
• Konzept und Hintergrund • Einleitende Entspannungsübung • Praktische Übung: *Eine offene Erinnerung aktivieren* • Reflexion und Diskussion • Praktische Übung: *Eine geschlossene Erinnerung aktivieren* • Reflexion und Diskussion • Hintergrund: Positive Bewertung • Praktische Übung: *Positive Bewertung* • Reflexion und Diskussion • Fallbeispiele • Modifikationen • Kultursensibles Vorgehen • Aufrechterhaltung • Abschließende Entspannungsübung • Weiterführende Informationen
Materialien
• Arbeitsblatt 5.1: Positive Bewertung

11.1 Konzept und Hintergrund

In der PPT bezeichnen wir Erinnerungen, die nicht vollständig verstanden werden, und solche, die negative emotionale Reaktionen auslösen, als „offene Erinnerungen“. Erinnerungen, die für uns einigermaßen schlüssig sind und einen positiven Ausgang aufweisen, auch wenn sie vielleicht schwierige Phasen der Vergangenheit mit einschließen, werden „geschlossene Erinnerungen“ genannt.

Klienten sagen zu Beginn einer Psychotherapie oft: „Ich trage viel Ballast aus der Vergangenheit mit mir herum, den ich einfach nicht loswerde.“ Oder: „Meine Vergangenheit hat mich noch immer im Griff.“ Die meisten Formen der traditionellen Therapie, besonders jene mit psychodynamischer Ausrichtung, legen ihren therapeutischen Schwerpunkt darauf, die mit vergangenen Kränkungen zusammenhängende Wut und Frustration herauszulassen. Der Großteil der therapeutischen Strategien richtet sich darauf, angestauten Zorn „herauszulassen" – und folgt dabei eher der ungeprüften Annahme, dass der Klient, wenn er denn seine Wut herausgelassen hat, automatisch therapeutische Einsicht gewinnen wird. Diese Annahme hat die Psychotherapie stark beeinflusst und auch Eingang in unsere Alltagskultur gefunden, was sich in Aufforderungen wie „Du musst mal Dampf ablassen", „Lass es raus!" und „Schrei es dir von der Seele!" zeigt.

Wut über offene oder negative Erinnerungen herauszulassen führt bei depressiven Klienten jedoch kaum zu therapeutischen Veränderungen. In manchen Fällen kann dies sogar schädlich sein (Bushman, Baumeister & Phillips, 2001). Forschungsergebnisse zeigten beispielsweise, dass sich Versuchspersonen, die ihre Wut herausließen, indem sie auf einen Boxsack einschlugen, anschließend noch wütender fühlten und mit größerer Wahrscheinlichkeit zu aggressivem Verhalten neigten. Die eigene Wut herauszulassen erhöht das Risiko für Herzerkrankungen und Groll (Anderson & Bushman, 2002; Chida & Steptoe, 2009). Ein wiederholter Fokus auf negative Erinnerungen kann Depressionen aufrechthalten oder sogar verschlimmern (Nolen-Hoeksema, Wisco & Lybomirsky, 2008).

Offene und negative Erinnerungen zu aktivieren, kann pessimistisches und fatalistisches Denken begünstigen und bereits vorhandenen Stress erhöhen. Bringen wir unsere negativen Gefühle nicht zur rechten Zeit auf angemessene Weise zum Ausdruck, beginnen sie, sich einzunisten und sich in Verbitterung gegenüber unseren Mitmenschen zu verwandeln. Kommt noch der Negativitätsbias hinzu, kann es passieren, dass wir andere Personen als „schlecht" oder „böse" abstempeln und gar nicht mehr in der Lage sind, uns die Umstände vor Augen zu halten, die für die negativen Gefühle ursächlich waren. Bittere Gefühle gegenüber anderen zu entwickeln ist für uns selbst schädlich. Es stellt sich ein Schwarz-Weiß-Denken ein, das uns dazu bringt, unnötig und endlos darüber nachzugrübeln, warum andere uns so schlecht behandelt hätten. Die davon betroffenen Klienten fragen oft: „Warum hat mir jemand so etwas angetan?" Möglicherweise teilen sie ihre Gedanken auf obsessive Weise ihren Freunden und Bekannten mit, was auch eine Form des Grübelns darstellt. Viele Klienten nehmen an, dass langes Grübeln sie zu neuen Einsichten führen könnte, während es ihnen am Ende doch mehr schadet als der Person, die sie verletzt hat. Solches Grübelverhalten kann auch unsere soziale Unterstützung gefährden, weil die Menschen in unserem Umfeld nicht ständig unsere aufgewärmten Geschichten aus der Vergangenheit hören wollen (Calmes & Roberts, 2008).

Forschungsergebnisse zeigen, dass das Grübeln über negative Erinnerungen und der daraus entstehende Groll bei Erwachsenen und Jugendlichen mit Bluthochdruck verbunden sind. Menschen, die Groll hegen, neigen häufiger zu Herzerkrankungen, Bluthochdruck, Herzinfarkten und chronischem Schmerz (Andreassen, 2001; Messias, Saini, Sinato & Welch, 2010). Negative Erinnerungen und das Hegen von Groll gehen häufig mit einem negativ geprägten, vorwurfsvollen und zyklischen (sich ständig wiederholenden) Denken einher. Diese Art von Denken höhlt langfristig kognitive Ressourcen aus und begrenzt so auch unsere Fähigkeiten zur Problemlösung.

In der Praxis

Bitte gehen Sie den Inhalt dieser Sitzung sorgfältig durch, ehe Sie ihn Ihren Klienten vorstellen. Es ist wichtig, sicherzustellen, dass die Klienten emotional und psychisch stabil genug sind, um das Thema anzugehen. Sie können auch zu einem späteren Zeitpunkt der Behandlung jederzeit darauf zurückkommen. Die *Positive Bewertung* ist nicht unbedingt für alle Klienten gleichermaßen geeignet; aktuelle Belastungen sollten in jedem Fall berücksichtigt werden.

11.2 Einleitende Entspannungsübung

Die Sitzung wird mit einer kurzen Entspannungsübung eingeleitet (vgl. Anhang A sowie Arbeitsbuch/Online-Materialien). Anschließend werden die letzten Einträge im *Dankbarkeitstagebuch* besprochen und die zentralen Inhalte der letzten Sitzung wiederholt.

11.3 Praktische Übung: Eine offene Erinnerung aktivieren

Das Konzept der offenen (negativen) Erinnerungen und ihre psychischen, sozialen und physiologischen Auswirkungen können Sie Ihren Klienten folgendermaßen erläutern:

Womit verbinden die meisten Menschen das Wort „Psychotherapie"? Vielleicht mit einem Ort, an dem man Wut und Frustration über die eigene Vergangenheit ablassen kann – oder mit einem Ort, den Menschen aufsuchen, die ihre Probleme loswerden wollen, dies aber allein nicht schaffen. Klienten sagen zu Beginn einer Therapie oft: „Meine

Vergangenheit lässt mich nicht mehr los." Tatsächlich zielen viele Strategien in der „traditionellen" Therapie darauf ab, angestauten Zorn „herauszulassen", und folgen dabei der ungeprüften Annahme, dass man durch Wutablassen automatisch therapeutische Einsicht gewinnt. Diese Annahme hat die Psychotherapie maßgeblich beeinflusst und ist auch in unserem Alltag weit verbreitet, was sich in Sprüchen wie „Du musst mal Dampf ablassen", „Lass es raus!" und „Schrei es dir von der Seele!" zeigt.

Forschungsergebnisse zeigen allerdings, dass bei einem Menschen mit Depressionen das Herauslassen von Wut über negative Erinnerungen kaum zu therapeutischer Veränderung führt (Anderson et al., 2006), ja in manchen Fällen sogar schädlich sein kann. Beispielsweise sollten Versuchspersonen in einem Experiment ihre Wut an einem Boxsack ablassen; sie fühlten sich hinterher sogar noch wütender und neigten eher zu aggressivem Verhalten. Seine Wut herauszulassen kann sogar Herzerkrankungen begünstigen und Groll hervorrufen. Sich also ständig mit negativen Erinnerungen an die Vergangenheit zu beschäftigen hält Depressionen aufrecht und kann sie sogar verschlimmern.

Ständige Erinnerungen an negative Ereignisse können zu einer pessimistischen und fatalistischen Denkweise führen und bestehenden Stress verstärken. Wenn wir negative Gefühle nicht rechtzeitig auf angemessene Weise zum Ausdruck bringen, nisten sich diese bei uns ein. Wir können dann sogar gegenüber einer Person bittere Gefühle entwickeln, was besonders folgenschwer ist. Leicht verurteilen wir diese Person dann als „böse", verlieren dabei aber die Situation aus dem Blick, die ursprünglich unsere negativen Gefühle verursacht hat.

Möglicherweise verurteilen wir nicht nur die Person, sondern wir versuchen auch immer wieder, völlig unnötig und endlos darüber nachzudenken und zu verstehen, warum uns die andere Person so verletzt hat. Wir fragen uns vielleicht: „Warum hat mir diese Person das angetan?", und machen die Angelegenheit möglicherweise wie besessen immer wieder bei unseren Freunden zum Thema. Wir grübeln. Wir meinen, dass wir durch die ständige gedankliche Beschäftigung zu einer Einsicht gelangen, aber letztendlich ist dies für uns selbst nur schädlich. Möglicherweise wollen andere Menschen sogar nichts mehr mit uns zu tun haben, weil wir nur noch von negativen Gedanken oder unserer „schrecklichen Vergangenheit" beherrscht werden. Forschungsergebnisse haben gezeigt, dass Menschen, die an negativen Erinnerungen festhalten, einen höheren Bluthochdruck haben, und dass Personen, die starken Groll gegenüber anderen hegen, häufiger an Herzerkrankungen, Bluthochdruck und chronischen Schmerzen leiden. Häufig weisen diese Personen auch eine negative, vorwurfsvolle und sich ständig wiederholende Denkweise auf, die kognitive Ressourcen bindet und die Problemlösefähigkeiten einschränkt.

Hierzu werden wir jetzt eine Übung durchführen.

Schrittweises Vorgehen. Wir empfehlen, für die in diesem Kapitel vorgestellten Übungen folgendermaßen vorzugehen, um den Klienten einen ausreichend geschützten Rahmen für die Konfrontation mit belastenden Erinnerungen zu bieten:

- *Schritt 1:* Mithilfe einer Entspannungsübung werden die Klienten zunächst in einen entspannten Zustand versetzt. Dann werden sie gebeten, sich eine offene Erinnerung zu vergegenwärtigen – eine negative Erfahrung, die, sobald sie wachgerufen wird, negative Gedanken und Gefühle auslöst. Diese Erinnerung an ein irritierendes oder störendes Ereignis sollte den Klienten das Gefühl geben, da sei noch etwas „offen", „ungelöst" oder „unerledigt".
- *Schritt 2:* Eine geschlossene Erinnerung wird aktiviert – also eine schwierige Erfahrung, die zu der damaligen Zeit belastend war, im Rückblick jedoch auch Gelegenheit zu persönlichem Wachstum gegeben hat. Der Gedanke an diese Erfahrung sollte mit einem Gefühl des Damit-abgeschlossen-Habens und der Befriedigung einhergehen.
- *Schritt 3:* Lassen Sie die Klienten die beiden Erfahrungen durch Reflexion und Diskussion vergleichen.
- *Schritt 4:* Die Klienten lernen die Strategien der *Positiven Bewertung* kennen und versuchen, eine oder mehrere davon im Umgang mit der offenen Erinnerung anzuwenden.

Leiten Sie die Entspannungsübung (Schritt 1) folgendermaßen an, um sie auf die Auswahl einer offenen Erinnerung vorzubereiten:

Setzen Sie sich bequem hin, legen Sie die Hände auf die Oberschenkel und halten Sie Kopf, Nacken und Brust so, dass Sie aufrecht, aber entspannt sitzen. Ihre Füße ruhen entspannt auf dem Boden.

Richten Sie Ihre Aufmerksamkeit auf Ihre Atmung; spüren Sie, wie Sie ein- und ausatmen, während

Ihr Brustkorb sich hebt und wieder senkt. Atmen Sie nun tief in den Bauch ein. Wiederholen Sie diese tiefe Atmung zehn Mal in Ihrem eigenen Rhythmus.

Atmen Sie ruhig weiter. Versuchen Sie, jeden Atemzug auf zehn Sekunden auszudehnen. Beginnen Sie nach jedem Atemzug, wieder von Neuem zu zählen. Falls Ihre Aufmerksamkeit abschweift, beachten Sie dies nicht weiter. Beginnen Sie einfach wieder, von vorne zu zählen.

Geben Sie den Klienten mindestens ein bis zwei Minuten Zeit, um sich zu erden. Lesen Sie dann die folgende Instruktion wortwörtlich vor:

Denken Sie an eine Begebenheit aus Ihrer Vergangenheit, von der Sie glauben, dass Sie sie nicht ganz verstanden haben. Immer wenn Sie daran denken, ist es Ihnen unangenehm, Sie haben auch das Gefühl, dass da noch etwas „offen" oder „unerledigt" ist. Das nennt man eine offene Erinnerung. Versuchen Sie, eine Begebenheit zu wählen, die nicht mit Scham, Schuld, tiefer Trauer, Verlust, Zurückweisung, Wut, Angst oder Frustration verbunden ist.

Bitten Sie Ihre Klienten nun, die Augen zu öffnen. Initiieren Sie ein Gespräch mithilfe der folgenden Fragen.

11.4 Reflexion und Diskussion

Nutzen Sie die folgenden Fragen zur Nachbesprechung der offenen Erinnerung:

- Falls Ihre offene Erinnerung mit einer verletzenden Handlung einer anderen Person zusammenhängt: Denken Sie dabei über diese Person oder eher über die Ursachen und Folgen der Handlungen dieser Person nach? Wie würden Sie diese Art des Nachdenkens bezeichnen: als nachdenklich, in sich schlüssig, grüblerisch, in Selbstmitleid suhlend oder anders? Was sind die Vor- und Nachteile dieses Denkens?
- Haben Sie mit anderen über diese negative Erinnerung gesprochen? Falls ja, mit welchem Ergebnis? Haben Sie einen anderen Standpunkt gehört oder Ihre Gefühle „herausgelassen"?
- Was sind die langfristigen Auswirkungen auf Ihr emotionales Wohlbefinden, wenn Sie der negativen Erinnerung diesen Raum geben? Was könnten Sie tun, um diese Auswirkungen abzumildern?

11.5 Praktische Übung: Eine geschlossene Erinnerung aktivieren

Führen Sie im Anschluss an die Besprechung der offenen Erinnerung die Übung zur Aktivierung der geschlossenen Erinnerung (Schritt 2) durch. Wir empfehlen, diese beiden Übungen in einer Sitzung durchzuführen. Lesen Sie die folgende Instruktion wortwörtlich vor:

Denken Sie an eine schwierige Situation, die Sie bewältigen mussten. Bei manchen Dingen, die einem zunächst möglicherweise schrecklich erschienen sind, kommt letztendlich aber dann doch etwas Gutes heraus – Dinge, für die wir heute vielleicht sogar dankbar sind. Versuchen Sie, sich auf die positiven Aspekte dieser schwierigen Erfahrung zu konzentrieren. Für welche Dinge, die mit dieser Erfahrung zusammenhängen, sind Sie heute dankbar? Hier sprechen wir von einer geschlossenen Erinnerung.

Bitten Sie die Klienten, die Augen zu öffnen und führen Sie die anschließende Reflexion mit den folgenden Fragen durch (Schritt 3).

11.6 Reflexion und Diskussion

Nutzen Sie die folgenden Fragen zur Reflexion und Diskussion der geschlossenen Erinnerung:

- Was hat diese Erfahrung Ihnen persönlich gebracht?
- Sind persönliche Stärken aus dieser Erfahrung erwachsen?
- Inwiefern hat das Ereignis Ihrem Leben eine neue Perspektive gegeben?
- Hat dieses Ereignis Ihnen geholfen, die wirklich wichtigen Menschen und Dinge in Ihrem Leben wertzuschätzen? Inwiefern können Sie – alles in allem – für die nützlichen Folgen dieses Ereignisses dankbar sein?

11.7 Hintergrund: Positive Bewertung

Die Übungen zu offenen und geschlossenen Erinnerungen sollen ein Verständnis dafür schaffen, dass der Klient selbst derjenige ist, auf den sich das Verharren in offenen Erinnerungen auswirkt – nicht die Person, die ihn beleidigt, benachteiligt oder gekränkt hat. Die offenen Erinnerungen, die die starken negativen Gefühle ursprünglich verursacht haben, bleiben unverarbeitet und entwickeln sich schließlich zu Symptomkomplexen (Harvey et al., 2004). Das Festhalten an diesen Erinnerungen schadet so der emotionalen Gesundheit. Problematisch ist die lähmende Wirkung negativer Erinnerungen insbesondere dann, wenn eigentlich wichtige Dinge nicht mehr unternommen oder erledigt werden.

Die PPT-Übung der *Positiven Bewertung* stellt eine sinnstiftende Bewältigungsstrategie dar, mit deren Hilfe sich Ereignisse oder Situationen auf positive Weise neu interpretieren lassen (Cooney et al., 2007; Folkman & Moskowtiz, 2000; Van Dillen et al., 2007). Die folgenden Beispiele negativer Erinnerungen wurden von Klienten als besonders hartnäckig und unangenehm erlebt:

- Immer wenn ich etwas Gutes tun will, tut meine Partnerin etwas, das mich an einen schmerzlichen Vorfall aus meiner Vergangenheit erinnert.
- Wenn ich etwas Positives erreicht habe, fühle ich mich gut. Doch frühere Misserfolge erinnern mich daran, dass es noch so viel mehr gibt, was ich erreichen muss, wenn ich vorwärtskommen will.
- Ich will ein guter Mensch sein, doch der Ärger aus der Vergangenheit hält mich davon ab; alles Gute, was ich getan habe, wird als selbstverständlich vorausgesetzt.
- Ich habe meinem Partner zwar die Kränkung verziehen, aber es fällt mir schwer, ihm wieder zu vertrauen.
- Ich bin wütend darüber, dass meine beste Freundin nicht zu mir gehalten hat, als es wirklich darauf ankam.

Negative Erinnerungen wachzurufen erzeugt eine Reihe negativer Emotionen wie Wut, Verbitterung, Verwirrung oder Traurigkeit. Diese Gefühle sind umso intensiver, wenn uns eine nahestehende Person verletzt oder kränkt. Womöglich hegen wir dann sogar einen gewissen Groll gegen sie und wünschen uns, die Person würde bestraft, degradiert, gedemütigt oder ihrer Macht beraubt werden, damit wieder eine gewisse Gerechtigkeit hergestellt ist. Im Rahmen der Therapie sollten solche Gefühle vollständig anerkannt und achtsam validiert, jedoch der Standpunkt vertreten werden, dass offene Erinnerungen, die nicht aktiv bearbeitet werden, sich in Verbitterung, Rachegedanken und Feindseligkeit verwandeln können. Meistens ist das erste und am stärksten betroffene Opfer dieser Vorgänge nicht die Person, gegen die sich der Groll richtet, sondern der Klient selbst. In der PPT werden die Klienten darin unterstützt, mit offenen, bitteren und negativen Erinnerungen auf lebensbejahende Weise umzugehen. Hierzu werden ihnen vier Fähigkeiten vermittelt: Distanz schaffen, Rekonsolidierung, achtsame Selbstbeobachtung und Ablenkung.

11.8 Praktische Übung: Positive Bewertung

Auf Arbeitsblatt 5.1 (Positive Bewertung; vgl. S. 165 sowie Arbeitsbuch/Online-Materialien) sind die vier Bewältigungsstrategien für den Umgang mit offenen Erinnerungen unter der übergeordneten Bezeichnung „Positive Bewertung" aufgelistet. Zu jeder Strategie findet sich eine praktische Übung, die im Hinblick auf die bereits besprochene offene Erinnerung durchgeführt werden soll. Besprechen Sie gemeinsam mit den Klienten die vier Strategien. Um einen adaptiven Umgang mit offenen, negativen Erinnerungen zu erlernen, sollten die Klient die entsprechenden Übungen und Aufgaben durchführen (Schritt 4).

11.9 Reflexion und Diskussion

Die folgenden Fragen können genutzt werden, um eine Diskussion über die besprochenen Bewältigungsstrategien zu initiieren:

- Welche der vier positiven Bewertungsstrategien ist für Ihre offenen Erinnerungen Ihrer Meinung nach am besten geeignet?
- Haben Sie eventuell noch eine andere Idee, wie Sie Ihre offenen Erinnerungen auf eine für Sie wirksame Weise verändern oder neu interpretieren könnten?
- Denken Sie an Ihre offenen Erinnerungen. Gibt es darunter welche, die Ihrem Gefühl nach für die *Positive Bewertung* eher *nicht* geeignet sind? Es ist wichtig, zu wissen, dass Sie nicht jede offene Erinnerung mit diesen Strategien angehen *müssen*.
- Welche soziale Unterstützung werden Sie brauchen, wenn Sie eine oder mehrere Strategien der *Positiven Bewertung* anwenden möchten? Welche Alternative gäbe es, falls diese Unterstützung nicht verfügbar sein sollte?
- Wie könnten die vorgestellten Strategien Ihnen in Zukunft helfen, wenn Sie es mit komplexen, ambivalenten oder konfliktbeladenen Situationen zu tun haben?

11.10 Fallbeispiel

Fallbeispiel: Annas noch nicht abgeschlossene Angelegenheit

Anna, eine 53-jährige, alleinerziehende Mutter von zwei erwachsenen Kindern, litt an chronischer Depression und war aufgrund ihrer Erinnerungen an die Vergangenheit sehr verbittert geworden. Die meisten dieser Erinnerungen drehten sich um den emotionalen Missbrauch, den sie durch ihren Exmann Doug während ihrer zwölfjährigen, von Auseinandersetzungen, Streit und großer Unzufriedenheit geprägten Ehe erfahren hatte. Als Anna sich in Therapie begab, war sie bereits seit fast zehn Jahren geschieden, kämpfte aber immer noch mit diesen Erinnerungen; sie würden immer wieder ganz unerwartet über sie kommen und sie wütend, traurig und einsam machen. Anna war vorher schon in Therapie gewesen, hatte aber das Gefühl, dass im Zusammenhang mit ihren negativen Erinnerungen etwas „noch nicht abgeschlossen sei". Dieses Thema rückte daher in den Fokus der Therapie.

Die meisten von uns denken immer mal wieder an die Rückschläge und Kämpfe in unserer Vergangenheit. Dies mag uns traurig stimmen – doch in der Regel lassen wir uns davon nicht unterkriegen: Wir sind in der Lage, das Vergangene aus einer anderen Perspektive zu betrachten, uns wieder auf die Gegenwart zu konzentrieren und unseren Alltag weiterzuleben. Bei Anna war dies nicht der Fall. Sie dachte nicht nur ständig an die negativen Erlebnisse aus der Vergangenheit, sie versuchte auch, aus ihnen neue Einsichten zu gewinnen. Dabei kreisten ihre Gedanken jedoch nur um die Ursachen und Folgen des erlittenen emotionalen Missbrauchs – sie wies typisches Grübelverhalten auf.

Während er Annas verbitterten Berichten empathisch zuhörte, forderte ihr Therapeut sie in den ersten Sitzungen immer wieder sanft dazu auf, zur Beobachterin ihres eigenen Denkens zu werden und nicht in den alten Erinnerungen zu versinken. Dies fiel Anna alles andere als leicht. Um Anna den Veränderungsprozess zu erleichtern, schlug der Therapeut ihr vor, die Zeiten zu notieren, die sie für diese negativen Erinnerungen aufbrachte, und aufzuschreiben, wie sie sich dabei und danach fühlte. Anna berichtete daraufhin, dass sich ihre Stimmung verschlechterte, wenn sie mit ihren negativen Gedanken beschäftigt war; sie fühlte sich gestresst und konnte sich nicht mehr konzentrieren. Darunter litt sowohl ihre Arbeit als auch ihr Familienleben.

Anstatt die Inhalte von Annas negativen Erinnerungen in der Therapie detailliert zu besprechen, bat sie der Therapeut, das „Suhlen" in negativen Erinnerungen – eine der hauptsächlichen Ursachen ihrer Depression – aktiv zu beobachten und zu hinterfragen. Anna folgte diesem Vorschlag. Sie stellte fest, dass die gedankliche Beschäftigung mit der Vergangenheit zwar irgendwie verführerisch und beruhigend war, ihr aber letztlich nicht viel weiterhalf. Sie gewann keine neuen Einsichten, und das ständige Nachdenken über die schlimmen Erlebnisse machte sie wütend und traurig. Außerdem wurde ihr klar, dass sie noch immer einen Groll gegen ihren Exmann hegte, was stets den starken Wunsch nach Rache in ihr weckte – etwas, das ihr sonst völlig fern lag. Die starken Rachegedanken führten jedoch zu noch mehr Misstrauen gegenüber anderen, darunter auch ihren Kindern. Sie traute ihren Kollegen nicht mehr, sie konnte keine Arbeit delegieren, die andere leicht hätten erledigen können. Gleichzeitig meldeten ihr die Menschen in ihrem Umfeld zurück, sie sei überempfindlich geworden, interpretiere auch gut gemeinte Kommentare negativ und nähme sie persönlich.

Nachdem ihr die Folgen dieses Festhaltens an negativen Erinnerungen klar geworden waren, konzentrierte sich Anna darauf, besser loslassen zu können. Sie hatte sich stets als Opfer gefühlt – und das mit Recht: Sie hatte den größten Teil ihres Lebens unter dem Einfluss zweier starker Persönlichkeiten verbracht, nämlich dem ihrer durchsetzungsstarken Mutter und dem ihres dominanten Ehemanns. Anna glaubte, durch den langjährigen emotionalen Missbrauch tiefe, nicht mehr heilbare Narben erlitten zu haben. Der Therapeut wies Anna darauf hin, dass es in der Gegenwart keinen Missbrauch mehr gab, weil sie seit fast zehn Jahren geschieden und dabei war, sich vom Opfer zu einer Überlebenden zu entwickeln.

Die weiteren Gespräche drehte sich darum, dass die Vergangenheit, so schmerzhaft sie auch sein mochte, sich nicht mehr ändern ließe, trotzdem aber keinesfalls die Macht über Gegenwart und Zukunft bekommen sollte. Solange Anna der Vergangenheit erlaubte, über ihre Gegenwart und Zukunft zu bestimmen, werde sie niedergeschlagen bleiben, sich leer fühlen, isoliert und unglücklich sein. Die Opferrolle hielt sie davon ab, zu wachsen und neue Wege einzuschlagen. Nach vielen Gesprächen begann Anna, sich selbst als Überlebende mit der Fähigkeit, weiter zu wachsen, zu sehen.

11.11 Modifikationen

Einige negative Erinnerungen sind so stark (z.B. sexueller oder körperlicher Missbrauch, der tragische Verlust einer geliebten Person, ein Unfall, Naturkatastrophen oder Verbrechen gegen die Menschlichkeit), dass sie auch weiterhin starke Gefühle auslösen, sobald sie ins Bewusstsein geraten. Auch wenn die *Positive Bewertung* Menschen helfen kann, mit solchen starken Erinnerungen umzugehen, ist es trotzdem am besten, mit weniger intensiven Erinnerungen zu beginnen und sich erst allmählich zu den schwereren und emotional belastenderen Erinnerungen vorzuwagen.

Eine negative Erinnerung, die mit einer Autoritätsperson oder -institution (wie Lehrkräften, Schule, Kirche) zusammenhängt, kann besonders schwer zu bewältigen sein, vor allem, wenn dabei Persönlichkeitsrechte verletzt wurden. Wir raten Klienten, solche Erinnerungen nicht für die *Positive Bewertung* zu verwenden, da sie leicht andere, verwandte Erinnerungen wachrufen können, die wiederum eine Krise oder eine ganze Kaskade von Gefühlen auslösen können, die unter Umständen schwer zu beherrschen sind.

Die Methode der *Positiven Bewertung* ist auch nicht für Menschen geeignet, die erst kürzlich ein Trauma erlitten haben oder bei denen zu erwarten ist, dass sie mit dem Trauma verbundene Symptome in voller Intensität neu erleben würden. Nicht jedes Trauma braucht eine Bewertung. Der Versuch, ein Trauma allzu schnell zu bewältigen, kann durchaus nach hinten losgehen. Ehe Sie mit der Übung beginnen, erklären Sie Ihren Klienten, dass dies eine schwierige Sitzung werden könnte und Sie deshalb langsam vorgehen werden.

Berücksichtigen Sie spezifische Persönlichkeitsfaktoren Ihrer Klienten, die diese Übung beeinflussen könnten. Zum Beispiel reagierte eine unserer Klientinnen häufig sehr empfindlich und steigerte sich in relativ kleine soziale Kränkungen hinein (z. B. nicht an die Reihe kommen, nonverbale Ablehnung oder nicht zu einer Party eingeladen werden). Ihr fehlten die Ressourcen, solche kleineren Zurücksetzungen in die richtige Perspektive zu rücken. Erst eine ausführliche Diskussion über ihre Charakterstärke der Weisheit und deren adäquaten Einsatz erlaubten ihr, die Dinge im Verhältnis zu sehen und eine *Positive Bewertung* vorzunehmen.

Eine negative Erinnerung kann in verschiedenen Varianten vorhanden sein. Handelt die Erinnerung z. B. davon, nicht für sich selbst einstehen zu können (dies ist bei depressiven Klienten häufig der Fall), sollte der Betroffene die charakteristischste Variante für die Übung auswählen und die auf Arbeitsblatt 5.1 beschriebenen Strategien nutzen, um mit der Erinnerung positiv umgehen zu können. Ist der Klient in der Lage, diese eine Erinnerung zu bearbeiten, unterstützen Sie ihn dabei, diese Bewältigungsstrategie auch auf ähnliche Episoden aus der Vergangenheit anzuwenden.

Setzen Sie Entspannungstechniken, wie tiefes Atmen, Progressive Muskelentspannung und die Imagination positiver Bilder, bei Klienten ein, die während des Erinnerns oder Bewertens ängstlich werden könnten. In entspanntem Zustand ist es sehr viel leichter, das Negative vom eigentlich Positiven zu trennen.

Manche Klienten können Ablenkung als Vermeidung oder Unterdrückung empfinden – schon der Begriff selbst kann dies nahelegen. Anstatt sich tiefergehend mit einer Erinnerung auseinanderzusetzen, um angemessen mit ihr umgehen zu können, könnten sie die damit verbundenen negativen Emotionen eilig unterdrücken oder vermeiden – und dann behaupten, das Problem doch vollständig gelöst zu haben. Um einem solchen voreiligen Ansatz entgegenzuwirken, fragen Sie wiederholt nach, ob sich die ungünstigen Auswirkungen der negativen Erinnerung reduziert haben. Ein Klient, der zu hitzigen emotionalen Reaktionen neigt, könnte die Ablenkungsstrategie dazu nutzen, die eigene Wut durch körperliche Aktivität oder ein Spiel auf dem Smartphone abzubauen oder die überschüssige Energie auf eine körperliche Tätigkeit im Haushalt zu lenken.

Manche Klienten sind vielleicht aber auch gar nicht bereit, mit negativen Erinnerungen positiv umzugehen, weil sie schon so lange an ihnen festgehalten haben und der Gedanke daran sie lebendig fühlen lässt. Oder sie sehen das Loslassen negativer Gefühle, wie Groll, Ärger oder den Wunsch nach Rache, als Zeichen von Schwäche an. Andere wiederum greifen auf diese Erinnerungen zurück, um ihr Selbstmitleid oder ihre Opferrolle aufrechterhalten zu können. Bei solchen Klienten ist es hilfreich, die Funktion der negativen Erinnerungen genauer zu besprechen (und dabei Verständnis, echtes Interesse und Empathie zu signalisieren), um das Verständnis für diese Prozesse zu fördern und die Notwendigkeit von Veränderungen zu unterstreichen. Falls es angemessen erscheint, dass sie ihre Wut auf sichere Weise „herauslassen“, kann das die Klienten möglicherweise sogar besser für die anstehenden therapeutische Bemühungen motivieren und vorbereiten.

Stellen Sie sicher, dass die Klienten sich nicht dazu gezwungen oder gedrängt fühlen, die *Positive Bewertung* durchzuführen, denn dies könnte ihrem Bedürfnis nach Autonomie und Kontrolle entgegenstehen. Emotionale Wärme, Authentizität und Empathie dagegen können sie dazu ermutigen, auch schwierige und chronische Themen anzugehen, die sie bisher vielleicht vermieden haben.

Die Verarbeitung negativer Erinnerungen hat nur begrenzte Wirkung, wenn eine ähnliche Begebenheit oder eine unangenehme Begegnung mit der entsprechenden Person wieder solche Erinnerungen wachruft, vor allem wenn es sich um schwere Straftaten (wie Missbrauch, Aggression oder vorsätzliche Vergehen gegen das Gesetz) handelt. Wird damit verbundener Groll losgelassen, birgt dies die Gefahr, das erlittene Unrecht kleinzureden, es kurzfristig in den Hintergrund zu schieben oder gar schmerzhafte Gefühle teilweise zu leugnen oder zu vermeiden. Ermutigen Sie daher Ihre Klienten, eine offene Erinnerung zu wählen, die kein ernsthaftes Vergehen zum Gegenstand hat. Dies gilt vor allem dann, wenn sie noch dabei sind, sich die nötigen Fähigkeiten anzueignen.

Für schwerwiegendere Vorfälle ist das bloße Loslassen offener und negativer Erinnerungen eher nicht ausreichend. Stattdessen bedarf es eines aktiven, verpflichtenden und schwierigen Vergebungsprozesses, wie er in Kapitel 12 (Sitzung 6) beschrieben wird. Manche Klienten könnten zwar an Vergebung interessiert sein, müssen aber ihren Groll erst noch stärker ergründen. Ein Gespräch über das Wesen und den Ablauf des Vergebens erfordert Zeit; es kann auch Erinnerungen und Probleme wachrufen, die mit einer direkt auf Vergebung zielenden Übung besser bewältigt werden können. Wenn Symptome zurückkehren oder sich verschlimmern, lässt sich der therapeutische Effekt der *Positiven Bewertung* nicht immer aufrechterhalten.

11.12 Kultursensibles Vorgehen

Unsere jeweilige Kultur beeinflusst, wie sich negative Erfahrungen und Traumata manifestieren. Achten Sie darauf, wie Stress in der Kultur des Klienten konzeptualisiert wird. Seien Sie sich bewusst, dass es dabei – größtenteils aufgrund familiärer und finanzieller Faktoren – auch innerhalb einer Kultur verschiedene Varianten geben kann. Es gibt Klienten, die nicht in der Lage sind, eine offene Erinnerung zu artikulieren, weil dies kulturellen Stress verursachen würde, mit dem sie nicht umgehen können. Auch die im Rahmen ihrer Kultur bestehenden Rollenbilder können Klienten davon abhalten, sich zu öffnen – oder das Trauma selbst wird durch einen für ihre Kultur charakteristischen Faktor bedingt. Latifah, eine unserer Klientinnen, die aus einer Kultur stammte, in der wechselseitige Abhängigkeiten eine große Rolle spielten, wurde von einem nahen Verwandten sexuell missbraucht. Als sie Jahre später ihrer Mutter davon erzählte, riet ihr diese (trotz großen Mitgefühls mit ihrer Tochter), das Geheimnis weiter zu bewahren und niemandem davon zu erzählen – obwohl klar war, dass Latifah den Täter bei familiären Zusammenkünften immer wieder treffen würde. Für Latifah war die Reaktion ihrer Mutter traumatisierender als der Missbrauch oder die Begegnungen mit dem Täter. Kulturelle Normen können den Inhalt einer traumatischen Erfahrung sehr stark prägen.

Manche Klienten können mit kulturellen Barrieren konfrontiert sein, die sie am Erinnern und Artikulieren einer negativen Erinnerung hindern, vor allem, wenn es darin um jemanden geht, der ihnen nahesteht. In westlichen Kulturen gilt es als Zeichen von Kompetenz und Tapferkeit, schwierige Emotionen auszudrücken; in nicht westlichen Kulturen ist dies jedoch eher nicht der Fall. Deshalb sollte der kulturelle Kontext in solchen Fällen ausreichende Beachtung finden.

11.13 Aufrechterhaltung

Besprechen Sie die folgenden Tipps gemeinsam mit Ihren Klienten, damit sie ihre Fortschritte dauerhaft aufrechterhalten können:

- Wenn eine negative Erinnerung immer wiederkommt – vor allem dann, wenn sie unerwartet in Situationen auftaucht, in denen Sie sie am wenigsten gebrauchen können –, setzen Sie die in dieser Sitzung erlernten Strategien ein. Hilft Ihnen die *Positive Bewertung*, so erwägen Sie, eine weitere offene Erinnerung mit deren Hilfe zu bearbeiten – vorzugsweise ein Ereignis, das Sie bis heute belastet, aber nicht traumatisch ist. Wählen Sie dafür einen angenehmen, ruhigen Ort. Beginnen Sie mit einer Achtsamkeitsübung Ihrer Wahl, wie Sie sie bereits im Rahmen der PPT gelernt haben. Denken Sie an die besagte offene Erinnerung. Nehmen Sie ein paar tiefe Atemzüge. Spüren Sie Ihren Gefühlen nach. Machen Sie nur weiter, wenn Sie nicht von ihren Gedanken überwältigt sind. Denken Sie immer daran: Das Ziel besteht stets darin, negative Gefühle zu betrachten, ohne davon überwältigt zu werden. Ist diese Voraussetzung gegeben, bearbeiten Sie die Erinnerung, indem Sie den jeweiligen Kontext aus der Vergangenheit (historische Gründe), der Gegenwart (Hat sich die Situation seitdem verändert?) sowie der Zukunft (Wie stehen die Chancen, dass sich der Vorfall wiederholt?) mit einbeziehen. Schreiben Sie auf, welche für Ihr Wohlbefinden persönlich relevante Bedeutung Sie aus der Erfahrung ableiten können. Fragen Sie sich: Wie kann ich zu der negativen Erfahrung ein anderes Verhältnis gewinnen?
- Wenn die offenen Erinnerungen Sie weiter belasten, nutzen Sie das hier beschriebene Vorgehen und versuchen Sie, mögliche positiven Aspekte zu erinnern, die Sie zur Zeit des Vorfalls aufgrund

der stressreichen Umstände vielleicht übersehen haben. Auch der Negativitätsbias trägt dazu bei, dass uns positive oder förderliche Aspekte einer Situation entgehen können. Denken Sie auch an Details, um zu erkunden, ob Sie etwas Positives übersehen haben. Sie können sich auch ähnliche Situationen ins Gedächtnis rufen, um besser überlegen zu können, ob Sie positive Seiten übersehen haben.
- Wenden Sie in stressreichen oder negativen Situationen bewusst die Strategie der Ablenkung an, wie wir sie im Rahmen der Übung zur *Positiven Bewertung* besprochen haben. Auch wenn dies nicht in jedem Fall ohne Weiteres zu bewerkstelligen ist, versuchen Sie trotzdem, Ihre Aufmerksamkeit auf eine einigermaßen komplexe kognitive Aufgabe zu lenken, die Sie ausreichend beschäftigt (wie Lesen oder Backen Ihres Lieblingsschokoladenkuchens).

11.14 Abschließende Entspannungsübung

Führen Sie zum Ausklang der Sitzung die gleiche kurze Entspannungsübung wie zum Einstieg durch.

Weiterführende Informationen

Literatur

Ayduk, Ö. & Kross, E. (2010). From a distance: Implications of spontaneous self-distancing for adaptive self-reflection. *Journal of Personality and Social Psychology, 98* (5), 809–829. https://doi.org/10.1037/a0019205

Denkova, E., Dolcos, S. & Dolcos, F. (2015). Neural correlates of 'distracting' from emotion during autobiographical recollection. *Social Cognitive and Affective Neuroscience, 10* (2), 219–230. https://doi.org/10.1093/scan/nsu039

Huffziger, S. & Kuehner, C. (2009). Rumination, distraction, and mindful self-focus in depressed patients. *Behaviour Research and Therapy, 47* (3), 224–230. https://doi.org/10.1016/j.brat.2008.12.005

Joormann, J., Hertel, P.T., Brozovich, F. & Gotlib, I.H. (2005). Remembering the good, forgetting the bad: intentional forgetting of emotional material in depression. *Journal of Abnormal Psychology, 114* (4), 640–648. https://doi.org/10.1037/0021-843X.114.4.640

Messias, E., Saini, A., Sinato, P. & Welch, S. (2010). Bearing grudges and physical health: Relationship to smoking, cardiovascular health and ulcers. *Social Psychiatry and Psychiatric Epidemiology, 45* (2), 183–187.

Redondo, R.L., Kim, J., Arons, A.L., Ramirez, S., Liu, X. & Tonegawa, S. (2014). Bidirectional switch of the valence associated with a hippocampal contextual memory engram. *Nature, 513,* 426–430. https://doi.org/10.1038/nature13725

Videos

Video zur kognitiven Umstrukturierung in der kognitiven Verhaltenstherapie vom *Beck Institute for Cognitive Behavior Therapy: Cognitive Restructuring in CBT:* https://youtu.be/orPPdMvaNGA

Der Autor und Therapeut Paul Gilbert erläutert, wie das Bewusstsein darüber, wie unser Denken funktioniert, uns dabei helfen kann, negative Denkmuster zu durchbrechen und mitfühlender zu werden: *How Mindfulness Fosters Compassion:* https://youtu.be/pz9Fr_v9Okw

An Experiment in Gratitude – The Science of Happiness: https://youtu.be/oHv6vTKD6lg

Weblinks

Artikel in MIT Technology Review: *Repairing Bad Memories* (17. Juni 2013): https://www.technologyreview.com/2013/06/17/177763/repairing-bad-memories/

Arbeitsblatt 5.1 (Seite 1/2)

Positive Bewertung

1. **Schaffen Sie Distanz:** Schaffen Sie bewusst eine Distanz zwischen sich selbst und Ihrer anhaltenden negativen Erinnerung. Eine Möglichkeit besteht darin, das Erlebte aus der Sicht einer dritten Person zu schildern, Beschreibungen aus der Ich-Perspektive also ganz zu vermeiden. Das gibt Ihnen die Gelegenheit, Ihre Gefühle und die Bedeutung Ihrer Erinnerung noch einmal kritisch zu hinterfragen, anstatt sie einfach zu wiederholen.

   Übung: Stellen Sie sich vor, Sie sind Journalistin, Fotograf oder Dokumentarfilmerin. Beschreiben Sie aus der Perspektive einer dieser Personen die offene Erinnerung oder den Groll, den Sie gegen eine andere Person hegen. Formulieren Sie Ihre Beschreibung in der dritten Person, bleiben Sie möglichst neutral und vermeiden Sie persönliche Schilderungen.

   ____
   ____
   ____
   ____
   ____
   ____
   ____

2. **Rekonsolidierung:** Wenn die negative Erinnerung Sie völlig gefangen nimmt, verengt sich Ihr Denken, was es eher unwahrscheinlich macht, dass Ihnen alle Aspekte der erinnerten Situation präsent sind. Wenn Sie die folgende Übung durchführen, sollten Sie in einem möglichst entspannten Zustand und nicht durch andere Gedanken belastet sein.

   Übung: Nehmen Sie ein paar tiefe Atemzüge. Denken Sie an die feineren und subtileren Aspekte Ihrer offenen Erinnerung. Versuchen Sie, diese neu zu interpretieren. Nutzen Sie dafür die untenstehenden Zeilen und führen Sie alle positiven Aspekte auf, die Sie bisher vielleicht übersehen haben. Lassen Sie die negativen Aspekte so gut wie möglich außer Acht: Der Schwerpunkt dieser Übung soll darauf liegen, die positiven Aspekte wahrzunehmen und zu würdigen, gerade weil Sie sie anfangs vielleicht übersehen haben. Denken Sie dabei daran, welche Werte Ihnen im Leben am allerwichtigsten sind und lassen Sie diese in Ihre neu formulierte Erinnerung einfließen (Folkman & Moskowitz, 2000; Van Dillen et al., 2007; Vázquez, 2015).

   ____
   ____
   ____
   ____
   ____
   ____
   ____

Arbeitsblatt 5.1 (Seite 2/2)

Positive Bewertung

3. **Achtsame Selbstbeobachtung:** Entwickeln Sie eine nicht wertende und gelassene Sichtweise auf die Situation. Versuchen Sie, jedes Mal, wenn die Erinnerung in Ihnen hochkommt, diese Sichtweise einzunehmen. Lenken Sie Ihre Aufmerksamkeit auf ihre innerlichen und äußerlichen Reaktionen, die von der negativen Erinnerung wachgerufen werden. Nehmen Sie sich vor, erst zu beobachten und dann zu reagieren.

   Übung: Treten Sie innerlich einen Schritt zurück und lassen Sie zu, dass sich Ihre offene, negative Erinnerung vor Ihrem inneren Auge entfaltet, so als würden Sie einen Film anschauen. Bleiben Sie in der Beobachtungsperspektive und lassen Sie sich nicht von den Gefühlen der Erinnerung davontragen. Es geht darum, die unangenehmen Erinnerungen an sich vorbeiziehen zu lassen. Wiederholen Sie diese Übung einige Male. Halten Sie unten schriftlich fest, ob diese beobachtende Haltung Ihnen geholfen hat, sich an die offene Erinnerung zu gewöhnen und sich von ihr weniger aufwühlen zu lassen.

4. **Ablenkung:** Stellen Sie Ihre Antennen so ein, dass Sie die Signale für das Aufkommen Ihrer negativen Erinnerung schon früh erkennen können. Wenn Sie diese Signale wahrnehmen, versuchen Sie sofort, Ihre Aufmerksamkeit von diesem Geschehen abzuziehen, indem Sie sich einer anderen, interessanten körperlichen oder geistigen Aufgabe zuwenden. Je schneller dies geschieht, desto leichter lassen sich die negativen Erinnerungen aufhalten. Je häufiger es Ihnen gelingt, sich abzulenken, desto besser lernen Sie, die Signale für das Aufkommen negativer Erinnerungen zu erkennen. Immer öfter werden Sie dann auch in der Lage sein, sie rasch abzufangen und Ihre Aufmerksamkeit auf erfreulichere und angemessenere Dinge zu lenken.

   Übung: Sobald eine offene Erinnerung ausgelöst wird, versuchen Sie, Ihre Aufmerksamkeit auf eine für Sie interessante körperliche oder geistige Aufgabe zu lenken. Schreiben Sie drei körperlich oder geistig anspruchsvolle, gut durchführbare Aktivitäten auf, die Sie hierfür nutzen können.

Kapitel 12
Sitzung 6 – Vergebung

Überblick
Sitzung 6 lehrt, dass es sich beim Vergeben weniger um ein bloßes Ereignis als vielmehr um einen Veränderungsprozess handelt. Es wird verdeutlicht, was Vergebung ist und was sie nicht ist. Die zentralen PPT-Übungen dieser Sitzung sind *REACH*, ein fünfschrittiger Ansatz zum Vorgehen im Vergebungsprozess, sowie das Schreiben eines *Vergebungsbriefes*.
Inhalt
• Konzept und Hintergrund • Einleitende Entspannungsübung • Praktische Übung: *REACH* • Reflexion und Diskussion • Praktische Übung: *Vergebungsbrief* • Reflexion und Diskussion • Fallbeispiele • Modifikationen • Kultursensibles Vorgehen • Aufrechterhaltung • Abschließende Entspannungsübung • Weiterführende Informationen
Materialien
• Arbeitsblatt 6.1: REACH – Fünf Schritte zur Vergebung • Arbeitsblatt 6.2: Einen Vergebungsbrief schreiben

12.1 Konzept und Hintergrund

Vergebung ist weniger ein Ereignis als ein Prozess – ein Prozess der Verringerung negativer, auf Verärgerung basierender Emotionen, Motivationen und Kognitionen (Worthington, 2005). Es geht darum, bewusst zu beschließen, keine Vergeltung anzustreben, sondern seinem Gegenüber stattdessen Freundlichkeit und Mitgefühl entgegenzubringen.

Vergebung bietet Klienten eine Alternative zu Rachegedanken, die sie nicht in einem Teufelskreis aus Hass verharren, tiefen Groll hegen und negativen Erinnerungen nachhängen lässt. Das Ansammeln von Groll ist ein fortdauernder und häufig komplizierter emotionaler Prozess, der von Feindseligkeit, angestauter Wut, Angst und Depression gekennzeichnet ist (Worthington & Wade, 1999). Vergebung verlangt von den Klienten eine fundierte Entscheidung, ihre Beziehungen zur Vergangenheit von einer destruktiven auf eine konstruktive Bahn zu lenken (McCullough et al., 2014).

Vergebung unterstützt die psychische Heilung durch positive Veränderungen des Affekts. Sie fördert außerdem die körperliche und geistige Gesundheit, gibt Opfern ein Gefühl persönlicher Macht zurück, führt zur Versöhnung zwischen Opfer und Täter und stärkt die Hoffnung auf eine Lösung bestehender Konflikte zwischen verschiedenen Gruppen (Cornish & Wade, 2015; Fehr, Gelfand & Nag, 2010; Toussaint & Webb, 2005; Van Tongeren et al., 2014).

Es mag den Anschein haben, dass Vergebung vieles beinhalten und bewirken kann; für die Klienten ist es jedoch zunächst wichtig zu begreifen, dass Vergebung *nicht* bedeutet (Enright & Fitzgibbons, 2015; Worthington, Witvliet, Pietrini & Miller, 2007):

- den Täter zu entschuldigen,
- die Forderung nach Gerechtigkeit auf sozial akzeptierte Weise aufzugeben,
- das Unrecht zu vergessen,
- das Geschehene zu billigen, widerspruchslos hinzunehmen oder herunterzuspielen,
- das Geschehene zu rechtfertigen und damit die Handlungen des Täters gutzuheißen,
- davon auszugehen, dass die Zeit alle Wunden heilen wird,
- die Folgen der Tat zu leugnen, indem man negative Gedanken oder Emotionen durch neutrale oder positive ersetzt,
- den Ausgleich zu suchen, d.h., es dem Täter heimzuzahlen.

In der PPT wird Vergebung als Strategie angesehen, welche die Klienten – ergänzend zur *Positiven Bewertung* – einsetzen können, um negative Erinnerungen, emotionale Wunden und Verletzungen zu bewältigen.

12.2 Einleitende Entspannungsübung

Leiten Sie die Sitzung mit der üblichen kurzen Entspannungsübung ein (vgl. Anhang A sowie Arbeitsbuch/Online-Materialien). Besprechen Sie die letzten Eintragungen im *Dankbarkeitstagebuch* und wiederholen Sie die zentralen Inhalte und Konzepte der letzten Sitzung.

12.3 Praktische Übung: REACH

Bevor diese Übung durchgeführt wird, sollte den Klienten vermittelt werden, was Vergebung ist und was nicht (vgl. Abschnitt 12.1).

Wie funktioniert Vergebung? Worthington (2006) schlägt einen fünfschrittigen Ansatz vor, der allerdings weder leicht noch kurzfristig zu bewerkstelligen ist – *REACH* – und der im Folgenden vorgestellt wird. Bitten Sie Ihre Klienten, bei jedem Schritt ihre Reaktionen mithilfe von Arbeitsblatt 6.1 (REACH – Fünf Schritte zur Vergebung; vgl. S. 174 sowie Arbeitsbuch/Online-Materialien) festzuhalten. Leiten Sie die fünf Schritte folgendermaßen an:

Wir werden jetzt mit einer Übung zum Thema Vergebung beginnen. Diese Übung besteht aus fünf Schritten, deren Bezeichnungen das Akronym REACH ergeben. Wir gehen jeden Schritt einzeln durch. Der Prozess des Vergebens erfordert einige Zeit und Mühe, aber es lohnt sich, die einzelnen Schritte zu bearbeiten und am Ball zu bleiben. Daher möchte ich Sie ermuntern, sich darauf einzulassen. Falls Sie zu den einzelnen Schritten Fragen haben sollten, sprechen Sie diese bitte an, auch zu einem späteren Zeitpunkt.

1. *Schritt Eins: Erinnern (R = engl. Recall):* Wenn es Ihnen angenehm ist, können Sie die Augen schließen. Denken Sie an jemanden, der Sie so verletzt hat, dass Sie die Folgen dieser Verletzung bis heute spüren. Verfallen Sie nicht in Selbstmitleid. Nehmen Sie ein paar tiefe, langsame und beruhigende Atemzüge und versuchen Sie, sich das Ereignis noch einmal bildlich vorzustellen. *(Geben Sie den Klienten zwei bis drei Minuten Zeit.)* Öffnen Sie jetzt die Augen. Schreiben Sie den Vorfall auf Arbeitsblatt 6.1 in die für „Schritt 1" vorgesehenen Zeilen. Sie brauchen keine echten Namen zu nennen. Verwenden Sie z.B. die Initialen der Person oder ein Pseudonym, dass Sie sich gut merken können.
2. *Schritt Zwei: Empathie (E):* Nehmen Sie die Sichtweise der Person, die Sie verletzt hat, ein. Wer sich selbst bedroht fühlt, versucht, sich zu verteidigen, und kann dabei auch unschuldige Menschen verletzen. Empathie ist eine Schlüsselkomponente der Vergebung. Dazu gehört, sich – ohne Wertung – in die Gefühle und Erfahrungen der anderen Person hineinzuversetzen. Bedenken Sie dabei:
   - Wer sich selbst bedroht fühlt, versucht, sich zu verteidigen, und kann dabei auch unschuldige Menschen verletzen.
   - Wer andere angreift, hat meist selbst Angst, Sorgen oder Kummer.
   - Die Situation, in der sich jemand befindet – nicht unbedingt seine Persönlichkeit –, kann zum Angriff führen.
   - Wer andere verletzt, denkt meist nicht groß nach, sondern teilt einfach aus.

   Schritt 2 ist nicht einfach umzusetzen. Versuchen Sie trotzdem, eine plausible Erklärung zu finden, die diese Person anführen könnte, wenn sie ihre Handlungsweise rechtfertigen müsste. Schreiben Sie auf die für „Schritt 2"

vorgesehenen Zeilen auf Arbeitsblatt 6.1, was die Person Ihrer Meinung nach gedacht haben könnte
3. *Schritt Drei: Altruismus (A), das Geschenk der Vergebung:* Dies ist ein weiterer schwieriger Schritt. Überlegen Sie, wann Sie einmal bei jemandem eine Grenze überschritten und sich anschließend schuldig gefühlt haben, die andere Person Ihnen dies aber verziehen hat. Diese Vergebung war ein Geschenk, das Sie erhalten haben, weil sie es brauchten, und Sie waren dankbar dafür. Beschreiben Sie das Ereignis auf den für „Schritt 3" vorgesehenen Zeilen auf Arbeitsblatt 6.1.
4. *Schritt Vier: Sich zur Vergebung verpflichten (C = engl. Commit):* Gehen Sie die ausdrückliche Verpflichtung ein, der anderen Person öffentlich zu vergeben. Dies könnte darin bestehen, eine „Vergebungserklärung" zu verfassen, einen Vergebungsbrief zu schreiben, das Vorhaben in Ihrem Tagebuch festzuhalten, ein Gedicht oder ein Lied zu verfassen oder einer Vertrauensperson ausführlich davon zu berichten. Durch all diese Handlungen gehen Sie „Verträge" in Bezug auf Ihre Vergebungsabsicht ein, die zum letzten Schritt im REACH-Prozess führen. Zu welchen der oben aufgeführten, „öffentlichen Vergebungsbekundungen" wären Sie bereit? Halten Sie Ihre Überlegungen hierzu auf Arbeitsblatt 6.1 fest.
5. *Schritt 5: Festhalten (H = engl. Hold onto)* an der Vergebungsabsicht: Da die Erinnerungen an das Ereignis mit Sicherheit wieder hochkommen werden, stellt auch dieser Schritt eine Herausforderung dar. Vergeben heißt nicht auslöschen; vielmehr geht es darum, die „Untertitel" einer Erinnerung umzuschreiben. Es ist wichtig, zu erkennen, dass wieder aufkommende Erinnerungen nicht bedeuten, dass Sie der fraglichen Person nicht vergeben haben. Verharren Sie dann nicht in Rachegedanken und erlauben Sie sich nicht, sich Ihrem Groll hinzugeben. Rufen Sie sich selbst ins Gedächtnis, dass Sie vergeben haben, und lesen Sie das in Schritt 4 Verfasste noch einmal durch.
Schreiben Sie auf den dafür vorgesehenen Zeilen auf Arbeitsblatt 6.1 auf, was Ihnen dabei helfen könnte, an der Vergebung festzuhalten, und was dazwischenkommen und Sie davon abhalten könnte, Ihren Vorsatz umzusetzen.

Ermutigen Sie Ihre Klienten dazu, Fragen zu stellen, die sich bei der Umsetzung dieser Übung bei ihnen ergeben, um diese klären zu können.

12.4 Reflexion und Diskussion

Wenn Ihre Klienten die *REACH*-Übung gut bearbeiten und bewältigen können, ermutigen Sie sie, diesen Lernprozess mithilfe der folgenden Fragen zu vertiefen:

- Wie ehrlich und gründlich konnten Sie die *REACH*-Übung umsetzen?
- Verspürten Sie dabei Wut, Enttäuschung oder Feindseligkeit? Falls ja, welche Details der Übung (oder was sonst) halfen Ihnen, trotzdem weiterzumachen?
- Welchen Schritt der Übung fanden Sie am schwierigsten?
- Was könnte Ihren Vorsatz zu vergeben scheitern lassen?
- Manche Menschen vergeben zwar, handeln danach aber nicht entsprechend. Wie schätzen Sie Ihre Situation ein?
- Wie würden Sie oberflächliche von echter Vergebung unterscheiden?
- Falls Sie zum jetzigen Zeitpunkt nicht vollständig vergeben können: Was könnte Ihnen helfen, eine umfassendere Ebene der Vergebung zu erreichen?

12.5 Praktische Übung: Vergebungsbrief

Vergebung anhand der beschriebenen Schritte zu erreichen, kann einige Zeit in Anspruch nehmen. Darüber hinaus bietet die PPT noch eine weitere Übung zum Vergeben an, die in Arbeitsblatt 6.2 (Einen Vergebungsbrief schreiben; vgl. S. 177) beschrieben wird. Die Klienten können in der Sitzung einen Entwurf für den Vergebungsbrief anfertigen und diesen im Laufe der darauffolgenden Woche ausformulieren.

12.6 Reflexion und Diskussion

Für die Nachbesprechung des Vergebungsbriefes können Sie die folgenden Fragen nutzen:

- Über schwierige Erinnerungen und Situationen zu schreiben ist schwer, hat aber langfristig therapeutische Wirkung. Haben Sie bei sich eine solche Wirkung verspürt?
- Was war beim Briefschreiben der schwierigste Teil für Sie?
- Was ändert sich dadurch, dass sich die Erinnerungen an die Verletzung nicht mehr nur in Ihrem Kopf befinden, sondern Sie sie niederschreiben?

12.7 Fallbeispiele

Fallbeispiel: Lia und ihr Vergebungsbrief

Lia, eine Klientin Mitte 20, verfasste den folgenden Brief, den sie nicht abschickte, weil er sich an ihren bereits verstorbenen Vater richtete:

Mein liebster Papa,

möge Gott dir seine unendliche Güte gewähren und deiner Seele Frieden schenken. Ich habe dir einen Brief geschrieben, von dem ich hoffe, dass er uns beiden Frieden bringt und mir hilft, einen Platz in meinem Herzen freizumachen, um ihn dann mit noch mehr Liebe zu dir anzufüllen.

Papa, du magst das alles gar nicht wissen, weil ich diese Gedanken dir gegenüber nie geäußert habe. Aber ich möchte, dass du Folgendes weißt: Ich verzeihe dir, dass du Mama, meinen beiden Schwestern und mir auf deiner Prioritätenliste nur einen so niedrigen Platz eingeräumt hast. Ich weiß, in deinem Herzen hattest du nichts als Liebe und Stolz für uns, aber manchmal lassen sich Gefühle nicht in Handlungen umsetzen. Und weil ich dies heute weiß, kann ich dir mit einem Lächeln auf den Lippen sagen, dass ich dir verzeihe.

Weißt du, so lange ich denken kann, habe ich mich gefragt, warum du immer nur für andere Geld und Zeit hattest, während wir, deine Familie, nach deiner Aufmerksamkeit lechzten und keine bekamen. Als kleines Mädchen war es mir jedes Jahr aufs Neue peinlich, wenn wir irgendwann im Laufe des Schuljahrs von der Schule verwiesen wurden, weil unsere Schulgebühren nicht bezahlt worden waren. Als Teenager wurde aus diesen peinlichen Gefühlen Wut, wenn ich meine Mutter unsere Sachen in schwarze Müllbeutel packen sah, weil wir wieder einmal aus einer Wohnung geflogen waren. Ich war damals so wütend, wurde aber dann irgendwann nur noch still. Ich habe all meine Gefühle und meinen Kummer in mich hineingefressen und damit begonnen, in mir nur noch Negativität zu züchten, die dann über viele Jahre hinweg in meiner Brust wohnte.

Ich erinnere mich, wie ich als älterer Teenager zu dem Schluss kam, dass das Leben, das wir führten, nicht gesund war. Ich wusste, du hattest bereits ein paarmal im Gefängnis gesessen, aber niemand wollte mir das je offen erzählen. Ich wusste sehr gut, dass wir uns selbst Grundnahrungsmittel, fließendes Wasser und Strom nicht leisten konnten, weil du nicht in der Lage warst, unsere Lebensplanung richtig in die Hand zu nehmen. Ich wusste auch, dass deine Schwestern und ihre Familien im Sudan ein viel besseres Leben führten als wir, weil du sie mit allem unterstützt hast. Ich wusste alles.

Die Negativität – das Tier, das ich jahrelang in meiner Brust gezüchtet hatte – hatte sich irgendwann in ein wohlgenährtes, drei Meter großes Monster verwandelt, das bereit war, alles zu verschlingen, was ihm in die Quere kam. Lange Zeit dachte ich, dass ich von dir immer nur das Schlimmste zu erwarten hatte. Ich wusste, dass unsere Rechnungen nie bezahlt werden würden und dass du meiner Mutter nie mit Respekt begegnen würdest. Das Traurigste war: Ich wusste auch, dass deine Tyrannei und Wut sich immer wieder gegen meine Schwestern und mich richten würden.

Trotz alledem vergebe ich dir – so wie ich von Menschen, denen ich in meinem Leben Unrecht getan habe, Vergebung erfahren habe. Inzwischen erkenne ich ganz klar, dass es Situationen gab, in denen *ich* die Täterin war und jemand anders mein Fehlverhalten durchschaute und mir trotzdem verzieh. Genau dies hat mich zu einem besseren Menschen gemacht, der selbst einen aktiven Beitrag für die Gesellschaft leisten will. Vergebung zu erfahren ist ein liebevolles Geschenk, das mir zuteilwurde – und heute möchte ich dieses Geschenk an dich weitergeben.

Ich vergaß zu erwähnen, dass neben dem dunklen Monster all die Jahre auch ein Wesen aus Licht und Liebe in meinem Herzen wohnte, das jedes Mal, wenn ich deine Stimme hörte oder dein Gesicht sah, ein Stückchen größer wurde. Ich bin dankbar für dieses Licht, denn es ließ mich erkennen, dass du vielleicht nie gelernt hast, wie man Verantwortung für seine Frau und seine Kinder übernimmt, aber immer deine Geschwister, mit denen du aufgewachsen bist, unterstützt hast. Diese besondere Eigenschaft von dir ist der Grund, warum du für mich immer der großzügigste Mensch sein wirst, den ich je gekannt habe. Wo sich diese Großzügigkeit zeigte, ist nicht der wichtigste Punkt. Viel wichtiger ist, dass du fähig warst, bedingungslos zu geben.

Für mein rationales, analytisches Gehirn war es nicht leicht, mir dir und dem, der du geworden bist, Frieden zu schließen. Bisher habe ich mich immer gefragt, warum du andere Menschen mir vorgezogen hast. Ich werde es mich vielleicht auch in Zukunft immer mal wieder fragen – und ich glaube, das wird auch noch ein paar Jahre so bleiben. Aber ich werde dich nie wieder verurteilen.

Es ist jetzt *fünf* Jahre her, dass wir dich begraben haben, und es vergeht kein Tag, an dem ich nicht dankbar dafür bin, dass du mein Vater warst und viele wundervolle Dinge an mich weitergegeben hast: deine Liebe zur Bildung, deine Rebellion gegen den Status quo, dein weiches, unter Bergen von Steinen verstecktes Herz und vor allem deinen Stolz. Als Erwachsene beschließe ich nun, die besten Anteile von dir auszuleben und mich bewusst daran zu erinnern, welche Eigenschaften von dir ich auf keinen Fall annehmen will. Du wirst immer mein Vater sein und ich werde dich immer lieben.

Ruhe in Frieden, mein lieber Papa.

Deine Tochter und Vertraute, Lia

In der Praxis

Es empfiehlt sich, den geschriebenen Vergebungsbrief nicht unbedingt abzuschicken. Die Klienten müssen einschätzen, ob ein Abschicken des Briefes zum aktuellen Zeitpunkt und für die Person, an die er sich richtet, angemessen wäre. Weisen Sie darauf hin, dass es möglicherweise auch zu wütenden oder anderen starken emotionalen Reaktionen beim Briefempfänger kommen kann.

Fallbeispiel: Kyu Mein

Kyu Mein, ein 27-jähriger Mann, begab sich aufgrund persistierender depressiver Symptome und sozialer Ängste in Therapie. Im Verlauf der Therapie berichtete er von einem heftigen Groll gegen seinen Onkel, der ihn als Kind durch heftiges Drücken auf den Brustkorb körperlich misshandelt hatte. Kyu Mein versuchte es mit *REACH*, um seinem Onkel zu verzeihen, aber diese Methode funktionierte bei ihm nicht. Der Therapeut schlug deshalb vor, Kyu Mein solle sich einen Podcast über verschiedene Möglichkeiten zum Umgang mit Groll und Wut anhören. Nachdem er den Podcast gehörte hatte, sagte Kyu Mein, dass er seinem Onkel nicht vergeben müsse: „Ich kann Mitgefühl mit ihm haben. Ich kann ihm mein Mitgefühl schenken. Dass ich Mitgefühl für ihn empfinde, heißt allerdings nicht, dass ich ihm auch vergeben muss."

12.8 Modifikationen

Klienten können aus verschiedenen Gründen wütend sein, z. B. wegen schlechter Lebensbedingungen, heruntergekommener Wohnviertel und rassistischer Diskriminierung. Die *REACH*-Übung und der Vergebungsbrief eignen sich jedoch nicht für solche grundlegenden sozialen und gesellschaftlichen Themen. Auch wenn Klienten Verletzungen nennen, die sie auf das Fehlverhalten einer bestimmten Person zurückführen, können diese in einem größeren sozialen Kontext verortet sein (z. B. Diskriminierung aufgrund von Hautfarbe, sexueller Orientierung oder ethnischer Zugehörigkeit). In der PPT werden Menschen nicht als Vertreter von Gruppen mit möglicherweise historisch gewachsenen Problemen betrachtet (z. B. diskriminierte Minderheiten wie Schwarze oder Angehörige eines indigenen Volkes); dennoch ist es möglich, ohne Einbeziehung anderer Personen Vergebung als unilateralen Prozess zu erleben. Das heißt, die Klienten können davon profitieren, dass sie dem Täter vergeben, ohne von ihm eine Entschuldigung oder ein Schuldeingeständnis zu erwarten.

Manchmal ist Vergebung aber auch nicht angezeigt, z. B. wenn Klienten versuchen, etwas zu verzeihen, was unverzeihlich ist, wie Missbrauch, grobe oder wiederholte Verletzung von persönlichen Rechten, oder wenn eine Tat sie verletzt hat, das wirkliche Opfer aber jemand anders ist.

Ob sich die Vergebung dauerhaft aufrechterhalten lässt, hängt von der Persönlichkeit des Klienten und der Schwere der Symptome ab. Beispielsweise können akute oder wieder auftretende traumatische Symptome oder schwergradige Depressionen den Prozess erschweren. Hierzu zwei Beispiele aus unserer Praxis: (a) Lien verzieh einem Angehörigen den emotionalen Missbrauch, den er ihr jahrelang zugefügt hatte. Bei Lien hatte dies chronische Symptome von Angst und Depression verursacht. Bei einem Familientreffen rief eine kleine Auseinandersetzung Liens negative Erinnerungen wach, und ihre Vergebung löste sich in Luft auf. Inzwischen hasst sie den fraglichen Angehörigen noch mehr als zuvor. (b) Francesca befolgte den hier beschriebenen mehrschrittigen Vergebungsprozess nicht und begann stattdessen, dem Täter online Vorwürfe zu machen. Ein heftiger Gegenschlag des Täters hat die Situation daraufhin noch schlimmer gemacht.

Klienten mit einem unbearbeiteten Trauma könnten in der Vergebung eine Möglichkeit sehen, das Geschehene hinter sich zu lassen. In solchen Fällen ist es wichtig, zu vermitteln, dass Vergebung ein spezieller Prozess ist und sich von anderen Vorgehensweisen der Traumabearbeitung unterscheidet. Solange die Klienten bereit sind, offen in den Prozess hineinzugehen, vermag dieser zur Vergebung zu führen – dies ist aber nicht immer der Fall.

In der Praxis

Die Klienten sollten die Methode der Vergebung nicht für alle Angriffe auf ihre Person nutzen. Wer nämlich allzu häufig vergibt, könnte am Ende zum „Fußabtreter für alle“ (McCullough, 2008, S. 87) werden. Besprechen Sie mit solchen Klienten noch einmal die Fähigkeiten der praktischen Weisheit (vgl. Kapitel 9: Sitzung 3).

12.9 Kultursensibles Vorgehen

Kulturelle, religiöse und familiäre Erwartungen und Erklärungen können Vergebung auf vielfältige Weise fördern oder behindern. Zum Beispiel kann Vergebung aus Gründen der sozialen Erwünschtheit erfolgen, um die Familie oder das soziale Umfeld zufriedenzustellen. Unterstützen Sie die Klienten darin, Möglichkeiten zu finden, vorhandene Konflikte auszuräumen. In manchen Kulturen wird Vergebung lediglich als Prozess konzeptualisiert, der mit echter Vergebung nicht wirklich identisch ist, wie z. B. Begnadigung, Verzicht auf die Forderung nach Gerechtigkeit, Vergessen, Ignorieren oder erzwungenes Normalisieren der Tat.

Kulturell bedingt kann Vergebung also als etwas anderes aufgefasst werden und für die betroffenen Klienten somit nicht funktionieren. Helfen Sie ihnen zu verstehen, was Vergebung tatsächlich bedeutet. Die folgenden Beispiele zeigen ein falsches Verständnis von Vergebung: Eine Klientin nahm an, Gott habe an ihrer Stelle Rache genommen, als der Person, die ihr Unrecht getan hatte, etwas Schreckliches widerfuhr. Ein anderer Klient akzeptierte von der Person, die ihn verletzt hatte, eine Erklärung, die mit dem eigentlichen Geschehen gar nicht zu tun hatte, und verzieh ihr daraufhin - nur um ein knappes Jahr später das Gleiche nochmals zu erleben.

12.10 Aufrechterhaltung

Die folgenden Empfehlungen können Ihren Klienten eine Hilfestellung zur Aufrechterhaltung ihrer Fortschritte bieten:

- Ob sich Vergebung aufrechterhalten lässt, hängt auch davon ab, ob die betreffende Person in Zukunft solches Verhalten unterlässt, vor allem, wenn Sie nochmals aufeinandertreffen sollten. Entschuldigungen, die durch äußeren Druck zustande gekommen, zu schwach oder nicht ehrlich gemeint sind, sind keine gute Grundlage, um der Person dauerhaft zu vergeben.
- Personen, die Groll gegen jemanden hegen, haben ein erhöhtes Risiko für innere Anspannung, Herzerkrankungen, Bluthochdruck, Herzinfarkte und chronische Schmerzen. Sich für Vergebung zu entscheiden ist demnach für das eigene Wohlbefinden vorteilhaft. Rufen Sie sich dies in Erinnerung, falls Sie nicht vergeben können und an negativen Erinnerungen und Groll festhalten.
- Um die Vergebung aufrechtzuerhalten, hat es sich bewährt, die fünf Schritte des Arbeitsblattes 6.1 von Zeit zu Zeit noch einmal durchzugehen und die eigene damals getroffene Entscheidung einer vertrauten Person gegenüber nochmals zu bekräftigen.
- Falls Sie den Effekt dieser Übung ausweiten möchten, erstellen Sie eine Liste der Personen, gegen die Sie bis heute einen Groll hegen. Treffen Sie diese dann entweder persönlich, um den Konflikt zu klären, oder visualisieren Sie, wie Sie den *REACH*-Prozess auf dieses Ereignis bezogen durchführen. Rücken Sie die erlittene Verletzung in die richtige Perspektive.
- Vielleicht haben Sie jemandem eine Verletzung verziehen, die Vergebung aber nicht aufrechterhalten können. Möglicherweise wurde ihr Groll wieder neu angefacht. Um wirklich nachhaltige Veränderung zu erwirken ist es wichtig, den *gesamten* Prozess der Vergebung durchzuarbeiten.

12.11 Abschließende Entspannungsübung

Wir empfehlen, die Sitzung mit der gleichen kurzen Entspannungsübung zu beenden, mit der sie begonnen wurde.

Weiterführende Informationen

Literatur

Baskin, T.W. & Enright, R.D. (2004). Intervention studies on forgiveness: A meta-analysis. *Journal of Counseling and Development, 82,* 79–80.

Harris, A.H.S., Luskin, F., Norman, S.B., Standard, S., Bruning, J., Evans, S. & Thoresen, C.E. (2006). Effects of a group forgiveness intervention on forgiveness, perceived stress, and trait-anger. *Journal of Clinical Psychology, 62* (6), 715–733. https://doi.org/10.1002/jclp.20264

Pronk, T.M., Karremans, J.C., Overbeek, G., Vermulst, A.A. & Wigboldus, D.H.J. (2010). What it takes to forgive: When and why executive functioning facilitates forgiveness. *Journal of Personality and Social Psychology, 98* (1), 119–131. https://doi.org/10.1037/a0017875

Worthington, E.L., Jr. & Wade, N.G. (1999). The psychology of unforgiveness and forgiveness and implications for clinical practice. *Journal of Social and Clinical Psychology, 18,* 385–418.

Videos

TED-Talk: *The mothers who found forgiveness, friendship.* Zwei Mütter berichten über Vergebung und ihre Freundschaft: die eine hat ihren Sohn bei den Anschlägen vom 11. September verloren, der Sohn der zweiten wurde für seine Mithilfe bei diesen Anschlägen verurteilt: https://www.ted.com/talks/9_11_healing_the_mothers_who_found_forgiveness_friendship

Mandela: Message of Forgiveness - The Making Of Mandela: https://youtu.be/S2RyxVURHoY

Shawshank Redemption (Die Verurteilten): Die Szene, in der Red mit dem System abrechnet und in seinen eigenen Worten kundtut, ob er sich erlöst fühlt: https://youtu.be/KtwXlIwozog

Weblinks

Website des Psychologen Everett Worthington, ein führender Forscher zur Vergebung: http://www.evworthington-forgiveness.com/

Zehn außergewöhnliche Beispiele für Vergebung: http://listverse.com/2013/10/31/10-extraordinary-examples-of-forgiveness/

Podcast

A Better Way to Be Angry: advice from philosopher Martha Nussbaum: http://www.cbc.ca/radio/tapestry/anger-and-forgiveness-1.3997934/a-better-way-to-be-angryadvice-from-philosopher-martha-nussbaum-1.3997950

Arbeitsblatt 6.1 (Seite 1/3)

REACH – Fünf Schritte zur Vergebung

Schritt 1: Erinnern (R = engl. **R**ecall): Wenn es Ihnen angenehm ist, können Sie die Augen schließen. Denken Sie an jemanden, der Sie so verletzt hat, dass Sie die Folgen der Verletzung bis heute spüren. Verfallen Sie nicht in Selbstmitleid. Nehmen Sie ein paar tiefe, langsame und beruhigende Atemzüge und versuchen Sie, sich das Ereignis noch einmal bildlich vorzustellen. Wenn Sie soweit sind, öffnen Sie die Augen und beschreiben Sie den Vorfall. Sie brauchen keine echten Namen zu nennen. Verwenden Sie z. B. die Initialen der Person oder ein Pseudonym, dass Sie sich gut merken können.

Schritt 2: Empathie (E): Nehmen Sie die Sichtweise der Person, die Sie verletzt hat, ein. Wer sich selbst bedroht fühlt, versucht, sich zu verteidigen, und kann dabei auch unschuldige Menschen verletzen. Empathie ist eine Schlüsselkomponente der Vergebung. Dazu gehört, sich – ohne Wertung – in die Gefühle und Erfahrungen der anderen Person hineinzuversetzen. Bedenken Sie dabei:

- Wer sich selbst bedroht fühlt, versucht, sich zu verteidigen, und kann dabei auch unschuldige Menschen verletzen.
- Wer andere angreift, hat meist selbst Angst, Sorgen oder Kummer.
- Die Situation, in der sich jemand befindet – nicht unbedingt seine Persönlichkeit –, kann zum Angriff führen.
- Wer andere verletzt, denkt meist nicht groß nach, sondern teilt einfach aus.

Schritt 2 ist nicht einfach umzusetzen. Versuchen Sie trotzdem, eine plausible Erklärung zu finden, die diese Person anführen könnte, wenn sie ihre Handlungsweise rechtfertigen müsste. Schreiben Sie auf, was die Person Ihrer Meinung nach gedacht haben könnte.

Arbeitsblatt 6.1 (Seite 2/3)

REACH – Fünf Schritte zur Vergebung

Schritt 3: Altruismus (A) (das Geschenk der Vergebung): Dies ist ein weiterer schwieriger Schritt. Überlegen Sie, wann Sie einmal bei jemandem eine Grenze überschritten und sich anschließend schuldig gefühlt haben, die andere Person Ihnen dies aber verziehen hat. Diese Vergebung war ein Geschenk, das Sie erhalten haben, weil sie es brauchten, und Sie waren dankbar dafür. Beschreiben Sie das Ereignis.

____

____

____

____

____

____

____

Schritt 4: Verpflichten (**C** = engl. **C**ommit): Gehen Sie die ausdrückliche Verpflichtung ein, der anderen Person öffentlich zu vergeben. Dies könnte darin bestehen, eine „Vergebungserklärung“ zu verfassen, einen Vergebungsbrief zu schreiben, das Vorhaben in Ihrem Tagebuch festzuhalten, ein Gedicht oder ein Lied zu verfassen oder einer Vertrauensperson ausführlich davon zu berichten. Durch all diese Handlungen gehen Sie „Verträge“ in Bezug auf Ihre Vergebungsabsicht ein, die zum letzten Schritt im REACH-Prozess führen. Zu welchen der oben aufgeführten, „öffentlichen Vergebungsbekundungen“ wären Sie bereit? Halten Sie Ihre Überlegungen hierzu fest.

____

____

____

____

____

____

____

Schritt 5: Festhalten (**H** = engl. **H**old onto) an der Vergebungsabsicht: Da die Erinnerungen an das Ereignis mit Sicherheit wieder hochkommen werden, stellt auch dieser Schritt eine Herausforderung dar. Vergeben heißt nicht auslöschen; vielmehr geht es darum, die „Untertitel“ einer Erinnerung umzuschreiben. Es ist wichtig, zu erkennen, dass wieder aufkommende Erinnerungen nicht bedeuten, dass Sie der fraglichen Person nicht vergeben haben. Verharren Sie dann nicht in Rachegedanken und erlauben Sie sich nicht, sich Ihrem Groll hinzugeben. Rufen Sie sich selbst ins Gedächtnis, dass Sie vergeben haben, und lesen Sie das in Schritt 4 Verfasste noch einmal durch.

Arbeitsblatt 6.1 (Seite 3/3)

REACH – Fünf Schritte zur Vergebung

Schreiben Sie auf, was Ihnen dabei helfen könnte, an der Vergebung festzuhalten, und was dazwischenkommen und Sie davon abhalten könnte, Ihren Vorsatz umzusetzen.

Was Ihnen dabei helfen könnte, an der Vergebung festzuhalten:

1. ______________________________

____

2. ______________________________

____

3. ______________________________

____

Was Sie davon abhalten könnte, Ihren Vorsatz umzusetzen:

1. ______________________________

____

2. ______________________________

____

3. ______________________________

____

Arbeitsblatt 6.2

Einen Vergebungsbrief schreiben

Um diese Übung durchzuführen, denken Sie an Menschen, die Ihnen in der Vergangenheit Unrecht getan haben und denen Sie nie ausdrücklich verziehen haben. Welche dieser Erlebnisse haben sich hartnäckig in Ihrem Gedächtnis festgesetzt und rufen ständig negative Gefühle hervor, von denen Sie sich gern befreien würden? Wählen Sie eine Person aus, der Sie gern verzeihen würden, und schreiben Sie ihr einen Vergebungsbrief. Schicken Sie den Brief nicht ab – diese Übung ist nur für Sie selbst gedacht, nicht für die andere Person. Sie können auch jemandem schreiben, der nicht mehr am Leben ist.

Beschreiben Sie in dem Brief, wie genau Ihnen durch diese Person Unrecht widerfahren ist. Wie hat die ursprüngliche Handlung Sie getroffen? Wie hat die Erinnerung daran Sie noch weiter verletzt? Beenden Sie den Brief mit der ausdrücklichen Bezeugung, der betreffenden Person zu vergeben.

Darüber hinaus können Sie die Übung folgendermaßen weiterführen:

1. Halten Sie eine Art feierliche Zeremonie ab, in der Sie der betreffenden Person symbolisch verzeihen und Ihre eigene Wut oder Verbitterung loslassen. Zum Beispiel könnten Sie sich selbst den Brief laut vorlesen und ihn dann im Garten vergraben oder in einen besonderen Umschlag stecken und versiegeln.
2. Wenn Sie für sich am Thema Vergebung weiterarbeiten möchten, führen Sie ein Vergebungstagebuch. Halten Sie darin alle Vorkommnisse fest, die durch schmerzhafte Erinnerungen an vergangenes Unrecht in die Gegenwart fortwirken. Überlegen Sie, wie sich Ihr Leben verändern würde, wenn Sie die damit verbundene Wut los wären. Nutzen Sie bei Bedarf Ihr Tagebuch zum Schreiben von Vergebungsbriefen oder Vergebungserklärungen.

Kapitel 13

Sitzung 7 – Bestmögliche versus ausreichend gute Entscheidungen

Überblick
Sitzung 7 behandelt zwei grundsätzlich verschiedene Arten der Entscheidungsfindung: das „Maximizing" (das stetige Streben nach der bestmöglichen Entscheidung) und das „Satisficing" (das Sich-Zufriedengeben mit der erstbesten Möglichkeit, die als ausreichend empfunden wird oder die eigenen Ansprüche erfüllt). Die zentrale PPT-Übung dieser Sitzung lautet *Öfter mit dem Ausreichenden zufrieden sein.*
Inhalt
• Konzept und Hintergrund • Einleitende Entspannungsübung • Praktische Übung: *Sind Sie ein „Maximizer" oder ein „Satisficer"?* • Reflexion und Diskussion • Praktische Übung: *Öfter mit dem Ausreichenden zufrieden sein* • Reflexion und Diskussion • Fallbeispiele • Modifikationen • Kultursensibles Vorgehen • Aufrechterhaltung • Abschließende Entspannungsübung • Weiterführende Informationen
Materialien
• Arbeitsblatt 7.1: Sind Sie ein „Maximizer" oder ein „Satisficer"? • Arbeitsblatt 7.2: Öfter mit dem Ausreichenden zufrieden sein – 10 Strategien

13.1 Konzept und Hintergrund

Ein wesentlicher Teil unseres Wohlbefindens hängt von der Fähigkeit ab, unsere Umgebung zu kontrollieren und im Bedarfsfall erwünschte Ergebnisse erzielen zu können. Die Verfügbarkeit verschiedener Optionen spielt dabei eine wichtige Rolle (Leotti et al., 2010). Trotz umweltbedingter Einschränkungen genießen wir im Regelfall bestimmte Freiheitsgrade, die wir allerdings auf sehr unterschiedliche Weise nutzen. Nach den Forschungsergebnissen des Psychologen Barry Schwartz (2004) zielen *Maximizer* grundsätzlich darauf ab, die bestmögliche Entscheidung zu treffen; sie vergleichen z. B. sowohl vor als auch nach einer Kaufentscheidung verschiedene Produkte und nehmen sich dafür viel Zeit. Außerdem verwenden sie große Mühe darauf, Etiketten zu lesen, Verbraucherzeitschriften zu studieren, neue Produkte zu testen – und sie verbringen auch mehr Zeit damit, ihre Kaufentscheidungen mit denen anderer zu vergleichen. Im Gegensatz dazu zielen *Satisficer* auf Entscheidungen ab, die sie als ausreichend empfinden, unabhängig davon, ob es nun noch bessere Optionen gegeben hätte oder nicht. Wenn etwas ihre Ansprüche erfüllt, suchen sie nicht weiter („Es ist gut genug"). „Satisficing" bezeichnet man deshalb auch als „Anspruchserfüllung".

Schwartz (2004) weist darauf hin, dass eine größere Anzahl von Auswahlmöglichkeiten Vor- und Nachteile hat. Je mehr Optionen es gibt, desto schwieriger kann es sein, angemessene Informationen über die verschiedenen Optionen zu bekommen. Gleichzeitig steigen auch die Ansprüche an ein akzeptables Ergebnis. (Nehmen Sie als Beispiel die Regale heutiger Supermärkte mit den verschiedensten Frühstückscerealien. Wie trifft man angesichts dieser Vielfalt eine Entscheidung?) Schnell könnte die Überzeugung entstehen, jedes inakzeptable Ergebnis ginge auf einen Fehler unsererseits zurück, weil wir bei einer so großen Auswahl doch sicher in der Lage sein müssten, die beste Option zu finden. Schwartz' Forschungsergebnisse deuten darauf hin, dass Maximizer zwar mit größerer Wahrscheinlichkeit objektiv bessere Entscheidungen treffen, aus ihrer Entscheidung jedoch weniger Befriedigung ziehen. Bittet man sie, die Suche zu beenden und Kompromisse einzugehen, reagieren sie tendenziell ängstlich. Schwartz stellte fest, dass die größten Maximizer mit ihren Leistungen am wenigsten glücklich sind. Im Vergleich zu anderen Personen freuen sie sich weniger, wenn sie herausfinden, dass sie besser als jemand anderes abgeschnitten haben, und sie sind deutlich unzufriedener, wenn sie erfahren, dass ihre Leistung schlechter ist. Sie neigen auch eher dazu, Kaufentscheidungen zu bereuen, und wenn ein Kauf sie enttäuscht, brauchen sie länger, um sich davon wieder zu erholen. Außerdem neigen sie stärker zum Grübeln als Satisficer.

Maximizer neigen eher zu Depression und Perfektionismus, da sie übertrieben hohe Erwartungen sowie sich selbst erfüllende Ängste, dass sie ihre Entscheidungen bereuen könnten, haben. Perfektionisten haben ähnlich wie Maximizer sehr hohe Ansprüche und versuchen ebenfalls, stets das beste Ergebnis zu erzielen. Allerdings gehen Maximizer im Gegensatz zu Perfektionisten davon aus, dass sie diese Ansprüche tatsächlich erreichen werden; gelingt ihnen dies nicht, entwickeln sie Depressionen (Chowdhury, Ratneshwar & Mohanty, 2009; Schwartz et al., 2002).

Das Leben stellt uns ständig vor neue Entscheidungen – alltägliche, bei denen es z. B. darum geht, was wir essen, was wir anziehen und welches Hintergrundbild wir für unseren Computer auswählen, bis hin zu wichtigen Entscheidungen, also z. B., mit wem wir eine Partnerschaft eingehen, welchen Ausbildungsweg wir einschlagen, welchen Beruf wir anstreben, wo wir wohnen oder ob wir uns ein Haus kaufen wollen. Egal wie groß oder klein, jede Entscheidung bestärkt unsere Kontrollüberzeugungen. Schwartz' Forschung zeigt, dass eine zu große Auswahl zwar manchmal zu besseren Entscheidungen führt, aber Maximizern einen hohen Preis abverlangt. Die emotionalen Auswirkungen des Maximizings werden ihm zufolge unterschätzt.

13.2 Einleitende Entspannungsübung

Leiten Sie die Sitzung mit einer kurzen Entspannungsübung ein (vgl. Anhang A sowie Arbeitsbuch/Online-Materialien). Anschließend werden die Eintragungen im *Dankbarkeitstagebuch* besprochen und die Inhalte der letzten Sitzung kurz wiederholt.

13.3 Praktische Übung: Sind Sie ein „Maximizer" oder ein „Satisficer"?

Bitten Sie die Klienten, Arbeitsblatt 7.1 (Sind Sie ein „Maximizer" oder ein „Satisficer"?; vgl. S. 183 sowie Arbeitsbuch/Online-Materialien) zu bearbeiten. Dieses Arbeitsblatt enthält einen kurzen Fragebogen, auf dessen Grundlage sich einschätzen lässt, ob das eigene Verhalten eher Maximierungs- oder Anspruchserfüllungstendenzen aufweist.

13.4 Reflexion und Diskussion

Nachdem die Klienten das Arbeitsblatt 7.1 bearbeitet haben, diskutieren Sie die folgenden Fragen mit ihnen:

- Was sagt Ihr Punktwert über Sie aus?
- Falls Sie eine hohe Punktzahl erreicht haben (>50): Wie könnte Ihnen das Wissen darüber, dass Sie eher ein maximierendes Verhalten zeigen, dabei helfen, dieses Verhalten zu ändern?
- Falls Sie eine hohe Punktzahl haben: Wie bewusst sind Sie sich der (ökonomischen, emotionalen und gesundheitlichen) Kosten des Maximizing?
- Niemand kann in allen Lebensbereichen ständig das Bestmögliche herausholen. In welchen Bereichen neigen Sie zum Maximizing und in welchen geben Sie sich eher mit weniger zufrieden? Versuchen Sie sich an konkrete Beispiele für beide Situ-

ationen zu erinnern. Wie reagieren sie emotional? Vergleichen Sie Ihre emotionalen Reaktionen in beiden Fällen.

- Haben Sie sich selbst schon dabei beobachtet, häufiger Produkte zu vergleichen als Menschen, die sich eher mit der erstbesten passenden Option zufriedengeben?
- Manche möchten eine Auswahl *haben*, andere wollen sie *treffen*. Was trifft eher auf Sie zu?

13.5 Praktische Übung: Öfter mit dem Ausreichenden zufrieden sein

Die Alternative zum Maximizing ist das Satisficing. Der Satisficer hat zwar Kriterien und Ansprüche, lässt sich aber nicht so sehr von allen möglichen Optionen beirren und denkt nicht ständig daran, dass es am Ende doch noch etwas Besseres geben könnte. Auf Arbeitsblatt 7.2 (Öfter mit dem Ausreichenden zufrieden sein – 10 Strategien; vgl. S. 185) finden sich Strategien, die aus den Arbeiten von Barry Schwartz abgeleitet wurden. Besprechen Sie diese mit Ihren Klienten während der Sitzung und helfen Sie ihnen, zu jeder Strategie direkt auf dem Arbeitsblatt ein persönliches Ziel zu formulieren. Überlegen Sie gemeinsam, was es bedeuten würde, dieses Ziel entweder durch Maximizing oder aber durch Satisficing zu erreichen, und welche Kosten und Nutzen jeweils damit verbunden wären.

13.6 Reflexion und Diskussion

Besprechen Sie die Strategien von Arbeitsblatt 7.2 anschließend anhand der folgenden Fragen:

- Welche der vorgestellten Strategien können Sie relativ selbstständig umsetzen?
- Für welche Strategien brauchen Sie Rat und Unterstützung?
- Manche Entscheidungen, z.B. wohin man zieht, welche Arbeitsstelle man annimmt oder wen man heiratet, können durchaus vom Maximizing profitieren. Auf welche Bereiche in Ihrem Leben würde das zutreffen?
- Das Maximizing stützt sich oft auf das, was von anderen für empfehlenswert oder gut befunden wird, z.B. auf Rankings, Expertenempfehlungen, oder darauf, was als sozial erwünscht angesehen oder von vielen Menschen favorisiert bzw. genutzt oder gemacht wird. Lassen Sie sich bei Ihren Entscheidungen auch von solchen Quellen oder „Maßstäben“ beeinflussen?

13.7 Fallbeispiele

Fallbeispiel: Jessie und seine neuen Laufschuhe

Der folgende Auszug stammt von einem Klienten namens Jessie, der sein Verständnis vom Maximizing und Satisficing beschrieb, nachdem beides in seiner Einzeltherapie ausführlich besprochen worden war:

„Letzte Woche konnte man durch ein Loch in meinem Laufschuh die Socken sehen. Ich hatte es lang genug vor mir hergeschoben, nun war es endgültig Zeit, um neue zu kaufen. Ich gab also ‚Laufschuhe kaufen‘ bei Google ein und hatte mit einem Mal 27000 verschiedene Schuhläden zur Auswahl. Da müsste ich doch das perfekte Paar finden können! Aber vielleicht ist es gar nicht so toll, Tausende von Möglichkeiten zur Auswahl zu haben. Wenn man sich viele anschaut und sich dann doch für ein Paar entscheiden muss, dadurch aber zahlreiche ebenfalls attraktive Alternativen fahren lässt, bereut man fast unweigerlich die eigene Wahl. Ich mag meine neuen Schuhe, aber andere Marken haben noch ein spezielles Belüftungssystem, mit dem meine neuen Laufschuhe nicht punkten können. Je mehr Auswahl man hat, desto mehr tolle Features gehen einem am Schluss durch die Lappen, wenn man sich für eine einzige Lösung entscheiden muss.“

Fallbeispiel: Anastasia und ihre Einkaufstouren

Anastasia, eine Collegestudentin im Abschlussjahr mit Angstsymptomen, beschrieb ihre Erfahrungen mit einer der auf Arbeitsblatt 7.2 vorgestellten Strategien:

„Bevor ich die Übung gemacht habe, bin ich immer wieder ins Einkaufszentrum gefahren, um mir Kleidung zu kaufen. Ich habe die meiste Zeit damit verbracht, von Geschäft zu Geschäft zu gehen und mir ähnliche Kleidungsstücke in der gleichen Preiskategorie anzuschauen. Ich habe Bilder mit dem Handy gemacht, sie mit Online-Angeboten verglichen ... und schließlich habe ich auch etwas gekauft ... Kaum zu Hause angekommen, dachte ich: ‚Ach, du Schreck, was für ein schlechter Kauf war das denn?!‘, und habe das Stück wieder zurückgebracht ... Es war ein ständiger Kreislauf: Suchen, Kaufen, Zurückgeben, Suchen, Kaufen, Zurückgeben ... Letztes Wochenende habe ich es absichtlich anders gemacht: Ich bin zu dem am weitesten entfernten Einkaufszentrum gefahren und habe nur Sachen gekauft, die im Angebot, also vom Umtausch ausgeschlossen waren. Als ich nach Hause kam, hatte ich das seltene Gefühl, eine Entscheidung wirklich abgeschlossen zu haben."

13.8 Modifikationen

Klienten, die im Fragebogen auf Arbeitsblatt 7.1 eine hohe Punktzahl erreichen, könnten auch einfach besonders leistungsstarke Persönlichkeiten sein, die höher qualifiziert und erfolgreicher sind und deshalb gelernt haben, mehr von sich selbst zu erwarten. Daher sollte unabhängig von diesem Ergebnis genauer ergründet werden, ob ein Klient tatsächlich ein Maximizer oder besonders leistungsstark ist – oder vielleicht auch beides.

Es ist auch wichtig, die Interaktion zwischen der Persönlichkeit von Klienten und ihrem Umgang mit Entscheidungen zu verstehen. Klienten mit guten analytischen Fähigkeiten, gepaart mit großer Neugier, neigen z. B. mit größerer Wahrscheinlichkeit zum Maximizing als solche mit den Stärken Freundlichkeit, Bescheidenheit und Dankbarkeit. Letztere Stärken scheinen mit der Bereitschaft verbunden zu sein, sich mit dem, was die eigenen Ansprüche erfüllt, zufrieden zu geben.

13.9 Kultursensibles Vorgehen

Maximizing kann auch eine in der Herkunftsfamilie erlernte Verhaltensstrategie sein. So kann z. B. für eine Familie, die aus armen wirtschaftlichen Verhältnissen in eine westliche Überflussgesellschaft emigriert ist, das Maximizing eine Akkulturationsstrategie darstellen: Ehe die Familie eine Entscheidung trifft, will sie alle Optionen ausloten, da ihnen dies hilft, sich in der neuen Kultur zurechtzufinden. Oder hat eine Familie vor der Auswanderung in ein reiches, westliches Land schwere wirtschaftliche Not, Hunger, Krieg oder andere traumatische Ereignisse erlebt, kann Maximizing eine Möglichkeit sein, die Angst vor möglichen zukünftigen Katastrophen zu verringern.

Manche Familien oder Personen wiederum setzen viel daran, das beste und preiswerteste Angebot zu finden – nicht, weil sie „maximizen", sondern weil sie mit einem schmalen Budget auskommen müssen.

Einige Familien mit Migrationshintergrund, besonders solche, in denen die Eltern hart arbeiten, um ihren Kindern eine bessere Ausbildung und berufliche Zukunft zu ermöglichen, neigen dazu, sich sehr stark mit dem Erfolg der Kinder zu identifizieren. Die Eltern haben Angst, dass die Kinder ihren Traum nicht verwirklichen können, wenn sie nicht in allen Bereichen glänzen. Deshalb „ermutigen" sie ihre Kinder, aus jeder Gelegenheit immer das Beste herauszuholen.

In gut situierten, leistungsorientierten Familien können Maximierungstendenzen, die den Kindern „eingeimpft" werden, in der Angst vor sozioökonomischem Abstieg begründet sein: Um dem sozialen Gruppenvergleich standhalten zu können, müssen die Kinder bei jeder Gelegenheit maximieren, um das Standing der Familie aufrechtzuerhalten.

Eine Person, die gerade ihr Studium abgeschlossen hat oder gerade entlassen wurde und sich auf Dutzende von Stellen bewirbt, gibt sich wahrscheinlich nicht so schnell zufrieden, sondern sucht per Maximizing nach einer Stelle, die ihr den Lebensunterhalt sichert.

13.10 Aufrechterhaltung

Zusätzlich zu den in Arbeitsblatt 7.2 vorgestellten Strategien können die folgenden Tipps für die Klienten hilfreich sein, um ihre Maximierungstendenzen zu reduzieren und öfter mit dem Ausreichenden zufrieden zu sein:

- Maximizer neigen eher zu sozialen Vergleichen, vor allem, um ihr Standing einzuschätzen und den relativen Status ihrer eigenen Erfahrungen oder Besitztümer zu bewerten. Versuchen Sie, persönliche Standards zu entwickeln, sich also an Ihren eigenen, intrinsisch motivierten Ansprüchen zu orientieren, anstatt sich auf externe Standards zu verlassen.
- Kosten Sie positive Erlebnisse in vollen Zügen aus. Anstatt möglichst viele sensationell schöne Erfahrungen mit hoher Erlebnisqualität in Ihr Leben einzubauen, versuchen Sie, solche Erlebnisse eher selten und exklusiv zu halten. Dies verringert den Gewöhnungseffekt, und Sie müssen nicht nach jeder angenehmen Erfahrung den Einsatz erhöhen.
- Beim Prüfen möglichst aller Optionen glauben Maximizer fest daran, viele Bereiche ihres Lebens kontrollieren zu können – in der Ausbildung, bei der Arbeit, der Auswahl von Lebenspartnerschaften und der Gestaltung der eigenen sozialen Identität. Die Forschung zeigt jedoch, dass der Nettogewinn des umfassenden Prüfens (in Form zusätzlicher Informationen) wenig oder keine Auswirkung auf das Ergebnis hat (Schwartz et al., 2002). Mit anderen Worten: Das Streben nach einem perfekten Ergebnis gibt Maximizern zwar das Gefühl, alles unter Kontrolle zu haben, hat aber auf das Ergebnis selbst kaum Auswirkungen. Außerdem sind Maximizer

oft so sehr mit dem Kontrollprozess beschäftigt, dass sie gar nicht dazu kommen, das Geschehene zu genießen.

13.11 Abschließende Entspannungsübung

Führen Sie zum Abschluss der Sitzung die gleiche kurze Entspannungsübung wie zu Beginn durch.

Weiterführende Informationen

Literatur

Jain, K., Bearden, J.N. & Filipowicz, A. (2013). Do maximizers predict better than satisficers? *Journal of Behavioral Decision Making, 26* (1), 41–50. https://doi.org/10.1002/bdm.763

Kahneman, D. & Tversky, A. (1984). Choices, values, and frames. *American Psychologist, 39*, 341–350.

Schwartz, B. (2004). *The Paradox of Choice: Why More Is Less.* New York: Ecco/HarperCollins.

Schwartz, B., Ward, A., Monterosso, J., Lyubomirsky, S., White, K. & Lehman, D.R. (2002). Maximizing versus satisficing: Happiness is a matter of choice. *Journal of Personality and Social Psychology, 83* (5), 1178–1197. https://doi.org/10.1037/0022-3514.83.5.1178

Videos

TED-Talk: Barry Schwartz, Autor des Buches *The Paradox of Choice*, erörtert, wie mehr Wahlmöglichkeiten uns lähmen und unserem Glück im Weg stehen: *The paradox of choice*: https://www.ted.com/talks/barry_schwartz_on_the_paradox_of_choice

TED-Talks von Sheena Iyengar; darin spricht sie darüber, wie Menschen wählen und was uns glauben lässt, dass wir gut darin sind: https://www.ted.com/speakers/sheena_iyengar

TED-Talk: Dan Gilbert erläutert, dass unsere Überzeugungen darüber, was uns glücklich macht, oft falsch sind: *Why we make bad decisions*: https://www.ted.com/talks/dan_gilbert_why_we_make_bad_decisions

Weblinks

Um herauszufinden, ob Sie eher zu den Maximizern oder den Satisficern gehören, können Sie den folgenden kostenlosen Test machen: https://www.psychologistworld.com/cognitive/maximizer-satisficer-decision-making-quiz

Arbeitsblatt 7.2 (Seite 1/4)

Öfter mit dem Ausreichenden zufrieden sein – 10 Strategien

(nach Schwartz, 2004)

Nr.	Strategie
1	**Bewusst wählen, nicht wählerisch sein:** Bewusst zu wählen heißt, darüber nachzudenken, wann und ob eine Entscheidung wichtig ist, und zu prüfen, ob möglicherweise keine der verfügbaren Optionen in Frage kommt oder eine neue Option gefunden werden muss. Überlegen Sie auch, was eine bestimmte Entscheidung über Sie selbst aussagen würde. Um bewusst zu wählen ohne wählerisch zu sein, können Sie folgendermaßen vorgehen: • Verkürzen oder streichen Sie die Bedenkzeit für Entscheidungen, die Ihnen unwichtig sind. • Nutzen Sie einen Teil der gewonnenen Zeit, um darüber nachzudenken, was Sie in den Bereichen Ihres Lebens, in denen Ihnen Ihre Entscheidungen wichtig sind, wirklich erreichen wollen. Wenn keine dieser Strategien funktioniert, werde ich Folgendes versuchen: ____________________ ____________________
2	**Öfter mal auch mit dem nicht Bestmöglichen zufrieden sein:** Auch dies können Sie üben, und zwar, indem Sie: • an Situationen in Ihrem Leben zurückdenken, in denen Sie sich problemlos mit dem Ausreichenden zufriedengegeben haben, • sich überlegen, wie Sie damals zu Ihrer Entscheidung gekommen sind, • dieses Vorgehen möglichst breit gestreut auf andere Bereiche übertragen. Wenn diese Strategien nicht funktionieren, werde ich Folgendes versuchen: ____________________ ____________________
3	**Nicht daran denken, welcher Nutzen Ihnen entgeht:** Eine Enttäuschung darüber, dass Ihnen bei einer Entscheidung für eine bestimmte Alternative der Nutzen der anderen Optionen entgeht (Opportunitätskosten), können Sie mit den folgenden Strategien vermeiden: • Wenn Sie nicht wirklich unzufrieden sind, bleiben Sie bei dem, was Sie sonst auch immer kaufen. • Widerstehen Sie der Versuchung durch Werbeslogans wie „Neu!“ oder „Jetzt noch besser!“ • Übernehmen Sie die Einstellung: „Nicht kratzen, wenn es nicht juckt.“ • Malen Sie sich nicht aus, was Sie alles verpassen könnten, wenn Sie sich für eine Lösung entscheiden. Wenn keine dieser Strategien funktioniert, werde ich Folgendes versuchen: ____________________ ____________________

Arbeitsblatt 7.2 (Seite 2/4)

Öfter mit dem Ausreichenden zufrieden sein – 10 Strategien

(nach Schwartz, 2004)

Nr.	Strategie
4	**Entscheidungen unumkehrbar machen:** Wenn eine Entscheidung gefallen und endgültig ist, laufen bei uns psychische Prozesse ab, die unsere Gefühle in Bezug auf diese Entscheidung im Vergleich zu möglichen Alternativen aufwerten. Bei umkehrbaren Entscheidungen passiert dies nicht in gleichem Maße. Schreiben Sie Beispiele für umkehrbare Entscheidungen auf: a. ___ b. ___ c. ___ Formulieren Sie nun unumkehrbare Entscheidungen, die Sie in den folgenden Lebensbereichen treffen werden: a. ___ b. ___ c. ___
5	**Sich in Dankbarkeit üben:** Versuchen Sie, für die guten Aspekte einer Entscheidung dankbar zu sein und entsprechend weniger enttäuscht wegen der schlechten Aspekte zu sein. Auf diese Weise verstärken Sie Ihr positives Empfinden. Bei den folgenden Entscheidungen werde ich mich in Dankbarkeit üben: a. ___ b. ___ c. ___
6	**Weniger bereuen:** Reue (ob reale oder potenzielle) versetzt uns immer einen Stich, trübt viele Entscheidungen und bringt uns manchmal sogar dazu, uns lieber gar nicht zu entscheiden. Auch wenn Reue manchmal angemessen und lehrreich sein kann: Wenn deutlich wird, dass sie uns Entscheidungen unangenehm oder gar unmöglich macht, können Sie sich bemühen, sie zu verringern. Probieren Sie Folgendes: • Halten Sie sich an die Maxime „Es ist gut genug", anstatt immer das Bestmögliche herausholen zu wollen. • Verringern Sie die Anzahl der in Frage kommenden Optionen, ehe Sie eine Entscheidung treffen. • Konzentrieren Sie sich auf das, was an einer Entscheidung gut ist, anstatt sich der Enttäuschung über ihre schlechten Seiten hinzugeben. Wenn keine dieser Strategien funktioniert, werde ich Folgendes versuchen: ___ ___

Arbeitsblatt 7.2 (Seite 3/4)

Öfter mit dem Ausreichenden zufrieden sein – 10 Strategien

(nach Schwartz, 2004)

Nr.	Strategie
7	**Denken Sie an die Macht der Gewöhnung:** Wir Menschen sind in der Lage, uns an fast alles anzupassen, was wir erleben. In schwierigen Zeiten erlaubt uns dies, die schlimmste Not zu überstehen; in guten Zeiten versetzt es uns in eine Art „hedonistische Tretmühle" und raubt uns das volle Ausmaß der Zufriedenheit, das wir von jeder positiven Erfahrung erwarten. Dass es zu einer solchen Gewöhnung kommt, können wir nicht verhindern. Aber wir können realistische Erwartungen an die langfristigen Folgen von Entscheidungen entwickeln: • Wenn Sie etwas Neues kaufen, machen Sie sich bewusst, dass die Begeisterung darüber nicht länger als zwei Monate andauern wird. • Verbringen Sie weniger Zeit damit, nach dem Perfekten zu suchen, damit keine riesigen „Recherchekosten" entstehen, die sich durch die aus der Entscheidung gewonnene Zufriedenheit erst „amortisieren" müssen. • Sie können sich selbst immer wieder daran erinnern, wie gut etwas ist, anstatt sich darauf zu konzentrieren, dass es weniger Strahlkraft hat als am Anfang. Wenn keine dieser Strategien funktioniert, werde ich Folgendes versuchen: __________ __________
8	**Erwartungen im Zaum halten:** Wie wir Erlebnisse bewerten, hängt wesentlich davon ab, in welchem Verhältnis sie zu unseren Erwartungen stehen. Der einfachste Weg für mehr Zufriedenheit mit unseren Entscheidungen besteht daher darin, allzu hohe Erwartungen herunterzuschrauben. Diese Aufgabe können Sie sich wie folgt erleichtern: • Verringern Sie die Anzahl der zu erwägenden Optionen. • Stimmen Sie sich darauf ein, mit dem Ausreichenden zufrieden zu sein, anstatt das Maximale herausholen zu wollen. • Lassen Sie Raum für glückliche Zufälle. Wenn keine dieser Strategien funktioniert, werde ich Folgendes versuchen: __________ __________
9	**Sich nicht mit anderen vergleichen:** Was wir erleben, bewerten wir häufig mittels sozialer Vergleiche. Dies mag zwar manchmal nützlich sein, nagt aber oft an unserer Zufriedenheit. Probieren Sie Folgendes: • „Mein Haus, mein Auto, mein Boot" ist nur ein Werbeslogan, keine echte Weisheit. • Konzentrieren Sie sich auf das, was Sie glücklich macht und Ihrem Leben Sinn verleiht. Wenn keine dieser Strategien funktioniert, werde ich Folgendes versuchen: __________ __________

Arbeitsblatt 7.2 (Seite 4/4)

Öfter mit dem Ausreichenden zufrieden sein – 10 Strategien

(nach Schwartz, 2004)

Nr.	Strategie
10	**Einschränkungen schätzen lernen:** Wächst die Zahl der Auswahlmöglichkeiten, kann die Wahl schließlich zur Qual werden. Selbst relativ unbedeutende Entscheidungen erfordern dann so viel Zeit und Aufmerksamkeit, dass es schwierig wird, durch den Alltag zu kommen. In vielen Situationen können Sie lernen, begrenzte Möglichkeiten als befreiend, nicht als einschränkend, zu begreifen. Die Gesellschaft gibt Regeln, Standards und Normen vor, die individuelle Erfahrung schafft Gewohnheiten. Indem Sie sich dafür entscheiden, einer Regel zu folgen (z. B. sich im Auto immer anzuschnallen, an einem Abend nie mehr als zwei Gläser Wein zu trinken), brauchen Sie nicht immer wieder neue Entscheidungen zu treffen. Diese Art der Regelbefolgung spart Zeit und Aufmerksamkeit, die dann dafür verwendet werden kann, über wichtige Entscheidungen nachzudenken, für die Sie keine Regeln parat haben oder die Sie individuell treffen möchten. Ich werde folgende Regeln einhalten: ____________________ ____________________

Kapitel 14
Sitzung 8 – Dankbarkeit

Überblick
Sitzung 8, zugleich die letzte Sitzung von Phase 2 der PPT, erweitert das bereits in Sitzung 1 in Form des *Dankbarkeitstagebuchs* eingeführte Konzept der Dankbarkeit. In Sitzung 8 werden die Klienten angeleitet, Erinnerungen an eine noch lebende Person, die in der Vergangenheit etwas Positives für den Klienten getan hat, für das er sich jedoch noch nie richtig bedankt hat, wachzurufen und dieser zu schreiben. Die zentralen PPT-Übungen in dieser Sitzung sind der *Dankesbrief* und der *Dankesbesuch*.
Inhalt
• Konzept und Hintergrund • Einleitende Entspannungsübung • Praktische Übungen: *Dankesbrief* und *Dankesbesuch* • Reflexion und Diskussion • Fallbeispiele • Modifikationen • Kultursensibles Vorgehen • Aufrechterhaltung • Abschließende Entspannungsübung • Weiterführende Informationen
Materialien
• Arbeitsblatt 8.1: Dankesbrief und Dankesbesuch

14.1 Konzept und Hintergrund

Das dieser Sitzung zugrunde liegende theoretische Konzept der Dankbarkeit wurde bereits in Kapitel 7 (Sitzung 1) im Zusammenhang mit dem *Dankbarkeitstagebuch* eingeführt. Dennoch soll der Hintergrund hier nochmals kurz dargestellt werden.

Wer dankbar ist, nimmt Positives wahr und schätzt es wert. Wer Dankbarkeit verspürt, erkennt den Wert und die Bedeutung des Positiven an. Dankbarkeit erweitert den Blick aufs Leben und zieht weitere positive Emotionen und positive Gedanken nach sich (Emmons, 2007).

Klinisch depressive Menschen empfinden signifikant (fast 50 %) weniger Dankbarkeit als nicht depressive Vergleichspersonen (Watkins, Grimm & Kolts, 2004). Dankbarkeit kann allerdings einen Schutzfaktor gegen Depression darstellen (Tsang, 2006; Wood et al., 2008). Personen, die, angeregt durch das Empfinden von Dankbarkeit, negative Erfahrungen in positive umdeuten, haben weniger psychische Symptome (Lambert, Fincham & Stillman, 2012). Eine dankbare Sichtweise lässt sich erlernen und unterstützt die Entwicklung positiver Bewältigungsstrategien (Wood, Joseph & Linley, 2007).

14.2 Einleitende Entspannungsübung

Beginnen Sie die Sitzung mit einer kurzen Entspannungsübung (vgl. Anhang A sowie Arbeitsbuch/Online-Materialien). Besprechen Sie anschließend die Eintragungen im *Dankbarkeitstagebuch* und gehen Sie die in der vorherigen Sitzung vermittelten zentralen Konzepte noch einmal kurz durch.

14.3 Praktische Übungen: Dankesbrief und Dankesbesuch

Stimmen Sie die Klienten mithilfe der folgenden Instruktion auf das Schreiben eines *Dankesbriefes* ein. Für diese Übung wird Arbeitsblatt 8.1 (Dankesbrief und Dankesbesuch; vgl. S. 195 sowie Arbeitsbuch/Online-Materialien) benötigt.

> Setzen Sie sich bequem hin, legen Sie die Hände auf die Oberschenkel und halten Sie Kopf, Nacken und Brust so, dass Sie aufrecht, aber entspannt sitzen. Ihre Füße ruhen entspannt auf dem Boden.
>
> Richten Sie Ihre Aufmerksamkeit auf Ihre Atmung; spüren Sie, wie Sie ein- und ausatmen, während Ihr Brustkorb sich hebt und wieder senkt. Atmen Sie nun tief in den Bauch ein. Wiederholen Sie diese tiefe Atmung zehn Mal in Ihrem eigenen Rhythmus.
>
> Atmen Sie ruhig weiter. Versuchen Sie, jeden Atemzug auf zehn Sekunden auszudehnen. Beginnen Sie nach jedem Atemzug, wieder von Neuem zu zählen.
>
> Schließen Sie die Augen. Denken Sie an eine Person, die vor Jahren etwas getan hat, das Ihr Leben zum Besseren gewendet hat - eine Person, die noch lebt, und bei der Sie sich nie richtig bedankt haben, die Sie aber kurzfristig auch persönlich treffen könnten. Haben Sie ein Gesicht vor Augen? (Aus: *Flourish*, Seligman, 2012, S. 30)
>
> Öffnen Sie nun die Augen und nehmen Sie das Arbeitsblatt 8.1 zur Hand. Entwerfen Sie bitte einen etwa 300 Wörter langen Brief an die Person, deren Gesicht Sie vor Augen hatten. Drücken Sie Ihren Dank aus, indem Sie möglichst konkret schildern, wie diese Person Ihnen geholfen hat. Scheren Sie sich nicht um Stil oder Grammatik; dies ist nur der erste Entwurf. Achten Sie auf Ihre Gefühle und halten Sie diese möglichst genau so fest, wie Sie sie empfinden.

In der Praxis

Dankesbrief und Dankesbesuch erfordern Mühe und Zeit, schließlich muss der Brief fertig verfasst und ein Besuch verabredet und durchgeführt werden. Lassen Sie den Klienten daher genug zeitlichen Spielraum, um dies im Laufe der Therapie zu Ende zu führen. Vereinbaren Sie einen Zeitplan und erinnern Sie Ihre Klienten daran, den Plan auch umzusetzen.

Ermutigen Sie Ihre Klienten, ihre Dankesbriefe in einer Art „Trockenübung" während einer Sitzung vorzulesen, damit sie die Worte noch einmal hören und das Vorlesen üben können. Dies hilft ihnen, nötige Änderungen und Umformulierungen vorzunehmen. Im Gruppensetting wird das Vorlesen andere Teilnehmende motivieren. Die Klienten sollten auch die Gelegenheit haben, ihre Erfahrungen mit dem Dankesbesuch zu schildern. Wird diese Übung im Rahmen einer Gruppentherapie durchgeführt, bitten Sie die Teilnehmenden, den Dankesbesuch zu machen, ehe die Gruppe endet.

14.4 Reflexion und Diskussion

Besprechen Sie die Übung nach Abschluss von Brief und Besuch anhand der folgenden Fragen:

- Wie haben Sie sich beim Schreiben des Briefes gefühlt?
- Was war beim Schreiben für Sie der schwierigste, welches der einfachste Teil?
- Wie hat die andere Person auf Ihren Ausdruck der Dankbarkeit reagiert? Und was hat diese Reaktion bei Ihnen bewirkt?
- Wie lange haben diese Gefühle nach dem Vorlesen des Briefes angehalten?
- Haben Sie in den Tagen nach dem Vorlesen des Briefes nochmals daran gedacht? Falls ja, wie hat diese Erinnerung sich auf Ihre Stimmung ausgewirkt?

14.5 Fallbeispiele

Die folgenden drei Beispiele veranschaulichen anhand von drei Briefen die Übungen *Dankesbrief* und *Dankesbesuch*. Die ersten beiden Beispiele beziehen sich auf Klienten, die an einer PPT-Gruppentherapie teilnahmen, das dritte auf eine Klientin in Einzeltherapie. Bei dem ersten Beispiel handelt es sich um den in der Sitzung verfassten Entwurf. Ob der Brief tatsächlich übergeben wurde, ist unbekannt. Das zweite

Beispiel zeigt einen ausgearbeiteten Brief, der dem Empfänger von der Klientin persönlich vorgelesen und übergeben wurde.

Fallbeispiel: Erster Entwurf eines Dankesbriefes

„Liebe Sally,

mit diesem Brief möchte ich mich bei dir aufrichtig für die liebevolle Unterstützung bedanken, die du mir als Schülerin gewährt hast. Zu einer Zeit, in der ich mich nur noch missverstanden fühlte, wütend und einsam war, standest du mir mit Rat und Tat zur Seite. Die Zeit, die du darauf verwandt hast, mir zu helfen, mag in deinen Augen kaum der Rede wert gewesen sein, aber sie hatte große Auswirkungen auf den Menschen, der ich noch zu werden versuche. Während andere mir nur Vorträge hielten und mir kluge Ratschläge erteilten, hast du mir durch praktisches Handeln und deine Fürsorge beigebracht, was wirklich wichtig ist. Weißt du noch, wie du mich einmal mit deinem Wagen abgeholt hast und wir über eine Stunde lang am Straßenrand im Auto saßen und einfach nur geredet haben? Es mag dir nur wie eine kleine Geste erscheinen, aber alle Worte, mit denen ich dir hier darzulegen versuche, was du für mich getan hast, reichen nicht aus, um die Wirkung zu beschreiben, die dein Handeln auf mich hatte. Du hast mir das Gefühl gegeben, gemocht und echter Zuwendung wert zu sein. Das war das größte Geschenk, das du mir machen konntest. Dieser Brief ist genauso für mich wie für dich gedacht: Ich bin dir wirklich dankbar für alles, was du getan hast, und ich hoffe, du kannst jetzt ermessen, wie viel es mir bedeutet."

Fallbeispiel: Dankesbrief und Dankesbesuch

Das folgende Beispiel zeigt einen *Dankesbrief*, der von einer 23-jährigen Klientin geschrieben wurde. Sie brachte den Empfänger mit in die Gruppensitzung, um ihm den Brief in Gegenwart des Therapeuten und der anderen Gruppenmitglieder vorzulesen (vorher war die Zustimmung aller Beteiligten eingeholt worden) - eine Variante des *Dankesbesuches*.

„Lieber Freund,

in unserem Leben sind wir mit vielen Ereignissen konfrontiert und begegnen vielen Menschen - die Gründe dafür entziehen sich oft unserem Verständnis. Der deutsche Dichter Rainer Maria Rilke sagte einmal: ‚und ich möchte Sie, so gut ich es kann, bitten, (...) Geduld zu haben gegen alles Ungelöste in Ihrem Herzen und zu versuchen, die Fragen selbst liebzuhaben (...) Forschen Sie jetzt nicht nach den Antworten, die Ihnen nicht gegeben werden können, weil Sie sie nicht leben könnten. Und es handelt sich darum, alles zu leben. Leben Sie jetzt die Fragen.' Auch wenn ich nicht wirklich weiß, warum meine Lebensumstände so sind, wie sie nun mal sind, habe ich mich im Laufe der letzten Jahre bewusst dafür entschieden, viele Risiken einzugehen und mich für Veränderungen zu öffnen. Eine der wichtigsten Veränderungen und Risiken hat mit dir zu tun, und ich schreibe dir diesen Brief in dem Versuch, dir die Dankbarkeit zu zeigen, die bis heute in mir jeden Tag noch größer wird.

Meine Dankbarkeit auf konkrete Erlebnisse herunterzubrechen ist keine leichte Aufgabe, weil sie bei mir im Grunde alles durchdringt. Ich will es aber trotzdem versuchen. Vor allem möchte ich dir dafür danken, dass du zu einem Zeitpunkt, zu dem ich mich völlig verloren fühlte, ganz still und leise in mein Leben getreten bist. Du hast gar nicht damit gerechnet, bemerkt zu werden, aber du bist mir sofort aufgefallen. Ich kann nicht in Worte fassen, wie viel Trost es mir gibt, wenn du in meiner Nähe bist. Meine Anspannung schmilzt dahin und ich weiß, ich bin von Fürsorge umgeben. Manchmal findet man ein Zuhause bei einem Menschen und ich fand eines bei dir, ein Nest der Liebe und der gemeinsamen Freude.

Danke, dass du einen ganz frischen Wind in mein Leben gebracht hast, das völlig auf den Kopf gestellt und vom Untergang bedroht war. Mein Selbstgefühl war elendig schwach, meine Depressionen brachen immer wieder durch, mein Umfeld saugte mir die letzte Kraft aus, und ich war von Menschen umgeben, die alles andere als gut für mich waren. Mit dir dagegen fühlte ich mich sicher und geborgen. Das Chaos, das ich bis dahin immer nur still ertragen hatte, konnte ich dir schildern. Das war eine ungeheure Erleichterung, mich und meine Geschichte offenbaren zu können - meine Wahrheiten, ob groß oder klein, die alle so schmerzlich waren. Dass Leid nicht sofort zum Verschwinden gebracht oder unterdrückt werden muss, gehört zu den wichtigen Dingen, die ich in dieser Zeit gelernt habe. Danke, dass du akzeptiert hast, dass ich keine glatte Fassade bieten muss (wie sie viele voreilig trotzdem noch bei mir zu sehen glauben). Ich bin ein Mensch mit Sehnsüchten und Stärken, aber auch mit Schwächen, die jedoch nie etwas daran geändert haben, was du für mich fühlst und wer ich für dich bin. Danke, dass du Tag für Tag da bist und ich mein Leben mit dir teilen kann.

Ganz besonders danke ich dir für deine Hilfe beim Bewältigen der schwierigen Etappen auf meinem Weg zu psychischer Gesundheit. Ich möchte dir dafür danken, dass du meine Hand hältst, während ich Brücken in neue Bereiche des Selbstbewusstseins beschreite, aber auch dafür, sie loszulassen, wenn du spürst, dass dies notwendig ist. Danke, dass du in den schlimmsten Zeiten weder untätig noch unzugänglich warst. Nach den besonders beängstigenden und anstrengenden Wochen im letzten Jahr, die mich an den Rand des Wahnsinns brachten, hast du dich nicht gescheut, mir vor Augen zu führen, was die immer wiederkehrenden Zusammenbrüche auf lange Sicht mit mir machen würden. Du sagtest mir ehrlich, wie weit deine Hilfe reichen kann, und hast mir einen neuen Weg gewiesen, den Weg der Therapie. Du hast mir Mut gemacht, all den Jahren des Schweigens und der Selbstkasteiung ein Ende zu setzen. Du hast mir enorm geholfen, indem du mich hierher zur Beratung brachtest, in eine Gruppe, in einen geschützten Raum, in dem ich offen alles äußern kann, was mich bewegt. Du akzeptierst mich voll und ganz (einschließlich meiner Schwächen und meiner Krankheit), aber es geht dir nicht bloß um Akzeptanz, du versuchst auch zu verstehen, was mit mir los ist, und recherchierst beharrlich zum Thema psychische Gesundheit und zu Bewältigungsstrategien. Du scheust nicht davor zurück, mir den Spiegel der Realität vorzuhalten und mir immer wieder zu sagen, dass etwas Besseres auf mich wartet und dass ich es verdient habe, gut zu mir selbst zu sein.

Ich bin weiter im Wachstum begriffen und all dies heißt nicht, dass meine Probleme alle verschwunden sind, eher im Gegenteil. Aber ich weiß ganz sicher, dass ich heute besser akzeptieren kann, dass manche Antworten nicht immer so klar und einfach zu finden sind. Der Dichter E.E. Cummings sagte: ‚Die Augen meiner Augen sind geöffnet' – und damit beschreibt er ziemlich genau das, was ich fühle. Danke!"

Fallbeispiel: Wirkungen des Dankesbesuchs

„Lieber Herr Dr. Rashid,

ich hoffe, es geht Ihnen gut. Ich schreibe Ihnen wegen des *Dankesbriefes*, den ich schreiben, und des *Dankesbesuchs*, den ich machen wollte und trotzdem so lange vor mir hergeschoben habe. Aber heute war der große Tag. Ich war ja sehr skeptisch, was diese Übung anging. Aber vor einer Woche habe ich mich wirklich aufgeregt ... die alte Sache, Sie wissen schon. Zufällig habe ich dann jedoch eine Nachricht von einer Person bekommen, von der ich das am wenigsten erwartet hatte, und meine Stimmung veränderte sich schlagartig. Die unerwartete Nachricht hat meinen Tag gerettet und nicht nur das, die Wirkung hielt sogar mehrere Tage lang an. Da dachte ich, wenn eine so einfache Nachricht mich so glücklich macht, kann ein Dankesbrief an meine Halbschwester bestimmt nicht schaden, also habe ich mich hingesetzt und den Brief endlich geschrieben.

Heute habe ich sie – seit vielen Jahren zum ersten Mal wieder – besucht und ihr meinen Brief vorgelesen. Ihn laut vorzulesen, kam mir am Anfang sehr komisch vor, und ich wollte es so schnell wie möglich hinter mich bringen. Doch dann geriet ich in einen ganz anderen, mir eigentlich fremden Modus. Ich vergaß alles andere; der Brief und mein Gegenüber waren alles, was ich noch hören und sehen konnte ... Laut vorzulesen machte mich erst verlegen, doch ihre Reaktion war überwältigend. Tränen liefen ihr über die Wangen und auch ich hatte feuchte Augen.

Irgendwie schaffte ich es doch, den Brief zu Ende vorzulesen, ohne mich vollständig aufzulösen. Als ich ihn schrieb, hatte ich das Gefühl, meine Absichten nicht wirklich in Worte fassen zu können, beim Lesen fühlte es sich aber ganz anders an ...

Hinterher wurde mir klar, dass nicht nur diese Begegnung mir geholfen hat, sondern dass dieses Erlebnis auch für sie äußerst hilfreich war, da sie selbst auch mit einigen ernsthaften Problemen zu kämpfen hat. Jedenfalls bin ich froh, dass ich es getan habe."

14.6 Modifikationen

Dankesbrief und *Dankesbesuch* sind sehr wirkmächtige Übungen, die einigen Klienten dennoch Schwierigkeiten bereiten können. Das Schreiben und das persönliche Überbringen eines Briefes kann sie verlegen machen; manche befürchten auch, sich dadurch allzu verletzlich zu zeigen. Erkennen Sie von vornherein diese Schwierigkeiten an und gewähren Sie den Betroffenen ausreichend Flexibilität. Wir haben betont, dass die Klienten den Brief persönlich übergeben sollten. Aus unterschiedlichen Gründen (z.B. geografische Distanz, hohe finanzielle Kosten, Schwierigkeiten, z.B. aufgrund von familiären Umständen, unter vier Augen zusammenzukommen) kann dies jedoch unmöglich sein. In solchen Fällen kann der Brief auch mit der Post verschickt werden, allerdings mit der Auflage, dass der Empfänger ihn nur öffnet, wenn der Verfasser per Telefon oder Videochat „dabei sein" kann. Alternativ kann der Brief zunächst verschickt und dann durch ein Telefonat oder persönliches Gespräch ergänzt werden.

Manche Klienten haben durchaus gemischte Gefühle für den Empfänger ihres Briefes. Neben tiefer Dankbarkeit können sie auch Verärgerung, Wut oder gar Neid verspüren. Eine solche Dynamik ist vor allem bei engen Verwandten oder Personen, mit denen es ständigen Kontakt gab oder gibt, zu beobachten. In diesen Fällen sollten Sie die Klienten daran erinnern, dass es um einen *Dankesbrief* und *Dankesbesuch* geht – nicht um die Beilegung eines Streits. Ein Ziel der Übung ist, sich ausschließlich auf das Positive zu konzentrieren. Wir können für ein und dieselbe Person gleichzeitig negative und positive Gefühle empfinden. Ist es für die Betroffenen im konkreten Fall zu schwierig, das Negative außen vor zu lassen, sollten sie eine andere Person bestimmen.

Die Übung kann ihre Wirkung verfehlen, wenn die Person, an die sich *Dankesbrief* und *Dankesbesuch* richten, meint, dass ihr ohnehin Dank gebühre, dies ihr Recht und ihr Privileg sei. Ebenso könnten einige Klienten der Auffassung sein, in ihrem Leben habe in Wirklichkeit niemand Dankbarkeit verdient – und wenn schon, sollte sie höchstens *ihnen* selbst gelten. Andere sind möglicherweise der Meinung, dass der ganze Aufwand gar nicht notwendig sei, da die fragliche Person sowieso wisse, dass man ihr dankbar ist. Weisen Sie darauf hin, dass ein echter Ausdruck von Dankbarkeit jede Beziehung weiter stärken kann.

Anstatt anderen einen Besuch abzustatten, können die Klienten alternativ auch einen „Dankbarkeitsabend" veranstalten und einen Gast einladen, der in ihrem Leben wichtig war, dem sie aber noch nie richtig gedankt haben oder der nie erfahren hat, dass seine Hilfe ihr Leben positiv verändert hat. Ebenso wäre es möglich, den Brief öffentlich vorzulesen. Darüber hinaus könnten die Klienten auch eine besondere Gelegenheit (z. B. eine Beförderung, den Erhalt einer Auszeichnung oder das Erreichen eines anderen Meilensteins in ihrem Leben) zum Anlass nehmen, um jemandem, der sie unterstützt hat, öffentlich oder privat zu danken.

Ist der Empfänger aus irgendeinem Grund nicht zu erreichen (vielleicht auch, weil er in der Zwischenzeit verstorben ist), kann er durch Vorlesen des Briefes im Beisein seiner Freunde und Angehörigen geehrt werden.

Einige Klienten befinden sich möglicherweise gerade in einer extrem schwierigen Lebensphase, die es ihnen erschwert, etwas zu finden, wofür sie dankbar sein können. Ermutigen Sie solche Klienten behutsam, sich gute Dinge aus der Vergangenheit ins Gedächtnis zu rufen und jener zu gedenken, die sie dabei unterstützt haben. Sollte jemand allerdings gar nicht in der Lage sein, die Übung authentisch auszuführen, drängen Sie ihn nicht dazu.

14.7 Kultursensibles Vorgehen

Dankbarkeit wird je nach Kultur sehr unterschiedlich ausgedrückt. Angehörige mancher Kulturen fassen Dankbarkeit nicht explizit in Worte und verfügen eventuell gar nicht über ein geeignetes Vokabular. Solchen Klienten fällt es schwer, ihre Gefühle schriftlich niederzulegen. Ermutigen Sie sie dazu, ihre Dankbarkeit auf die beste ihnen mögliche Weise zu zeigen. Manche Klienten haben Schuldgefühle beim Durchführen dieser Übung, weil es den Menschen um sie herum nicht so gut geht wie ihnen selbst.

Andere wiederum haben Schwierigkeiten mit der Übung, weil Bescheidenheit und Vorsicht in ihrer Kultur für wichtiger gehalten werden als Dankbarkeit. Außerdem könnten sie befürchten, dass das Besondere der guten Tat durch das Erinnern und Wiedererzählen gewissermaßen entweiht wird. Explorieren Sie mit diesen Klienten, wie Dankbarkeit in ihrer Kultur zum Ausdruck gebracht wird und wie die Übung so verändert werden könnte, dass sie besser mit ihrer Kultur im Einklang steht.

14.8 Aufrechterhaltung

Die folgenden Empfehlungen können Ihre Klienten darin unterstützen, ihre Dankbarkeit aufrechtzuerhalten:

- Suchen Sie die Gesellschaft von Menschen, die dankbar sind, nicht die von Personen, die keine Dankbarkeit zeigen. Die in einer Gruppe zum Ausdruck gebrachten Emotionen haben einen Welleneffekt und werden am Ende oft von der ganzen Gruppe geteilt. Glückliche und dankbare Menschen haben eine ansteckende Wirkung.
- Die Worte, die wir verwenden, schaffen Wirklichkeit. Dankbare Menschen haben einen besonderen sprachlichen Stil. Sie sprechen vom *Schenken*, *Geben*, *Überfluss* von *Glück*, *Zufriedenheit*, *Segen* und vom *Gesegnet-Sein*. Undankbare Menschen dagegen verwenden Begriffe wie *Mangel*, *Entbehrung*, *Reue*, *Not*, *Knappheit* oder *Verlust*. Die Sprache de-

pressiver Menschen mit gering ausgeprägter Dankbarkeit ist dieser sehr ähnlich und ganz auf die eigene Person konzentriert („Ich bin ein Versager." – „Niemand liebt mich."). Wer Dankbarkeit pflegen will, muss deshalb auch auf die eigene Sprache achten. Es geht nicht darum, sich mit oberflächlichen Komplimenten großzutun, sondern darum, Ihre Aufmerksamkeit auf all das Gute zu richten, das andere für Sie getan haben.

- Wenn Ihre Erfahrung mit *Dankesbrief* und *Dankesbesuch* positiv war: Fallen Ihnen noch andere Menschen ein, denen Sie gern Ihre Dankbarkeit zeigen würden? Denken Sie an die Menschen – Eltern, Freunde, Lehrer, Trainer, Mannschaftskameraden, Arbeitgeber –, die besonders nett zu Ihnen waren, aber noch nie von Ihrer Dankbarkeit erfahren haben. Vielleicht ist der Schritt auch da längst überfällig.
- Zeigen Sie Ihre Dankbarkeit direkt. Dieses zwischenmenschliche Gefühl ist am wirksamsten, wenn es direkt, von Angesicht zu Angesicht, per Telefon oder Brief ausgetauscht wird. Vermeiden Sie bloße Lippenbekenntnisse wie das formelhafte „Danke schön". Bringen Sie stattdessen Ihre Wertschätzung in konkreten Begriffen zum Ausdruck, z. B. gegenüber der Lehrerin, die Ihre Fähigkeiten erkannte und das Beste in Ihnen zum Vorschein brachte; Ihrem Lieblingsonkel, der Ihnen in der schwierigen Phase der Pubertät beistand, als niemand sonst Sie verstehen wollte; einem alten Freund, der zu Ihnen stand, als alle anderen Sie kritisierten. Schreiben Sie ihnen und bringen Sie Ihre Dankbarkeit ganz konkret zum Ausdruck. Wenn es Ihnen angemessen und erschwinglich erscheint, können Sie der Person auch etwas schenken, beispielsweise mit Ihnen zusammen etwas zu unternehmen – essen gehen, ein Musical anschauen, ein Konzert anhören, eine Ausstellung besuchen oder ein Sportereignis ansehen.

14.9 Abschließende Entspannungsübung

Beschließen Sie die Sitzung mit der gleichen kurzen Entspannungsübung, die Sie auch für den Einstieg genutzt haben.

Weiterführende Informationen

Literatur

Emmons, R. A. & Stern, R. (2013). Gratitude as a psychotherapeutic intervention. *Journal of Clinical Psychology, 69* (8), 846–855.

Kaczmarek, L. D., Kashdan, T. B., Drążkowski, D. & Enko, J. (2015). Why do people prefer gratitude journaling over gratitude letters? The influence of individual differences in motivation and personality on web-based interventions. *Personality and Individual Differences, 75,* 1–6.

Post, S. & Neimark, J. (2007). *Why Good Things Happen to Good People: The Exciting New Research that Proves the Link between Doing Good and Living a Longer, Healthier, Happier Life.* New York: Random House.

Toepfer, S. M. & Walker, K. (2009). Letters of gratitude: Improving well-being through expressive writing. *Journal of Writing Research, 1* (3), 181–198.

Videos

An Experiment in Gratitude – The Science of Happiness – über die Kraft des Schreibens und darüber, einen Dankbarkeitsbrief vorzulesen: https://youtu.be/oHv6vTKD6lg

Virtual Gratitude Visit: Dr. Daniel Tomasulo erklärt, wie man einen Dankbarkeitsbesuch, für den die eigentlich addressierte Person nicht verfügbar ist, durchspielen kann: https://www.youtube.com/watch?v=izGmSvOmYXc

Weblinks

Website von Robert Emmons, einem der führenden Wissenschaftler auf dem Gebiet der Dankbarkeit: https://emmons.faculty.ucdavis.edu/

Geschichten über die außergewöhnliche Kraft der Dankbarkeit: http://365grateful.com/

Arbeitsblatt 8.1

Dankesbrief und Dankesbesuch

Erster Entwurf des Dankesbriefes

Schreiben Sie zunächst einen ersten Entwurf für Ihren Dankesbrief.

Liebe/r ______________________________

____

____

____

____

____

____

____

____

____

____

____

____

____

Wenn Sie den Entwurf fertiggestellt haben, führen Sie die Übung bitte zu Hause weiter (siehe unten).

Dankesbrief und Dankesbesuch

1. Arbeiten Sie Ihren begonnenen Dankesbrief weiter aus. Formulieren Sie bei Bedarf einzelne Stellen nochmals um. Achten Sie darauf, ganz konkret zu beschreiben, wofür Sie dankbar sind. Der Brief sollte in klaren Worten benennen, was die Person für Sie getan hat, und genau erklären, wie dies Ihr Leben beeinflusst hat. Schildern Sie der Person in Ihrem Brief auch, was Sie heute machen und wie oft Sie an ihre Hilfe denken.
2. Nachdem Sie die endgültige Version des Briefes fertiggestellt haben, unterschreiben Sie ihn, um seine Wichtigkeit zu unterstreichen.
3. Treffen Sie als nächstes eine Verabredung mit der betreffenden Person. Laden Sie sie zu sich ein oder besuchen Sie sie in ihrem Zuhause.
4. Es ist wichtig, dass Sie den nächsten Schritt dieser Übung von Angesicht zu Angesicht ausführen, nicht etwa schriftlich oder am Telefon. Erklären Sie den Zweck Ihres Besuches nicht im Voraus. „Ich möchte dich/Sie gern sehen“, reicht als Erklärung völlig aus.
5. Es sollte keine Rolle spielen, ob es bei dem Treffen etwas zu essen oder zu trinken gibt. Aber ein Gastgeschenk sollten Sie mitbringen: den unterschriebenen Brief. Wenn Sie und die andere Person Platz genommen haben, lesen Sie Ihren Brief langsam und laut vor, und zwar mit Ausdruck in der Stimme und Augenkontakt. Dann geben Sie der anderen Person Zeit zu reagieren. Denken Sie gemeinsam an die Ereignisse zurück, die diese Person für Sie bis heute so wichtig machen.

Kapitel 15

Sitzung 9 – Hoffnung und Optimismus

Überblick
In Sitzung 9 (zugleich der Beginn der dritten Phase der PPT) geht es darum, nicht das Schlechteste zu erwarten, sondern von bestmöglichen, realistischen Ergebnissen auszugehen. Die Klienten lernen, dass Probleme vorübergehender Natur sind, und auch, wie sich ein Gefühl der Hoffnung entwickeln lässt. Die zentrale PPT-Übung in dieser Sitzung lautet *Eine Tür schließt sich, eine andere öffnet sich.*
Inhalt
• Konzept und Hintergrund • Einleitende Entspannungsübung • Praktische Übung: *Eine Tür schließt sich, eine andere öffnet sich* • Reflexion und Diskussion • Fallbeispiele • Modifikationen • Kultursensibles Vorgehen • Aufrechterhaltung • Abschließende Entspannungsübung • Weiterführende Informationen
Materialien
• Arbeitsblatt 9.1: Türen öffnen sich

15.1 Konzept und Hintergrund

Sich eine andere, wünschenswerte Zukunft vorzustellen und Wege in diese Zukunft zu finden, gehört zu den bemerkenswertesten Fähigkeiten des Menschen. Hoffnung und Optimismus sind Teile dieser Fähigkeit. Häufig hören wir von unseren Klienten Aussagen wie: „Ich fühle mich wie festgefahren, meine Arbeit lässt mir einfach keine Entwicklungsmöglichkeit", „Ich wünsche mir, ein gutes Gefühl bezüglich meiner selbst zu haben, aber alles, was ich an mir entdecke, sind Fehler und Unzulänglichkeiten", „Ich habe alles probiert, aber nichts scheint zu funktionieren." Im Umgang mit tiefen Gefühlen der Verzweiflung gilt Hoffnung in verschiedenen psychotherapeutischen Traditionen als zentrales und lohnenswertes Ziel (Frank & Frank, 1991), weil Hoffnung und Optimismus im Kampf gegen psychische Erkrankungen eine wichtige Rolle spielen. Beide sind stark mit verbesserter körperlicher, emotionaler und psychischer Gesundheit assoziiert (Snyder, Cheavens & Michael, 2005; Segerstrom, 2007; Seligman, 1991; Visser et al., 2013).

Hoffnung ist die Vorstellung, erwünschte Ziele erreichen zu können (Snyder, 1994). Zum hoffnungsvollen Denken gehört die Überzeugung, dass sich Wege zu diesen Zielen finden lassen; sind einmal Wege gefunden, motiviert das auch dazu, sie zu beschreiten (Snyder, Rand & Sigmon, 2002). Optimismus kann als Attribution bezeichnet werden, also als eine Art und Weise, Ursachen von Ereignissen zu erklären (Seligman, 1991). Wenn Optimisten einen Fehlschlag erklären, dann schreiben sie (a) die Ursachen eher externen Faktoren zu, anstatt sich selbst die ganze Schuld zu geben; sie beziehen (b) Ursachen auf spezifische Ereignisse und nicht auf ihr gesamtes Leben; und sie begreifen (c) das Versagen als vorübergehend, nicht als dauerhaft. Nach einem anderen theoretischen Ansatz (Scheier & Carver, 1994) ist Optimismus eine zielgerichtete Disposition, die Menschen dazu befähigt, sich selbst als jemanden zu sehen, der sich auf erwünschte Ziele zubewegen kann. Trotz unterschiedlicher Definitionen dieser zentralen Konzepte hat die Forschung zu Hoffnung und Optimismus ein gemeinsames Leitthema: Hoffnung und Optimismus sind der Gegenentwurf dazu, sich selbst die Schuld an allem Schlechten zu geben, sie bringen uns erwünschten Zielen näher und führen über die systematische Veränderung eigener Attributionen zur Schaffung gangbarer Wege und erreichbarer Ziele. Wir glauben, dass es in der Psychotherapie im Wesentlichen darum geht, selbstschädigende Attributionen zu verändern und dafür wünschenswerte Denkweisen und Gewohnheiten zu kultivieren. Im Folgenden fassen wir einige zentrale Erkenntnisse der Forschung zu diesem Thema zusammen:

- Die vorliegenden Daten legen nahe, dass Optimisten in schwierigen Zeiten über ein geringeres Ausmaß an Belastung berichten, weil ihre Bewältigungsstrategien zu besseren Ergebnissen führen und weil sie die für eine gute Zukunft notwendigen Schritte unternehmen. Es gibt bemerkenswert wenige Hinweise darauf, dass Optimisten je schlechter dran wären als Pessimisten.
- Hoffnung und Optimismus sind gut erforscht. Sie helfen uns bei Rückschlägen und Widrigkeiten am besten. Sie sind Untersuchungsgegenstand Tausender wissenschaftlicher Studien, in denen es darum ging, die wichtigsten Elemente und Prozesse für die Behandlung und Prävention von Depressionen zu identifizieren (Cheavens, Michael & Snyder, 2005; Seligman, 1991). Hoffnung und Optimismus zu entwickeln gehört zu den mächtigsten Waffen gegen Depression. Optimisten und Pessimisten unterscheiden sich darin, wie sie Problemen begegnen und Widrigkeiten überwinden, was große Auswirkungen auf ihr jeweiliges Leben hat.
- Optimismus steht im Zusammenhang mit guter Moral, effektivem Problemlösen, akademischem, sportlichem, militärischem, beruflichem und politischem Erfolg, Beliebtheit, guter Gesundheit, hoher Lebenserwartung und der Abwesenheit von Traumata (Alarcon, Bowling & Khazon, 2013; Nes & Segerstrom, 2006).

15.2 Einleitende Entspannungsübung

Leiten Sie die Sitzung wie üblich mit einer kurzen Entspannungsübung ein (vgl. Anhang A sowie Arbeitsbuch/Online-Materialien). Gehen Sie anschließend die letzten Eintragungen im *Dankbarkeitstagebuch* sowie die zentralen Konzepte der letzten Sitzung durch.

15.3 Praktische Übung: Eine Tür schließt sich, eine andere öffnet sich

Die Übung dieser Sitzung (anhand von Arbeitsblatt 9.1: Türen öffnen sich; vgl. S. 201 sowie Arbeitsbuch/Online-Materialien) können Sie folgendermaßen einleiten:

> Kennen Sie das folgende Zitat von Winston Churchill?: „Ein Pessimist sieht die Schwierigkeit in jeder Gelegenheit, ein Optimist die Gelegenheit in jeder Schwierigkeit.“ Was sagt Ihnen dieses Zitat? Handeln Sie eher wie ein Pessimist oder wie ein Optimist?
>
> Optimismus geht mit positiven Gefühlen für die Zukunft ebenso wie für die Gegenwart einher. Der Optimist sieht das Gute im Schlechten. Optimistisch zu sein macht einen Menschen aber nicht dumm oder naiv, im Gegenteil – Optimismus kann harte Arbeit sein. Das Arbeitsblatt 9.1 (Türen öffnen sich) kann uns dies vor Augen führen. Denken Sie an Zeiten, in denen Sie keine Arbeit finden konnten oder Zurückweisung von jemandem, den Sie liebten, erfuhren. Wenn sich eine Tür schließt, öffnet sich jedoch fast immer eine andere Tür (Pine & Houston, 1993).

15.4 Reflexion und Diskussion

Nutzen Sie für die anschließende Reflexion und Diskussion der Übung die folgenden Fragen:

- Wenn Menschen nur sich selbst die Schuld an einem Rückschlag geben und darin ein für immer andauerndes Unglück sehen, das so gut wie alle Aspekte ihres Lebens beeinflusst, werden sie anfällig für Depressionen und viele andere psychische Probleme. Wie erklären Sie es sich, wenn Ihnen eine Sache nicht gelingt oder Sie ein Ziel nicht erreichen können, vor allem, wenn sich dabei eine Tür schließt (z. B. ein Rückschlag, eine verpasste Chance oder ernste Widrigkeiten)?

- Wie hat es sich auf Sie ausgewirkt, als sich eine Tür für Sie geschlossen hat? Was waren die negativen und positiven Folgen für Ihr Lebensglück und Ihr Wohlbefinden? Hielten sie lange an oder hatten sie Auswirkungen auf mehrere Lebensbereiche?
- Haben diese Folgen Ihnen auch etwas Positives gebracht? Was war das?
- Hat die Übung *Eine Tür schließt sich, eine andere öffnet sich* Ihre Flexibilität und Anpassungsfähigkeit verbessert?
- Meinen Sie, dass der bewusste Blick auf die Sonnenseite (eine Tür öffnet sich) Sie dazu bringen könnte, negative Erkenntnisse, denen Sie sich stellen müssten, nicht mehr so deutlich wahrzunehmen oder gar ganz zu übersehen?
- Was hat dazu geführt, dass sich eine Tür für Sie schloss, und was hat Ihnen dabei geholfen, eine andere Tür zu öffnen?
- Wie leicht oder schwer war es für Sie zu erkennen, dass eine Tür aufging, wenn auch vielleicht nur einen Spalt?
- Wofür steht bei Ihnen die geschlossene Tür heute?
- Sind Sie an den sich öffnenden Türen gewachsen? Gibt es Raum für noch mehr Wachstum? Wie könnte es aussehen?
- Denken Sie an Menschen, die Ihnen dabei halfen, Türen zu öffnen, oder die Ihnen gar Türen aufhielten, sodass Sie hindurchgehen konnten.
- Wünschen Sie sich immer noch, dass die Tür, die sich geschlossen hat, wieder aufgeht, oder ist es Ihnen inzwischen egal?

15.5 Fallbeispiele

Fallbeispiel: Antoine

Unter dem Einfluss von Alkohol und Drogen hatte der 37-jährige Antoine ungeschützten Geschlechtsverkehr mit einem anderen Mann. Sechs Monate später wurde bei ihm die Diagnose „HIV-positiv" gestellt. Der erfolgreiche Kunsthändler war fassungslos, er fühlte sich schuldig und immens überwältigt von der mächtigen Tür, die ihm aus seiner Sicht nun die Zukunft verschloss. In der Folge geriet er an den Rand des Selbstmords. Tatsächlich unternahm er einen Suizidversuch, wurde aber von einem „barmherzigen Samariter" gerettet. Ohne Hoffnung und wütend auf sich selbst, glaubte Antoine, nur noch auf seinen Tod warten zu können.

Während der traumafokussierten Arbeit im Rahmen einer Therapie schätzte Antoine auch seine Stärken ein. Kreativität sowie Sinn für das Schöne und Herausragende waren bei ihm die ausgeprägtesten Stärken. Er hatte immer Fotograf werden wollen. Antoine verkaufte sein Haus, zog in eine kleinere Wohnung und begann, Fotokurse zu belegen. Inzwischen hat er seine Symptome gut im Griff und reist rund um die Welt, um die alltäglichen Höhen und Tiefen von Männern mit HIV mit seiner Kamera einzufangen.

Fallbeispiel: Lauren

Die 23-jährige Lauren, bei der eine Borderline-Persönlichkeitsstörung diagnostiziert worden war, erzählte, die für sie bedeutsamste sich schließende Tür sei der Rauswurf aus ihrem Elternhaus gewesen. Anfangs habe sie viel Angst gehabt und sich völlig verlassen gefühlt, dann habe sie Aushilfsjobs angenommen, sich damit selbst über Wasser gehalten und sogar ihre Ausbildung selbst bezahlt. Lauren lernte zu kochen, zu putzen und mit einem kleinen Budget auszukommen. Als die Tür zu ihrem Elternhaus zuging, öffnete sich für sie die Tür zur Selbstständigkeit. In diesem Jahr machte Lauren ihren Abschluss, zwar nicht mit tollen Noten, aber mit interessanten Zukunftsplänen.

15.6 Modifikationen

Die größte Herausforderung, der sich Klienten gegenübersehen, wenn sie sich mit diesem Thema befassen, besteht darin, zu wissen, in welchen Situationen Optimismus der richtige Ansatz ist. Es gibt viele Situationen im Leben, in denen Vorsicht und kritisches Denken erforderlich sind. In der PPT werden die Klienten ermutigt, einen flexiblen bzw. „komplexen" Optimismus zu entwickeln. Das bedeutet z. B., sich für den Einsatz von Optimismus zu entscheiden, wenn weniger Depression, bessere Leistung oder mehr Gesundheit das Ziel sein sollen. Es kann aber auch bedeuten, nicht auf Optimismus zu setzen, wenn man zu dem Schluss kommt, dass eine klare Sicht auf die Dinge oder die Übernahme von Verantwortung angezeigt ist. Das bewusste Erlernen einer optimistischen Haltung greift unsere Werte und unser Urteilsvermögen nicht an; vielmehr befreit es uns von Beschränkungen, sodass wir unsere selbstgesetzten Ziele erreichen können. Dennoch sind die Vorteile des Optimismus nicht unbegrenzt.

Auch der Pessimismus hat zuweilen seine Berechtigung, sowohl in der Gesellschaft als auch in unserem eigenen Leben. Wir müssen den Mut haben, ihn auszuhalten, wenn die daraus folgende Perspektive sinnvoll ist (Seligman, 1991, S. 292). Zum Beispiel fördert Pessimismus unsere Bereitschaft, mögliche Gefahren zu erkennen und vorauszusehen sowie uns darauf vorzubereiten – Fähigkeiten, die vor allem im Hinblick auf gefährliche Situationen besonders wichtig sind. Bei widrigem Wetter könnte z. B. ein pessimistischer Mensch ein Flugzeug vor dem Start eher ein zweites Mal enteisen, weil er an die schlimmstmöglichen Folgen denkt, während ein Optimist dies vielleicht für unnötig hielte. Auf ähnliche Weise spielen fokussiertes Denken und eine begrenzte Auswahl von Verhaltensweisen in Bezug auf die vorliegenden Aufgaben bei Feuerwehrleuten und Chirurgen eine wichtige Rolle. Pessimismus ist funktional, wenn er sich bewusst auf bestimmte Dinge richtet; diffuser oder universeller Pessimismus dagegen ist nicht förderlich.

Es ist wichtig, dass Sie als Therapeut ein echtes Gefühl von Hoffnung und Optimismus bei Ihren Klienten erkennen und aufbauen können. Mögliche negative Einstellungen gegenüber der psychischen Gesundheit können dazu führen, dass Klienten ihre depressiven Symptome herunterspielen, ihre Chancen auf Genesung überschätzen oder subtile, aber ernstzunehmende Anzeichen in Bezug auf ihre emotionale Gesundheit leugnen oder kleinreden (Hunt, Auriemma & Cashaw, 2003; Tong, 2014). Andere wiederum weisen einen unrealistischen Optimismus bzw. einen Optimismus-Bias („optimistische Verzerrung") auf (Sedikides & Gregg, 2008): Damit ist die Tendenz gemeint, zu glauben, man sei hinsichtlich negativer Ereignisse weniger gefährdet als „der Durchschnitt", und dies unabhängig davon, ob man selbst depressiv ist oder nicht.

Hoffnung und Optimismus können ihre Wirkung am besten entfalten, wenn man realistisch einschätzen kann, was sich ändern lässt und was nicht. Manche Menschen haben einen schier grenzenlosen Optimismus und meinen, es sei alles möglich, wenn man nur ausdauernd mit positivem Denken dranbleibt. In der PPT geht es aber darum, Dinge zu ändern, die sich ändern lassen (z. B. Denken, Handeln, Reagieren, Interagieren). Hoffnung und Optimismus sind kein Wunschdenken, in dessen Rahmen davon geträumt wird, Dinge zu verändern, die sich nicht verändern lassen. Solche Fantasien lenken davon ab, sich auf realistische, erreichbare Ziele zu konzentrieren (Oettingen & Gollwitzer, 2009).

15.7 Kultursensibles Vorgehen

Bei Klienten, die sich übermäßige Sorgen machen, kann eine pessimistische Grundhaltung aus kulturellen Normen erwachsen sein, die Vorsicht und Selbstbeherrschung höher bewerten als Hoffnung und Tatendrang. Dies ist vor allem bei Menschen mit ostasiatischem Hintergrund zu beobachten. Solche Klienten können mit ihrem Pessimismus jedoch gut zurechtkommen. Sie haben geringe Erwartungen und gehen davon aus, dass die Dinge sich womöglich nicht so gut entwickeln werden wie gewünscht, und sie stellen sich alle möglichen negativen Ergebnisse vor, die eintreffen könnten. Dann spielen sie in ihrer Vorstellung verschiedene Szenarien für den Umgang mit möglichen Herausforderungen durch. Dies setzen sie so lange fort, bis sie ein klares Bild davon haben, welche Vorkehrungen sie treffen müssen, um die Wahrscheinlichkeit des Scheiterns zu verringern. Diese Strategie, die auch „defensiver Pessimismus" genannt wird, kann vor allem für Menschen mit sowohl ängstlichen als auch depressiven Tendenzen gut funktionieren (Norem & Chang, 2000).

Möglicherweise sprechen einige Klienten weniger auf das Erklärungsmodell des defensiven Pessimismus an, sondern eher auf die Hervorhebung der Stärken „Vorsicht" und „Umsicht". Daher ist es wichtig, dass Sie das Signaturstärkenprofil Ihrer Klienten gut kennen und verstehen, denn nur so können Sie sie darin unterstützen, negative und defizitorientierte Selbstkonzepte aufzugeben und eine mehr an ihren Stärken orientierte Sprache zu entwickeln, um sich selbst besser zu verstehen.

Hoffnung und Optimismus müssen ebenfalls im kulturellen Kontext betrachtet werden. Die chinesische Auffassung von Optimismus z. B. umfasst eher die Fähigkeit, gegebene Umstände im Leben zu akzeptieren, als zu erwarten, dass sich die Zukunft zum Positiven hin entwickeln wird (Lai & Yue, 2000). Eine eher „kollektive Orientierung" könnte die Entwicklung von Bescheidenheit und Selbstverleugnung verstärken.

15.8 Aufrechterhaltung

Die folgenden Tipps können Ihre Klienten darin unterstützen, das Gelernte aufrechtzuerhalten:

- Wenn Sie das nächste Mal von einer befreundeten Person bei einem Problem um Hilfe gebeten werden, suchen Sie nach den positiven Aspekten der Situation. Verwenden Sie keine allgemeinen Redewendungen wie „Schau auf die Sonnenseite des Lebens". Versuchen Sie stattdessen, diese Person auf ganz konkrete Möglichkeiten hinzuweisen, die sie allein vielleicht übersehen hätte.
- Um sich auch nach der Therapie, besonders in schwierigen Zeiten, Hoffnung und Optimismus erhalten zu können, erinnern Sie sich daran, wie Sie von der Psychotherapie profitiert haben, die ja im Wesentlichen auf der Stärkung von Hoffnung ba-

siert. Menschen begeben sich in Therapie, weil sie nicht über die Fertigkeiten verfügen, unerwünschte Aspekte ihres Verhaltens zu verändern, oder aber nicht genug Vertrauen in sich selbst haben, um ihre vorhandenen Fertigkeiten anzuwenden. Im Zuge des therapeutischen Prozesses lernen sie, ihre Fähigkeiten besser zu verstehen und zu nutzen bzw. neue Fertigkeiten zu erwerben. Verfügen sie bereits über entsprechende Fertigkeiten, unterstützt die Therapie sie darin, Selbstvertrauen und Motivation zu gewinnen (oder manchmal *zurück*zugewinnen), um diese Fähigkeiten auch einzusetzen. Dies geschieht über die Formulierung konkreter (Therapie-)Ziele und die Entwicklung eines Plans, um diese Ziele zu erreichen. Wenn es Ihnen das nächste Mal an Hoffnung und Optimismus mangelt, denken Sie daran, wie die Therapie Ihnen geholfen hat – wenn Sie Ihnen geholfen hat. Dies wird Sie in die Lage versetzen, die in der Therapie erlernten Fertigkeiten auf neue Herausforderungen in Ihrem Leben zu übertragen.
- Hoffnung und Optimismus aufrechtzuerhalten erfordert soziale Unterstützung und ein entsprechendes soziales Umfeld. Achten Sie darauf, sich mit Menschen zu umgeben, die nach vorne schauen und optimistisch sind. Sollten Sie einen Rückfall haben, können diese Menschen Ihnen helfen, Ihre Stimmung wieder zu heben. Versuchen Sie auch, Ihren Freunden bei Problemen auf ähnliche, positive Weise beizustehen.

15.9 Abschließende Entspannungsübung

Wir empfehlen, die Sitzung mit der gleichen kurzen Entspannungsübung zu beenden, mit der sie begonnen wurde.

Weiterführende Informationen

Literatur

Caprara, G. V, Steca, P., Alessandri, G., Abela, J.R. & McWhinnie, C.M. (2010). Positive orientation: explorations on what is common to life satisfaction, self-esteem, and optimism. *Epidemiologia E Psichiatria Sociale, 19,* 63–71.

Carver, C.S., Scheier, M.F. & Segerstrom, S.C. (2010). Optimism. *Clinical Psychology Review, 30* (7), 879–889. https://doi.org/10.1016/j.cpr.2010.01.006

Gilman, R., Schumm, J.A. & Chard, K.M. (2012). Hope as a change mechanism in the treatment of posttraumatic stress disorder. *Psychological Trauma: Theory, Research, Practice, and Policy, 4,* 270–277. https://doi.org/10.1037/a0024252

Giltay, E.J., Geleijnse, J.M., Zitman, F.G., Hoekstra, T. & Schouten, E.G. (2004). Dispositional optimism and all-cause and cardiovascular mortality in a prospective cohort of elderly Dutch men and women. *Archives of General Psychiatry, 61,* 1126–1135.

Jarcheski, A. & Mahon, N.E. (2016). Meta-analyses of predictors of hope in adolescents. *Western Journal of Nursing Research, 38* (3), 345–368. https://doi.org/10.1177/0193945914559545

Weis, R. & Speridakos, E.C. (2011). A meta-analysis of hope enhancement strategies in clinical and community settings. *Psychology of Well-Being: Theory, Research and Practice, 1* (1), 5. https://doi.org/10.1186/2211-1522-1-5

Yarcheski, A. & Mahon, N.E. (2016). Meta-analyses of predictors of hope in adolescents. *Western Journal of Nursing Research, 38* (3), 345–368. https://doi.org/10.1177/0193945914559545

Videos

Explanatory style: Erfahren Sie, wie Ihre Denkgewohnheiten Ihre Fähigkeit, stressreiche Einflüssen abfedern zu können, beeinflussen können: https://www.youtube.com/watch?v=q8UiXudooh8

TED-Talks von Neil Pasricha; er spricht darüber, wie sich jeden Tag ein wenig Optimismus in Bezug auf Dinge, die das Leben lebenswert machen, verbreiten lässt: http://www.ted.com/speakers/neil_pasricha

Seligman über Optimism bei BBC News Hardtalk: *HARDtalk Dr Martin Seligman 2:* https://youtu.be/nFzlaCGvoLY?list=PLB9036743C2E1866F (Video 2 von 3 Teilen)

Barbara Fredrickson spricht über ihr Buch *Positivity*, in dem es darum geht, was Positivität ist und warum sie von Herzen kommen muss, um wirken zu können: *Positive Emotions:* https://www.youtube.com/watch?v=Ds_9Df6dK7c

Weblinks

Eine Website über fantastische Dinge: http://1000awesomethings.com/

Neuigkeiten auf dem Gebiet der Positiven Psychologie: https://positivepsychologynews.com/

Testen Sie Ihren Positiv-Negativ-Quotienten (positivity ratio) auf der Website zu Barbara Fredricksons Buch *Positivity*: www.positivityratio.com

Arbeitsblatt 9.1 (Seite 1/2)

Türen öffnen sich

Schritt 1:

Notieren Sie unten Ihre eigenen Erfahrungen mit Türen, die sich geschlossen, und solchen, die sich geöffnet haben. Haben Sie die offenen Türen gleich gesehen oder hat es eine Weile gedauert, bis Sie sie entdeckt haben? Haben Enttäuschung, Traurigkeit, Verbitterung oder andere negative Gefühle wegen der geschlossenen Tür es Ihnen schwerer gemacht, eine offene Tür zu finden? Was können Sie in Zukunft tun, um die sich öffnende Tür schneller zu erkennen?

Denken Sie an drei Türen, die sich für Sie geschlossen haben. Welche anderen Türen gingen dafür auf? Versuchen Sie, Ihre Gedanken in Worte zu fassen:

1. Die bedeutsamste Tür, die sich je für mich geschlossen hat, war ______________________________

   ____

   ____

   Und die Tür, die sich dann öffnete, war ______________________________________

   ____

   ____

2. Eine Tür, die sich durch Pech und verpasste Chancen geschlossen hat, war ______________

   ____

   ____

   Und die Tür, die sich dann öffnete, war ______________________________________

   ____

   ____

3. Eine Tür, die sich durch Verlust, Zurückweisung oder Tod geschlossen hat, war ___________

   ____

   ____

   Und die Tür, die sich dann öffnete, war ______________________________________

   ____

   ____

Arbeitsblatt 9.1 (Seite 2/2)

Türen öffnen sich

Schritt 2:

In diesem Schritt werden Sie erkunden, welche Gründe Sie dafür sehen, dass sich eine Tür geschlossen hat. Wählen Sie eines der drei oben geschilderten Erlebnisse aus. Bewerten Sie die untenstehenden Aussagen in Bezug auf dieses Ereignis; kreuzen Sie hierfür die Zahl an, die am ehesten widergibt, wie Sie sich sowohl die geschlossenen als auch die sich öffnenden Türen erklären (1 = trifft gar nicht zu, 7 = trifft voll und ganz zu).

Die Tür, die sich für mich geschlossen hat, war die Tür Nummer ____________

1. Diese Tür schloss sich hauptsächlich meinetwegen. 1 ..... 3 ..... 5 ..... 7 .....

ODER

2. Diese Tür schloss sich hauptsächlich wegen anderer Leute oder äußerer Umstände. 1 ..... 3 ..... 5 ..... 7 .....

3. Diese oder ähnliche Türen werden für immer geschlossen bleiben. 1 ..... 3 ..... 5 ..... 7 .....

ODER

4. Diese Tür ist nur vorübergehend geschlossen. 1 ..... 3 ..... 5 ..... 7 .....

5. Diese geschlossene Tür macht mir mein ganzes Leben kaputt. 1 ..... 3 ..... 5 ..... 7 .....

ODER

6. Die geschlossene Tür wirkt sich nur auf diesen einen Teil meines Lebens aus. 1 ..... 3 ..... 5 ..... 7 .....

Zählen Sie die Werte für die Aussagen 1, 3 und 5 zusammen. Wenn die Summe 12 oder mehr beträgt, deutet dies darauf hin, dass Ihre Erklärungen für die geschlossenen Türen (Rückschläge, Fehler, Widrigkeiten) eher internalisiert (größtenteils auf Sie selbst zurückführbar), dauerhaft (nicht veränderbar) und übergreifend (viele andere Dinge im Leben mitbetreffend) sind.

Zählen Sie die Werte für die Aussagen 2, 4 und 6 zusammen. Ein hoher Wert deutet darauf hin, dass Ihre Erklärungen für geschlossene Türen als nicht internalisiert (external), nur vorübergehend und räumlich eingrenzbar (nicht alle Bereiche Ihres Lebens betreffend) gelten können. Nach Seligmans Modell der Attributionen (Forgeard & Seligman, 2012; Seligman 1991) kommen Menschen besser mit negativen Erfahrungen zurecht, wenn sie diese auf nicht interne (externe bzw. äußere), vorübergehende (variable) und räumlich eingrenzbare (spezifische) Faktoren zurückführen.

Kapitel 16
Sitzung 10 – Posttraumatisches Wachstum

Überblick
In Sitzung 10 geht es darum, tieferliegende Gefühle und Gedanken in Bezug auf ein traumatisches, bis heute belastendes Erlebnis zu explorieren. Dies geschieht mithilfe der PPT-Übung des *Expressiven Schreibens*.
Inhalt
• Konzept und Hintergrund • Einleitende Entspannungsübung • Praktische Übung: *Expressives Schreiben* • Reflexion und Diskussion • Fallbeispiele • Modifikationen • Kultursensibles Vorgehen • Aufrechterhaltung • Abschließende Entspannungsübung • Weiterführende Informationen
Materialien
• Arbeitsblatt 10.1: Expressives Schreiben

16.1 Konzept und Hintergrund

Als Folge eines traumatischen Erlebnisses entwickeln manche Menschen eine Posttraumatische Belastungsstörung (PTBS). Dieses Störungsbild bedarf einer fachgerechten Behandlung. Viele Menschen, die ein Trauma erlebt haben, entwickeln aber auch das, was man „posttraumatisches Wachstum" nennt. Es umfasst eine veränderte Sicht auf den Sinn des Lebens und auf die Bedeutung zwischenmenschlicher Beziehungen. Gleichzeitig hilft es, die von dem Trauma hervorgerufenen Gefühle von Verlust oder Hilflosigkeit abzumildern (Calhoun & Tedeschi, 2006). Forschungsergebnisse konnten zeigen, dass posttraumatisches Wachstum zu besseren Beziehungen, größerer Wertschätzung des Lebens, intensivierten persönlichen Stärken und vertiefter Spiritualität führen kann (Grace, Kinsella, Muldoon & Fortune, 2015; Roepke, 2015; Jayawickreme & Blackie, 2014). Des Weiteren legen die Ergebnisse nahe, dass Menschen mit posttraumatischem Wachstum

- ein wiedererstarktes Vertrauen in ihr Durchhaltevermögen und ihren letztlichen Erfolg entwickeln;
- bessere Beziehungen herausbilden – und dabei insbesondere entdecken, wer ihre wahren Freunde sind und auf wen sie sich wirklich verlassen können, wobei einige Beziehungen den Test bestehen, andere nicht;
- besser mit Intimität umgehen können und ein größeres Mitgefühl mit anderen Leidenden haben;
- eine tiefere, ausgefeiltere und befriedigendere Lebensphilosophie entwickeln.

Folgendes gilt es in Bezug auf posttraumatisches Wachstum zu beachten (Fazio, Rashid & Hayward, 2008):

- Spiritualität, Dankbarkeit, Freundlichkeit, Hoffnung und Tapferkeit fördern posttraumatisches Wachstum.
- Posttraumatisches Wachstum ist nicht immer angenehm: Es öffnet den Betroffenen die Augen dafür, wer ihre „wahren Freunde" sind und welche eher zu den „Schönwetterfreunden" gehören.
- Problemfokussierte Bewältigung, positive Neuinterpretation und positive religiöse Bewältigungsstrategien fördern posttraumatisches Wachstum.
- Die Zeit selbst hat keinen Einfluss auf das posttraumatische Wachstum; intervenierende Ereignisse und Prozesse fördern es allerdings, und es stabilisiert sich in der Regel im Laufe der Zeit.

16.2 Einleitende Entspannungsübung

Leiten Sie die Sitzung mit einer kurzen Entspannungsübung ein (vgl. Anhang A sowie Arbeitsbuch/ Online-Materialien). Besprechen Sie anschließend die Eintragungen im *Dankbarkeitstagebuch* und wiederholen Sie kurz die in der vorherigen Sitzung vermittelten zentralen Konzepte.

16.3 Praktische Übung: Expressives Schreiben

Seit mehr als zwei Jahrzehnten beschäftigt sich James Pennebaker mit der Frage, wie sich das Schreiben über ein traumatisches oder verstörendes Erlebnis auf Gesundheit und Wohlbefinden der Betroffenen auswirkt. Die von Pennebaker entwickelte Vorgehensweise, auch unter der Bezeichnung *Schreibtherapie* bekannt (Pennebaker & Evans, 2014), ist in mehr als 200 Studien untersucht worden; sie umfasst die Zusicherung von Vertraulichkeit in Bezug auf das Geschriebene (Smyth & Pennebaker, 2008). Pennebaker bat seine Studierenden, über eine ihrer traumatischsten oder verstörendsten Lebenserfahrungen zu schreiben. Die Studierenden wurden instruiert, das Erlebnis im Detail zu beschreiben und dabei ihre persönlichsten Reaktionen und tiefsten Emotionen auszuloten. Die dafür vorgesehenen Schreibphasen dauerten 15 bis 30 Minuten, und die Schreibübungen sollten an insgesamt drei bis fünf aufeinanderfolgenden Tagen durchgeführt werden.

Es konnte gezeigt werden, dass das expressive Schreiben über zurückliegende traumatische Ereignisse viele günstige Auswirkungen hat (Park & Blumberg, 2002; Pennebaker, 1997). Personen, die drei Tage hintereinander in einer Art Tagebuch schriftlich ihre persönlichsten Gedanken und Gefühle zu quälenden Erlebnissen artikuliert hatten, gingen in den darauffolgenden Monaten seltener zum Arzt, zeigten eine verbesserte Immunfunktion, litten weniger unter Depression und Belastung, erzielten bessere Noten und fanden im Fall einer Arbeitslosigkeit mit größerer Wahrscheinlichkeit eine neue Stelle. Das Schreiben über persönliche und bedeutsame Erfahrungen kann positive Auswirkungen auf die psychische Gesundheit haben (Cooper & Frattaroli, 2006). Das Offenlegen von Informationen kann Menschen dabei helfen, verstörende Ereignisse besser zu verstehen, die eigenen Emotionen besser zu regulieren und die Verbindung mit dem sozialen Umfeld zu stärken, was wiederum positive Effekte auf Gesundheit und Wohlbefinden nach sich zieht (Neimeyer, Burke, Mackay & van Dyke Stringer, 2010). Diese Effekte konnten kulturübergreifend nachgewiesen werden.

Der wesentliche Wirkmechanismus scheint der Schreibprozess selbst zu sein, der den Betroffenen hilft, das Geschehene zu verstehen, zu verarbeiten und ihm einen Sinn zu geben. Wird durch das Schreiben ein gewisser Sinn im Trauma erkannt, scheint dies auch die Anzahl und Intensität der intrusiven Gedanken über das Trauma zu reduzieren.

Die folgende Instruktion können Sie für die Übung des *Expressiven Schreibens*, für die Arbeitsblatt 10.1 (Expressives Schreiben; vgl. S. 211 sowie Arbeitsbuch/ Online-Materialien) benötigt wird, verwenden:

> Möglicherweise könnte beim Schreiben über Ihr schlimmestes traumatisches Ereignis die Furcht, jemand könnte Ihre Texte lesen, Ihre Ausdrucksfähigkeit hemmen. Um dem zuvorzukommen, sollten Sie Ihre Texte an einem sicheren Ort aufbewahren, sodass außer Ihnen niemand auf das Geschriebene Zugriff hat. Wenn Sie mit jemandem zusammenleben, wäre es möglicherweise sinnvoll, diese Person über den Sinn und Zweck dieser Übung aufzuklären und sie zu bitten, Ihre Privatsphäre zu respektieren.
>
> Verbringen Sie an vier aufeinanderfolgenden Tagen mindestens 15 bis 20 Minuten damit, einen detaillierten Bericht über ein traumatisches Erlebnis zu schreiben. Folgen Sie hierzu den Ausführungen auf Arbeitsblatt 10.1.
>
> Diese Übung stellt für Sie möglicherweise eine ziemliche Herausforderung dar. In den bisherigen

Sitzungen haben wir allerdings bereits einige schwierige Themen behandelt: Sie haben sich mit einer aktuellen Herausforderung befasst und Ihre Gedanken dazu aufgeschrieben und Sie haben sich offene und anhaltende negative Erinnerungen bewusst ins Gedächtnis gerufen. Diese Übungen haben hoffentlich Ihr Vertrauen gestärkt, dass Sie mit schwierigen Themen im geschützten Rahmen der Therapie umgehen können. Jetzt besteht das Ziel darin, dass Sie durch die Schreibübung neue Einsichten gewinnen - Einsichten, die Ihr persönliches Wachstum fördern können.

Sollten Sie beim Schreiben von Gefühlen und Gedanken überwältigt werden, legen Sie eine kurze Pause ein (max. zwei bis fünf Minuten). Kommen Sie zu sich, nehmen Sie dann aber unmittelbar die Schreibübung wieder auf. Versuchen Sie, die Schreibübung an allen vier Tagen durchzuführen und sie somit vollständig abzuschließen, und nicht nur an ein oder zwei Tagen zu schreiben.

16.4 Reflexion und Diskussion

Nutzen Sie die folgenden Fragen und Punkte für die Nachbesprechung der Übung des *Expressiven Schreibens:*

- Was war der schwierigste Teil der Schreibübung? Auch wenn es für Sie vielleicht schwierig war: Hat es sich Ihrer Meinung nach doch gelohnt?
- Einige unserer Reaktionen auf ein Trauma, große Widrigkeiten oder Verluste können so stark sein, dass wir die damit verbundenen Gefühle absichtlich meiden. Hat der Schreibprozess Ihnen geholfen, diese Vermeidung - falls vorhanden - zu erkennen?
- Hat das Schreiben Ihnen geholfen, mit Blick auf Ihr Leben ein Bild von persönlichem Wachstum zu entwickeln?
- Haben Sie das Gefühl von Heilung oder Wachstum gehabt, auch wenn der Schmerz durch das Trauma oder den Verlust noch immer da ist?
- Schreiben Sie über einige konkrete Handlungen oder Verhaltensweisen, die Sie bereits umgesetzt oder gezeigt haben oder die Sie planen und die posttraumatisches Wachstum erkennen lassen.
- Hat der Schreibprozesses Ihnen geholfen, die Kausalkette, die zu der traumatischen Erfahrung geführt hat, anders zu sehen? Falls ja, welche kausalen Verbindungen haben Sie neu entdeckt?
- Erkennen Sie Ihre Charakterstärken in Ihrem posttraumatischen Wachstum wieder?

16.5 Fallbeispiele

Fallbeispiel: Kane

Kane, ein 20-jähriger Klient, nahm erst an einer Einzel- und dann an einer Gruppen-PPT teil. Sein Zustand verbesserte sich deutlich und er erlebte eine erfolgreiche Genesung. Sechs Monate nach der letzten Sitzung beschrieb er seinen Genesungs- und Wachstumsprozess wie folgt:

„Der Prozess der Genesung und des Wachstums hin zu einem klaren, positiven Selbstgefühl ist wie die Suche nach der Sonne an einem bewölkten Tag. Die Sonne ist die wahre eigene Persönlichkeit. Menschen, die das Gefühl haben, kein klares Bild von sich selbst gewinnen zu können, reagieren darauf mit psychischem Leiden. Es gibt jedoch Anzeichen, die wir aufgreifen können und die uns der Sonne näherbringen. Auf diese Zeichen müssen wir achten, ohne ihnen aber allzu blind zu vertrauen. Es gibt nichts Erschütternderes, als sich voller Zuversicht in einer bestimmten Richtung auf die Suche zu begeben, nur um dann in einem Moment des Aufklarens feststellen zu müssen, dass die Sonne sich an einer vollkommen anderen Stelle befindet. Ich glaube, daher kommt ein großer Teil der Instabilität, von der wir genesen müssen. Deshalb ist es so wichtig, dass wir solche Fehler nicht mehr machen. Das soll nicht heißen, dass wir unserer Intuition nicht folgen sollen; es heißt nur, dass wir sie nicht zur Wahrheit erklären sollen. Wenn der Gegenstand unserer Suche von solcher Bedeutung ist wie ein in sich stimmiges Selbstgefühl, kann das die Intuition begleitende Gefühl trügerisch sein. Es ist das an die Wichtigkeit des Ziels gebundene Gefühl, das den Reiz der Intuition ausmacht, nicht unbedingt die Intuition selbst. Dies zu verwechseln ist ein Fehler, der sich für die Genesung als schädlich erweisen kann.

Schließlich besteht die größte und störendste Wolke im Leben der meisten Menschen wahrscheinlich in der Unfähigkeit, sich selbst zu verzeihen und zu akzeptieren. Es ist eine Sache, die eigene Persönlichkeit endlich klar vor Augen zu haben, aber noch etwas ganz anderes ist es, das neu Entdeckte mit Wohlwollen zu betrachten. Ich kann nur sagen, dass wir es wert sind, uns selbst zu akzeptieren. Es ist nichts grundsätzlich schlecht an uns, egal wie sehr wir auch davon überzeugt sein mögen. Uns selbst zu verzeihen heißt, uns selbst zu befreien. Keine Fesseln halten uns so gefangen wie die Urteile, die wir uns selbst auferlegen. Wir beschränken uns damit selbst auf Denk- und Verhaltensweisen, die schlecht für uns sind, bis wir lernen, uns dafür zu akzeptieren, wer wir sind. Befreie dich selbst, du hast es verdient.“

Fallbeispiel: Der verschlungene Weg zur Weisheit

Die 23-jährige, aus Südasien stammende Annie studierte Kunst und kreatives Schreiben. In ihrem ersten Studienjahr nahm sie an einer Gruppen-PPT teil, konnte sich aber nicht dazu durchringen, die Übung *Expressives Schreiben* durchzuführen. Fast drei Jahre später, kurz vor ihrem Abschluss, kam sie noch einmal für einige Einzelsitzungen zu uns und sagte, sie sei nun in der Lage, über ihr Trauma zu schreiben. Durch die Übung gewann sie neue Einsichten. (Weitsicht/Weisheit war eine von Annies Signaturstärken und ganz von sich aus thematisierte sie dies in ihrem Text.)

„Jeder von uns trägt eine Welt in sich, die sich immer um ein zentrales, konstruiertes ‚Ich‘ dreht, das zugleich Zeuge ist und der eigenen Erzählung Sinn verleiht. Hin- und hergeworfen von den Strömungen des Lebens, versuche ich, Halt zu finden. Dahinter steht das Versprechen des unermüdlichen Widerstehens, das ich mir schon als junges Mädchen gab. Als Kind hatte ich das Gefühl, eine Schwere heruntergeschluckt zu haben, die mir seitdem im Magen lag. Ich erinnere mich, wie ich nach langen Tagen der Hänseleien in der Schule in ein Zuhause voller durch Geschrei ausgetragener Kämpfe kam und mich möglichst unbemerkt in mein Zimmer schlich. Ich blickte hinaus aus dem Fenster auf die staubigen, gelben Straßenlaternen, während draußen das Leben weiter pulsierte. Jede Nacht zitterte mein kleiner Körper vor stillen Tränen und Scham, während ich um ein *Anderswo* betete, zu dem ich fliehen konnte, um eine Verwandlung, um eine Befreiung von meiner Hässlichkeit. Mehr als ein Jahrzehnt später ist mein Körper gewachsen, die Haut hat sich gedehnt, die Gebete sind verklungen.

Mir wurde klar, dass meine beharrlichen Versuche, weiterzukommen, wesentlich dafür waren, selbst einen Weg zu finden. Es ist ein Weg, der bei dem jungen Mädchen beginnt und wieder zu ihm zurückführt – bei dem Mädchen, das ich nicht betrauere, sondern dessen Hand ich sanft ergreife. Der Gang nach innen ist so zu einem Prozess der Wiederkehr geworden. Weisheit hat sich unlösbar mit einer Vision verbunden, die sowohl dem Auge als auch dem *Ich* gehört. Ein sensibles Herz und natürliche Neugier haben mich auf meine inneren Mechanismen eingestellt. Das Schreiben wurde für mich zum Mittel, um das Ausmaß und die Veränderungen meiner Gedanken und meiner Selbstwahrnehmung festzuhalten. Am Ende eines jeden Sommers hatte ich zwei Notizbücher mit gesammelten Geständnissen und gebündelten Erfahrungen gefüllt.

Durch das Schreiben kann ich mir vorstellen, wie ich auf einer Bühne stehe und nur eine einzige Zeugin habe: mich selbst. Ein leeres Blatt ist alles, was zwischen mir und dem Herausziehen der Messer aus meinen Wunden liegt. Der Gang nach innen erlaubte mir, meine Sehnsüchte, Verzweiflung und Hoffnungen in den Mittelpunkt zu rücken. Und doch muss ich mich nach so vielen Jahren immer noch selbst dazu bringen, inmitten all dieser Gefühle *weiterzugehen* und *präsent* zu sein. Weitsicht begreife ich als die Fähigkeit, sowohl nach innen als auch nach außen zu gehen. In solchen gewöhnlichen Momenten erhaschen wir vielleicht auch einmal einen kurzen Blick auf unser eigenes Wachstum. Es ist unsere Pflicht, unseren Geist fortdauern zu lassen. Wie Rainer Maria Rilke uns auf wundervolle Weise versichert:

‚Lass dir alles geschehn:
Schönheit und Schrecken.
Man muss nur gehn:
Kein Gefühl ist das fernste.‘“

Fallbeispiel: Henry

Der folgende Text wurde von einem jungen Klienten namens Henry verfasst. Er hatte unter sehr schwierigen Umständen sein Studium abgeschlossen, und am Ende gelang es ihm, eine Vollzeitstelle zu bekommen. Er nahm erst an einer Gruppen-PPT teil, anschließend nahm er eine Einzeltherapie in Anspruch.

Eine unbeschwerte Kindheit
In einem fernen Land; eines Tages brach ein Glaubens- und Klassenkampf aus
Und löschte seine Träume
Er sah menschliche Überreste
Die hinterließen untilgbare Narben auf seiner Seele
Sein Heim in tausend Stücke zerborsten
Seine Familie auf drei Kontinente verteilt, in mehreren Flüchtlingslagern

Fast ein Jahrzehnt lang wartete er in kalten Ecken
Mit nur einer winzigen Wärme der Hoffnung
Die ihn schließlich an das kalte, aber sichere kanadischen Ufer spülte
Er landete mit einem Fuß im Schnee und dem anderen in einem Supermarkt
Da stand er, Woche für Woche, jede davon sechzig Stunden
Auch an den Wochenenden, wenn die anderen jungen Leute Spaß hatten und feierten
Doch er arbeitete und gab jeden Penny für die Miete einer überfüllten Wohnung aus
Und bezahlte die Lebensmittel – für alle
Er sagte, ich gebe ihnen Essen, und trotzdem
Wenn er müde zurück in die Wohnung kam
Empfingen ihn Tiraden und Familienprobleme
Oft dachte er, war es das jetzt ...?
Einer seiner Kollegen dachte dasselbe und schied aus dem Leben
Ließ ihn am Rand der Existenz zurück, ohne Sinn, ohne Mittel zum Leben
„War es das jetzt?“... dieser Gedanke brachte ihn mehrfach in fensterlose, kalte Räume in der Psychiatrie
Wochenlang ... lebte er im Krankenhaus
Sein Geist beruhigt von einem Cocktail aus Drogen
Seine Seele zerfressen von einem Cocktail aus Diagnosen
Depression, PTBS, soziale Angststörung
Mit großer Skepsis begann er eine PTT-Gruppentherapie
Sein *Positiver Auftakt* endete mit der Zeile „Ich gebe nie auf“
Er dachte, er hätte bloß Stress und keine Stärken
Und war erstaunt, als andere seine Entschlossenheit und seine Widerstandskraft erkannten
Noch immer skeptisch, begann er, über diese Stärken nachzudenken
Er erzählte seine Geschichte von Neuem, diesmal stachen die Stärken neben den Stressfaktoren heraus
Während er die Geschichte erzählte, kreuzten viele Belastungen und Kämpfe seinen Weg
Doch jedes Mal sagte er: „Ich gebe nie auf.“

16.6 Modifikationen

Anne Marie Roepke (2014) weist ausgehend von der Literatur zum posttraumatischen Wachstum darauf hin, dass Therapeuten bei Themen, die das Potenzial für solches Wachstum bergen, besonders aufmerksam vorgehen sollten. Subtile oder ungewollte Kommentare oder Gesten können posttraumatisches Wachstum zunichtemachen, hingegen lässt es sich fördern, wenn Klienten dazu ermutigt werden, über solche Themen zu sprechen.

Übungen zum Wachstum – besonders im Zusammenhang mit einem Trauma – können bei Klienten zu der Erwartung führen, wachsen zu *müssen*. Mindern Sie diesen Druck, indem Sie den Fokus eher auf den Prozess als auf das Ergebnis legen.

Auch wenn sich bestimmte Themen in Bezug auf die Traumamanifestation aus früheren Studien ableiten lassen, können die Art und der zeitliche Verlauf der Manifestation sich von Person zu Person unterscheiden. Dies gilt insbesondere für heutige urbane und stark diverse Gesellschaften. Bei der Durchführung der PPT sollten Therapeuten bedenken, dass es wichtiger ist, das therapeutische Vorgehen an die Klienten anzupassen, um eine optimale therapeutische Behandlung gewährleisten zu können, als die hier beschriebene Übung unbedingt durchzuführen. Wenn Sie das Gefühl haben, die Übung könnte schädlich wirken oder den natürlichen Heilungs- oder Genesungsprozess stören, gehen Sie vorsichtig vor. Ebenso wichtig ist aber auch, sich bewusst zu machen, dass viele Klienten es vermeiden, traumatische Erfahrungen zu bearbeiten; die Übung *Expressives Schreiben* kann für diese Klienten eine Chance darstellen, sich im Rahmen eines strukturierten Prozesses doch mit ihrem Trauma auseinanderzusetzen. Erklären Sie, dass diese Übung das Potenzial birgt, eine klarere Sicht auf die Dinge zu entwickeln – dies kann es den Klienten ermöglichen, mit einem schmerzhaften Erlebnis abzuschließen und die positiven Errungenschaften, die sie möglicherweise in diesem Zusammenhang erworben haben, anzuerkennen.

Manchmal wollen wir absichtlich nicht in unserer Vergangenheit graben, wenn sie traumatische Erinnerungen enthält, weil die Beschäftigung mit dem Trauma und den damit verbundenen Emotionen nicht nur unangenehm ist, sondern uns auch die eigene Verletzlichkeit spüren lässt. Sollte dies bei Ihren Klienten der Fall sein, bitten Sie sie, sich für die Übung eine Umgebung zu suchen, die ihnen ein Gefühl der Sicherheit oder der vertrauensvollen Unterstützung gibt, und außerdem eine Tages- oder Jahreszeit zu wählen, zu der sie sich am besten fühlen (z. B. Frühling oder Sommer); auch sollten sie aktuell nicht mit externen Stressfaktoren (wie einer stressreichen Arbeitswoche, bevorstehenden Feiertagen, Angehörigen in Schwierigkeiten oder gesundheitlichen Problemen) zu kämpfen haben (Jelinek et al., 2010). Wenn es den Klienten angenehmer ist, können sie die erste Schreibsitzung auch im Therapieraum durchführen, mit der Option, dass Sie diesen zumindest vorübergehend verlassen.

Denken Sie daran, dass die schlimmsten Momente eines Traumas oft mit bruchstückhaften oder unvollendeten Gedanken verbunden sind, die im Rahmen der Schreibübung vielleicht nicht klar oder präzise artikuliert werden können. Das heißt allerdings nicht, dass die Übung nicht durchgeführt werden sollte; bitten Sie davon betroffene Klienten jedoch am besten schon im Verlauf der Übung (vor, während oder nach dem Schreiben), die Genauigkeit ihrer Erinnerungen selbst einzuschätzen.

Bedenken Sie auch, dass aktuelle externe Faktoren (Weltereignisse, bestimmte Meldungen in den Nachrichten usw.) den expressiven Schreibprozess beeinflussen können. So erzählte z. B. eine Klientin, dass die zunehmenden Berichte über sexuelle Übergriffe durch Prominente und Personen des öffentlichen Lebens bei ihr etwas nach oben gespült hätten. Ohne sich genau erinnern zu können, habe sie das Gefühl, in noch sehr jungen Jahren selbst ein derartiges Trauma erlitten zu haben. Therapeuten sollten daher sehr vorsichtig vorgehen und den Einfluss solcher externen Faktoren auf die – auf persönlichen Erinnerungen basierenden – Schilderungen des Traumas weder über- noch unterschätzen. Bedeutsame externe Stressfaktoren können uns leicht überwältigen, sodass die Übung nicht mehr optimal wirken kann.

In der Praxis

Realistischerweise sollte nicht erwartet werden, dass Veränderungen, die sich als Folge einer Übung zum posttraumatischen Wachstum ergeben, ewig anhalten oder zu einem vollständigen Wandel der Persönlichkeit führen.

1. Es kann schwierig sein, genaue Start- und Endpunkte zu benennen, die den Anfang oder das Ende des Wachstums markieren.
2. Denken Sie daran, dass manche Klienten aus verschiedenen Gründen, die sich ihrer Kontrolle entziehen, langfristig nicht weiterwachsen werden. Die regelmäßige Einschätzung mit einem validen und reliablen Messinstrument kann Veränderungen objektivieren.
3. Besprechen Sie auch weiterhin therapeutische Veränderungen mit den Klienten, ohne explizit nach Wachstum zu fragen. Dies erlaubt es Ihnen, den tieferen Kontext zu verstehen, in den die Klienten eingebettet sind.
4. Außerdem kann ein fortlaufendes Gespräch über Themen der Veränderung Ihnen helfen, zu erkennen, wann zusätzliche Ressourcen oder unterstützende Maßnahmen erforderlich sind, um das posttraumatische Wachstum zu erhalten und zu verstärken.

Im Laufe des letzten Jahrzehnts haben wir mit Hunderten von Klienten in Einzel- und Gruppentherapien gearbeitet. Das folgende Beispiel beschreibt eine Klientin, die posttraumatisches Wachstum entwickelte: Erica, eine junge Frau Ende 20, wurde jahrelang emotional und zeitweise auch körperlich von ihrem Ehemann misshandelt. Die Beziehungssituation verschlechterte sich noch weiter, als bei ihrem gemeinsamen Kind eine Entwicklungsstörung diagnostiziert wurde. Während ihr Mann auf diese schmerzhafte Tatsache mit Abwehr reagierte, akzeptierte Erica die Diagnose und ließ keine noch so kleine Chance ungenutzt, um die bestmögliche Unterstützung für ihr Kind zu organisieren. Im Zuge dieses Prozesses verschlechterte sich die Beziehung zu ihrem Mann, während Erica sich zu einer Fürsprecherin für Eltern von Kindern mit ähnlichen Entwicklungsproblemen entwickelte.

16.7 Kultursensibles Vorgehen

Es ist unerlässlich, genau auf die sprachlichen und psychischen Reaktionen von Klienten unter Berücksichtigung ihres jeweiligen kulturellen Hintergrundes zu achten. Über das empathische Zuhören hinaus könnten Klienten von Ihnen auch expliziten Rat, Handlungsvorschläge, Bewältigungsstrategien oder Hinweise auf kulturell angemessene Ressourcen erwarten. Reagieren Sie so, dass diese Bedürfnisse erfüllt werden, oder überweisen Sie solche Klienten an einen Fachkollegen, der über ein Verständnis der kontextuellen Aspekte des Traumas einschließlich der kulturellen, religiösen, sozialen und ökonomischen Umstände verfügt.

Seien Sie sich auch beim Einsatz dieser Übung kultureller Unterschiede beim Ausdruck von Emotionen bewusst; im Umgang mit Traumata gilt dies im besonderen Maße. Kulturen unterscheiden sich darin, welche Emotionen vordergründig ausgedrückt werden. In interdependenten Kulturen kommen zwischenmenschliche (interpersonelle) Emotionen viel häufiger zur Sprache, in individualistisch geprägten Kulturen dagegen werden häufiger intrapersonelle Emotionen in den Fokus gerückt (Cordaro et al., 2018). Achten Sie während der Arbeit mit dieser

Übung genau darauf, wie Klienten aus unterschiedlichen Kulturen ihre Gefühle ausdrücken, wie sich die mit diesen Gefühlen zusammenhängenden physiologischen Zustände verstärken und wie die Klienten Emotionen interpretieren, die mit Trauma und Wachstum in Verbindung stehen.

Hören Sie genau hin, ohne die Erfahrungen Ihrer Klienten durch eine bestimmte kulturelle Brille zu beurteilen. Therapeuten bietet sich hier eine gute Gelegenheit, ihre eigenen Stärken des Urteilsvermögens, der Neugier und sozialen Intelligenz zum Einsatz zu bringen.

16.8 Aufrechterhaltung

Um Veränderungen zu erzielen und zu fördern, können die folgenden Hinweise für Ihre Klienten hilfreich sein:

- Über ein traumatisches Ereignis zu schreiben kann eine Herausforderung sein. Das Trauma für sich zu behalten – ohne es auf adaptive Weise zum Ausdruck zu bringen –, kann sich jedoch als sehr schädlich erweisen. Deshalb ist es wichtig, dass Sie sich selbst vor und nach dem *Expressiven Schreiben* vor Augen halten, was Ihre primäre Absicht ist: die mentale Blockade zu durchbrechen, das Gedankenkarussell zu dem Trauma zu stoppen und – noch wichtiger – herauszufinden, ob das Trauma letztlich auch zu irgendwelchen positiven Veränderungen geführt hat.
- Diese Übung hat sowohl einen individuellen als auch einen zwischenmenschlichen Aspekt. Die bisherige therapeutische Grundlagenarbeit, die wir gemeinsam gemeistert haben, stellt eine wichtige Voraussetzung dafür dar, dass Sie dieses Unterfangen nun angehen können. Mit großer Wahrscheinlichkeit werden Sie Ihre Stärken Mut, soziale Intelligenz und Selbstregulation einsetzen müssen, um diese Aufgabe anzugehen. Um jedoch – insbesondere in Bezug auf die Bedeutung des Traumas und potenzielles Wachstum – langfristig Weisheit zu erlangen und diese beizubehalten, werden Sie von weiterer therapeutischer Unterstützung stark profitieren. Jemandem Gefühle anzuvertrauen, diese Gefühle in Worte zu fassen und Einsichten über potenzielles Wachstum zu gewinnen – all das geschieht am besten in einem sicheren, zwischenmenschlichen Kontext. Um die Wirkung dieser Übung möglichst auszuschöpfen, empfiehlt es sich, die Therapie noch für eine Weile fortzusetzen.
- Es ist auch wichtig, dass Sie nicht versuchen, Wachstum zu erzwingen. Erwarten Sie nicht, dass das Überleben eines Traumas größere positive Veränderungen in Ihrem Leben nach sich ziehen wird. Posttraumatisches Wachstum kommt zwar ziemlich häufig vor – auch wenn es längst nicht immer erkannt wird –, trotzdem kann es eine Weile dauern, bis es sich zeigt. Statt nach einem konkreten Anzeichen für solches Wachstum zu suchen, sollten Sie sich mehr auf Veränderungen konzentrieren, die fast „wie von selbst" eingetreten sein können. Zum Beispiel berichten die meisten Menschen nach einem traumatischen Ereignis vor allem drei Dinge (Roepke, 2015):
  - Sie verspüren einen wiedererstarkten Glauben an die eigene Fähigkeit, auch widrige Zeiten und Umstände zu überstehen.
  - Sie erleben eine Verbesserung in ihren Beziehungen – erkennen vor allem, wer ihre wahren Freunde sind, auf wen sie sich wirklich verlassen können und wie wichtig Beziehungen im Vergleich zu materiellen Dingen sind.
  - Sie kommen mit Nähe besser zurecht und verspüren mehr Mitgefühl mit Menschen, die leiden.

Prüfen Sie immer wieder einmal, ob Sie diese oder ähnliche Veränderungen auch bei sich feststellen können.

16.9 Abschließende Entspannungsübung

Beenden Sie die Sitzung mit der gleichen kurzen Entspannungsübung, die Sie zum Einstieg durchgeführt haben.

Weiterführende Informationen

Literatur

Bonanno, G.A. & Mancini, A.D. (2012). Beyond resilience and PTSD: Mapping the heterogeneity of responses to potential trauma. *Psychological Trauma, 4,* 74–83.

Fazio, R.J., Rashid, T., Hayward, H. & Lopez, S.J. (2008). Growth through loss and adversity: A choice worth making. In S.J. Lopez (Ed.), *Positive psychology: Exploring the best in people. Vol. 3: Growing in the face of adversity* (pp. 1–28). Westport, CT: Praeger.

Jin, Y., Xu, J. & Liu, D. (2014). The relationship between post traumatic stress disorder and post traumatic growth: Gender differences in PTG and PTSD subgroups. *Social Psychiatry and Psychiatric Epidemiology, 49* (12), 1903–1910.

Pennebaker, J.W. (2004). *Writing to Heal: A Guided Journal for Recovering from Trauma and Emotional Upheaval.* Oakland, CA: New Harbinger.

Roepke, A.M. (2015). Psychosocial interventions and posttraumatic growth: A meta-analysis. *Journal of Consulting and Clinical Psychology, 83* (1), 129–142. https://doi.org/10.1037/a0036872

Tedeschi, R.G. & McNally, R.J. (2011). Can we facilitate posttraumatic growth in combat veterans? *American Psychologist, 66,* 19–24.

Videos

Eine inspirierender Vortrag von Dr. Randy Pausch: *Randy Pausch reprising his "Last Lecture":* https://www.youtube.com/watch?v=p1CEhH5gnvg

Die Geschichte von Dick und Rick Hoyt, eines der beeinruckendsten Vater-Sohn-Teams, das am Ironman-Wettkampf teilgenommen hat: *Team Hoyt: I Can Only Imagine:* https://www.youtube.com/watch?v=cxqe77-Am3w

TED-Talk von Andrew Solomon: *How the worst moments in our lives make us who we are:* https://www.ted.com/talks/andrew_solomon_how_the_worst_moments_in_our_lives_make_us_who_we_are

Weblinks

James Pennebaker ist ein Pionier auf dem Gebiet des therapeutischen Schreibens: https://liberalarts.utexas.edu/psychology/faculty/pennebak

Manitoba Trauma Information & Education Centre: http://trauma-recovery.ca/resiliency/post-traumatic-growth/

Online-Artikel: *What doesn't kill us: Post-traumatic Growth:* http://www.huffingtonpost.com/stephen-joseph/what-doesnt-kill-us-post_b_2862726.html

Mobile App für PTBS-Betroffene: www.veterans.gc.ca/eng/stay-connected/mobile-app/ptsd-coach-canada

Arbeitsblatt 10.1

Expressives Schreiben

Benutzen Sie für diese Übung ein Notizbuch oder ein Tagebuch. Schreiben Sie darin einen ausführlichen Bericht über ein traumatisches Ereignis aus Ihrem Leben. Schreiben Sie an vier aufeinanderfolgenden Tagen jeweils täglich mindestens 15 bis 20 Minuten über dieses Ereignis. Verwahren Sie das Geschriebene an einem sicheren Ort, sodass niemand außer Ihnen darauf Zugriff hat.

Versuchen Sie, beim Schreiben loszulassen und Ihre tiefsten Gedanken und Gefühle in Bezug auf das Ereignis auszuloten. Sie können es zu anderen Bereichen Ihres Lebens in Beziehung setzen oder es auf eine konkrete Situation beschränken. Sie können an allen vier Tagen über das gleiche Ereignis schreiben oder verschiedene Erfahrungen thematisieren.

Halten Sie nach vier Tagen, in denen Sie täglich über das Ereignis geschrieben haben, schriftlich fest, ob diese Schreiberfahrung Ihnen geholfen hat:

- zu verstehen, was das Ereignis für Sie bedeutet,
- zu begreifen, welche Fähigkeiten Sie besitzen, um mit ähnlichen Situationen umzugehen,
- Ihre Beziehungen in einem anderen Licht zu sehen.

Kapitel 17
Sitzung 11 – Entschleunigung und Genuss

Überblick
In Sitzung 11 lernen die Klienten, gezielt das Tempo herunterzuschalten und ein Bewusstsein für den simplen Genuss zu entwickeln. Gleichzeitig lernen sie, das Positive achtsam wahrzunehmen. Die zentralen PPT-Übungen in dieser Sitzung sind *Entschleunigen* und *Genießen.*
Inhalt
• Konzept und Hintergrund: Entschleunigung • Einleitende Entspannungsübung • Praktische Übung: *Entschleunigen* • Reflexion und Diskussion • Konzept und Hintergrund: Genuss • Praktische Übung: *Genießen* • Reflexion und Diskussion • Praktische Übung: *Eine vorbereitete Genussübung* • Reflexion und Diskussion • Hausaufgabe: *Sich zum Genießen verabreden* • Reflexion und Diskussion • Fallbeispiele • Modifikationen • Kultursensibles Vorgehen • Aufrechterhaltung • Abschließende Entspannungsübung • Weiterführende Informationen
Materialien
• Arbeitsblatt 11.1: Strategien zum Entschleunigen • Arbeitsblatt 11.2: Arten des Genießens und Strategien für das Genießen • verschiedene Gegenstände für die Genussübung

17.1 Konzept und Hintergrund: Entschleunigung

In der heutigen Zeit des Multitasking ist Schnelligkeit zum ultimativen Ziel geworden. Der kanadische Journalist Carl Honore (2005) behauptet, wir lebten in einer Ära des Multitasking und seien süchtig nach Schnelligkeit. Mehr noch: Wir würden mehr und mehr in jede Minute unseres Lebens stopfen, z. B.:

- Blitzdiäten und Speed-Dating,
- Sofortnachrichten, Twitter,
- Drive-in-Schalter,
- Mikrowellengerichte,
- Crashkurse zum Erwerb von Fertigkeiten,
- Speed-Yoga und Speed-Meditation.

Wir führen ein Leben mit Turbolader, in dem sich jeder Augenblick anfühlt wie ein Wettlauf gegen die Zeit. Die Grundhaltung der Ungeduld hat jeden Winkel unserer Kultur erfasst, und wir sehnen uns nach einem Gegenmittel. Unser hektischer Lebensstil fordert seinen Tribut auf allen Gebieten, von Gesundheit, Ernährung und Arbeit bis zu unseren sozialen Beziehungen, Familien und der Umwelt. Forschungsergebnisse zeigen, dass Menschen, die sich kognitiv mit etwas beschäftigen, mit größerer Wahrscheinlichkeit egoistisch agieren, eine sexistische Sprache verwenden und in sozialen Situationen falsche Urteile treffen (Kahneman, 2011).

Viele Klienten berichten, dass sie tagsüber zwar viel erledigten, und das meiste davon schnell, sich aber immer noch gestresst, erschöpft und unzulänglich fühlten. Irgendwie würden sie nie an das Ende ihrer To-Do-Liste gelangen. Sie hätten den Eindruck, durchs Leben zu rasen, anstatt es tatsächlich zu *erleben*. In den letzten fünf Jahrzehnten wurde die westliche Kultur (und inzwischen auch der größte Teil vom Rest der Welt) von der Annahme fehlgeleitet, Schnelligkeit an sich sei gut. In manchen Situationen mag sie auch tatsächlich wünschenswert sein, doch in den letzten Jahren haben wir eine Phase der „sinkenden Erträge“ erreicht: Obwohl wir fast alles schneller erledigen, einschließlich des menschlichen Reifeprozesses, scheinen wir doch nicht glücklicher oder gesünder zu werden – ein Grund dafür, dass die Gegenbewegung mit dem Ziel der Entschleunigung verstärkt Aufmerksamkeit erfährt.

Immer mehr Menschen realisieren, was für ein Irrsinn das Leben im Schnelldurchlauf ist und dass sie, wenn sie ihr Tempo mit Bedacht verlangsamen, Dinge besser machen und dies vor allem auch mehr genießen. Ergebnisse aus der Neurowissenschaft zeigen, dass das Gehirn von Menschen, die sich in einem entspannten, ruhigen Zustand befinden, in einen tieferen, vielschichtigeren, nuancenreicheren Denkmodus schaltet (Kahneman, 2011). In der Psychologie wird dies als „langsames Denken“ bezeichnet. Künstler haben schon immer gewusst, dass man den Akt des kreativen Schaffens nicht beschleunigen kann, und zunehmend wird dies auch in Unternehmen erkannt. Wer arbeitet, braucht Zeiten der Entspannung, des Herunterkommens, der Stille, um kreativ und produktiv sein zu können.

Es sei an dieser Stelle angemerkt, dass unser Plädoyer für die Langsamkeit nicht bedeutet, dass wir Schnelligkeit grundsätzlich ablehnen. Hochgeschwindigkeitsinternet finden wir gut, auch Eishockey würde uns keinen Spaß machen, wenn es langsam vonstattenginge (auch wenn es dann wahrscheinlich ein bisschen höflicher zuginge), und es gibt Fristen für Projekte, die einzuhalten uns manchmal zu Recht eine Erhöhung des Tempos abfordern können.

Multitasking ist in unserer Gesellschaft ebenfalls allgegenwärtig. Was die meisten anspruchsvollen Aktivitäten angeht, ist unser Gehirn jedoch nicht für die gleichzeitige Erledigung mehrerer Aufgaben geschaffen. In Wirklichkeit vermag es bloß nacheinander zwischen den Aktivitäten hin- und her zu schalten, was es nach einer Weile auch recht gut kann (Carrier et al., 2015). Forschungsergebnisse deuten jedoch darauf hin, dass diese Art des Hin- und Herschaltens nicht sehr produktiv ist und dass Aufgaben, die so erledigt werden, tatsächlich *mehr* als zweimal so viel Zeit in Anspruch nehmen (Minear et al., 2013). Das ist der Grund, warum Projekte und Aufgaben, an denen wir arbeiten, länger brauchen, wenn wir ständig von Textnachrichten, Benachrichtigungen aus Social-Media-Kanälen und Eilmeldungen unterbrochen werden.

17.2 Einleitende Entspannungsübung

Führen Sie zu Beginn der Sitzung eine kurze Entspannungsübung durch (vgl. Anhang A sowie Arbeitsbuch/Online-Materialien). Besprechen Sie anschließend die Eintragungen im *Dankbarkeitstagebuch* und gehen Sie mit den Klienten gemeinsam die in der vorherigen Sitzung vermittelten zentralen Konzepte noch einmal durch.

17.3 Praktische Übung: Entschleunigen

Auf Arbeitsblatt 11.1 (Strategien zum Entschleunigen; vgl. S. 220 sowie Arbeitsbuch/Online-Materialien) finden sich sechs Strategien zur Entschleunigung. Gehen Sie jede einzeln mit Ihren Klienten durch. Dieser psychoedukative Ansatz in Form von konkreten Vorschlägen erleichtert es, das Konzept der Entschleunigung zu verstehen. Fragen Sie nach, wie die Klienten zu den einzelnen Strategien stehen.

17.4 Reflexion und Diskussion

Nach Abschluss der Übung bieten sich folgenden Fragen für die Reflexion und Diskussion an:

- Wenn Sie das Gefühl haben, ständig beschäftigt zu sein, wie schlägt sich dies in Ihrem Alltag nieder? Herrscht bei Ihnen ständige Zeitknappheit? Betreiben Sie Multitasking?

- Haben Sie das Gefühl, dass Datenflut, Zeitknappheit, Reizüberflutung, Leistungsabfall und Multitasking Anzeichen einer Überforderung durch ein Leben auf der Überholspur sind? Welche davon kennen Sie aus eigenem Erleben?
- Was genau macht Ihr Leben hektisch? Gibt es dafür Ihrer Meinung nach eher interne oder externe Gründe - oder eine Kombination aus beiden? Beispiele für interne Gründe sind eine ängstliche Persönlichkeit und das Vorhandensein von Angstsymptomen.
- Inwiefern hängt Ihre auf Arbeitsblatt 11.1 gewählte Strategie mit Ihren persönlichen Anzeichen für Hektik zusammen?
- Alle hier erwähnten Strategien zur Entschleunigung erfordern einen aktiven Einsatz. Welche konkreten Maßnahmen wollen Sie ergreifen? Wer könnte Sie bei der Umsetzung unterstützen? Wer könnte Sie behindern?
- Welche Stärken (entweder aus Ihrem Signaturstärkenprofil oder andere) können Sie einsetzen, um der von Ihnen gewählten Strategie zum Erfolg zu verhelfen?

17.5 Konzept und Hintergrund: Genuss

Fred Bryant (2003), ein Pionier auf dem Gebiet der Forschung zum Thema Genuss, definiert Genießen als achtsamen Prozess der Aufmerksamkeit und Wertschätzung für positive Erfahrungen im Leben. Bryant beschreibt verschiedene Aspekte des Genießens:

- Es gibt vier Arten des Genießens: schwelgen, dankbar sein, staunen und sich Gutes tun. Genießen stärkt die positiven Emotionen und verbessert das Wohlfinden.
- Indem wir Dinge oder Erlebnisse mit Freunden und Angehörigen genießen, können wir unsere Verbindungen zu diesen für uns bedeutsamen Menschen stärken.
- Genießen erfordert Anstrengung - wir müssen aktiv gegen den Druck, Multitasking anzuwenden und immer schneller immer weiter vorankommen zu müssen, ankämpfen.
- Je öfter wir ihn praktizieren, desto natürlicher erscheint uns der Genuss.

17.6 Praktische Übung: Genießen

Klienten können Genusserlebnisse bewusst herbeiführen und wertschätzen, um Positives zu erleben. Einige davon sind auf Arbeitsblatt 11.2 (Arten des Genießens und Strategien für das Genießen; vgl. S. 222) aufgeführt. Zusätzlich werden auf diesem Arbeitsblatt Strategien genannt, die das Genießen erleichtern können. Besprechen Sie die verschiedenen Vorschläge und Techniken mit Ihren Klienten; sicherlich werden sie mit einigen mehr anfangen können als mit anderen.

17.7 Reflexion und Diskussion

Nach Abschluss der Übung bieten sich folgende Fragen für die Reflexion und Diskussion an:

- Welche der vier Arten des Genießens (schwelgen, dankbar sein, sich Gutes tun, staunen) würden Sie am Häufigsten umsetzen und in welchen Situationen?
- Gibt es weitere Genusserlebnisse oder Strategien, die hier nicht aufgeführt sind, die Sie aber bereits erlebt oder angewendet haben oder die Sie gern verfolgen würden?
- Gibt es irgendwelche Faktoren, die Sie davon abhalten, die in Arbeitsblatt 11.2 aufgeführten Arten und Strategien des Genießens umzusetzen?
- Genießen erfordert Übung: Was könnten Sie tun, um Ihre Genusspraxis auszuweiten?

17.8 Praktische Übung: Eine vorbereitete Genussübung

Bringen Sie zu dieser Sitzung verschiedene angenehme Gegenstände mit (z.B. Souvenirs, Steine, Gegenstände, mit denen sich melodische und/oder angenehme Geräusche produzieren lassen, Federn, Blumen, Lebensmittel, Bilder oder Postkarten von schönen Landschaften). Erkundigen Sie sich vorab bei Ihren Klienten, ob eventuelle Allergien vorhanden sind, und verzichten Sie auf entsprechende Gegenstände. Breiten Sie die Objekte auf einem Tisch aus; in einer Gruppentherapie sollte dieser von allen Teilnehmenden gut einsehbar sein, in einer Einzeltherapie sollten die Gegenstände direkt vor oder neben dem Klienten platziert werden.

- Besprechen Sie die verschiedenen Arten des Genießens und die Strategien für das Genießen von Arbeitsblatt 11.2.
- Bitten Sie die Klienten, mindestens einen der Gegenstände auszuwählen und mithilfe einer oder mehrerer der vorgestellten Strategien Genuss zu üben.
- Bitten Sie die Klienten, gedanklich festzuhalten, was sie während der Genusserlebnisse verspüren.

- Regen Sie an, dabei so viele Sinne wie möglich zu nutzen.
- Geben Sie den Klienten drei bis fünf Minuten Zeit für die genussvolle Beschäftigung mit den gewählten Gegenständen.

Der nächste Schritt besteht darin, das Erlebnis mit jemandem zu teilen. In einer Gruppentherapie können die Klienten der neben ihnen sitzenden Person davon berichten; in einer Einzeltherapie kann das Erlebte dem Therapeuten berichtet werden. Bitten Sie die Klienten, die Art des Genusserlebnisses und die verwandte Strategie beim Namen zu nennen. Nach Abschluss der Übung sollte das Erlebte mithilfe der untenstehenden Fragen nachbesprochen werden.

17.9 Reflexion und Diskussion

Besprechen Sie die in der Sitzung durchgeführte Genussübung anhand der folgenden Fragen:
- Wie viele Ihrer Sinne haben Sie beim Genießen der gewählten Gegenstände nutzen können?
- Haben Sie versucht, sich auf bestimmte sensorische Eigenschaften der Gegenstände zu konzentrieren und andere dabei auszublenden?
- Verspürten Sie beim Genießen den Drang, einen Gegenstand abzulegen und zu einem anderen überzugehen?
- Haben Sie sich dabei wohl gefühlt und konnten Sie die Sache entspannt angehen? Was haben Sie getan, um sich zu entspannen? Entspannen Sie sich häufiger auf diese Weise?
- Ist Ihnen beim Genießen der Gedanke gekommen, der gewählte Gegenstand könnte besser sein? Was hat diesen Impuls in Ihnen ausgelöst?
- Hat Ihnen die Übung Freude bereitet? Was hat dazu geführt?

17.10 Hausaufgabe: Sich zum Genießen verabreden

Zur weiteren Verbesserung der Genussfähigkeit sollten die Klienten die folgende Aktivität zu Hause durchführen. Im Anschluss daran sollten die in Abschnitt 17.11 aufgeführten Fragen in Bezug auf das Erlebte reflektiert und schriftlich beantwortet werden.

Verabreden Sie sich mit einer anderen Person, um gemeinsam etwas zu genießen. Planen Sie diese Aktivität vorab. Sie können die Verabredung mit Ihrem Partner, einer Freundin oder einem Angehörigen treffen. Sie können z. B. einen Freund zu sich nach Hause zum Eisessen einladen (und vorher ein paar besonders gute Sorten besorgen); Sie können zusammen einen Film schauen, den Sie beide mögen, oder Ihre Lieblingsmusik hören (mit dem Ziel, so aufmerksam wie möglich den Film zu verfolgen oder die Musik anzuhören und dabei so viele Sinne wie möglich zu nutzen, um den Film oder die Musik umfassend wertzuschätzen); Sie können im Freien sitzen und die Natur um sich herum genießen und/oder, falls Sie eine entsprechende Vorrichtung haben, ein Lager- oder Kaminfeuer anmachen; Sie können sich aber auch einfach Zeit zum Reden nehmen (und dabei interessiert, aufmerksam und wertschätzend sein). Seien Sie bei dieser Übung kreativ und planen Sie eine Aktivität, die mindestens eine Stunde gemeinsames Erleben möglich macht. Schreiben Sie anschließend einen Bericht über das Erlebnis; nutzen Sie hierfür die im Folgenden aufgeführten Fragen.

17.11 Reflexion und Diskussion

- Hat Ihnen die Genuss-Verabredung gefallen? Falls nicht, was hat Sie davon abgehalten, sie zu genießen?
- Hatte die bewusste Planung Auswirkungen auf den Genuss? Glauben Sie, dass eine spontane Ausführung zu einem anderen Ergebnis geführt hätte?
- Wie selten sind solche Verabredungen derzeit in Ihrem Leben?
- Haben Sie versucht, alle sensorischen Aspekte des Erlebnisses (Anblick, Geräusche, Gerüche usw.) bewusst wahrzunehmen?
- Haben Sie während des Erlebnisses an andere Dinge gedacht (Probleme, Sorgen, unerledigte Aufgaben und Ähnliches)?

17.12 Fallbeispiele

Fallbeispiel: Sophia genießt das Kochen

Sophia, eine 23-jährige Klientin mit Symptomen einer Borderline-Persönlichkeitsstörung, nahm an einer PPT-Gruppenintervention teil. Sie berichtete über häufige Gereiztheit und Ruhelosigkeit. Die meisten PPT-Übungen empfand sie als mäßig hilfreich; sie stellte jedoch fest, dass sie vom Konzept der Genussfähigkeit am meisten profitierte. Sie hatte häufig Streit mit ihrem Freund über Alltagsthemen, vom richtigen Verstauen des Bestecks beim Ausräumen des Geschirrspülers bis zur Wahl des abendlichen Fernsehprogramms. Obwohl die Beziehung im Ganzen stabil war, taten die täglichen Unstimmigkeiten der gemeinsam verbrachten Zeit nicht gut. Sophia kochte ausgesprochen gern. Im Rahmen der Genuss-Übung überraschte sie ihren Freund Sami mit seinem indischen Lieblingsgericht. Sie beschrieb das Erlebnis wie folgt:

„Nachdem ich die verschiedenen Arten des Genießens kennengelernt hatte, beschloss ich, etwas zu wählen, das mir *und* Sami gefallen würde. Letztes Wochenende musste er den ganzen Tag arbeiten. Das gab mir Gelegenheit, als erstes zum indischen Supermarkt zu gehen und die Zutaten zu besorgen. Besonders schön war es, an den vielen Gewürzen zu schnuppern, vom scharfen Kreuzkümmel bis zum sanften Kurkumapulver – all das schärfte meine Sinne. Ich kaufte so viele Originalzutaten, wie ich bekommen konnte. Als ich zurück in unsere Wohnung kam, beschloss ich, immer nur einen Gang auf einmal zu kochen, um Aromen und Zubereitung richtig auskosten zu können. Mit meiner indischen Lieblings-Instrumentalmusik im Hintergrund, mahlte ich die Gewürze für Garam Masala. Die ganze Küche füllte sich mit duftenden Aromen. Ich nahm mir Zeit, putzte das Gemüse, schnitt es klein, bereitete es zu und führte jeden einzelnen Schritt betont langsam aus. Sami war angenehm überrascht. Wir aßen in aller Ruhe und genossen jeden Bissen. Es war ein so gutes Erlebnis, dass Sami und ich beschlossen, abwechselnd jeweils eine so gute Mahlzeit pro Monat zu kochen."

Reflexion: „Ich weiß natürlich, dass eine Mahlzeit mein Leben – und auch das von Sami – nicht ändern wird, aber mir ist dabei klargeworden, dass ein solches Essen von Zeit zu Zeit mir doch helfen kann, meine Stimmung besser in den Griff zu bekommen. Ich habe eigentlich immer gern gekocht und neue Rezepte ausprobiert. Nachdem mir beim letzten Mal jedoch kleinere Ärgernisse die Stimmung verhagelt hatten, hatte ich keine Lust mehr zu kochen und daher keinen weiteren Versuch mehr gestartet. Das Erlebnis an diesem Wochenende half mir jedoch, zwei Dinge zu erkennen: Erstens kann ich es mir auch allein gut gehen lassen; ich brauche weder andere Menschen noch irgendwelche aufregenden Dinge oder Aktivitäten, um mich gut zu fühlen. Es geht mir gut, wenn ich etwas Praktisches mache, das ich gut kann, für das ich mir aber trotzdem Mühe geben muss. Zweitens wurde mir klar, dass unser Essen am Wochenende mich so positiv gestimmt hatte, dass ich am nächsten Tag mit kleineren Schwierigkeiten viel besser zurechtkam. Vielleicht muss ich tatsächlich absichtlich solche guten Momente planen, damit es mir besser geht."

Fallbeispiel: Ayseeha lindert ihre depressiven Symptome durch bewussten Genuss

Die 24-jährige Ayseeha, eine Klientin mit perfektionistischen Tendenzen, suchte wegen schwerer, rezidivierender Depressionen eine Einzeltherapie auf. Nach einigem Zögern willigte sie ein, ein *Dankbarkeitstagebuch* zu führen. Die folgenden, daraus entnommenen Eintragungen beziehen sich auf Ayseehas Genusserlebnisse.

Sonntag	• Habe mich sehr darüber gefreut, dass meine Mutter mir einen wunderschönen Schal aus meinem Lieblingsladen mitgebracht hat. • Mein Bruder hat mir diesen superleckeren Jalapeño-Cheddar-Dip mit Suchtfaktor zum Probieren gegeben.
Montag	• Regen: Alles glänzt so schön, als hätte der Regen die ganze staubige Stadt mal so richtig blank geputzt. • Alle Busse, Züge und Straßenbahnen pünktlich – Wow!
Dienstag	• Auch heute den Regen genossen. • Eine neue, teure Sorte griechischen Joghurt gekauft und mit Knuspermüsli gegessen, so lecker!
Mittwoch	• Meine Mutter hat anerkennend bemerkt, dass ich jetzt eine erwachsene Frau und kein Kind mehr bin. • Den Gedanken genossen, dass ich über mein Leben bestimmen kann, ohne mich schuldig zu fühlen.
Donnerstag	• Pünktlich zum Unterricht gekommen. • Eine gute Diskussion über eines meiner Lieblingsthemen mit den anderen geführt; war ganz erstaunt, wie reif viele meiner Mitstudierenden sind – ich dachte, diese Themen seien ihnen allen egal.
Freitag	• Endlich Freitag! Musste nicht in den Kurs und habe ausgeschlafen.
Samstag	• Sehr genossen, nichts tun zu müssen.
Sonntag	• Lang geschlafen und dann mit meiner Schwester und meiner Mutter einen gemütlichen Bummel gemacht.

17.13 Modifikationen

Auch wenn es den meisten Menschen erstrebenswert erscheinen mag, können depressive Klienten das Genießen als bedrohlich empfinden, weil sie fürchten, ihren negativen Attributionsstil nicht unter Kontrolle zu haben oder sich in der kurzen Zeitspanne, in der sie achtsam sein sollen, allzu leicht ablenken zu lassen. Versuchen Sie einzuschätzen, was Ihre Klienten daran hindern könnte, sich auf Genusserlebnisse einzulassen, und überlegen Sie gemeinsam mit ihnen, wie sich diese Hindernisse überwinden ließen.

Beim Genießen ist es wichtiger, ein schönes Erlebnis auszukosten, als ein Gefühl von Kontrolle zu haben. Helfen Sie den Klienten, die positiven Gefühle, die ihnen aus der Hausaufgabe erwachsen, zu spüren und wertzuschätzen.

Manche Klienten haben auch Probleme mit dem Genießen, weil sie Schnelligkeit gewohnt sind. Das Tempo herunterzuschrauben fällt leichter, wenn vorgegeben wird, *wie* langsam etwas getan werden soll (z. B. beim Essen „zwei Bissen pro Minute nehmen"). Zusätzlich kann ein Erlebnis in kleinere Einheiten aufgeteilt werden. Vorab lässt sich z. B. eine kleine Liste aller zu erwartenden Sinneswahrnehmungen erstellen, sodass der Klient jeden Aspekt auf der Liste einzeln durchgehen kann.

Bedenken Sie beim Besprechen von Genusserlebnissen, dass Begebenheiten ein eigenes Tempo haben; so sind beispielsweise bestimmte Erlebnisse von ihrem Wesen her kurzlebig (eine Sternschnuppe sehen, einen seltenen Vogel beobachten o. Ä.). Auch können Klienten bestimmten Aspekten eines Erlebnisses unterschiedliche Wichtigkeit beimessen, z. B. bei einer Weinprobe den dazu angebotenen Käse mehr genießen als den Wein. Ähnlich können individuelle Persönlichkeitsmerkmale das Genusserlebnis beeinflussen. Für einige ist das Besteigen eines Berges und der Ausblick vom Gipfel der ultimative Genuss, für andere ist es das Surfen auf einer „perfekten Welle", für wieder andere das Putzen, Hacken, Braten, Dünsten und Würzen der Zutaten ihrer Lieblingssuppe. Ein Genusserlebnis kann komplex oder einfach sein. Manche Klienten konzentrieren sich stark nur auf einen oder zwei Aspekte, während andere die Gesamtwirkung der verschiedenen einzelnen Elemente wahrnehmen (z. B. einen majestätischen Panoramablick in der Natur, das von einem virtuosen Musiker aufgeführte Stück, die Aufführung eines Musicals).

Aufmerksamkeitsstörungen können ein weiterer Grund dafür sein, dass manche depressiven Klienten mit dem Genießen eines angenehmen Erlebnisses Mühe haben. Aufmerksamkeit ist eine endliche Ressource. Achten Sie genau darauf, wie viel davon Ihre Klienten auf den Genuss richten. Sie zu lehren, Ablenkungen auszublenden oder zu ignorieren, kann ihnen dabei helfen, sich besser auf die positiven Aspekte eines Erlebnisses zu konzentrieren. Es kann außerdem ihre Angst und die falsche Annahme dämpfen, auf alle Aspekte achten zu müssen. Erinnern Sie Ihre Klienten immer wieder daran: Genuss geht – per definitionem – langsam vonstatten.

17.14 Kultursensibles Vorgehen

Klienten aus Kulturen, die von schnell getakteter Technologie angetrieben werden, könnte es schwerfallen, den Wert der Entschleunigung nachzuvollziehen. Schließlich scheint ihr Erfolg bei der Arbeit und in anderen Lebensbereichen nicht zuletzt durch ihre Schnelligkeit bestimmt zu werden. Für solche Klienten ist es wichtig, zu verstehen, dass man in Situationen, in denen es um Produktivität geht, durchaus schnell sein kann, es daneben aber auch immer Zeiten geben sollte, in denen man in einen langsameren Gang schaltet, um für sich selbst zu sorgen sowie Aktivitäten und Erlebnisse wirklich genießen zu können.

Nicht alle Kulturen sind so zeitfixiert und schnell getaktet wie die westliche. Klienten aus anderen Herkunftskulturen können bereits von Haus aus mit einem langsameren Tempo vertraut sein. Fragen Sie nach und modifizieren Sie die Anweisungen entsprechend den jeweiligen kulturellen Erwartungen.

Je nach kulturellem Hintergrund zeigen Klienten mit psychischen Problemen unterschiedliche Genussvorlieben. Im Vergleich zu Menschen aus Ostasien befürworten Nordamerikaner z. B. stärker kognitive und verhaltensorientierte Strategien, die darauf abzielen, positive Erfahrungen zu verstärken oder zu verlängern (z. B. Selbstbeglückwünschung, Verhaltensaktivierung; Nisbett, 2008). So beginnen, wie auch in vielen europäischen Ländern, die Vorbereitung und Vorfreude auf Feiertage wie Weihnachten, Ostern, den Valentinstag und Halloween z. T. schon Wochen vor dem jeweiligen Fest und erweitern so die eigentliche Zeit des Feierns. Klienten aus Ost- und Südasien, Lateinamerika, dem Mittleren Osten und Osteuropa wiederum haben ihre eigenen kulturellen Feste wie Diwali, Eid al-Adha, Kwanzaa oder Hanukkah und gehen diese sicherlich ebenfalls mit ähnlicher Vorfreude und Vorbereitung an.

17.15 Aufrechterhaltung

Die folgenden Empfehlungen können Ihre Klienten darin unterstützen, ihre Genussfähigkeit zu steigern bzw. die erreichten Fortschritte zu sichern:

- Genuss erfordert Übung. Erstellen Sie eine ganz persönliche Liste von Maßnahmen, die das Genießen für Sie erleichtern, vertiefen und nachhaltiger machen können.
- Einige von uns haben Probleme mit dem Genießen, weil wir zu viel über unsere Handlungen nachdenken und unsere Sinneswahrnehmungen wie Berühren, Riechen oder Hören deshalb nicht vorbehaltlos spüren und uns auf sie einlassen können.
- Wenden Sie sich achtsam allen Aspekten eines Genusserlebnisses zu, auch den gedanklichen, emotionalen und Verhaltensaspekten. Sich allzu sehr auf Gefühle oder Gedanken zu konzentrieren, könnte das Genusserlebnis schmälern.
- Die Übungen *Entschleunigen* und *Genießen* haben einen grundlegend positiven Fokus. Wenn Sie sich nicht gut fühlen, versuchen Sie, Ihre negativen Gedanken und Gefühle für eine Weile beiseite zu schieben, damit Sie von diesen Übungen stärker profitieren können. Vielleicht können Sie die Ablenkungsstrategie aus Sitzung 5 (vgl. Arbeitsblatt 5.1) verwenden, um die Genusserlebnisse optimal auszukosten.
- Eine gute Möglichkeit, die Motivation für Genusserlebnisse aufrechtzuerhalten ist, diese möglichst abwechslungsreich zu gestalten und immer mal wieder zu variieren. Sie können z. B. bewusst ein paar schöne Stunden mit jemandem aus Ihrem Freundes- oder Familienkreis verbringen. Wählen Sie dafür eine Aktivität, die Sie beide mögen. Es kann etwas ganz Einfaches sein wie ein ruhiges Gespräch in einer ablenkungsfreien Umgebung, ein gemeinsamer Kinobesuch oder ein Spaziergang. Versuchen Sie, das Zusammensein im Hier und Jetzt zu erleben, ohne sich um Vergangenheit oder Gegenwart Sorgen zu machen.
- Verbringen Sie etwas Zeit allein. Dies kann eine halbe Stunde oder ein ganzer Tag sein. Hören Sie Ihre Lieblingsmusik, erkunden Sie einen Park, gehen Sie in ein neues Restaurant oder lesen Sie einfach ein Buch Ihrer Wahl. Achten Sie dabei genau auf Ihre Sinneswahrnehmungen. Was sehen, riechen, hören Sie um sich herum?
- Schnelligkeit ist nicht unbedingt schlecht, aber eben auch nicht immer gut. Manchmal kann es angezeigt sein, schnell zu arbeiten, doch meistens ist unser Gehirn in entspanntem Zustand beim Lösen komplexer Aufgaben kreativer und produktiver.
- Um auch auf lange Sicht den Genuss nicht aus den Augen zu verlieren, können Sie die in der Sitzung durchgeführten Übungen auch gemeinsam mit Personen aus Ihrem Freundes- und Familienkreis wiederholen, vor allem bei besonderen Gelegenheiten und Feierlichkeiten.

Im Folgenden findet sich noch eine Auflistung von Gegenständen, die erfahrungsgemäß zum Genuss anregen können. Sie sind so gewählt, dass sie alle Sinne ansprechen und das Verständnis für den Genuss erweitern können: dunkle Schokolade, glatte Steine und Muscheln, Tütchen mit verschiedenen gemahlenen Kaffee- oder losen Teesorten, Kaleidoskope, CDs mit verschiedenen Musikrichtungen wie Oper, Jazz oder Hiphop, verschiedene Nüsse, Windspiele, Blumen, Kiefern- oder Tannenzapfen, getrocknete Blüten, Baumwolle, Sandpapier, Gaze, ein Gedicht.

17.16 Abschließende Entspannungsübung

Führen Sie zum Ausklang der Sitzung die gleiche kurze Entspannungsübung wie zum Einstieg durch.

Weiterführende Informationen

Literatur

Bryant, F. B. & Veroff, J. (2007). *Savoring: A New Model of Positive Experience.* Mahwah, NJ: Lawrence Erlbaum Associates.

Honoré, C. (2005). *In Praise of Slowness: How a Worldwide Movement Is Challenging the Cult of Speed.* San Francisco, CA: Harper.

Howell, A. J., Passmore, H. A. & Buro, K. (2013). Meaning in nature: Meaning in life as a mediator of the relationship between nature connectedness and well-being. *Journal of Happiness Studies, 14* (6), 1681–1696. https://doi.org/10.1007/s10902-012-9403-x

Hurley, D. B. & Kwon, P. (2012). Results of a study to increase savoring the moment: Differential impact on positive and negative outcomes. *Journal of Happiness Studies, 13* (4), 579–588. https://doi.org/10.1007/s10902-011-9280-8

Videos

TED-Talk von Louie Schwartzberg mit seinen atemberaubenden Zeitrafferaufnahmen: *Nature. Beauty. Gratitude:* http://www.ted.com/talks/louie_schwartzberg_nature_beauty_gratitude

TED-Talk von David Griffin: *How photography connects us:* https://www.ted.com/talks/david_griffin_how_photography_connects_us

TED-Talk: Julian Treasure stellt einen Acht-Schritte-Plan vor, um unser Gehör zu schützen und unsere Fähigkeit, aktiv zu hören, zu verbessern: *Shh! Sound health in 8 steps:* http://www.ted.com/talks/julian_treasure_shh_sound_health_in_8_steps

Weblinks

Offizielle Website des *National Geographic*: http://www.nationalgeographic.com

Arbeitsblatt 11.1 (Seite 1/2)

Strategien zum Entschleunigen

Wie kann man einen Gang herunterschalten und ein wenig entschleunigen? Hier sind einige Vorschläge. Wählen Sie eine Strategie aus, bei der Sie das Gefühl haben, sie leicht umsetzen zu können.

Weiter unten finden Sie Platz, um zu notieren, welche Strategie Sie gewählt haben und warum. Überlegen Sie sich anschließend konkrete Maßnahmen, um diese Strategie anzuwenden und beantworten Sie hierzu die Fragen auf der nächsten Seite.

1. **Klein anfangen und ganz allmählich entschleunigen:** Ein schrittweises und allmähliches Verlangsamen des Tempos ist besser als mit quietschenden Bremsen zum Stehen zu kommen. Beginnen Sie mit einer geringen Drosselung des Tempos und entschleunigen Sie ganz allmählich.
2. **Mit ausgewählten Bereichen beginnen:** Wählen Sie einen oder zwei Lebensbereiche aus, die Sie als besonders hektisch empfinden, und verlangsamen Sie bewusst das Tempo in diesen Bereichen. Sie können sich z. B. vornehmen, mindestens drei Mahlzeiten in der Woche bewusst langsam zu essen, mindestens einmal pro Woche betont langsam zu gehen oder einmal pro Woche einen medien-/technikfreien Abend einzulegen.
3. **Die Ruhe der Natur wahrnehmen:** Konzentrieren Sie sich bewusst auf friedliche Erfahrungen in der Natur. Folgen Sie z. B. über den Himmel ziehenden Wolken mit Ihren Augen, schauen Sie sich den Sonnenuntergang an, spüren Sie den Wind auf der Haut oder hören und genießen Sie die Melodie eines Windspiels. Sie werden feststellen, dass die Rhythmen der Natur langsam, aber zutiefst befriedigend sind.
4. **Sich informieren und austauschen:** Sprechen Sie mit Personen aus Ihrem Freundes- und Familienkreis über die negativen Folgen der Schnelllebigkeit (z. B. Unfälle, Verletzungen, Stress, Ängste).
5. **Technikfreie Zonen:** Schaffen Sie bewusst medien-/technikfreie Zeiten oder Zonen in Ihrem Umfeld (schalten Sie z. B. um 6 Uhr abends das Smartphone aus oder verbannen Sie den Fernseher aus dem Schlafzimmer).
6. **Lernen, Nein zu sagen:** Lernen Sie, Nein zu sagen, und vermeiden Sie es, Ihren Kalender allzu voll zu packen.

Diese Strategie möchte ich ausprobieren:

____

____

Warum haben Sie diese Strategie gewählt?

____

____

Arbeitsblatt 11.1 (Seite 2/2)

Strategien zum Entschleunigen

Umsetzung

Welche konkreten Maßnahmen wollen Sie ergreifen?

___

___

___

Wie oft oder wie lange wollen Sie dies tun?

___

___

___

Welche Art von sozialer Unterstützung brauchen Sie Ihrer Meinung nach, um die Strategie umzusetzen?

___

___

___

Wenn die Strategie anschlägt: Was wäre in drei Monaten anders als heute?

___

___

___

Arbeitsblatt 11.2 (Seite 1/2)

Arten des Genießens und Strategien für das Genießen

Genießen bedeutet, positive Gefühle, Empfindungen, Wahrnehmungen, Gedanken und Überzeugungen achtsam miteinander zu verknüpfen. Dies erlaubt es uns, Erlebtes besonders wertzuschätzen.

Unten finden sich verschiedene Arten des Genießens sowie Strategien, die Sie nutzen können, um besser genießen zu können. Wählen Sie eine Strategie aus, die Sie gern ausprobieren würden. Notieren Sie diese auf der nächsten Seite. Überlegen Sie, wann, wo und wie oft Sie diese Strategie in Ihrem Alltag anwenden können, und halten Sie dies ebenfalls schriftlich fest.

Arten des Genießens

1. **Schwelgen:** große Freude oder Befriedigung über eigene Leistungen, erfahrenes Glück oder Segen bewusst erleben
2. **Dankbar sein:** Dankbarkeit verspüren und zum Ausdruck bringen
3. **Sich Gutes tun:** ohne jede Zurückhaltung große Freude über besondere Annehmlichkeiten empfinden
4. **Staunen:** von Bewunderung erfüllt sein – wird oft von Schönheit ausgelöst, aber auch von besonderen Taten oder wenn ein Mensch Stärke zeigt, um Herausforderungen zu begegnen und zu meistern
5. **Achtsamkeit:** sich selbst, das eigene Umfeld und andere Menschen besonders geistesgegenwärtig und aufmerksam wahrnehmen

Strategien für das Genießen

1. **Mit anderen teilen:** Gehen Sie auf andere Menschen zu, teilen Sie ein Erlebnis mit ihnen und bringen Sie dabei zum Ausdruck, wie sehr Sie diesen Moment wertschätzen. Dies ist der mit Abstand stärkste Auslöser innerer Freude.
2. **Erinnerungen schaffen:** Machen Sie Fotos, prägen Sie sich bestimmte Momente ein oder nehmen Sie von einem Erlebnis ein Souvenir mit, um sich später gemeinsam mit anderen daran erinnern zu können.
3. **Selbstlob:** Haben Sie keine Angst vor Ihrem Stolz. Sprechen Sie mit anderen über Ihre Erfolge. Bleiben Sie dabei vor allem ehrlich und authentisch und konzentrieren Sie sich auf Erreichtes, das für Sie bedeutsam ist.
4. **Die eigene Wahrnehmung schärfen:** Dazu gehört, sich auf bestimmte Elemente zu konzentrieren und andere auszublenden. Zum Beispiel verbringen die meisten Menschen gedanklich viel mehr Zeit mit dem, was schiefgegangen ist (oder vielleicht noch schiefgehen könnte), anstatt sich an dem zu freuen, was gut gelaufen ist.

Arbeitsblatt 11.2 (Seite 2/2)

Arten des Genießens und Strategien für das Genießen

Wählen Sie eine dieser Strategien aus. Wann, wo und wie oft können Sie diese einsetzen, um den positiven Gefühlen in Ihrem Leben weiter Auftrieb zu geben?

Kapitel 18

Sitzung 12 – Positive Beziehungen

Überblick

Sitzung 12 vermittelt den Klienten anhand der PPT-Übung *Der Beziehungsbaum*, wie wichtig es ist, die Stärken ihrer Bezugspersonen zu kennen und zu verstehen.

Inhalt

- Zwischenstand
- Konzept und Hintergrund
- Einleitende Entspannungsübung
- Praktische Übung: *Der Beziehungsbaum*
- Reflexion und Diskussion
- Fallbeispiel
- Modifikationen
- Kultursensibles Vorgehen
- Aufrechterhaltung
- Abschließende Entspannungsübung
- Weiterführende Informationen

Materialien

- Arbeitsblatt 12.1: Der Beziehungsbaum
- Arbeitsblatt 12.2: Mein Beziehungsbaum – Reflexionsfragen
- ggf. Signature Strengths Questionnaire (SSQ-72) (Anhang E)

Anmerkung

Auf den folgenden Seiten wird der Begriff „Familie" weit gefasst. Wir begrenzen ihn nicht auf leiblich miteinander verwandte Familienmitglieder, sondern verwenden ihn auch für jede andere Konstellation positiver, von gegenseitigem Respekt geprägter und liebevoller Beziehungen.

18.1 Zwischenstand

Bisher ging es auf unserer PPT-Reise vor allem darum, die den Klienten innewohnende Fähigkeit, gut mit Herausforderungen umgehen zu können, zu entfalten. Wir hoffen, unsere Übungen haben Ihren Klienten helfen können, ihre positiven Ressourcen aktiv einzusetzen und so mehr Resilienz entwickeln zu können. Gemeinsam haben Sie mit Ihren Klienten bei der Bearbeitung verschiedener Emotionen und Erfahrungen Gipfel erklommen und Täler durchschritten – vom Wahrnehmen des Guten im Augenblick *(Dankbarkeitstagebuch)* hin zur vorsichtige Wiederbegegnung mit schwierigen Erfahrungen, von der Beruhigung hin- und herwandernder Gedanken hin zum Aufbau eines reichhaltigen, strukturierten und ganzheitlichen Selbstkonzepts *(Signaturstärkenprofil)*, vom mutigen Befassen mit dem Schmerz offener und negativer Erinnerungen hin zum Ausdruck eines nachhaltigen Gefühls der Dankbarkeit *(Dankesbrief und*

Dankesbesuch). All diese positiven Emotionen und Erfahrungen haben die Denkweisen Ihrer Klienten erweitert. Von jetzt an zielen die PPT-Übungen hauptsächlich darauf, auf positive Weise mit zwischenmenschlichen, sozialen und gemeinschaftlichen Herausforderungen umzugehen. Wir beginnen mit positiven Beziehungen.

18.2 Konzept und Hintergrund

Im Grunde sind wir gesellige Wesen. Die meisten von uns verbringen den Großteil ihrer Zeit in der aktiven oder passiven Gesellschaft anderer Menschen (Bureau of Labor Statistics, 2016). Die *Qualität* der mit anderen verbrachten Zeit spielt dabei eine große Rolle: Es gibt eine deutliche Evidenz dafür, dass positive Interaktionen mit anderen als Puffer gegen eine Vielzahl von psychischen Belastungen wirken, insbesondere gegen Depression (Fisher & Robinson, 2009). Es besteht daher Einigkeit darüber, dass eine Nichterfüllung unserer sozialen Bedürfnisse zu Depression – und anderen Krankheiten – führt. Und dass wir – im Umkehrschluss – wachsen und gedeihen, wenn wir unser Bedürfnis nach positiven Interaktionen mit anderen optimal ausleben können. Eine wachsende Anzahl von Studien zeigt, dass verlässliche Beziehungen mit Indikatoren einer guten Gesundheit korrelieren. Eine Metaanalyse von 148 Studien ermittelte für Erwachsene mit stärkeren sozialen Bindungen – unabhängig von Alter, Geschlecht, ursprünglichem Gesundheitsstatus und Todesursache – eine um mindestens 50 % erhöhte Überlebenswahrscheinlichkeit (Holt-Lunstad, Smith & Layton, 2010).

Positive Beziehungen gibt es in vielen Formen. Beginnen wir mit der Familie. Ob leibliche Verwandte oder nicht, alle Familienangehörigen haben ihre Stärken und Ressourcen. Durch negative Attributionen und den bereits mehrfach erwähnten Negativitätsbias können diese Stärken jedoch in den Hintergrund treten. In der PPT werden Klienten darin unterstützt, nicht nur ihre eigenen Stärken, sondern auch die ihrer wichtigen Bezugspersonen zu erkennen. In dieser Phase der Therapie geht es daher darum, dass die Klienten mögliche Herausforderungen in ihrem persönlichen Umfeld überwinden. Susan Sheridan und ihr Team (2004) definieren eine „positive Familie“ als eine soziale Einheit, die in der Lage ist, auf Stärken und Ressourcen zurückzugreifen und diese zu mobilisieren sowie durch konkrete Verhaltensweisen Fähigkeiten zu erwerben und auszubauen, um so die Bedürfnisse ihrer Mitglieder zu erfüllen und Herausforderungen gemeinsam zu begegnen.

Nach Barbara Fredrickson (2014), die als herausragende Wissenschaftlerin auf dem Gebiet der positiven Emotionen gilt, kann „Liebe“ in diesem Zusammenhang als Schlüsselstärke gelten. Nach Fredrickson befähigt uns die Liebe, unser Gegenüber ganzheitlich zu sehen und ihm mit Anteilnahme, Fürsorge und Mitgefühl zu begegnen. In jedem Augenblick einer solchen liebevollen Verbindung sind wir ernsthaft am Wohlbefinden der anderen Person interessiert – einfach um ihrer selbst willen. Bei wahrhaftiger Liebe werden diese Gefühle erwidert. Forschungsdaten zeigen, dass eine solche gegenseitige Fürsorge ein Merkmal intimer Beziehungen ist.

Es gibt viele Möglichkeiten, echte Fürsorge systematisch zu kultivieren. Aus Sicht der PPT kann die Kenntnis der Stärken anderer Menschen viel dazu beitragen: Sie fördert die Empathie und eine größere Wertschätzung für die Handlungen und Absichten der anderen Personen. Erkennt z. B. eine Mutter, dass Ehrlichkeit, Fairness und Tapferkeit zu den größten Stärken ihres Sohnes gehören, kann sie besser verstehen, warum er quer durch die ganze Stadt fährt, um den Geldbetrag zurückzugeben, den er in einem Lebensmittelgeschäft fälschlicherweise zu viel herausbekommen hat, obwohl er mehr als diesen Betrag für die Benzinkosten ausgeben muss, um dort hinzukommen. Anstatt darin vor allem das Unlogische zu sehen, wird der Mutter nun klar, dass ihr Sohn nur entsprechend der Charakterstärken, die seine Persönlichkeit ausmachen, handelt. Ähnlich kann die Erkenntnis, dass Authentizität und Ehrlichkeit die wichtigsten Signaturstärken eines Familienmitglieds sind, dessen Kommentare, Bemerkungen oder Antworten erklären, die von anderen bisher vor allem als unhöflich und grob kritisiert wurden. Zusammenhalt ist das Kennzeichen einer positiven Familie – und dazu gehört ein Gefühl der Verbundenheit miteinander oder der emotionalen Bindung aneinander. Forschungsarbeiten von Houltberg und Kollegen (2011) zeigen, dass der Zusammenhalt in Familien vor depressiven Verstimmungen schützt (Tabassum, Mohan & Smith, 2016; Vazsonyi & Belliston, 2006).

18.3 Einleitende Entspannungsübung

Beginnen Sie die Sitzung mit einer kurzen Entspannungsübung (vgl. Anhang A sowie Arbeitsbuch/Online-Materialien). Besprechen Sie anschließend die Eintragungen im *Dankbarkeitstagebuch* und gehen Sie die in der vorherigen Sitzung vermittelten zentralen Konzepte noch einmal durch.

18.4 Praktische Übung: Der Beziehungsbaum

Erörtern Sie die folgenden Fragen während der Sitzung gemeinsam mit Ihren Klienten:

- Wer in Ihrem engen oder erweiterten Beziehungskreis ist Ihrer Meinung nach die hoffnungsvollste und optimistischste Person?
- Wer ist am humorvollsten und spielerischsten veranlagt?
- Wer ist am kreativsten?
- Wer ist oft fröhlich und hat meist ein Lächeln auf den Lippen?
- Wer ist am neugierigsten?
- Wer ist zu anderen immer offen und ehrlich?
- Wer ist am liebevollsten?
- Wer geht gern Neues an?
- Wer ist ein guter Anführer?
- Wer verzeiht am ehesten?
- Wer zeigt eine ausgeglichene Selbstbeherrschung?

Hausaufgabe

Händigen Sie den Klienten im Anschluss an dieses Gespräch das Arbeitsblatt 12.1 (Der Beziehungsbaum; vgl. S. 231 sowie Arbeitsbuch/Online-Materialien) aus und bitten Sie sie, dieses zu Hause zu lesen und auszufüllen.

18.5 Reflexion und Diskussion

Nachdem die Klienten das Arbeitsblatt 12.1 zu Hause bearbeitet haben, wird auch die Reflexion dieser Übung in Eigenarbeit durchgeführt. Hierzu sollen die Klienten die Fragen auf Arbeitsblatt 12.2 (Mein Beziehungsbaum – Reflexionsfragen; vgl. S. 234) beantworten; die Antworten sollten in der darauffolgenden Sitzung besprochen werden. Die Fragen auf dem Arbeitsblatt 12.2 können darüber hinaus auch Anregungen für Gespräche im Familien- und Freundeskreis bieten.

18.6 Fallbeispiel

Fallbeispiel: Sarah und ihr Beziehungsbaum

Sarah, eine 47-jährige Mutter von zwei Kindern, erstellte im Rahmen ihrer Einzeltherapie einen *Beziehungsbaum.* Der Grund, eine Psychotherapie zu beginnen, lag für sie in der mangelnden Unterstützung durch ihren Sohn und ihren Ehemann, während sie in Vollzeit arbeitete und nebenbei studierte. Nachdem sie mit dem Beziehungsbaum fertig war, diskutierte Sarah ihre neu gewonnenen Einsichten mit ihrem Therapeuten.

Therapeut (Th.): Wie fanden Sie die *Beziehungsbaum*-Übung?

Sarah: Sie wissen ja, dass ich ziemlich zurückhaltend bin. Die Vorstellung, einen Baum mit meinen positiven Beziehungen zu zeichnen, kam mir anfangs fast absurd vor.

Th.: Was fühlte sich für Sie dabei absurd an?

Sarah: Es klang hochtrabend und irgendwie daneben. Sie kennen ja meine Kämpfe mit meinem Mann und meinem Sohn. Und ich hatte auch nicht die beste Kindheit. Mein Vater war stur, komplett introvertiert, und meine Mutter ... Ich glaube, sie hat eine nicht diagnostizierte Depression und Angstzustände ... Ich war mir nicht sicher, ob es in meinem Leben überhaupt einen Baum mit positiven Beziehungen geben könnte ... Ich bezweifelte es. Ich dachte, ich könnte höchstens ein paar zarte Pflänzchen finden ...

Th.: Und was haben Sie gefunden?

Sarah: Na ja, der erste Versuch, meinen Mann und meinen Sohn zum Ausfüllen des Stärken-Fragebogens zu bewegen, schlug erstmal gründlich fehl. Sie haben mich beide ausgelacht. Sie wissen, dass ich in Therapie bin. Mein Mann meinte, mein „Seelenklempner" wolle wohl mal sehen, „wie verrückt wir alle sind". ... Also weigerten Sie sich.

Th.: Konnten Sie die Übung trotzdem machen?

Sarah: Ja. Vor zwei Wochen stand bei mir die Abgabe eines größeren Projekts für mein Studium an und bei meiner Arbeit ist zurzeit die Hölle los. Ich bat meinen Mann, wenigstens mal drei Tage lang das Abendessen zu übernehmen, und meinen Sohn, sich um das Geschirr zu kümmern.

Th.: Und?

Sarah: Tja, als ich am ersten Tag abends von der Arbeitsgruppenbesprechung für das Uni-Projekt nach Hause kam, saßen sie beide vor dem Fernseher und guckten Sport. Ein Abendessen war nirgends in Sicht. Stattdessen hatten sie sämtliche Knabbersachen aufgegessen, die wir noch vorrätig hatten.

Th.: Wie haben Sie reagiert?

Sarah: Ich habe geschmollt, habe gar nichts gesagt und erstmal schnell was zu essen gemacht. Nach dem Essen konnte ich meine Beherrschung aber nicht mehr aufrechterhalten und sagte ihnen, wie enttäuscht ich war. Beide waren irgendwie peinlich berührt. Mein Mann stimmte mir teilweise zu und sagte, es sei wohl tatsächlich nicht fair, wenn ich arbeiten, meinen Abschluss machen und dann auch noch zu Hause das Essen kochen sollte. Sie würden es gern wettmachen, indem sie die gesamte nächste Woche für das Essen sorgen würden. Ich dachte kurz darüber nach und sagte, anstatt Essen zu machen könnten sie, wenn sie es wirklich wieder gut machen wollten, mir dabei helfen, den *Beziehungsbaum* fertigzustellen. Die bisherigen Übungen hätten mir schon positive Veränderungen gebracht, deshalb würde ich auch diese Übung gern machen und sie deshalb beide bitten, so ehrlich wie möglich den Online-Fragebogen zu den Stärken auszufüllen.

Th.: Es gefällt mir, wie Sie Ihre Stärke der Fairness eingesetzt haben, um die Aufgaben in der Familie zu verteilen (Fairness war eine von Sarahs Signaturstärken).

Sarah: Ja, aber ich glaube, sie haben das eher wegen ihrer Schuldgefühle gemacht. Jedenfalls habe ich ihnen letztes Wochenende ihr Lieblingsessen gekocht und nach dem Essen sind beide online gegangen und haben den Fragebogen beantwortet. Zum Nachtisch trafen wir uns wieder und sahen uns gemeinsam die Auswertung an. Anschließend legte ich ein großes leeres Blatt auf den Tisch, zeichnete einen Baum und trug als erste meine Signaturstärken ein. Mein Mann und mein Sohn taten es mir nach und innerhalb von 10 Minuten war der Baum fertig.

Th.: Na, ich bin gespannt, wie es weiterging.

Sarah: Wir waren überrascht, dass wir alle drei zumindest eine Stärke teilen: Ausdauer. Mein Mann hat hohe Punkte bei Teamfähigkeit, Vorsicht und Weitsicht, mein Sohn bei Humor und Verspieltheit, Tatendrang, Kreativität und Liebe zum Lernen. Beide meinten, diese Stärken würden sie gut beschreiben.

Th.: Haben Sie überlegt, wie Sie sie für die Familie nutzen könnten?

Sarah: Ja, ich bin froh, dass wir vorher schon über praktische Weisheit gesprochen hatten. Als erstes sagte jeder, wie sich bei ihm die Ausdauer zeigt. Wir sind da alle drei eher unterschiedlich. Mein Sohn z. B. ist sehr ausdauernd beim Sport und mein Mann bei der Arbeit – manchmal schon *zu* ausdauernd. Ich sagte, es wäre toll, wenn sie beide auch beim Erledigen häuslicher Aufgaben mehr Ausdauer zeigen würden. Ich würde derweil meine Ausdauer vor allem dadurch unter Beweis stellen, dass ich weiter zur Arbeit und zur Uni gehe. Beide schienen das zu verstehen. Mein Mann sagte sogar: „Schatz, du bist nicht nur ausdauernd *und* fair, du bist vor allem *ausdauernd fair*." Wir lachten. Zum ersten Mal in seinem Leben war mein Mann dazu in der Lage, die Dinge aus einem anderen Blickwinkel zu betrachten und nicht über meine Beharrlichkeit bei der gerechten Verteilung von Arbeiten im Haushalt zu streiten, sondern darin einen Ausdruck von Fairness zu sehen.

Th.: Und Ihr Sohn?

Sarah: Matts Stärken waren vielleicht die größte Überraschung. Er ist jetzt 21 und schon immer sehr aktiv gewesen, voller Energie, abenteuerlustig, liebt alle Outdoor-Sportarten. Als er klein war, hatte er Probleme mit der Koordination, teilweise hat er die immer noch. Mein Mann und ich vermuteten immer, dass Matt ADHS hat. In der Grundschule dachten das auch seine Lehrer, aber die Untersuchungen ergaben, dass er zwar einige Merkmale, aber keine voll ausgeprägte ADHS hat. Wenn etwas Matts Aufmerksamkeit gewinnt, kann er sich gut konzentrieren und zeigt auch Ausdauer. Trotzdem hatte ich in all den Jahren Angst, dass er doch ADHS hat und die damaligen Tests einfach nicht genau genug waren ... *(Sarah wirkte deutlich bedrückt.)*

Th.: Es macht Sie traurig, weil Sie für Ihren Sohn das Beste wollen ... Lassen Sie mich etwas fragen: Hat die Angst, Matt könnte eine „nicht diagnostizierte" ADHS haben, Ihre Beziehung zu ihm beeinflusst?

Sarah: Sicher. Ich habe gedacht, dass bei ihm irgendetwas nicht stimmt ... Und oft haben mein Mann und ich uns Vorwürfe gemacht, dass wir nicht mehr Zeit mit Matt verbracht haben, als er kleiner war, ihn nicht mehr gefördert haben, um seine Aufmerksamkeit und Konzentration zu stärken. *(Tränen traten ihr in die Augen und es entstand eine Pause.)*

Th.: Das kann ich mir vorstellen ... Und hatten Sie diese Gefühle die ganze Zeit über? *(Pause)*

Sarah: Als wir die *Beziehungsbaum*-Übung gemacht hatten, ist mir zum ersten Mal klar geworden, dass ich bei meinem Sohn – und vielleicht auch bei meinem Mann – immer nur die Defizite gesehen habe. Genauso habe ich es auch bei mir selbst gemacht – und zwar jahrelang –, bis ich hier im Rahmen der Therapie meine Stärken ermittelt habe und anfing, an sie zu glauben. Ich glaube, dass muss ich auch mehr bei anderen Menschen machen.

Th.: Ja, bestimmt. Es ist gut zu sehen, wie Sie verschiedene Teile Ihres Lebens miteinander verbinden. Und wie sehen Sie Matt jetzt? Hat dies Ihre Beziehung zu ihm verändert?

Sarah: Ich glaube nicht mehr, dass er ADHS hat. Ich sehe nicht mehr Symptome von Hyperaktivität, sondern Matts Begeisterungsfähigkeit, seine Lebendigkeit, seinen Tatendrang. Und wenn ich zurückschaue, wird mir klar, dass er seine Stärken immer produktiv genutzt hat. Er hat nie viel gelernt, aber immer gute Noten gehabt. Ich sehe auch, dass seine Energie viele Freunde anzieht. Er war schon immer der Mittelpunkt jeder Party.

Th.: Wie wirkt sich diese neue Sichtweise auf die Interaktion in der Familie aus?

Sarah: Nachdem Matts Stärken feststanden, meinte mein Mann, sein eigener Vater sei wie Matt gewesen. Von ADHS sprach damals bloß noch niemand. Alle hatten in ihm einfach die „Stimmungskanone" gesehen, die immer etwas besonders Tolles vorhatte. Und das hat er auch geschafft. Er war ein ausgezeichneter Segler.

Th.: Ich hoffe, das ist nur der Anfang dieser Übung und dass in Ihrer Familie nun alle in erster Linie die Stärken der anderen sehen, ohne dies verrückt zu finden.

(Sarah lächelte.)

18.7 Modifikationen

Ein weiterer Zugang zu einem besseren Verständnis der Stärken unserer Bezugspersonen besteht darin, sie ihre Geschichten zum Thema Resilienz erzählen zu lassen. Zu erfahren, wie es uns nahestehenden Menschen in der Vergangenheit gelang, schwierige Situationen und Umstände zu überstehen, hilft uns, ihre Stärken auf einer noch tieferen Ebene zu begreifen.

Einige Klienten haben mit dieser Übung möglicherweise Probleme, weil in ihren Beziehungen oder Familien vieles im Argen liegt. Vielleicht gibt es finanzielle Probleme, Beziehungsstreit, Drogen- oder Alkoholprobleme oder eine aus dem Gleichgewicht geratene Work-Life-Balance. Raten Sie Ihren Klienten in solchen Fällen, Zweierkonstellationen („Dyaden") zu betrachten, die vielleicht besser funktionieren als die größere (Familien-)Gruppe, z. B. Mutter – Jugendlicher, Vater – Jugendlicher, Kind – Großelternteil oder zwei Geschwister. Stärken sind in kleineren Gruppen gut zu erkennen.

Erinnern Sie Ihre Klienten daran, dass sie in ihren Beziehungsbaum alle Personen einbeziehen können, die für sie „wie Familienmitglieder" sind. Personen aus getrennt oder weit verstreut lebenden, von Todesfällen gezeichneten oder dysfunktionalen Familien könnten die Übung aus emotionalen Gründen schwierig finden. Ermutigen Sie sie, jegliche nahestehende und für sie wichtigen Personen aufzunehmen.

Einige Klienten sind aus körperlichen, kulturellen oder auch finanziellen Gründen nicht in der Lage, positive Veränderungen herbeizuführen. Anstatt sich auf die Korrektur von solchen hemmenden Faktoren (Schwächen) zu konzentrieren, ist es meist vorteilhafter, wachstumsfördernde Verhaltensweisen zu entwickeln, die Stärken, Vorzüge und Fähigkeiten betonen. Dieser Fokus kann wiederum stärkere Bindungen, Kompetenz und Selbstvertrauen fördern.

18.8 Kultursensibles Vorgehen

In der Vergangenheit entsprachen die meisten Familien dem „traditionellen" Modell: Kernfamilie aus heterosexuellem Paar mit zwei Kindern. Heutige Familien sind jedoch viel diverser, es gibt immer mehr alleinerziehende Elternteile, Patchwork-Familien, gleichgeschlechtliche Elternpaare, multikulturelle und multiethnische Familien, durch Migrationsvorschriften getrennte Familien (z. B. Eltern, die nicht zusammen mit ihren Kindern im Aufnahmeland bleiben dürfen) usw. Charakteristika einer gesunden Familiensituation können je nach Zusammensetzung sehr unterschiedlich ausfallen.

Angehörige bestimmter Kulturen berichten in der Therapie häufig von familiären Begebenheiten, die kollektive Stärken illustrieren, z. B. die Pflege der alten Eltern, die Unterstützung der jüngeren Geschwister. Sie weisen auch eher eine Präferenz für interdependente Ziele und Bestrebungen auf. Wenn Sie mit Klienten aus unterschiedlichen Herkunftskulturen arbeiten, achten Sie darauf, wie zwischenmenschliche Stärken – z. B. Teamfähigkeit, soziale Intelligenz oder Freundlichkeit – im jeweiligen kulturellen Kontext ausgelebt werden. Solche Stärken könnten aus einer anderen (westlichen) Sicht leicht als Schwächen interpretiert werden. Wenn jemand z. B. die Ziele der Familie über seine persönlichen Ziele stellt, könnte dies einen Therapeuten zu der Schlussfolgerung verleiten, der Klient solle sich auf die Entwicklung individueller Handlungskompetenz konzentrieren oder mehr Selbstmitgefühl entwickeln. Oder wenn ältere Kinder auf ihre jüngeren Geschwister aufpassen und ihnen bei den Hausaufgaben helfen, könnte dieser Ausdruck von Freundlichkeit als Ausbeutung durch die Eltern angesehen und ihnen sogar – implizit oder explizit – gesagt werden, dass die Eltern sie unfair behandeln würden.

Bei jungen Erwachsenen, deren Eltern in westliche Länder eingewandert sind (Migranten der zweiten Generation), können zuweilen Schuldgefühle vorhanden sein, weil sie der Not entkommen sind, die ihre Eltern im Herkunftsland erleiden mussten. Als Folge kann ihnen das Ausleben positiver Emotionen wie Lebendigkeit, Tatendrang und Verspieltheit schwerfallen oder nur in stark eingeschränkter Form möglich sein (Carrier et al., 2015).

Verschiedene Kulturen unterscheiden sich auch im Hinblick auf anzustrebende Ziele voneinander. In der chinesischen Kultur wird z. B. das Wahren harmonischer familiärer Beziehungen höher gewertet als das Erreichen individueller Ziele. Ähnlich hat das Wohlergehen der Familie und ihr Fortbestehen als geschlossene Einheit Vorrang gegenüber dem individuellen Wohlbefinden. Es ist daher wichtig, dass Sie in solchen Fällen beim Besprechen der *Beziehungsbaum*-Übung gemeinsam mit den Klienten erörtern, wie individuelle Stärken zu kollektiven Zielen beitragen können.

Positive Beziehungen werden im Rahmen bestimmter kultureller Normen, Traditionen und Gewohnheiten geknüpft, entwickelt und aufrechterhalten. Wie die einzelnen Stärken zum Ausdruck kommen, sollte deshalb stets innerhalb dieser normativen und kulturellen Zusammenhänge betrachtet werden.

18.9 Aufrechterhaltung

Die folgenden Empfehlungen können dazu beitragen, dass die Übung dieser Sitzung nachhaltige Veränderungen bewirkt:

- Eine Möglichkeit, positive Beziehungen aufzubauen, besteht darin, die Stärken der Ihnen nahestehenden Personen zu erkennen, beim Namen zu nennen und gebührend zu würdigen. Wenn Sie die Stärken anderer auf Anhieb erkennen, schafft dies eine positive Resonanz, die Ihre Beziehungen stärken kann.
- Gehen Sie mit Ihrer Familie in Ihrer gemeinsamen Freizeit bevorzugt Aktivitäten nach, die dazu geeignet sind, die Bindungen zwischen den Familienmitgliedern zu festigen sowie Gewohnheiten, Traditionen und Kommunikationsmuster entstehen zu lassen. Diese für die ganze Familie zentralen Freizeitaktivitäten sollten regelmäßig ausgeführt werden.
- Sind die jeweiligen Stärken erkannt, beim Namen genannt und gebührend gewürdigt, geht es darum, gemeinsam spontanen ebenso wie geplanten Aktivitäten nachzugehen. Spontane Aktivitäten sind solche, die wenig Planung erfordern, informell vonstatten gehen und alle oder die meisten Familienmitglieder einschließen. Beispiele dafür sind ein Familienspaziergang, das Einkaufen von Zutaten mit anschließendem Ausprobieren eines neuen Kochrezepts, das Spielen von Gesellschafts- oder Computerspielen, lockere sportliche Aktivitäten, wie Federball im Garten oder Hinterhof spielen, auf dem nahegelegenen Bolzplatz auf ein Tor schießen oder Tischtennis spielen. Beispiele für geplante Familienaktivitäten sind Urlaubsreisen, Outdoor-Abenteuer wie Picknicks oder Campingausflüge, Besuche von sportlichen oder kulturellen Veranstaltungen sowie Besuche bei weiter entfernt wohnenden Verwandten oder Freunden (Morganson, Litano & O'Neill, 2014). Eine weitere Möglichkeit ist es, gemeinsam bestimmte Orten oder Stätten von religiöser, spiritueller, künstlerischer, politischer oder kultureller Bedeutung zu besuchen. Spontane oder geplante Aktivitäten mit nahestehenden Menschen stärken wie kaum etwas anderes positive Beziehungen, worauf auch Kelly (1997, S. 3) hinweist: „Das Leben besteht nicht aus Freizeitparks und Kreuzfahrten. Es besteht aus Gesprächen am Esstisch, gemeinsamen Urlauben, der Pflege von Haus und Garten, herumtoben, füreinander sorgen, Quatsch machen, träumen und all den anderen kleinen Dingen im Alltag. Das ist das wahre Leben unter echten Bedingungen, das uns allen so wichtig ist."
- Versuchen Sie, mit jedem Mitglied Ihrer Familie mindestens einmal pro Woche ein nicht von Unterbrechungen gestörtes Gespräch zu führen. Fragen Sie sich immer wieder: „Höre ich meinem Gegenüber so aufmerksam zu, wie ich selbst es mir wünschen würde?"
- Etwas über die Stärken der anderen zu erfahren, kann Ihnen helfen, neue Einsichten in die Verhal-

tensweisen von Familienmitgliedern zu gewinnen, die Sie bisher missverstanden haben. Darauf aufbauend können Sie versuchen, Aktivitäten, die diese Stärken besonders gut zur Geltung bringen, bewusst gemeinsam mit der Familie durchzuführen. Wenn Sie z.B. erfahren, dass Ihr Partner als Signaturstärke „Sinn für das Schöne und Herausragende" hat, bietet es sich beispielsweise an, im Urlaub eine Kunstausstellung oder eine Theatervorstellung zu besuchen. Interessiert sich jemand in Ihrer Familie stark für Sport, könnte ein Familienausflug rund um ein Sportereignis gleich mehrere Stärken zum Vorschein bringen, wie z.B. Verspieltheit und Humor (zusammen Spaß haben), Teamfähigkeit (Organisation des Ausflugs) und Liebe zum Lernen (Sportkenntnisse erweitern).

- In positive Beziehungen innerhalb der Familie, Wahlverwandtschaft und/oder im Freundeskreis zu investieren, kostet Zeit und Mühe. Es kann sich in Form von größerem Lebensglück aber mehr als auszahlen.
- Für die Pflege Ihrer Beziehungen ist es hilfreich, die Stärken der anderen zu kennen und gemeinsame Aktivitäten anzustreben, die es allen Beteiligten erlauben, ihre Stärken zu nutzen.
- Sich die Zeit zu nehmen, die Stärken und andere positive Eigenschaften nahestehender Menschen immer wieder zu würdigen, ist für den langfristigen Erhalt positiver Beziehungen wichtig. Im Laufe der Zeit können wir uns an positive Eigenschaften gewöhnen, sodass wir sie nicht mehr so bewusst wahrnehmen, wie es anfangs der Fall war.

18.10 Abschließende Entspannungsübung

Wir empfehlen, die Sitzung mit der gleichen kurzen Entspannungsübung zu beenden, mit der sie begonnen wurde.

Weiterführende Informationen

Literatur

Davis, M. & Suveg, C. (2014). Focusing on the positive: A review of the role of child positive affect in developmental psychopathology. *Clinical Child and Family Psychology Review, 17*(2), 97–124.

Ho, H.C.Y., Mui, M., Wan, A., Ng, Y., Stewart, S.M., Yew, C. et al. (2016). Happy family kitchen II: A cluster randomized controlled trial of a community-based positive psychology family intervention for subjective happiness and health-related quality of life in Hong Kong. *Trials, 17*(1), 367.

Sheridan, S.M., Warnes, E.D., Cowan, R.J., Schemm, A.V. & Clarke, B.L. (2004). Family-centered positive psychology: Focusing on strengths to build student success. *Psychology in the Schools, 41*(1), 7–17. https://doi.org/10.1002/pits.10134

Videos

Let's Eat Rice Daddy 2012 Chinese New Year commercial by BERNAS: https://youtu.be/LzP8E8KSgPc

Positive Elternschaft: *Lea Waters on Strength Based Parenting:* https://youtu.be/RMhVopiQYzM

TED-Talk von Andrew Solomon: *What Does Family Mean?:* https://www.ted.com/talks/andrew_solomon_love_no_matter_what?referrer=playlist-what_does_family_mean

Father, Son and a Sparrow: https://youtu.be/fOYpFhxEptE

Weblinks

Institute for Family Studies: https://ifstudies.org/

Informationen zu Robert Putnams Buch *Better Together*: http://robertdputnam.com/better-together/

Centre for Family Research, University of Cambridge: https://www.cfr.cam.ac.uk/

Arbeitsblatt 12.1 (Seite 1/3)

Der Beziehungsbaum

Eine Möglichkeit, positive Beziehungen zu fördern, besteht darin, die größten Stärken Ihrer Bezugspersonen zu kennen und zu verstehen. Dabei spielt es auch eine Rolle, welchen Platz Sie in diesem Netzwerk aus Familie und Freunden einnehmen. Die Stärken Ihrer wichtigsten Bezugspersonen zu kennen vergrößert die Wahrscheinlichkeit, dass Sie sie mehr wertschätzen und Ihre Verbindungen zu ihnen festigen können. Darüber hinaus kann es Ihnen neue Einsichten in Verhaltensweisen dieser Personen ermöglichen, die Sie bisher womöglich missverstanden haben.

Ein Beispiel: Barbara erfährt, dass Ehrlichkeit, Fairness und Mut zu den größten Stärken ihres Ehemanns Jakob gehören. So kann sie besser verstehen, warum er quer durch die ganze Stadt fährt, um den Geldbetrag zurückzugeben, den er fälschlicherweise in einem Lebensmittelgeschäft zu viel herausbekommen hat, obwohl er mehr als diesen Betrag für die Benzinkosten ausgeben muss, um dort wieder hinzukommen. Anstatt dies als unlogisches Verhalten zu kritisieren, kann Barbara jetzt sehen, dass er damit einfach nur entsprechend der Charakterstärken, die seine Persönlichkeit ausmachen, handelt.

Auf ähnliche Weise können Eltern, die erkennen, dass Neugier und Interesse an der Welt zu den Signaturstärken ihres Kindes gehören, es besser tolerieren und vielleicht sogar positiv bewerten, wenn ihr Kind sie immer wieder mit Fragen löchert und ganz genau wissen will, wie und warum etwas so funktioniert und nicht anders.

Der Beziehungsbaum soll dazu dienen, Ihnen und den Menschen, die Ihnen nahestehen, größere Einsicht in Ihre jeweiligen Stärken zu geben. In Vorbereitung dieser Aufgabe bitten Sie diese Personen aus Ihrem Freundes- und Familienkreis, den Signaturstärken-Fragebogen (Signature Strengths Questionnaire – SSQ-72; englischsprachige Version: www.tayyabrashid.com oder https://www.utsc.utoronto.ca/projects/flourish/assessment/; deutschsprachige Version: separates Arbeitsblatt) oder den *VIA Survey* (http://www.viacharacter.org/) auszufüllen.

Nachdem die anderen Personen ihre eigenen Stärken bestimmt und Ihnen ihre Ergebnisse mitgeteilt haben, können Sie die leeren Kästchen im Baum auf Seite 3 dieses Arbeitsblattes ausfüllen. Auf der nächsten Seite finden Sie zunächst ein Beispiel.

Arbeitsblatt 12.1 (Seite 2/3)

Der Beziehungsbaum

Beispiel für einen Beziehungsbaum

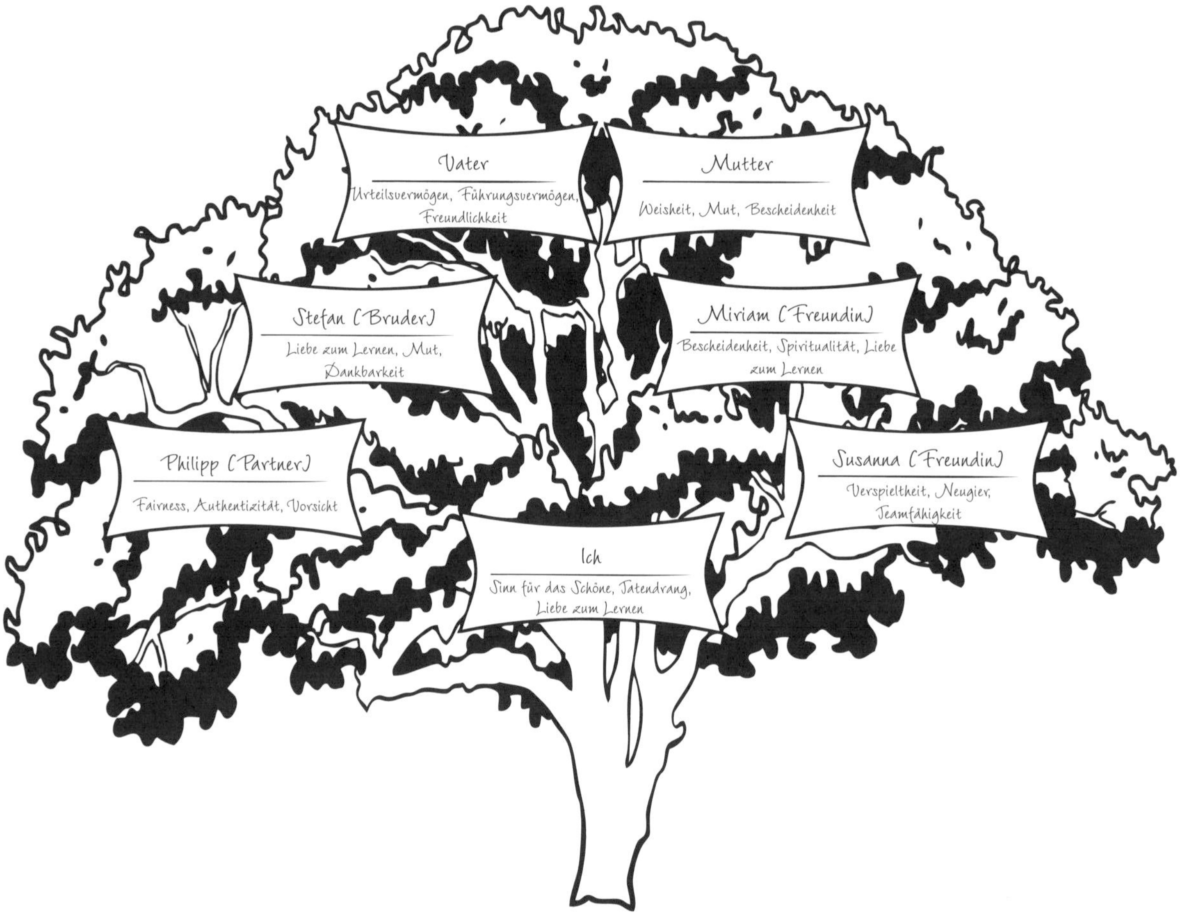

Arbeitsblatt 12.1 (Seite 3/3)

Der Beziehungsbaum

Ihr Beziehungsbaum

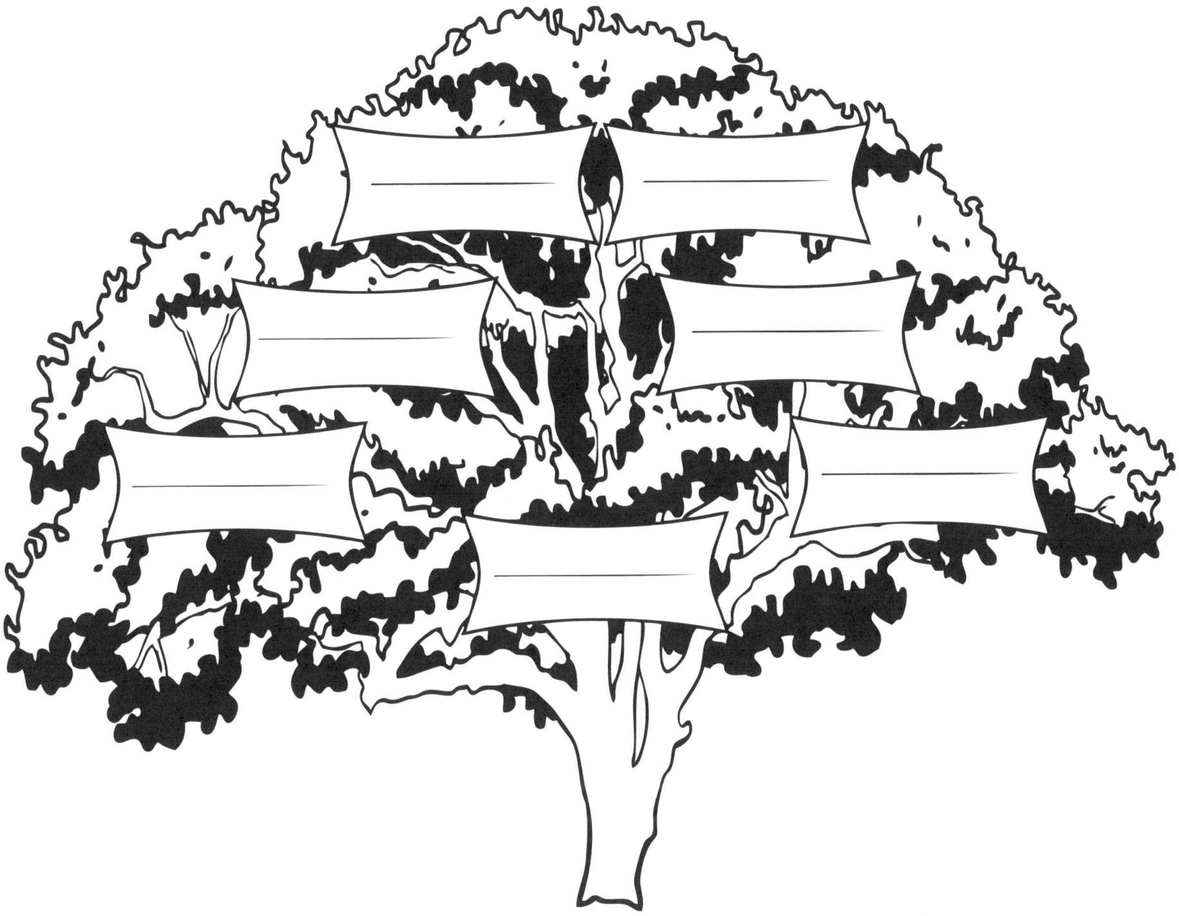

Arbeitsblatt 12.2

Mein Beziehungsbaum – Reflexionsfragen

Nachdem Sie Ihren Beziehungsbaum auf dem Arbeitsblatt 12.1 fertiggestellt haben, beantworten Sie dazu bitte die folgenden Fragen. Bitte bringen Sie dieses Arbeitsblatt zu Ihrer nächsten Therapiesitzung mit.

1. Welche konkreten Ereignisse veranschaulichen am besten die Stärken der Ihnen am nächsten stehenden Personen aus Ihrem Freundes- und Familienkreis?
   Beispiel 1: *Mein Vater ist freundlich, weil er immer versucht, mir etwas Gutes zu tun, ohne dass ich ihn überhaupt darum bitten muss.*
   Beispiel 2: *Meine beste Freundin ist mutig, weil sie sich für andere einsetzt, wenn jemand etwas Gemeines über diese Person(en) sagt.*

   Beispiel: ______________________________

   ____

   Beispiel: ______________________________

   ____

   Beispiel: ______________________________

   ____

2. Gibt es in Ihrem Beziehungsbaum Menschen, die Ihnen dabei geholfen haben, Ihre Stärken zu entwickeln?

   ____

   ____

3. Haben Sie Stärken, die sich auch bei den Top-5-Stärken der Ihnen am nächsten stehenden Personen wiederfinden?

   ____

   ____

4. Sind bei den Stärken der Ihnen am nächsten stehenden Personen irgendwelche Muster zu erkennen (z. B. Überschneidungen)?

   ____

   ____

5. Haben Sie Stärken, die sonst niemand in Ihrem Beziehungsbaum hat?

   ____

   ____

6. Wie können Sie Ihre Stärken gemeinsam so nutzen, dass es Ihre Beziehungen festigt?

   ____

   ____

Kapitel 19
Sitzung 13 – Positive Kommunikation

Überblick

In Sitzung 13 werden vier verschiedene Reaktionsweisen auf gute Neuigkeiten vorgestellt. Von diesen trägt nur die *aktiv-konstruktive Reaktion* – die zentrale PPT-Übung in dieser Sitzung – zu einer größeren Beziehungszufriedenheit bei.

Inhalt

- Konzept und Hintergrund
- Einleitende Entspannungsübung
- Praktische Übung: *Aktiv-konstruktive Reaktion*
- Reflexion und Diskussion
- Hausaufgabe: *In der Partnerschaft gegenseitig die Stärken ermitteln*
- Reflexion und Diskussion
- Fallbeispiele
- Modifikationen
- Kultursensibles Vorgehen
- Aufrechterhaltung
- Abschließende Entspannungsübung
- Weiterführende Informationen

Materialien

- Arbeitsblatt 13.1: Vier Reaktionsstile auf gute Neuigkeiten
- Arbeitsblatt 13.2: Gegenseitig die persönlichen Stärken einschätzen

19.1 Konzept und Hintergrund

Ein altes Sprichwort lautet: „Geteilte Freude ist doppelte Freude; geteiltes Leid ist halbes Leid."

Menschen erleben gute ebenso wie schlechte Dinge. Manche von uns versuchen, ein negatives Ereignis umzudeuten und es so zu relativieren. Anderen fällt es schwer, Negatives loszulassen, sie geraten dauerhaft ins Grübeln. Entsprechende Forschungsdaten deuten darauf hin, dass wir 2.5-mal häufiger positive als negative Emotionen erleben – und dass positive und negative Emotionen häufig gleichzeitig vorkommen (Trampe, Quoidbach & Taquet, 2015). Die Macht des Negativen, vor allem seine grüblerischen und „klebrigen" Anteile, sorgt jedoch immer wieder dafür, dass wir in unserer Entwicklung feststecken und nicht vorankommen. Manche Menschen zögern sogar, von positiven Erlebnissen zu erzählen.

Wenn uns Ärgernisse, Herausforderungen, Widrigkeiten oder traumatische Erlebnisse widerfahren, suchen wir Unterstützung bei unseren Partnern, Freunden, Angehörigen und Nachbarn. Die Forschung zeigt, dass soziale Unterstützung in solchen Situationen in jeder Hinsicht hilfreich ist. Als Therapeut ist Ihnen das wahrscheinlich nicht neu. Haben Sie das Ganze aber auch schon einmal andersherum betrachtet? Auch Gutes geschieht immer wieder – und die meisten von uns erleben mehr schöne und positive Dinge als schlechte. Trotzdem fragen Psychotherapeuten ihre Klienten eher nicht: „Was machen Sie, wenn etwas gut läuft?", und ob sie dies ihrem Partner mitteilen. Der Austausch über positive Ereignisse trägt wesentlich zu einer sicheren und vertrauensvollen Bindung bei. In dieser PPT-Sitzung geht es deshalb um die Kommunikation über gute Erlebnisse. Diese geschieht am besten auf aktiv-konstruktive Weise.

Shelly Gable und ihr Team (Gable et al., 2004; Maisel & Gable, 2009) untersuchten, welche intra- sowie interpersonalen Auswirkungen es hat, wenn wir uns anderen nach einem positiven Erlebnis mitteilen. Nach Langston (1994) werden mehr positive Emotionen nach schönen Ereignissen erlebt, wenn anderen davon erzählt wird; dies übertrifft sogar noch die emotionale Wirkung, die durch die Wertigkeit des Ereignisses selbst hervorgerufen wird. Dieses Phänomen nannte Langston „Kapitalisierung". Gable nutzte diesen Begriff, um damit den Vorgang zu bezeichnen, positive Neuigkeiten mit anderen zu teilen und daraus einen zusätzlichen Nutzen zu ziehen: sich gesehen, geschätzt und bereichert zu fühlen. Sowohl die erzählende als auch die zuhörende Person profitieren vom Teilen positiver Neuigkeiten, da sie beide dadurch Wertschätzung erfahren. Wir können uns also die Kapitalisierung zunutze machen und unsere Reaktionen auf persönliche positive Mitteilungen entsprechend anpassen.

Gable et al. (2004) unterscheiden vier Stile der Reaktion auf gute Neuigkeiten (vgl. Tab. 10). Die aktiv-konstruktive Reaktion war dabei über die eigentliche Wirkung des positiven Ereignisses hinaus mit verstärkten positiven Affekten und größerem Wohlbefinden assoziiert.

Die Untersuchungsergebnisse von Gable et al. zeigten, dass sich diese positive Wirkung noch vergrößerte, wenn bei anderen Personen aktive und konstruktive (also weder passive noch destruktive) Reaktionen auf Kapitalisierungsversuche wahrgenommen wurden. In engen Beziehungen, in denen ein Partner auf Kapitalisierungsversuche des anderen in der Regel begeistert reagierte, war ein erhöhtes Wohlbefinden festzustellen (z. B. in Bezug auf Intimität, alltägliche Beziehungszufriedenheit). Weitere Forschungsergebnisse weisen darauf hin, dass aktiv-konstruktive Reaktionen auf ein positives Ereignis die Vertrautheit eines Paares verbessern, das tägliche Glück vertiefen und Konflikte reduzieren. Sowohl das Mitteilen positiver Erlebnisse als auch die Reaktion des Partners darauf tragen zur Erfahrung von Vertrautheit in Inter-

Tabelle 10: Vier Reaktionsstile auf die Mitteilung guter Neuigkeiten durch eine nahe Bezugsperson

	Konstruktiv	**Destruktiv**
Aktiv	begeisterte Unterstützung, geht auf das Erlebte ein; Gegenüber fühlt sich wertgeschätzt und verstanden; das Ereignis wird noch einmal durchlebt und ausführlich besprochen; stellt spezifische und relevante Fragen zum Zustandekommen und den Ursachen; fragt, welche weiteren positiven Ereignisse noch daraus folgen könnten *Beispiel:* „Das ist wunderbar! Ich freue mich sehr für dich. Du wärst für die neue Stelle hervorragend geeignet." *Anzeichen:* anhaltender Augenkontakt, Lächeln, Zeigen positiver Emotionen	macht das Ereignis nieder; bringt das Gespräch zum Erliegen; Gegenüber fühlt sich beschämt, peinlich berührt, schuldig oder wütend *Beispiel:* „Wenn du befördert wirst, musst du die ganze Woche arbeiten und bestimmt am Samstagvormittag auch nochmal hingehen." *Anzeichen:* Betonung der Nachteile; Zeigen negativer Emotionen durch Verziehen des Gesichts, Runzeln der Stirn und andere nonverbale Signale
Passiv	schweigt; deutet zurückhaltende Unterstützung an; Gespräch versandet; Gegenüber fühlt sich unwichtig, missverstanden, peinlich berührt und schuldig *Beispiel:* „Das ist ja nett, dass sie dich für die Beförderung in Erwägung ziehen." *Anzeichen:* gedämpfte Freude ohne echte Begeisterung; Herunterspielen des Ereignisses; wenig bis keine emotionalen Signale	ignoriert Ereignis; Gespräch kommt nicht in Gang; Gegenüber ist verwirrt, enttäuscht oder fühlt sich schuldig *Beispiel:* „Eine Beförderung, hm? Na, dann beeil dich mal und zieh dich an, damit wir essen gehen können. Ich verhungere schon." *Anzeichen:* wenig oder gar kein Blickkontakt; mangelndes Interesse; Abwenden; Verlassen des Zimmers

aktionen bei. Konkret bedeutet Kapitalisierung (Lemay, Clark & Feeney, 2007):

- Menschen, die gute Neuigkeiten mitteilen, fühlen sich wertgeschätzt. Dabei trägt der Prozess der Kapitalisierung dazu bei, dass ihnen das Gefühl vermittelt wird, wichtig zu sein.
- Wer anderen von positiven Ereignissen erzählt, erlebt mehr positive Emotionen und verspürt größere Lebenszufriedenheit, als wenn er anderen nicht davon berichten kann oder will.
- Der Nutzen des Sprechens über solche Ereignisse geht über die positiven Gefühle und die Lebenszufriedenheit hinaus, die durch das Ereignis selbst ausgelöst wurden.
- Das gemeinsame Sprechen über positive Ereignisse zieht Fragen zu dem Ereignis, seinen wichtigsten Aspekten und seinen Auswirkungen nach sich – und all dies ist dazu geeignet, Beziehungen zu festigen.

In Bezug auf die PPT empfehlen wir, positive Beziehungen auch dadurch aufzubauen, dass man die wichtigsten Charakterstärken seiner Bezugspersonen versteht, anerkennt und dabei überlegt, wie sie sich in das größere Familiennetzwerk einfügen. Wenn wir die Stärken unserer Bezugspersonen anerkennen, ist die Wahrscheinlichkeit wechselseitiger Wertschätzung und einer starken Bindung größer. Die Stärken der jeweils anderen kennenzulernen kann uns auch helfen, neue Einsichten in die Verhaltensweisen dieser uns nahestehenden Personen zu erlangen, die wir zuvor vielleicht eher missverstanden haben. Wenn wir zudem wissen, wo ihre jeweiligen Stärken liegen, wird dies die Interaktion und gemeinsame Aktivitäten rund um diese Stärken fördern. Weiß z. B. eine Klientin, dass ihr Bruder sich sehr für Geschichte interessiert, könnte sie für den nächsten Familienausflug einen Besuch in einem historischen Museum planen. Zusammengefasst befähigt uns das Wissen über die Stärken jedes einzelnen Familienmitglieds darin, mehr Verständnis füreinander zu entwickeln und Missverständnisse auszuräumen, was wiederum die Empathie und Anerkennung in Bezug auf Handlungen und Absichten fördert.

Sich anderen mitzuteilen ist zentral für die Entwicklung einer sicheren Bindung und den Aufbau von Vertrauen. In der PPT wird zur Mitteilung positiver Erlebnisse ermutigt und ein aktiv-konstruktiver Stil der Reaktion auf solche Mitteilungen eingeübt. Positive Ereignisse haben ein stärkendes, erweiterndes oder aufbauendes Potenzial (Fredrickson, 2001) und sind selten unumkehrbar. Im Gegensatz dazu lassen negative Ereignisse dauerhaften Schaden zurück, erfordern schnellere Reaktionen und können fatale Folgen haben, da sie ein Einlenken erfordern, um aversive Situationen zu verändern (Pratto & John, 1991).

19.2 Einleitende Entspannungsübung

Die Sitzung sollte mit einer kurzen Entspannungsübung (vgl. Anhang A sowie Arbeitsbuch/Online-Materialien) begonnen werden, bevor die aktuellen Eintragungen im Dankbarkeitstagebuch besprochen und die zentralen Inhalte der letzten Sitzung kurz wiederholt werden.

19.3 Praktische Übung: Aktiv-konstruktive Reaktion

Auf Arbeitsblatt 13.1 (Vier Reaktionsstile auf gute Neuigkeiten; vgl. S. 243 sowie Arbeitsbuch/Online-Materialien) finden sich Beispiele für die vier oben genannten Reaktionsstile. Darüber hinaus enthält es eine Anleitung für eine praktische Übung, die in der Sitzung durchgeführt werden sollte. Die Beispiele auf diesem Arbeitsblatt stammen sowohl aus klinischen als auch nicht klinischen Settings und beziehen sich jeweils auf Reaktionen durch den Partner des Klienten. Bitten Sie Ihre Klienten, sich die Beispiele für die verschiedenen Reaktionsstile durchzulesen und in der rechten Spalte diejenigen anzukreuzen, die ihre eigene Situation weitgehend wiedergeben.

19.4 Reflexion und Diskussion

Stellen Sie im Anschluss an die praktische Übung zur aktiv-konstruktiven Reaktion folgende Fragen:

- Bei welchen Teilen der Übung haben Sie sich wohl gefühlt?
- Bei welchen Teilen haben Sie sich unwohl gefühlt?
- Welches wären aus Ihrer Sicht subjektive oder objektive Hürden, die Sie daran hindern könnten, auf eine gute Neuigkeit aktiv-konstruktiv zu reagieren (Persönlichkeitsstil, Präferenzen, Herkunftsfamilie, kulturelle Gründe, Überzeugungen oder zwischenmenschliche Dynamik)?
- Wenn Sie diese Art der Reaktion schon von sich kennen, was können Sie noch verbessern?
- Falls Sie das Gefühl haben, dass die aktiv-konstruktive Reaktion Ihnen nicht natürlicherweise zufällt: Welche kleinen Schritte könnten Sie unternehmen, um wenigstens die Aspekte dieser Übung anzunehmen, die zu Ihnen passen?
- Benennen Sie Menschen oder Situationen aus Ihrem Leben, auf die die vier Reaktionsstile zutreffen. Welche Auswirkungen hatten die einzelnen Stile sowohl auf die mitteilende als auch auf die zuhörende Person?
- Was sagt Ihr Antwortstil über Sie aus?

19.5 Hausaufgabe: In der Partnerschaft gegenseitig die Stärken ermitteln

Um den aktiv-konstruktiven Reaktionsstil weiter zu festigen, sollten die Klienten folgende Übung zu Hause gemeinsam mit ihrem Partner durchführen: Anhand von Arbeitsblatt 13.2 (Gegenseitig die persönlichen Stärken einschätzen; vgl. S. 245) werden jeweils die Stärken des anderen eingeschätzt. Anschließend sollten die beiden gemeinsam über die in Abschnitt 19.6 aufgeführten Fragen sprechen.

19.6 Reflexion und Diskussion

Geben Sie Ihren Klienten die folgenden Fragen mit, damit sie in ihrer Partnerschaft über die soeben durchgeführte Übung sprechen können:

- Wie war es, die Stärken der anderen Person zu benennen und zu bestätigen? Haben Sie schon einmal etwas Ähnliches gemacht?
- In welchen Verhaltensweisen, Handlungen oder Gewohnheiten der anderen Person äußern sich die von Ihnen benannten Stärken?
- Gibt es Stärken, die Sie beide aufweisen? Sprechen Sie über die, die Sie teilen, und über die, die unterschiedlich sind.
- In welcher Weise ergänzen sich Ihre Stärken?
- Haben Sie auch überlegt, welche Stärken bei Ihnen beiden am schwächsten ausgeprägt sind? Was können Sie daraus lernen?

19.7 Fallbeispiele

Fallbeispiel: Sabrinas Mann versucht sich in aktiv-konstruktiver Reaktion

Sabrina, eine 33-jährige verheiratete Frau hispanischer Herkunft, begab sich in Psychotherapie, weil sie sich von ihrem Ehemann Jose ständig kritisiert und herabgesetzt fühlte. Sabrina und Jose hatten sich bei einem Praktikum kennengelernt, zwei Jahre später hatten sie geheiratet. Sabrina erinnerte sich daran, dass Jose vor der Hochzeit ihre Intelligenz, ihren Sinn fürs Detail, ihren Arbeitswillen und ihre berufliche Integrität oft gelobt hatte. Bis heute arbeite sie ebenso wie Jose sehr hart und verdiene mehr als er; sie habe sich in letzter Zeit aber immer öfter nicht wertgeschätzt und unzulänglich gefühlt und sei es leid, ständig von ihm gekränkt zu werden. Als sie von einer konkreten Begebenheit berichten sollte, erzählte Sabrina, in der Vorwoche habe sie für ihre Firma einen wichtigen Auftrag an Land gezogen und in den Wochen davor viel dafür getan. Alle in ihrem Büro hätten ihr gratuliert und der Chef habe sie mit einem Bonus und zwei freien Tagen belohnt. Stolz und freudig gestimmt habe Sabrina ihrem Mann begeistert von der guten Neuigkeit erzählt, als sie abends nach Hause kam. Ohne den Blick auch nur kurz vom Fernseher abzuwenden, habe ihr Jose in lauwarmem Ton gratuliert und dann gegrummelt, der Kunde würde sich für sie sicher noch als schwierig erweisen. Dann habe er gefragt, wann es Abendessen gebe.

Sabrinas Freude hatte also einen herben Dämpfer erfahren. Sie lenkte sich ab, indem sie das Essen machte, während ihr Mann weiterhin vor dem Fernseher sitzenblieb. Auf der Suche nach den richtigen Worten für ihre verletzten Gefühle kochte Sabrina in den nächsten Tagen innerlich vor sich hin. Sie fragte sich, ob ihre Erfolge und Gefühle Jose nichts bedeuteten und er sie überhaupt noch liebe.

Da es Sabrina so schwerfiel, die richtigen Worte zu finden, bat sie Jose, zu einigen Therapiesitzungen mitzukommen. Nach anfänglichem Zögern stimmte er zu, bestand aber auf der Feststellung, dass bei ihnen als Paar alles in Ordnung sei. Anstatt Jose zu beschuldigen oder zu beschämen, ging es in der Therapie anfangs vor allem darum, einen geschützten Raum herzustellen, in dem die beiden sich über Zeiten austauschen konnten, in denen sie sich vom anderen wertgeschätzt oder nicht wertgeschätzt, anerkannt oder nicht anerkannt gefühlt hatten. Wie erwartet, hatte Sabrina hier sehr viel mehr mitzuteilen als Jose.

Als er Sabrinas Schilderungen zuhörte, war Jose überrascht. Er hatte gedacht, es liefe alles gut zwischen ihnen. Allein durch das Zuhören in Gegenwart eines unparteiischen Therapeuten wurde sich Jose zweier Dinge bewusst: Erstens, dass er ständig mit Sabrina kommunizierte – ob mit Worten oder ohne Worte, ob er lächelte oder ein Pokerface zog, ob er Blickkontakt herstellte oder ihn vermied und ob er auf sie zuging und sie berührte oder sich körperlich von ihr zurückzog. Jose kommunizierte unweigerlich mit Sabrina, die wiederum allen Signalen, die er aussandte, eine Bedeutung gab. Zweitens wurde Jose klar, dass sein Kommunikationsstil Sabrina viel Kummer machte. Anstatt seinen Stil zu kritisieren, empfahl der Therapeut Jose, die aktive-konstruktive Reaktion auszuprobieren. Um dies zu üben, wurde Sabrina gebeten, Jose etwas für sie Wichtiges und Positives mitzuteilen, das sie in den letzten beiden Wochen erlebt hatte. Jose wiederum wurde gebeten, begeistert darauf zu reagieren, und zwar auf eine Weise, die ihm authentisch erschien und gleichzeitig Sabrina das Gefühl geben sollte, verstanden und wertgeschätzt zu werden. Joses erste Reaktionen waren entweder begeistert oder authentisch, aber nicht beides. Einiges Coaching war notwendig, ehe er in der Lage war, seiner Frau eine Reaktion entgegenzubringen, die ihr sowohl Wertschätzung als auch Unterstützung vermittelte.

Jose war zunächst ratlos. Er sagte, er könne sich nicht ändern: „So bin ich nun mal." Der Therapeut versicherte ihm, dass es sich zwar anfangs für ihn noch ein wenig fremd anfühlen könnte, da er es gewohnt sei, auf die für ihn bisher typische Weise zu reagieren, dass ihm die aktiv-konstruktive Reaktion mit etwas Zeit und ernsthafter Mühe aber sicherlich immer leichter fallen und auch natürlicher vorkommen würde. Außerdem bräuchte er sie ja auch nicht mit allen Menschen und in jeder Situation zu praktizieren. Bei der Übung ginge es hauptsächlich darum, die Bindung zu engen Bezugspersonen zu stärken.

Als menschliche Wesen sind wir so konstruiert, dass wir negative Gesichtsausdrücke, Betonungen, Gesten und Körperhaltungen genauer entschlüsseln als positive, uns dieser Tendenz oftmals aber gar nicht bewusst sind. Dieser Negativitätsbias kann unser kritisches Denken schärfen, sein zu häufiger Einsatz in engen Beziehungen richtet jedoch Schaden an. Zum Glück sind wir aber auch mit genug Einsichtsfähigkeit ausgestattet, um diese Veranlagung überwinden, uns bewusst um einen positiven und konstruktiven Reaktionsstil bemühen und unsere Beziehungen damit erfüllender machen zu können – etwas, das Sabrina und Jose dank der Übung nun begonnen haben.

Fallbeispiel: Wie man Scham mit Humor begegnen kann

Sherry, eine 38-jährige Klientin, war Teilnehmerin an einem PPT-Workshop. Die Anwesenden wurden gebeten, ihre Augen zu schließen und sich im Rahmen einer Meditationsübung Situationen aus ihrem Leben ins Gedächtnis zu rufen, in denen sie auf positive Weise eine Schwierigkeit erfolgreich überwinden konnten. Sherry berichtete folgendermaßen von dieser Übung:

„Ich schloss die Augen, aber es fiel mir schwer, ein Ereignis auszuwählen, weil dafür so vieles in Frage kam. Innerhalb weniger Augenblicke blieb ich dann aber doch bei einer angenehmen Erinnerung an meine Mutter hängen. Meine Beziehung zu ihr war immer etwas angespannt gewesen. Und zu dem Zeitpunkt hatte ich mir vorgenommen, mein ‚Mutterproblem' endlich einmal aufzuarbeiten, um eine gesündere und glücklichere Beziehung zu ihr aufzubauen.

Ich erinnerte mich an die Zeit, als ich um die 35 Jahre alt war. Sieben Jahre lang war ich immer wieder mal in Therapie gewesen, war mit der Lösung verschiedener Probleme in meinem Leben beschäftigt, darunter die Beziehung zu meiner Mutter. Ich lernte etwas über Selbstbehauptung, persönliche Grenzen und wie ich meine Gedanken und Gefühle auf gesündere Weise ausdrücken kann, anstatt immer nur zu reagieren und aus Wut, Angst oder Scham auszuteilen, wie ich es mir angewöhnt hatte, wenn ich mich bedroht fühlte.

Zurück zu der Übung. Ich saß also mit 20 anderen schweigenden Workshop-Teilnehmern da, hatte die Augen geschlossen, meinen Atem auf ein angenehmes, langsames Tempo heruntergeregelt, und mein Geist driftete zurück zu einer Erinnerung. Das Telefon klingelte. ‚Hallo?', sagte ich. Meine Mutter rief mich mit der Bitte an, etwas für sie zu tun. Zu dem Zeitpunkt war ich seit Kurzem alleinerziehende Mutter mit zwei Kindern und studierte, mit dem Ziel, Sozialarbeiterin zu werden. Ich brauche wohl nicht extra zu sagen, dass ich sehr, sehr viel zu tun hatte. Ich hatte wirklich keine Zeit, meiner Mutter zu helfen, und auf das, was sie von mir wollte, hatte ich auch nicht die geringste Lust. Es war nichts wirklich Wichtiges, sie hätte es entweder selbst machen oder eines meiner weniger beschäftigten Geschwister fragen können. Ich versorgte die Kinder und studierte, dazu hatte ich noch alle möglichen anderen Pflichten am Hals, mit denen sich eine alleinerziehende Mutter herumschlagen muss. Also sagte ich: ‚Nein, ich kann dir nicht helfen', und wappnete mich innerlich gegen die Litanei, die auf meine Verweigerung typischerweise folgen würde: ‚Du bist selbstsüchtig! Du denkst nur an dich!' oder ‚Du bist genau wie dein Vater!' (Letzteres war von ihr nicht als Kompliment gemeint.)

Meine Eltern waren seit vielen Jahren geschieden und meine Mutter hegte noch immer einen großen Groll gegen meinen Vater. Ich reagierte immer mit Wut, Angst und/oder Scham, wenn sie mir vorhielt, wie selbstsüchtig und selbstzentriert ich doch sei und dass ich doch überhaupt so sei wie mein Vater. Diesmal war es jedoch anders. Zum ersten Mal verhakte ich mich nicht mehr emotional in dem, was sie sagte, zog mir ihre Meinungen und ihre Vorwürfe nicht an und war davon wirklich überrascht! Stattdessen verspürte ich nichts als Frieden. Das war sehr interessant! Als ich mir das genauer anschaute, kam mir die plötzliche Einsicht, dass dies ein Muster war, das meine Mutter abspulte, so lange ich denken konnte. Mein ganzes Leben lang hatte sie diese Dynamik dazu genutzt, uns Kinder so zu manipulieren, dass wir taten, was sie von uns wollte. Das stand mir auf einmal so klar vor Augen, als hätten die Wolken sich geteilt, der Himmel hätte sich geöffnet und die Engel sängen Halleluja! Haha, natürlich nicht in echt, aber so kam es mir vor. Die Klarheit meiner Erkenntnis war für mich überwältigend. Unglaublich, wie dies mein Leben beeinflusst hatte! Ich musste lachen. Dabei habe ich meine Mutter nicht ausgelacht. Ich lachte darüber, weil es sich mir wie ein Wunder offenbart und ich es vorher nicht gesehen hatte.

Meine Mutter wurde ganz still. Dann sagte sie mit schriller Stimme: ‚Worüber lachst du denn?' Ich lachte wieder und kicherte immer noch, als ich ihr antwortete: ‚Ach Gott, Mama! Ich sehe das gerade zum ersten Mal! Du hast das unser ganzes Leben lang so gemacht, um mich und meine Geschwister zu manipulieren. Du weißt genau, dass du mich kriegst, wenn du mir vorwirfst, wie selbstsüchtig und selbstzentriert ich sei. Du willst, dass ich mich schuldig fühle, damit ich das tue, was du von mir willst!' Sie wurde wieder ganz still und ich dachte schon: ‚Oh je, jetzt geht es los. Gleich wird sie richtig sauer auf mich.' Dann fing sie aber an zu lachen!!! Ich konnte nicht glauben, was ich da hörte!!! Ich wartete ... und schließlich sagte sie: ‚Na da hast du aber lange für gebraucht!!!'

Ich glaube, dieses Gespräch war der Beginn einer erwachsenen Beziehung zwischen meiner Mutter und mir. Sie behandelte mich nicht mehr wie ein kleines Mädchen und schien einen ganz neuen Respekt für mich als erwachsene Frau zu haben. So redete sie jedenfalls jetzt mit mir, und ich wurde auch milder und netter und geduldiger mit ihr. Ich war in der Lage, meine Mutter als erwachsenen, alleinstehenden Elternteil zu sehen, der seine eigenen Herausforderungen zu bewältigen hatte, und das unter sehr schwierigen Bedingungen.

Ich erzählte die Geschichte im Workshop und bekam die Rückmeldung, dass ich die Stärken Verspieltheit und Humor eingesetzt hatte, um das schwierige Problem mit meiner Mutter anzugehen."

19.8 Modifikationen

Es kann vorkommen, dass Klienten der aktiv-konstruktiven Reaktion skeptisch gegenüberstehen und entgegnen: „Aber ich bin von Natur aus kein so begeisterungsfähiger Mensch" oder „Ich bin nicht extrovertiert, und diese ganze aktiv-konstruktive Reaktion kommt mir ziemlich extrovertiert vor." Aber bei der aktiv-konstruktiven Reaktion geht es nicht um die Lautstärke oder den Grad der Begeisterung, sondern vielmehr um Tiefe und echtes Interesse. Es kommt nicht auf die Genauigkeit verbaler Äußerungen an, sondern auf die Ernsthaftigkeit der beteiligten Emotionen. Man kann introvertiert sein und dennoch im Einklang mit der eigenen Veranlagung Fragen stellen und in die Tiefe gehen, um der anderen Person zu zeigen, dass man echtes Interesse hat und sich über die gute Neuigkeit freut.

Alle Formen der Reaktion auf gute oder schlechte Neuigkeiten sind äußerst subjektiv, deshalb ist schwer zu bestimmen, was genau eine wirklich aktiv-konstruktive Reaktion ausmacht. Darüber hinaus ist es möglich, dass manche Menschen schon mit einem sanften Lächeln zufrieden sind, während andere sich nicht einmal mit ungehemmter Begeisterung zufriedengeben. Shelly Gable und ihr Team (2004) stellten fest, dass objektive Einschätzungen von aktiv-konstruktiven Reaktionen damit korrelieren, wie die reagierende Person sich nach der Begegnung fühlt. Empfanden Außenstehende die Reaktion als aktiv und konstruktiv, fühlte sich auch die mitteilende Person mit ihrem Partner wohler und verspürte größere Nähe. Es scheint daher so zu sein, dass es auf die konkrete Reaktion ankommt und weniger darauf, dass bestimmte Personen alle Reaktionen als aktiv (oder passiv) oder konstruktiv (oder destruktiv) empfinden. In der Regel spielt das Bauchgefühl in Bezug auf die Authentizität auf beiden Seiten eine Rolle.

Klienten könnten einwenden, dass es ihnen falsch, großtuerisch oder übertrieben vorkäme, selbst kleine Erfolge begeistert zu feiern (oder sich feiern zu lassen). Tatsächlich kann man nicht jeder guten Neuigkeit mit einer aktiv-konstruktiven Reaktion begegnen. Ein allzu häufiger Gebrauch könnte ihre Authentizität verwässern. Aber man kann sich trotzdem grundsätzlich vornehmen, aktiv und konstruktiv auf Ereignisse zu reagieren, die wichtig und bedeutsam sind.

Situative Faktoren können allerdings einer unmittelbaren Würdigung einer guten Neuigkeit im Wege stehen, z. B., weil man gerade einen wichtigen Anruf beantworten oder letzte Hand an ein Projekt mit nahendem Abgabetermin anlegen muss – oder wenn man sich in Gesellschaft anderer Menschen befindet, die diese Reaktion nicht verstehen könnten. Letztlich geht es bei der aktiv-konstruktiven Reaktion um Spezifität. Jede Frage legt den Grundstein für die nächste. Und selbst wenn die mitteilende Person die gute Neuigkeit herunterspielt oder Ausflüchte sucht, die reagierende Person sollte sie ausdrücklich anerkennen.

Die aktiv-konstruktive Reaktion ist also *ein* Aspekt positiver Beziehungen. Ebenso wichtig ist aber, dass die Partner sich gegenseitig Zeit lassen für Passionen, Hobbys sowie Phasen der Selbstreflexion, die das Alleinsein erforderlich machen können. Auch einem noch so aktiv-konstruktiven Umgang dürfen diese anderen Aspekte nicht geopfert werden.

Hightech macht in unserer gegenwärtigen Kultur die Kommunikation zwar einfacher, aber auch weniger persönlich. Einen immer kleineren Teil unserer Zeit verbringen wir mit Interaktionen von Angesicht zu Angesicht. Eine Kernqualität guter Beziehungen besteht jedoch in gegenseitiger Verbundenheit, die sich durch persönlichen Austausch am besten fördern lässt (vgl. auch die zentralen Konzepte von Sitzung 14, Kapitel 20). Es macht einen großen Unterschied, ob man einer befreundeten Person eine Textnachricht sendet oder mit ihr persönlich spricht.

19.9 Kultursensibles Vorgehen

Klienten aus bestimmten Kulturen könnten die aktiv-konstruktive Reaktion als übertrieben empfinden, weil gute Ereignisse und Erfahrungen in ihrer Kultur in der Regel nicht besonders hervorgehoben werden. Der 42-jährige Dave, ein Psychologe aus Australien, nahm an einem unserer PPT-Trainingsworkshops teil. Im Anschluss an den eintägigen Workshop gab er die Rückmeldung, die aktiv-konstruktive Reaktion widerspreche der australischen Mentalität, mit Erfolgen nicht herumzuprahlen. Ein ausführliches Gespräch darüber, dass sich authentisches Interesse auch durch aktives Zuhören und konstruktive Fragen vermitteln lasse, half ihm, seine Zurückhaltung zu überwinden.

Als Therapeuten muss uns bewusst sein, dass verschiedene Kulturen sich auch in der Äußerung von Gefühlen unterscheiden. Diese Unterschiede können sich auf direkte oder indirekte Mitteilungen, wenig oder andauernden Augenkontakt, kaum wahrnehmbare oder demonstrative Körpersprache, lebhaften oder neutralen Tonfall sowie die Art des Einforderns von Aufmerksamkeit beziehen (Gobel, Chen & Richardson, 2017; Kleinsmith, De Silva & Bianchi-Berthouze, 2006). Ein auch in diesem Zusammenhang ermutigendes Merkmal der aktiv-konstruktiven Reaktion ist, dass sie nicht von lautstarken verbalen Reaktionen abhängig ist: Körpergesten, Haltungen, aktives Zuhören und das Stellen weniger, aber dafür relevanter Fragen sind viel wichtiger.

Im Grunde geht es darum, authentische, positive Reaktionen zu zeigen. Dies kann je nach Bedarf selbstverständlich der jeweiligen Kultur angepasst werden, d. h., Klienten können ihre Kreativität nutzen, um kulturell angemessene Ausdrucksweisen der aktiv-konstruktiven Reaktion zu finden. So sagte z. B. ein aus Deutschland stammender Therapeut nach einem Workshop: „Anstatt viele Worte zu machen, fand ich es leichter, meine aktiv-konstruktive Reaktion nonverbal zu zeigen. Bei meiner Ausbildung in Gestalttherapie habe ich nämlich gelernt, dass fast die Hälfte unserer Kommunikation nonverbal durch Gestik und Mimik vonstattengeht."

Positive Ereignisse zu betonen und zu verstärken kann in manchen Kulturen als Zeichen von Anmaßung und Eitelkeit gelten. So kann es dort zum guten Ton gehören, solche Neuigkeiten eher herunterzuspielen, als sie hervorzuheben. Denken Sie aber auch daran, dass Kulturen dynamisch sind. Die Übung der aktiv-konstruktiven Reaktion auf kultursensible Weise durchzuführen, kann neue und positive Präzedenzfälle schaffen. Chris Peterson (2006), einer der Pioniere auf diesem Gebiet, sagte, die Positive Psychologie habe ihm geholfen, nicht mehr „böse Witze", sondern nur noch „nette Witze" zu machen. In diesem Sinne können wir unseren Klienten die aktiv-konstruktive Reaktion mit der guten Absicht nahelegen, Beziehungen zu stärken – ein Ziel, das in allen Kulturen wertgeschätzt wird.

Es könnte auch der Wunsch geäußert werden, die Würdigung positiver Ereignisse der eigenen Kultur angemessen zu gestalten. Dagegen spricht grundsätzlich nichts, solange der Geist und das Wesen der aktiv-konstruktiven Reaktion – also das authentische Teilen und Wertschätzen einer positiven Erfahrung – erhalten bleiben.

19.10 Aufrechterhaltung

Die folgenden Tipps können Ihre Klienten darin unterstützen, die aktiv-konstruktive Reaktion in ihrem Alltag umzusetzen und beizubehalten:

- Bei der aktiv-konstruktiven Reaktion kommt es nicht auf die Lautstärke (= Intensität), sondern auf das von echtem Interesse geleitete Nachfragen an, also auf das, was authentisch gesehen, gefühlt, wertgeschätzt und ausgebaut wird. Dies erfordert Übung in unterschiedlichen Situationen.

- Bei der aktiv-konstruktiven Reaktion geht es darum, möglichst konkret auf das Erzählte einzugehen. Jede Frage legt den Grundstein für die nächste. Und selbst wenn die mitteilende Person die Neuigkeit herunterspielt oder Ausflüchte sucht, sollte die reagierende Person die gute Nachricht ausdrücklich anerkennen.
- Bei der aktiv-konstruktiven Reaktion ist die Feinabstimmung wichtig. Ziel ist es, einander auf tiefe und authentische Weise kennenzulernen, sodass beide Seiten sich verstanden, wertgeschätzt und geborgen fühlen.
- Die aktiv-konstruktive Reaktion ist natürlich nicht nur für den Umgang in der Partnerschaft geeignet; sie lässt sich auch anwenden, wenn Ihnen Freunde oder Angehörige von etwas Erfreulichem berichten.
- Die Wirkung der aktiv-konstruktiven Reaktion können Sie noch verstärken, wenn Sie Zweifel und negative Gefühle ganz bewusst eine Weile zurückstellen und sich gemeinsam mit der Ihnen nahestehenden Person über die positiven Aspekte freuen. Einwände und Bedenken können Sie später immer noch zur Sprache bringen.
- Die aktiv-konstruktive Reaktion bietet eine ganz konkrete Möglichkeit, den Umgang mit positiven Gefühlen, Erlebnissen und Erfahrungen uns nahestehender Menschen im Sinne eines vertieften gegenseitigen Verständnisses zu verbessern. Fragen Sie innerhalb Ihrer Beziehung nach, wie Sie dies noch ausbauen oder auch im Hinblick auf andere Situationen oder Aspekte Ihrer Beziehung von der aktiv-konstruktiven Reaktion profitieren könnten.

19.11 Abschließende Entspannungsübung

Beschließen Sie die Sitzung mit der gleichen kurzen Entspannungsübung, die Sie auch für den Einstieg genutzt haben.

Weiterführende Informationen

Literatur

Gable, S.L., Reis, H.T., Impett, E.A. & Asher, E.R. (2004). What do you do when things go right? The intrapersonal and interpersonal benefits of sharing positive events. *Journal of Personality and Social Psychology, 87,* 228–245.

Gable, S.L. & Reis, H.T. (2010). Good news! Capitalizing on positive events in an interpersonal context. In M.P. Zanna (Ed.), *Advances in Experimental Social Psychology* (Vol. 42, 195–257). San Diego, CA: Elsevier Academic Press.

Lambert, N.M., Clark, M.S., Durtschi, J., Fincham, F.D. & Graham, S.M. (2010). Benefits of expressing gratitude to a partner changes one's view of the relationship. *Psychological Science, 21* (4), 574–580.

Stanton, S.C.E., Campbell, L. & Loving, T.J. (2014). Energized by love: Thinking about romantic relationships increases positive affect and blood glucose levels. *Psychophysiology, 51* (10), 990–995. https://doi.org/10.1111/psyp.12249

Woods, S., Lambert, N., Brown, P., Fincham, F. & May, R. (2015). "I'm so excited for you!" How an enthusiastic responding intervention enhances close relationships. *Journal of Social and Personal Relationships, 32*(1), 24–40.

Videos

Active Constructive Responding: https://youtu.be/qRORihbXMnA?list=PLLBhiMXTg8qvQ4Ge94wRFYZhk66t_wm1e

Shelly Gable erklärt die aktiv-konstruktive Reaktion: *Build Love:* https://youtu.be/OF9kfJmS_ 0k

It's Not About the Nail: In diesem komischen Video geht es um den Wunsch, dass einem einfach nur mal zugehört wird: https://youtu.be/-4EDhdAHrOg

Weblinks

Online-Beitrag: *Using positive psychology in your relationships:* http://health.usnews.com/health-news/family-health/brain-and-behavior/articles/2009/06/24/using-positive-psychology-in-your-relationships

Paul Ekmans *Atlas of Emotions*, ein interaktives Tool, um den eigenen Emotionswortschatz zu erweitern und die eigenen Emotionen besser kennenzulernen (auch in deutscher Sprache): http://atlasofemotions.org/#introduction/disgust

Arbeitsblatt 13.1 (Seite 1/2)

Vier Reaktionsstile auf gute Neuigkeiten

Es lassen sich vier verschiedene Reaktionsstile auf gute Neuigkeiten unterscheiden. Lesen Sie sich die folgenden Beispiele für die verschiedenen Reaktionsstile durch. Kreuzen Sie in der rechten Spalte diejenigen an, die auf Ihre persönliche Situation am besten zutreffen.

Aktiv-konstruktiv	**Trifft auf meine Situation weitgehend zu**
Meine Partnerin/mein Partner freut sich in der Regel mit mir, wenn ich gute Neuigkeiten habe.	
Manchmal habe ich das Gefühl, dass meine Partnerin/mein Partner sich fast noch mehr freut als ich.	
Meine Partnerin/mein Partner zeigt echtes Interesse an der guten Neuigkeit und stellt mir dazu viele Fragen.	
Passiv-konstruktiv	
Meine Partnerin/mein Partner macht keine große Sache daraus, freut sich aber trotzdem für mich.	
Meine Partnerin/mein Partner unterstützt mich meist eher, ohne große Worte zu machen.	
Meine Partnerin/mein Partner sagt wenig, aber ich weiß, dass sie/er sich für mich freut.	
Aktiv-destruktiv	
Meine Partnerin/mein Partner findet oft einen Haken an der Sache.	
Meine Partnerin/mein Partner erinnert mich immer daran, dass die meisten guten Dinge auch ihre Schattenseiten haben.	
Meine Partnerin/mein Partner weist auf die möglichen Nachteile der guten Neuigkeit hin.	
Passiv-destruktiv	
Manchmal habe ich den Eindruck, dass meine Partnerin/mein Partner sich nicht viel aus meinen guten Neuigkeiten macht.	
Meine Partnerin/mein Partner schenkt mir nicht viel Aufmerksamkeit.	
Meine Partnerin/mein Partner wirkt oft desinteressiert.	

Arbeitsblatt 13.1 (Seite 2/2)

Vier Reaktionsstile auf gute Neuigkeiten

Übung zur aktiv-konstruktiven Reaktion

Führen Sie nun die folgende Übung zu zweit durch (in einer Einzeltherapie gemeinsam mit Ihrer Therapeutin oder Ihrem Therapeuten). Nehmen Sie und Ihr Gegenüber dabei jeweils eine der beiden folgenden Rollen ein:
Mitteilende Person: Denken Sie an etwas Bedeutsames und Positives, das Ihnen im Laufe der letzten Woche passiert ist, und erzählen Sie Ihrem Gegenüber davon.
Zuhörende Person: Denken Sie an Ihre Stärken und überlegen Sie, wie Sie diese für eine aktiv-konstruktive Reaktion nutzen können (z.B. Neugier als Basis für Fragen, Optimismus, soziale Intelligenz).

Tauschen Sie dann die Rollen. Im Anschluss wird Ihre Therapeutin bzw. Ihr Therapeut Ihnen einige Fragen zu dieser Übung stellen.

Arbeitsblatt 13.2 (Seite 1/2)

Gegenseitig die persönlichen Stärken einschätzen

Zu einem früheren Zeitpunkt der Therapie haben Sie bereits Ihre Signaturstärken bestimmt und inzwischen sind Sie mit diesen Stärken ziemlich gut vertraut. Um die hier beschriebene Übung auszuführen, benötigen Sie zwei Exemplare dieses Arbeitsblattes. Nehmen Sie sich für diese Übung mit Ihrer Partnerin bzw. Ihrem Partner mindestens 30 Minuten Zeit. Sorgen Sie dafür, dass Sie während der Übung nicht durch äußere Faktoren abgelenkt werden. Bitten Sie Ihre Partnerin bzw. Ihren Partner, auf diesem Arbeitsblatt fünf Stärken anzukreuzen, die Sie am besten beschreiben, ohne bestimmte Reihenfolge. Füllen Sie währenddessen das zweite Exemplar aus und wählen Sie die fünf Stärken aus, die Ihre Partnerin bzw. Ihren Partner am besten beschreiben. Wenn Sie beide fertig sind, händigen Sie sich gegenseitig das gerade bearbeitete Arbeitsblatt aus. Ihre Therapeutin bzw. Ihr Therapeut hat Ihnen Fragen zur anschließenden Reflexion mitgegeben. Diskutieren Sie diese mit Ihrer Partnerin bzw. Ihrem Partner.

	Beschreibung der Charakterstärke	Trifft zu (Signaturstärken)
1	Ist gut darin, sich neue und bessere Lösungen auszudenken.	
2	Erkundet gern Neues, stellt Fragen und ist offen für unterschiedliche Erfahrungen und Aktivitäten.	
3	Ist flexibel und aufgeschlossen gegenüber Alternativen; prüft und bedenkt alle Aspekte, ehe sie/er sich entscheidet.	
4	Lernt gern neue Inhalte, Konzepte und Fakten kennen, sei es in der (Hoch-)Schule, in Kursen oder auch allein.	
5	Freundinnen und Freunde fragen sie/ihn in wichtigen Dingen um Rat, weil sie sie/ihn für besonders verständig oder lebensklug halten.	
6	Gibt auch angesichts von Schwierigkeiten oder Herausforderungen nicht auf, selbst wenn sie/er Angst hat.	
7	Bringt die meisten Sachen zu Ende, selbst wenn sie/er abgelenkt wird; kann sich neu fokussieren und eine Aufgabe abschließen.	
8	Ist ein aufrichtiger und ehrlicher Mensch und gilt als vertrauenswürdig. Richtet ihr/sein Verhalten an ihren/seinen Werten aus.	
9	Ist energiegeladen, fröhlich und voller Leben.	
10	Echte Liebe und Zuneigung zu zeigen und anzunehmen ist für sie/ihn ganz natürlich.	
11	Tut anderen gern Gutes, oft auch, ohne darum gebeten worden zu sein.	
12	Fügt sich in sozialen Situationen sehr gut ein und ist für ihre/seine zwischenmenschlichen Fähigkeiten bekannt.	

Arbeitsblatt 13.2 (Seite 2/2)

Gegenseitig die persönlichen Stärken einschätzen

	Beschreibung der Charakterstärke	Trifft zu (Signaturstärken)
13	Ist ein aktives Mitglied ihres/seines Teams oder ihrer/seiner Gemeinschaft und trägt dort zum Erfolg aller bei.	
14	Setzt sich für andere ein, wenn sie unfair behandelt, gemobbt oder verhöhnt werden.	
15	Wird oft in leitende Funktionen gewählt, da sie/er für ihre/seine Führungsqualitäten bekannt ist.	
16	Ist nicht nachtragend; es fällt ihr/ihm leicht, Menschen zu vergeben, die sie/ihn gekränkt haben.	
17	Steht nicht gern im Mittelpunkt und lässt lieber andere glänzen.	
18	Ist vorsichtig und geht behutsam vor; die Probleme und Risiken ihres/seines Verhaltens kann sie/er gut einschätzen und handelt entsprechend.	
19	Hat ihre/seine Gefühle und ihr/sein Verhalten auch in schwierigen Situationen im Griff; Regeln und Abläufe befolgt sie/er weitgehend.	
20	Schönheit in der Natur oder in der Kunst (z. B. Malerei, Musik und Theater) sowie herausragende Leistungen in vielen Bereichen können sie/ihn zutiefst bewegen.	
21	Ihre/seine Dankbarkeit für das Gute im Leben bringt sie/er in Worten und Taten zum Ausdruck.	
22	Hofft und glaubt, dass im Leben mehr Gutes als Schlechtes geschieht.	
23	Ist ausgelassen und witzig und setzt Humor ein, um mit anderen in Kontakt zu kommen.	
24	Glaubt an eine höhere Macht und nimmt gern an religiösen oder spirituellen Praktiken (wie Gebeten oder Meditationen) teil.	

Kapitel 20
Sitzung 14 – Altruismus

Überblick
Sitzung 14 vermittelt den Klienten, wie sie mit einem altruistischen Verhalten anderen ebenso wie sich selbst helfen können. Die zentrale PPT-Übung in dieser Sitzung ist *Zeit als Geschenk*.
Inhalt
• Konzept und Hintergrund • Einleitende Entspannungsübung • Einführung in die praktische Übung: Videoclip • Reflexion und Diskussion • Praktische Übung als Hausaufgabe: *Zeit als Geschenk* • Reflexion und Diskussion • Fallbeispiel • Modifikationen • Kultursensibles Vorgehen • Aufrechterhaltung • Abschließende Entspannungsübung • Weiterführende Informationen
Materialien
• Arbeitsblatt 14.1: Zeit als Geschenk

20.1 Konzept und Hintergrund

Sich altruistisch zu verhalten heißt, etwas für andere zu tun, und zwar aus eigenem und freiem Willen, ohne darum gebeten worden zu sein und ohne eine materielle Gegenleistung dafür zu erwarten. Nach dem der PPT zugrunde liegenden Verständnis entsteht Sinn daraus, dass man seine Signaturstärken dafür einsetzt, einer Sache, von der man glaubt, dass sie größer ist als man selbst, anzugehören und ihr zu dienen. Man möchte ein Leben führen, das etwas in dieser Welt bewirkt, einen Beitrag hin zum Besseren leisten. Dabei spielt Altruismus eine wichtige Rolle. Seine positiven Auswirkungen auf die psychische Gesundheit konnten vielfach belegt werden:

- Ergebnisse aus verschiedenen Studien belegen, dass ehrenamtliches Engagement mit längerer Lebensdauer, verbesserter Alltagsbewältigung, besserem gesundheitlichen Coping, gesünderem Lebensstil, erhöhter Lebensqualität, verlässlicher sozialer Unterstützung, vermehrter positiver Interaktion, weniger chronischem Schmerz, weniger Krankenhausaufenthalten und weniger psychischen Symptomen in Zusammenhang steht (Casiday, Kinsman & Fisher, 2008; Musick & Wilson, 2003; Nedelcu & Michod, 2006; Soosai- Nathan, Negri & Delle Fave, 2013).
- Die Daten sprechen ebenfalls dafür, dass – nach Kontrolle bestimmter Merkmale – Menschen, die sich ehrenamtlich für die Umwelt einsetzen, körperlich aktiver sind sowie über eine bessere Ge-

sundheit und weniger depressive Symptome berichteten (Pillemer et al., 2010).

- Ehrenamtlichkeit und bewusste Großzügigkeit sind stark mit Glück und Wohlbefinden assoziiert. Menschen kaufen und konsumieren Produkte mit dem Ziel, glücklicher zu werden, erlangen dieses Ziel jedoch nur selten durch ihr Kaufverhalten (Kasser & Kanner, 2004; Lyubormirsky, 2007). Über die Zeit verlieren Produkte durch Gewöhnung an Charme; positive Erfahrungen dagegen entfalten mit der Zeit eine immer größere Wirkung (Kasser & Kanner, 2004; Van Boven & Gilovich, 2003). Wenn Menschen Geld investieren, um Produkte zu kaufen, erwarten sie von diesen eine direkte und anhaltende Befriedigung. Engagieren sie sich hingegen für eine ehrenamtliche Aufgabe, reflektieren sie auf einer viel tieferen Ebene, ob sich ihr Engagement gelohnt hat oder nicht. Produkte sind mit Nützlichkeit verbunden, Erfahrungen dagegen mit Emotionen. Erfahrungen verbinden uns mit Menschen (durch Interaktionen), während Produkte und vor allem die heutigen technischen Geräte uns von den Menschen aus unserer Umgebung entfernen. Natürlich „vernetzen" wir uns mit vielen Menschen über soziale Medien, doch häufig sind uns unsere Kollegen auf dem gleichen Flur, die Nachbarn von nebenan, ja manchmal sogar unsere Lieben im Nebenzimmer fremd.
- Wer anderen hilft, gewinnt für sich selbst gesundheitliche Vorteile hinzu. In einer randomisiert-kontrollierten Studie wurde der Einfluss von ehrenamtlicher Arbeit auf kardiovaskuläre Risikofaktoren untersucht. 106 kanadische Zehntklässler (alle fließend Englisch sprechend und ohne chronische Krankheiten) arbeiteten zwei Monate lang ehrenamtlich in der schulischen Nachmittagsbetreuung von Grundschülern mit. Als kardiovaskuläre Risikomarker wurden der C-reaktive Proteinspiegel, der Gesamtcholesterinwert und der Body-Mass-Index erhoben. Die Ergebnisse zeigten, dass diejenigen Probanden, die die stärkste Zunahme an Empathie und altruistischen Verhaltensweisen und zugleich den größten Rückgang negativer Stimmung aufwiesen, auch den größten Rückgang in Bezug auf die kardiovaskulären Risiken verzeichnen konnten (Schreier, Kimberly, Schonert-Reichl & Chen, 2013). Diese Studie lieferte den ersten epidemiologischen Beleg für diesen positiven Zusammenhang.
- Robert Putnam (2000), Politikwissenschaftler an der Harvard University, konnte in einer Analyse von etwa 500 000 im Laufe des letzten Viertels des vorherigen Jahrhunderts geführten Interviews belegen, dass das durch positive Beziehungen aufgebaute „soziale Kapital" in dieser Zeit signifikant geschrumpft war. Verglichen mit den 1950er Jahren waren u. a. die aktive Mitarbeit in gemeinnützigen Organisationen um mehr als 50 %, das Engagement in Kirchen um 25 bis 50 % und die Anzahl von Einladungen von Freunden in das eigene Heim um 45 % gesunken. Putnam leitet daraus die traurige Schlussfolgerung ab, dass Altruismus, Ehrenamtlichkeit und Philanthropie seit den 1950er Jahren in einem stetigen Niedergang begriffen sind.

Zusammenfassend lässt sich sagen: Anderen zu helfen verschiebt den Aufmerksamkeitsfokus weg von ungesunden, grüblerischen oder depressiven Gedanken hin zu gesünderen Verhaltensweisen und sinnvollen Aufgaben. Während erstere verletzlich machen und die Selbstwahrnehmung als Opfer verstärken, fördern letztere die Selbstwirksamkeit. Wie bereits erwähnt, ist in unserer Gesellschaft jedoch ein allgemeiner Rückgang ehrenamtlicher Tätigkeiten und altruistischen Verhaltens zu verzeichnen. Wie kann dieser ungünstige Trend durch die PPT positiv beeinflusst werden? Nachdem es in den letzten Sitzungen um die Stärkung enger Beziehungen ging, geht es nun darum, das zwischenmenschliche Wohlbefinden dadurch zu vergrößern, indem die Klienten ermutigt werden, anderen zu helfen, um sich selbst etwas Gutes zu tun.

20.2 Einleitende Entspannungsübung

Beginnen Sie die Sitzung mit einer kurzen Entspannungsübung (vgl. Anhang A sowie Arbeitsbuch/Online-Materialien). Im Anschluss werden die Eintragungen im *Dankbarkeitstagebuch* besprochen und die zentralen Inhalte und Konzepte der vorherigen Sitzung wiederholt.

20.3 Einführung in die praktische Übung: Videoclip

Den Klienten wird zunächst ein Videoclip gezeigt, der verdeutlicht, was das Konzept des Altruismus ausmacht, und der die Übung *Zeit als Geschenk* demonstriert. Diskutieren Sie diesen im Anschluss anhand der Fragen aus Abschnitt 20.4.

Der Videoclip *Gift* von *Singapore Inspiration Drama Short Film* (Dauer: 7:30, in englischer Sprache) ist verfügbar unter: https://www.youtube.com/watch?v=1DUYlHZsZfc.

Dieser Kurzfilm handelt von einem jungen Mann, der das große Geheimnis seines Vaters entdeckt und dessen Verständnis für den Vater sich damit für immer verändert.

20.4 Reflexion und Diskussion

- Was ist Ihnen an diesem Kurzfilm zum Thema Altruismus besonders aufgefallen?
- Hat die Darstellung Sie an eigene Erfahrungen zu diesem Thema erinnert?
- Hat das Video Ihnen konkrete Anregungen dafür gegeben, wie Sie Altruismus in Ihr eigenes Leben integrieren könnten? Wenn ja, welche?
- Warum hat der Vater sein Tun vor seinem Sohn geheim gehalten?
- In dem Video gibt der Vater viel, obwohl er selbst kaum etwas hat. Wie kann sein Beispiel anderen helfen, die vielleicht denken, sie hätten wenig oder gar nichts anzubieten?

In der Praxis

Die Selbstfürsorge kann bei Klienten beeinträchtigt sein. In solchen Fällen sollte ein besonderes Augenmerk darauf gelegt werden, dass altruistische Bemühungen sich nicht negativ auf die Selbstfürsorge auswirken. Sprechen Sie ausführlich mit den Klienten über das Ausmaß ihrer aktuellen Belastungen und ihres momentanen Wohlbefindens; dies wird sie darin unterstützen, ihr altruistisches Engagement bewusst auszutarieren, und zeigen, inwiefern sie sich bereits kritischen Situationen aussetzen.

Personen aus marginalisierten Bevölkerungsgruppen mit begrenzten Ressourcen werden sich wahrscheinlich weniger engagieren können als wohlhabendere und gesündere Klienten.

Personen, die bereits Angehörige mit einer chronischen Krankheit oder wiederholt auftretenden gesundheitlichen Problemen versorgen müssen, pflegebedürftige Eltern oder ein Familienmitglied mit Behinderungen betreuen, sind möglicherweise nicht in der Lage, sich noch ehrenamtlich zu betätigen. Deshalb ist es wichtig, das Thema Ehrenamtlichkeit sensibel zu thematisieren und dabei situative Belastungen mit einzubeziehen.

20.5 Praktische Übung als Hausaufgabe: Zeit als Geschenk

Nachdem das Video in der Sitzung besprochen wurde, wird den Klienten das Arbeitsblatt 14.1 (Zeit als Geschenk; vgl. S. 253 sowie Arbeitsbuch/Online-Materialien) ausgehändigt. Die darauf beschriebene Übung soll als Hausaufgabe ausgeführt werden. Je nach individueller Situation kann die Aufgabe bis zur nächsten Sitzung oder möglicherweise auch erst nach Therapieabschluss erledigt werden; die Klienten müssen ja Zeit haben, die sie verschenken können.

20.6 Reflexion und Diskussion

Sobald die Klienten Gelegenheit hatten, die Hausaufgabe auszuführen, besprechen Sie diese Erfahrung in der darauffolgenden Sitzung mit ihnen. Nutzen Sie dafür die folgenden Fragen:

- Wie haben Sie sich gefühlt, als Sie Zeit verschenkten?
- Wie haben Sie sich hinterher gefühlt?
- Wie hat die andere Person auf Ihr Geschenk reagiert?
- Hatte Ihr Geschenk irgendwelche (positiven wie negativen) Folgen?
- Ist es Ihnen gelungen, eine oder mehrere Ihrer Signaturstärken einzusetzen? Falls ja, welche und wie genau?
- Hatten Sie so etwas zuvor schon einmal gemacht? Was genau haben Sie damals gemacht? Haben Sie es diesmal anders empfunden? Falls ja, welche Unterschiede haben Sie festgestellt?
- Hat es in der Vergangenheit Situationen gegeben, in denen Sie gebeten wurden, Zeit zu verschenken, Sie dies aber nicht wollten?
- Hat Ihnen selbst auch schon einmal jemand Zeit geschenkt? Wie war das?
- Sind Sie bereit, regelmäßig Zeit für einen bestimmten Zweck zu verschenken? Welcher Zweck könnte das sein?
- Haben Sie irgendeine Gewöhnung verspürt? (Haben Sie nach einer Weile gedacht, Zeit zu verschenken würde Ihnen auf Dauer nicht mehr so viel Befriedigung verschaffen wie beim ersten Mal?) Falls ja, was könnten Sie tun, um dies zu ändern?

20.7 Fallbeispiel

Fallbeispiel: Kishana und ihr Zeit-Geschenk

Die 47-jährige Kishana ist Trainerin für Führungskräfte und Mutter dreier Kinder. Sie nahm an einem dreitägigen PPT-Workshop teil, an dessen Ende Hausaufgaben verteilt wurden. Kishana entschied sich für die *Zeit-als-Geschenk*-Übung. Den folgenden Text verfasste sie drei Monate nach dem Workshop, als sie gerade mit der Übung befasst war:

„Von frühester Jugend an vermittelte mir meine Mutter, mein größtes Vorbild, ein grundlegendes Gefühl dafür, dass wir anderen Menschen immer etwas geben können – ich meine, wirklich immer. Anfangs habe ich das nicht verstanden, da wir selbst so wenig für unseren Lebensunterhalt hatten. Doch wenn ich zurückdenke, fand meine Mutter immer Zeit, um anderen zu helfen. Als alleinerziehende Mutter mit kleinem Einkommen arbeitete sie im Verkauf, wo ihr beruflicher Wert danach bemessen wurde, wie viel sie verkaufte – nicht danach, wie viel sie arbeitete. Und doch setzte sie alles daran, immer noch Zeit zu finden, um anderen helfen können, z.B. indem sie einer älteren Frau in der etwas entfernteren Nachbarschaft die Mülltonnen auf die Straße stellte, was diese selbst nicht mehr konnte oder immer wieder vergaß. Selbstverständlich hielt sie anderen immer die Tür auf, wenn wir größere Gebäude betraten. An den Wochenenden (an denen ich gern spaßige Ausflüge mit ihr gemacht hätte), war sie von Restaurant zu Restaurant unterwegs, um Essen einzusammeln und zu den Ausgabestellen der Tafeln zu bringen, und sie half neu angekommenen Geflüchteten dabei, unser kompliziertes Sozialsystem zu verstehen und Anträge auszufüllen. Ich sah meiner Mutter häufig dabei zu, wie sie all diese Aufgaben übernahm, denn in vielen Fällen schleppte sie mich mit, weil sie niemanden hatte, der auf mich aufpassen konnte. Deshalb war ich, wenn auch widerwillig, oft dabei. Als Jugendliche begann ich, mich für Sport zu interessieren. In der Nähe der Tafel, bei der meine Mutter regelmäßig aushalf, war ein Sportzentrum, und als die Leute sahen, wie engagiert meine Mutter war, boten sie mir eine kostenlose Mitgliedschaft an. Ich liebte das Laufen, das Schwimmen und das Muskeltraining. Ich dachte, meine Mutter hätte nicht genug Kraft – also sammelte ich welche beim Sport. Meine Mutter wurde für ihre guten Taten geliebt, aber Liebe gibt einem keine Kraft, dachte ich. Im Gegenteil, ich meinte, sie würde ihr geraubt, denn mir fiel auf, dass manche ihre gutmütige Art auch einfach ausnutzten. Wenn andere ihre Liebe, Fürsorge und Hilfe brauchten, gab sie alles. Innerlich war ich wütend auf sie.

Wir kämpften uns durch harte Jahre. Ich war gut in der Schule, sehr gut im Sport. Meine guten Noten verschafften mir ein Stipendium und ich zog zum Studium weit weg. Ich genoss meine neugewonnene Freiheit. Ich arbeitete viel für die Uni und trainierte hart. Als Mitglied der Unimannschaft schwamm ich bei landesweiten Meisterschaften.

An einem verhängnisvollen Herbstabend rutschte ich auf dem Rückweg vom Training wegen ein paar feuchter Blätter auf dem glatten Boden vor dem Studentenheim aus, fiel auf meine linke Schulter und schlug mit dem Kopf gegen eine scharfe Kante. Als ich die Augen aufschlug, war ich im Krankenhaus, meine Schulter in Gips, mein Kopf verbunden. Die folgenden Wochen waren gefüllt mit Verzweiflung darüber, nicht an den bevorstehenden Wettkämpfen teilnehmen zu können, und der Sorge, mein Stipendium zu verlieren. Meine Mutter besuchte mich mehrmals, konnte aber nicht länger bleiben.

Drei Monate später ging ich das erste Mal wieder ins Wasser, konnte aber kaum Schwimmbewegungen machen und kletterte schnell wieder aus dem Becken. In Depression gehüllt, saß ich auf einer Bank und mir kamen die Tränen – ich hoffte, dass sie unsichtbar blieben. Doch jemand sah sie. Es war ein älterer Herr. Er tippte mir sanft auf die Schulter und fragte mich, warum ich so lange nicht da gewesen sei. Sein Gesicht kam mir bekannt vor, dann fiel es mir ein: Während ich auf den für Schwimmer reservierten Bahnen trainiert hatte, war er auf der Seite für Besucher geschwommen. Ich berichtete ihm von meinem Unfall und dann erzählte er mir von sich. Er war dreimal Landesmeister im Schwimmen gewesen und hatte selbst einige Verletzungen gehabt. Er bot an, mir bei der Rehabilitation zu helfen – kostenlos –, was sehr viel mehr war, als das Reha-Team meiner Uni mir je hätte anbieten können. Ich konnte kaum glauben, dass er mir dieses tolle Angebot machte, und nahm es dankbar an.

In den folgenden drei Monaten verbrachte er mindestens eine Stunde pro Tag mit mir und erstellte an meinen Körpertyp und meine Verletzung angepasste Reha-Pläne. Er verlangte dafür nie auch nur einen Cent. Als scharfer Beobachter und erfahrener Schwimmer sprach er mit mir über Feinheiten bei Schlägen und Körperhaltungen, und zwar besser, als mein Trainer dies je getan hätte. Langsam ging es mir besser, und innerhalb von sechs Monaten hatte ich meine vorherige Bestform fast wieder erreicht. Ich fragte ihn, warum er so viel Zeit mit mir verbracht hatte. Er antwortete: ‚Ich hatte eine schwierige Ehe und nach der Scheidung wollten selbst meine Kinder kaum noch etwas von mir wissen. Meine Mutter aber war eine sehr glückliche Frau. Sie war arm, eine Holocaust-Überlebende. In materieller Hinsicht hatte sie wenig zu geben, aber sie hatte ein großes Herz, das sie reichlich Zeit dafür finden ließ, anderen zu helfen. Damals war mir unerklärlich, warum sie so viel Zeit damit verbrachte, etwas für andere zu tun, und insgeheim ärgerte es mich sogar. Aber jetzt weiß ich, warum sie so glücklich war. Und diese Zeit mit dir zu verbringen, hat mir gezeigt, wie glücklich ich sein kann, wenn ich etwas für andere tue.‘“

20.8 Modifikationen

Klienten, die von ihrer Persönlichkeit her eher schüchtern oder ängstlich sind, fällt es möglicherweise schwer, auf andere Menschen zuzugehen und ihnen etwas Gutes zu tun, weil sie sich vor sozialer Beurteilung fürchten. Für solche Menschen kann es hilfreich sein, zunächst nur kleine Schritte zu unternehmen und sich z.B. einer Organisation anzuschließen, die bereits über ein gut entwickeltes Freiwilligenprogramm verfügt. Dort finden sie feste Strukturen vor und bekommen klare Anweisungen, was sie tun sollen – das vermindert ihre soziale Angst. Eine andere Möglichkeit ist es, Teil eines Teams von Freiwilligen werden, um Eins-zu-Eins-Begegnungen zunächst einmal auszuschließen.

Bei freiwilligem Engagement ist es wichtig, mit den Nöten anderer Menschen umsichtig umzugehen. Altruistische Menschen drängen sich anderen nicht auf und versuchen auch nicht, denen zu helfen, die keine Hilfe wünschen. Erinnern Sie Ihre Klienten daran, stets zu prüfen, ob ihr altruistisches Angebot wirklich den Bedürfnissen ihres Gegenübers entspricht.

Am besten können wir anderen natürlich immer dann helfen, wenn wir die für den konkreten Fall benötigten Fähigkeiten, Fachkenntnisse, Erfahrungen und Mittel besitzen. Ermutigen Sie Ihre Klienten dazu, mit den Beteiligten offen zu sprechen, damit die Erwartungen auf allen Seiten realistisch bleiben. Es gibt viele Möglichkeiten, anderen zu helfen.

Forschungsdaten zeigen, dass ein praktisches Engagement im Umweltbereich (Bäume beschneiden, die Infrastruktur verbessern, invasive Pflanzen beseitigen, Fußwege reparieren, Müll einsammeln, neue Biotope oder Grünflächen schaffen etc.) eine weitere Möglichkeit ist, Zeit zu schenken. Vor allem für Menschen aus marginalisierten Bevölkerungsgruppen oder ehemalige Straffällige, die sich wieder in die Gesellschaft integrieren wollen, hat sich diese Art der Freiwilligenarbeit als wirksam erwiesen. Im Umweltbereich tätige Freiwillige berichten von einem Gefühl der Zugehörigkeit und Selbstfindung und fühlen sich als Teil eines Ganzen. Gleichzeitig stärkt dieses Engagement das Verantwortungsgefühl und vergrößert das soziale Netzwerk der Beteiligten. Darüber hinaus kann es eine gute Ergänzung zu einer psychotherapeutischen Behandlung darstellen.

Wir müssen uns immer wieder daran erinnern, dass das, was wir als Problem ansehen, für andere nicht unbedingt ein Problem sein muss. Klienten, die sich freiwillig engagieren möchten, sollten dabei eine offene und empathische Sichtweise einnehmen und sich von den Bedürfnissen ihres Gegenübers leiten lassen.

Erinnern Sie Ihre Klienten daran, dass altruistische Taten Geschenke sind, die der schenkenden Person Freude machen und ihr keine Last sein sollen. Gleichzeitig müssen sie auch aus einem größeren sozialen und moralischen Blickwinkel heraus betrachtet werden.

20.9 Kultursensibles Vorgehen

Altruismus kann für manche Klienten einen wichtigen Teil ihres sozialen, religiösen oder kulturellen Erbes darstellen. Wenn solche Klienten dafür offen sind, erkunden Sie mit ihnen, mit welchen kulturell oder religiös eingebetteten altruistischen Handlungen sie sich identifizieren können.

Zwischen gebender und empfangender Person können kulturelle Unterschiede bestehen. Der Klient (als Gebender) sollte sich bei dem Empfänger versichern, dass sein Angebot (in diesem Fall *Zeit als Geschenk*) kulturell angemessen ist. Eine unserer Klientinnen investierte z.B. viel Zeit und Mühe, um gut erhaltene gebrauchte Babykleidung und -spielzeuge zu sammeln, um diese Sachen einer Migrantenfamilie zu schenken, die gerade ein Baby bekommen hatte. Deren Freude hielt sich in Grenzen, was die Klientin enttäuschte. Nach einigem Nachhaken stellte sich heraus, dass es in der Herkunftskultur der Familie üblich ist, für Neugeborene nur neue Kleidung als Geschenk zu übergeben; für ältere Geschwister dagegen kann durchaus gebrauchte Kleidung angenommen werden.

Letztlich spielen auch finanzielle und soziale Bedingungen dabei eine Rolle, ob sich jemand ehrenamtlich engagieren kann. Manche Klienten würden vielleicht gern Zeit verschenken, durch lange Arbeitszeiten sowie familiäre und häusliche Verpflichtungen mangelt es ihnen aber vielleicht selbst daran – oder es fehlt ihnen an Fachwissen und Fähigkeiten, um die verfügbare Zeit gut einzusetzen.

20.10 Aufrechterhaltung

Die folgenden Empfehlungen können Ihre Klienten darin unterstützen, altruistisches Verhalten zu etablieren:

- Stellen Sie sich eine Welt vor, in der die Menschen mit entsprechendem Wissen und den nötigen Fähigkeiten für ein lebenslanges Engagement im Sinne des Allgemeinwohls ausgestattet sind. Um altruistisch zu sein brauchen wir keine großen Dinge zu verschenken. Wir können nach einfachen Gelegenheiten im Alltag suchen, um großzügig etwas Zeit zu verschenken, indem wir z.B. jemandem aushelfen oder eine Person für ihr positives Verhalten ausdrücklich loben.
- Informieren Sie sich über bedeutsame Menschen, die trotz psychischer Schwierigkeiten ihre Stärken und Fähigkeiten sowie ihr Charisma zum Wohle anderer einsetzten. Dazu gehören z.B. Prinzessin Diana (Essstörung), Martin Luther King (Depression) und Mutter Theresa (Depression). Mit wem können Sie sich am stärksten identifizieren? Was hat diese Altruisten dazu gebracht, ihrem Anliegen so viel Zeit zu schenken? Wie hat ihr Engagement die Welt verändert?
- Schließen Sie sich örtlichen Vereinen und Verbänden an, die Ehrenamtlichen die Möglichkeit zur Mitarbeit geben, und bringen Sie Ihre Zeit und Ihre Stärken ein.
- Fangen Sie klein an, geben Sie der Sache Zeit und bleiben Sie beharrlich dabei. Nach einer Weile wird Ihnen Ihr Engagement ein Gefühl von Sinn vermitteln – und damit die Motivation, um weiterzumachen.
- Anderen zu helfen wird Ihnen die Möglichkeit geben, Ihre eigene soziale Intelligenz zu stärken, indem Sie ein besseres Gespür für die Bedürfnisse anderer entwickeln.
- Freiwilliges Engagement bringt uns mit einer bereits bestehenden Gemeinschaft von Menschen zusammen, die uns dabei helfen können, die für die ehrenamtliche Arbeit nötigen Fertigkeiten zu erlernen. Darüber hinaus vergrößert dies unser soziales Umfeld und ermöglicht es uns, zu erfahren, was für Ressourcen und Angebote in der Gemeinschaft vorhanden sind und wie diese möglichst effektiv genutzt werden können.

20.11 Abschließende Entspannungsübung

Wir empfehlen, die Sitzung mit der gleichen kurzen Entspannungsübung zu beenden, mit der sie begonnen wurde.

Weiterführende Informationen

Literatur

Chen, E., & Miller, G.E. (2012). "Shift-and-persist" strategies: Why low socioeconomic status isn't always bad for health. *Perspectives on Psychological Science, 7* (2), 135–158. https://doi.org/10.1177/1745691612436694

Kranke, D., Weiss, E.L., Heslin, K.C. & Dobalian, A. (2017). We are disaster response experts: A qualitative study on the mental health impact of volunteering in disaster settings among combat veterans. *Social Work in Public Health, 32* (8), 500.

Poulin, M.J., Brown, S.L., Dillard, A.J. & Smith, D.M. (2013). Giving to others and the association between stress and mortality. *American Journal of Public Health, 103* (9), 1649–1655.

Tabassum, F., Mohan, J. & Smith, P. (2016). Association of volunteering with mental wellbeing: A life-course analysis of a national population-based longitudinal study in the UK. *BMJ Open, 6* (8), e011327.

Welp, L.R. & Brown, C.M. (2014). Self-compassion, empathy, and helping intentions. *Journal of Positive Psychology, 9* (1), 54–65. https://doi.org/10.1080/17439760.2013.831465

Videos

Life Vest Inside – Kindness Boomerang – "One Day": https://www.youtube.com/watch?v=nwAYpLVyeFU

Singapore Inspiration Drama Short Film: *Gift*: https://www.youtube.com/watch?v=1DUYlHZsZfc

The Science of Kindness (Life Vest Inside): https://www.youtube.com/watch?v=FA1qgXovaxU

Weblinks

Die Website *kindness.org* möchte mehr Menschen dazu anregen, Freundlichkeit im Alltag zu zeigen: https://www.kindness.org/

Charter for Compassion: https://charterforcompassion.org/

Me to We: https://www.metowe.com/

Greater Good Magazine: https://greatergood.berkeley.edu/

Arbeitsblatt 14.1

Zeit als Geschenk

Das Ziel dieser Übung ist, dass Sie jemandem, den Sie gern mögen, Zeit schenken. Tun Sie etwas für diese Person, das Zeit und den Einsatz mindestens einer Ihrer Signaturstärken erfordert.

Seine Signaturstärken einzusetzen macht das Schenken noch befriedigender. Beispiele hierfür können sein:

- Wer kreativ ist, könnte für einen seiner besten Freunde einen schönen Gutschein gestalten.
- Wer verspielt und humorvoll ist, könnte Sketche einüben.
- Wer freundlich ist, könnte für seine Mitbewohnerin oder Partnerin ein Vier-Gänge-Menü kochen.

Schreiben Sie im Anschluss an diese Übung darüber, wie es für Sie war, Zeit zu verschenken. Notieren Sie außerdem genau, was Sie getan haben und wie lange es gedauert hat.

Kapitel 21
Sitzung 15 – Sinn

Überblick

In Sitzung 15 geht es um die Suche und das Streben nach bedeutsamem, sinnstiftendem Handeln für das übergeordnete Wohl. Die zentrale PPT-Übung in dieser Sitzung lautet *Positives Vermächtnis*. Diese letzte Sitzung schließt die dritte Phase der PPT und zugleich die gesamte Therapie ab.

Inhalt

- Abschluss der Therapie
- Konzept und Hintergrund
- Einleitende Entspannungsübung
- Praktische Übung: *Eine Geschichte aus der Vergangenheit und eine Vision für die Zukunft*
- Reflexion und Diskussion
- Praktische Übung: *Positives Vermächtnis*
- Reflexion und Diskussion
- Fallbeispiele
- Modifikationen
- Kultursensibles Vorgehen
- Aufrechterhaltung
- Abschließende Entspannungsübung
- Schlusswort
- Weiterführende Informationen

Materialien

- Arbeitsblatt 15.1: Eine Geschichte aus der Vergangenheit und eine Vision für die Zukunft
- Arbeitsblatt 15.2: Mein positives Vermächtnis

21.1 Abschluss der Therapie

Wir beenden die PPT mit einer Sitzung, die alle drei Therapiephasen miteinander verbindet, indem sie folgende Bestandteile aus den unterschiedlichen Phasen aufgreift:

- das Narrativ der Resilienz *(Positiver Auftakt)*,
- die Hoffnung, das wünschenswerte „zukünftige Ich“ zu erreichen, und
- den Wunsch, ein positives Vermächtnis zu hinterlassen.

21.2 Konzept und Hintergrund

Es gibt viele Möglichkeiten, dem eigenen Leben Sinn zu geben: enge zwischenmenschliche Beziehungen (bei den Übungen der vorhergehenden Sitzungen lag der Fokus auf positiven Beziehungen und positiver Kommunikation), Generativität (sich um künftige Generationen kümmern, eigene Kinder großziehen), Altruismus (vgl. Kapitel 20: Sitzung 14), soziales Engagement, eine als Berufung empfundene berufliche Tätigkeit, Spiritualität. Wenn wir das Gefühl haben, dass unser Leben bedeutsam ist und einen Sinn hat, glauben wir, die Welt sei dadurch, dass wir in ihr leben, eine andere. Keinen Sinn zu empfinden macht die Welt dagegen für uns zu einem bedrohlichen Ort, der Angst und Depression auslösen kann (Schnell, 2009). Nicht vorhandener Sinn ist ein Teil der Erklärung für die deutliche Zunahme von Depressionen (Ruckenbauer, Yazdani & Ravaglia, 2007).

„Sinn" bezieht sich auf ein kohärentes Verständnis der Welt, das ein Verfolgen langfristiger Ziele und ein Gefühl von Bedeutsamkeit und Erfüllung möglich macht. Nach Baumeister (2005) dient das Streben nach Sinn vier Zwecken in unserem Leben:

- Sinn hilft uns, im Rahmen der uns zur Verfügung stehenden Lebenszeit (die unsere Vergangenheit, Gegenwart und Zukunft umfasst) Lebensziele zu formulieren.
- Sinn gibt uns ein Gefühl von Wirksamkeit und Kontrolle. Er macht aus uns mehr als bloß Spielbälle des Weltgeschehens.
- Sinn hilft uns, unsere Handlungen zu legitimieren.
- Mit Sinn verbundene Aktivitäten schweißen Menschen zusammen und schaffen ein Gemeinschaftsgefühl.

In seinen grundlegenden Publikationen zum Thema Sinn (z. B. *... trotzdem Ja zum Leben sagen*, *Ärztliche Seelsorge* und *The Will to Meaning*)[10] argumentierte Viktor Frankl, dass dieser immer möglich und die Suche danach ein grundlegender Antrieb des Menschen sei. Unabhängig von den äußeren Umständen könne eine Person immer frei entscheiden, welche Perspektive sie bei der Betrachtung ihrer Erlebnisse einnehmen will. Aufbauend auf den Werken von Freud und Adler legte Frankl dar, dass das Streben nach Sinn neben dem Streben nach Befriedigung und Macht als zentrale menschliche Eigenschaft angesehen werden muss.

Sinn muss aber kein großartiges, lebensumfassendes Konzept sein, denn es gibt auch situativen Sinn im Hinblick auf „kleinere" Ereignisse. Ein Karten-, Video- oder Fußballspiel zu gewinnen kann z. B. viel Freude bereiten, weil das Spiel für die Beteiligten kurzfristig einen Zweck erfüllt und ihnen damit einen entsprechenden Wert bietet – was jedoch nicht heißen muss, dass das Spiel für das eigene Leben im Allgemeinen große Bedeutung hat.

Häufig bezieht sich Sinn auf einen zwischenmenschlichen Kontext. Weil Menschen soziale Wesen sind, neigen sie dazu, sich Ziele zu setzen, die ihre eigene Gruppe voranbringen (z. B. „Ich will Arzt werden, um Menschen aus meiner Gemeinschaft helfen zu können"), oder Ziele zu wählen, die sich von den Werten ihrer Gruppe ableiten (z. B. „Ich will Arzt werden, weil das ein angesehener Beruf ist").

Empirische Befunde weisen darauf hin, dass sich Sinnhaftigkeit im Leben positiv auf unsere psychische Gesundheit auswirkt. Es gibt viele Möglichkeiten, Sinn zu verspüren. Sich einer Sache zu verpflichten, die größer ist als wir selbst – z. B. durch Altruismus oder Unterstützung anderer –, ist dafür wichtig (Steger, 2012).

Das Wesen des Sinns besteht in der Verbindung. Auch zwei physisch getrennte Gegenstände können auf sinnhafte Weise miteinander verbunden werden, z. B., wenn sie der gleichen Kategorie angehören (Banane und Apfel sind beides Früchte), derselben Person zugeordnet werden können (Julian besitzt eine Gitarre und einen Basketball) oder beide dem gleichen Ziel dienen (Sammlung von warmen Decken und Lebensmitteln für die örtliche Obdachlosenunterkunft). Verbindungen sozialer und gemeinschaftlicher Art haben jedoch durch den Aufstieg des „extremen Individualismus" leider erheblich an Bedeutung verloren. Seligman (1991) zufolge verstärkt ein stark ausgeprägter Individualismus einen „depressiven Erklärungsstil", der darin besteht, alltägliche Misserfolge auf stabile, globale (allumfassende) und internale Ursachen zurückzuführen. Zudem merkte er an, dass der Niedergang übergeordneter, potenziell wohlwollender Institutionen (Gott, Nation, Familie) bei diesem Attributionsstil dann auch keine Rolle mehr spiele, weil einem die persönlichen Fehlschläge bereits als katastrophale und überdauernde Tragödien erscheinen.

21.3 Einleitende Entspannungsübung

Leiten Sie die Sitzung mit einer kurzen Entspannungsübung ein (vgl. Anhang A sowie Arbeitsbuch/Online-Materialien). Besprechen Sie die aktuellen Eintragungen im *Dankbarkeitstagebuch* und die zentralen Inhalte der letzten Sitzung.

10 Originaltitel. In der Originalausgabe dieses Manuals werden folgende (englischsprachige) Ausgaben zitiert: *Man's Search for Meaning* (1963), *The Doctor and the Soul* (1986) und *The Will to Meaning* (1988). (Anm. d. Verlags)

21.4 Praktische Übung: Eine Geschichte aus der Vergangenheit und eine Vision für die Zukunft

In der ersten Sitzung haben die Klienten ein positives Narrativ über eine schwierige Situation verfasst (*Positiver Auftakt*). Falls sie Ihnen damals die finale schriftliche Fassung dieser Geschichte in einem verschlossenen Briefumschlag zur Aufbewahrung übergeben haben, ist es jetzt an der Zeit, die Umschläge herauszuholen und die Klienten zu bitten, ihre Geschichte vorzulesen. Falls Sie die Geschichten zu Beginn der Therapie nicht eingesammelt haben, geben Sie den Klienten jetzt ein paar Minuten Zeit, um sich zu erinnern, worüber sie in ihrem *Positiven Auftakt* geschrieben haben. Anschließend werden die Klienten gebeten, Arbeitsblatt 15.1 (Eine Geschichte aus der Vergangenheit und eine Vision für die Zukunft; vgl. S. 261 sowie Arbeitsbuch/Online-Materialien) zu bearbeiten.

In der Praxis

Arbeitsblatt 15.1 enthält zum einen Reflexionsfragen zum *Positiven Auftakt* aus Sitzung 1, zum anderen Fragen zu persönlichen zukünftigen Zielen. Um die Klienten beim Brainstorming zu unterstützen, können Sie bei Bedarf folgende Beispiele für sinnvolle Ziele einbringen:

- kaputte oder nicht mehr benötigte Dinge wiederverwenden, recyclen oder upcyclen,
- soziale Verantwortung im Betrieb übernehmen,
- Spendensammlungen für gute Zwecke auf innovative Art unterstützen,
- die eigenen Talente in Projekte oder Unternehmungen einbringen, die positive Veränderungen bewirken können,
- sich politisch engagieren, um sich für ein wichtiges gesellschaftliches Thema einzusetzen,
- das Image von Tafeln durch das Organisieren gemeinsamer Mahlzeiten verbessern,
- bei einer Hilfsorganisation mitarbeiten,
- zum Mentor benachteiligter Menschen werden.

21.5 Reflexion und Diskussion

Nutzen Sie für das anschließende Gespräch die folgenden Fragen:

- Wie war es für Sie, Ihre Geschichte jetzt noch einmal zu lesen?
- Wenn Sie die Gelegenheit hätten, die Geschichte noch einmal neu zu schreiben, würden Sie sie genauso wie vor einigen Monaten wieder aufschreiben? Falls nicht, was würden Sie anders machen?
- Wie haben die letzten Therapiesitzungen Ihr Denken über den Sinn des Lebens verändert?
- Wie war es für Sie, über Ihre Ziele für die Zukunft nachzudenken und zu schreiben?
- Was könnte geschehen, wenn Sie Ihre Ziele erreichen? Was, wenn Ihnen dies nicht gelingt?

21.6 Praktische Übung: Positives Vermächtnis

Leiten Sie die Übung zum *Positiven Vermächtnis* folgendermaßen ein (aus Peterson, 2006):

> Wir haben alle eine Liste von Dingen, die wir noch erleben wollen: Aktivitäten, die wir „irgendwann" einmal machen wollen; Ziele, die wir zu erreichen hoffen; Orte, die wir besuchen möchten, wenn wir dafür „die Zeit haben". Es kann jedoch passieren, dass wir die Zeit für diese Dinge niemals haben werden, wenn wir sie uns nicht nehmen. Arbeitsblatt 15.2, *Mein positives Vermächtnis*, bringt uns dazu, unsere Zukunft in den Blick zu nehmen und ganz konkret darüber nachzudenken, wie wir unsere Hoffnungen und Träume erfüllen können.

21.7 Reflexion und Diskussion

Studien aus dem Bereich der Positiven Psychologie liefern wertvolle Erkenntnisse in Bezug auf die Faktoren und Merkmale von Wohlbefinden, wie z. B.: Wenn die grundlegenden Bedürfnisse erfüllt sind, macht mehr Geld nicht glücklicher (Lucas, 2007), wohingegen gesteigertes Engagement, befriedigende Beziehungen und sinnstiftendes Handeln unser Wohlbefinden sehr wohl steigern und bewahren können (Peterson, Park & Seligman, 2005). Welche Art von Vermächtnis wollen wir also hinterlassen? Nachdem die Klienten die Übung zum *Positiven Vermächtnis* abgeschlossen haben, gestalten Sie die anschließende Reflexion und Diskussion anhand der folgenden Fragen:

- Wie war es für Sie, Ihr *Positives Vermächtnis* zu schreiben?
- Was war der schwierigste Teil der Übung? Ist die Vorstellung zu abstrakt? Kam es Ihnen unbescheiden vor, etwas Denkwürdiges über Ihr zukünftiges Ich zu schreiben? Ist es Ihnen nicht so wichtig, wie man sich an Sie erinnern wird?

- Fällt Ihnen eine noch lebende oder verstorbene Person ein, die Sie gut genug kennen, um sagen zu können, dass Sie gern auf eine ähnliche Weise erinnert werden möchten? Wenn Sie jemanden im Sinn haben, überlegen Sie, was Sie über diese Person schreiben würden. Falls nicht, denken Sie an eine historische Persönlichkeit.
- Welche kurz- und langfristigen Ziele können Sie sich setzen, um Ihr *Positives Vermächtnis* zu erreichen?
- Welche konkreten Handlungen würden Sie gern unternehmen, um Ihre kurz- und langfristigen Ziele zu verwirklichen? Wie könnte der Zeitplan für deren Umsetzung aussehen?
- Wie können Sie Ihre Signaturstärken einsetzen, um etwas dafür zu tun, dass Sie ein *Positives Vermächtnis* hinterlassen?

21.8 Fallbeispiele

Fallbeispiel: Brians Vermächtnis

Der 23-jährige Brian war in Einzel- und Gruppentherapie und schrieb sein *Positives Vermächtnis* in einer Gruppensitzung. Er verfasste den folgenden Text:

„Ich möchte gern als Mensch erinnert werden, der sich als Individuum verwirklicht und die Dinge, die ihm am wichtigsten waren, mit Ehrgeiz und Leidenschaft verfolgt hat: ein Lehrer, ein Heiler, ein Freund, eine authentische und befreiende Persönlichkeit, die vor allem eines war: ein bescheidener Schüler.

Ein Erfolg, für den ich gern erinnert werden würde, wäre, Menschen geholfen zu haben, die um Hilfe baten, die Hilfe brauchten. Ich möchte als Person erinnert werden, die die Außenwelt verändert hat, indem sie innere Welten in Ordnung brachte.

Mein Vermächtnis wird es sein, die Welt und die Menschen, denen ich im Leben begegnete, ein Stück weit besser zu hinterlassen, als ich sie vorgefunden habe.

Welchen Plan habe ich, um mein Vermächtnis wahr zu machen? Ich kann anderen nicht helfen, Frieden und Glück zu finden, ohne beides zuerst selbst gefunden zu haben. Indem ich Achtsamkeit übe, zeige und achtsam mit anderen umgehe, tue ich etwas für mich selbst, denn im Grunde ist es reiner Eigennutz, freundlich zu sein. Indem ich für mich selbst sorge, lerne ich, für andere zu sorgen."

Fallbeispiel: Sam – Ich will als guter Vater in Erinnerung bleiben

Sam, ein 47-jähriger Unternehmensleiter, machte die *Positive-Vermächtnis*-Übung im Rahmen eines Kurses zur Persönlichkeitsentwicklung. Seine Gedanken zu dieser Übung und die Inhalte seines *Positiven Vermächtnisses* werden im Folgenden widergegeben:

Reflexion: „Es war für mich keine leichte Übung, weil ich herausfinden wollte, wie ich ein glücklicher Mensch werden kann und was Glück überhaupt bedeutet. Ich denke viel darüber nach, wer ich bin und was ich sein will. Ich habe in den letzten sechs Jahren den größten Teil meiner Zeit und Energie darauf verwendet, mein Unternehmen voranzubringen, und mit einem gewissen Stolz verzeichne ich, dass es mir gelungen ist.

Beim Schreiben des Positiven Vermächtnisses hatte ich allerdings Schwierigkeiten, als es um meine Familie ging. Wenn ich daran denke, wie ich erinnert werden will, wird mir klar, dass ich in diesem wichtigen Bereich meines Lebens nicht genug tue. In den letzten sechs Jahren habe ich viel für mein Unternehmen getan, aber nur wenig für die Menschen, für die ich es aufgebaut habe.

Diese Übung hat mir geholfen zu erkennen, dass die Menschen, für die ich all das tue, mir doch sehr fern sind – emotional, aber oft auch räumlich. Ich erklimme ungeahnte finanzielle Höhen, habe aber das Gefühl, dass jedes Hoch für mich am Ende ein neues Tief mit sich bringt. Je höher ich steige, desto weiter entferne ich mich von denen, die ich liebe. Trotzdem finde ich keinen Weg zurück auf den Boden. Diese Erkenntnis hat mich deprimiert, aber ich will die Stärken einsetzen, die mir schon im Beruf geholfen haben (die Hoffnung nicht aufgeben!). So gelang es mir, mich darauf zu konzentrieren, was für mich und meine Familie gut wäre. Folgende drei Punkte sind mir eingefallen:

1. Ich möchte gern als ein Vater in Erinnerung bleiben, der im Leben seiner beiden Söhne präsent war. So viel, wie ich in mein Unternehmen investiere, will ich auch in meine Familie investieren. Derzeit gehe ich nach einem 10- bis 12-Stunden-Tag nach Hause. In Zukunft werde ich nach 8 Stunden Arbeit nach Hause gehen. Anstatt mehr zu arbeiten, will ich versuchen, effizienter zu arbeiten und dabei Zeit einzusparen.

2. Wenn ich nach Hause komme, werde ich mich nicht mehr vor den Fernseher setzen, sondern alle elektronischen Geräte ausschalten und mich mit meinen Jungs beschäftigen, meine Stärke der Neugier einsetzen, um sie nach ihren Erlebnissen des Tages zu fragen, mit ihnen über Sport diskutieren und gemeinsam eine kleine Aufgabe im Haushalt erledigen.
3. Ich werde dafür sorgen, dass ich zweimal im Jahr, alle sechs Monate, eine 14-tägige Urlaubsreise mit meiner Familie buche. Ich werde geloben, mein Smartphone nicht mit in den Urlaub zu nehmen.

Ich glaube, wenn ich konsequent diese drei Dinge umsetze, werde ich als guter Vater erinnert werden."

21.9 Modifikationen

Die Suche nach bedeutsamen Aktivitäten für das übergeordnete Wohl – um ein positives Vermächtnis zu hinterlassen – könnte manchen Klienten schwerfallen. Möglicherweise bestehen ungünstige Grundannahmen oder ein ungünstiges Weltbild aufgrund von psychischen Belastungen oder kognitiver Rigidität. So kann z.B. jemand, der kürzlich unter sehr tragischen Umständen ein Familienmitglied verloren hat, oder ein schwer depressiver Klient mit ausgeprägter Hoffnungslosigkeit große Schwierigkeiten haben, einen Sinn im Leben zu sehen oder zu finden. Schwergradig depressive Klienten weisen eher niedrige Ausprägungen in Bezug auf das Erleben von Sinnhaftigkeit auf (Peterson, Park & Seligman, 2005).

Die Suche und das Streben nach Sinn sind für manche möglicherweise auch schwierig, weil es sich dabei um einen aktiven und mühevollen Prozess handelt. Die Motivation, sinnhafte Erfahrungen zu finden und weiterzuverfolgen, kann in solchen Fällen begrenzt sein.

Klienten, die traumatische Erfahrungen erlebt oder schwere Verluste erlitten haben, die trauern oder infolge eines Unfalls oder einer Naturkatastrophe vieles verloren haben, könnte es ebenfalls schwerfallen, nach Sinn zu suchen. Vielleicht können sie ihr Leid in keiner Weise abmildern oder minimieren (Hicks & King, 2009). Dies kann auch auf Menschen mit einer akuten Angstsymptomatik zutreffen.

Es gibt Evidenz dafür, dass unser Bewusstsein für Sinn vor allem dann abnimmt, wenn unser Zugehörigkeitsgefühl bedroht ist (Stillman & Baumeister, 2009). Personen mit kaum engen Beziehungen oder Gefühlen der Isolation können daher mit der Sinnsuche Schwierigkeiten haben. Zögern Sie dennoch nicht, Ihren Klienten die Sinnfrage zu stellen. Vom Therapeuten nach Sinn gefragt zu werden, kann für Klienten sehr wichtig sein. Irvin Yalom (1980), der das Buch *Existentielle Psychotherapie* verfasst hat, berichtete, dass „praktisch jeder Patient, mit dem ich je gearbeitet habe, entweder von sich aus seine Besorgnis über den mangelnden Sinn in seinem Leben zum Ausdruck gebracht oder auf Fragen meinerseits zu dem Thema sehr bereitwillig reagiert hat."

21.10 Kultursensibles Vorgehen

Wir sehen die Welt stets durch die Brille unserer Kultur, deshalb ist auch die Suche nach Sinn in höchstem Maße kulturspezifisch. Wie jemand eine Erfahrung wahrnimmt – ob als sinnstiftend oder nicht –, wird größtenteils durch die ihn umgebende Kultur geprägt. Die Konzeptualisierung von Kultur im Rahmen des individualistisch-kollektivistischen Spektrums mag in unserer schnelllebigen, diversen, urbanisierten, digitalisierten Welt eine allzu grobe Vereinfachung sein. Nichtsdestotrotz enthält sie einiges an Wahrheit. So gehören z.B. für die meisten Klienten mit individualistisch geprägtem kulturellem Hintergrund (beispielsweise aus europäischen und nordamerikanischen Ländern) zu Sinn vor allem das Streben nach individualistischen Zielen sowie Selbstentfaltung und Autonomie. Die meisten Klienten aus kollektivistisch geprägten Kulturen dagegen sehen vor allem in solchen Handlungen Sinn, die zu einer positiven und angemessenen familiären und gemeinschaftlichen Harmonie beitragen (Kitayama & Markus, 2000; Steger et al., 2008).

Auf ähnliche Weise unterscheiden sich die Quellen, aus denen Sinn bezogen wird, recht stark von Kultur zu Kultur. Im chinesischen Taoismus kann der Sinn des Lebens vorrangig in einem Leben in Harmonie mit der Natur und einem Verzicht auf das Ankämpfen gegen das Tao bestehen (Lin, 2001). Der Buddhismus vertritt eine Haltung der Akzeptanz und Genügsamkeit in schwierigen Situationen, weil das Leid – eine Folge von Begehren und Karma – unausweichlich ist (Lin, 2001). Für die therapeutische Arbeit ist es wichtig, zu wissen, dass sich diese kulturellen Hintergründe in unterschiedlichen Formen der Mitarbeit manifestieren können: Klienten mit ostasiatischem Hintergrund scheinen eher eine Tendenz zur Akquieszenz aufzuweisen, während Klienten europäischer oder nordamerikanischer Herkunft möglicherweise eher aktiv an einer Verbesserung ihrer

Situation (mit-)arbeiten. Ähnlich kann der Sinn des Lebens für Menschen mit asiatischen oder afrikanischen Wurzeln zum größten Teil von der Fähigkeit abhängen, enge Beziehungen zu kulturellen Normen, zur Familie und zum Gemeinwesen herauszubilden. Eine integrative Auswertung zahlreicher Forschungsarbeiten legt nahe, dass Menschen durchaus Sinn *im Leben* finden, aber wenig über den Sinn *des Lebens* selbst in Erfahrung bringen. Beziehungen, insbesondere innerhalb der Familie, gelten für Menschen aus allen Kulturen und Altersgruppen als die wichtigste Quelle von Sinn (Glaw et al., 2017).

Für Klienten mit europäischem und nordamerikanischem Hintergrund kann der Sinn im Leben darin bestehen, ein authentisches Leben zu führen, und die Erlangung dieser Authentizität kann es für sie notwendig machen, etablierte soziale Institutionen eher abzulehnen. Beispiele hierfür sind der Einsatz für LGBTQ-Rechte, die Ehe für alle, die Umwelt oder politische Belange. Schließlich beziehen einige Klienten Sinn aus ihren religiösen und spirituellen Überzeugungen. Das bedeutet, dass für manche Menschen das Streben danach, ein guter Christ, Moslem, Hindu, Jude oder Buddhist zu sein, gleichbedeutend damit ist, ein sinnvolles Leben zu führen.

21.11 Aufrechterhaltung

Besprechen Sie die folgenden Empfehlungen zum Erleben von Sinn gemeinsam mit Ihren Klienten:

- Sinn gibt dem Leben Stimmigkeit und erhöht die Selbstwirksamkeit. Er steht auch mit Gesundheit und qualitativ besseren Beziehungen im Zusammenhang. Sinn kann sich auf globale oder lokale Dinge beziehen. Um sich ein Gefühl von Sinn zu bewahren, sollten Sie den globalen Rahmen in den Blick nehmen. Dabei geht es um Ihre Ziele und Überzeugungen im Hinblick auf übergeordnete Themen wie Gerechtigkeit, Gleichheit und Fairness. Sinn lässt sich aber auch finden und bewahren, indem man sich auf lokaler Ebene engagiert und dabei konkrete Ziele in der eigenen Gemeinde oder Familie verfolgt.
- Ein Gefühl von Sinn können wir auch erlangen, indem wir über Ereignisse nachdenken und diskutieren, die eine große Wirkung auf uns hatten, die wir zu reflektieren aber bisher keine Chance hatten. Ein solches Nachdenken kann uns helfen, Geschehnisse zu verstehen und nachträglich einen Sinn in ihnen zu finden.
- Bedenken Sie, dass Sinn nichts Konstantes ist; er kann sich mit dem Alter, den Lebensumständen oder bedeutsamen Lebensereignissen ändern.
- Um sich ein Gefühl der Sinnhaftigkeit zu bewahren, muss man nicht immer etwas tun. Sinn kann auch erlebt werden, indem man bewusst weniger tut oder lernt, zu Dingen, die sich nicht sinnvoll anfühlen, nein zu sagen. Hier geht es darum, Menschen, Ideen und Dinge in Ihrem Leben loszulassen, die Sie nicht mehr glücklich machen. Schauen Sie sich z. B. in Ihrem Zuhause um. Gibt es Kleider oder Bücher, die Sie nicht mehr brauchen? Spenden Sie sie. Haben Sie wenig hilfreiche oder gar selbstzerstörerische Gedanken, die Sie regelmäßig heimsuchen? Ersetzen Sie sie durch hilfreichere. Gibt es Menschen in Ihrem Leben, die Sie verletzen und von Ihrer Sinnsuche ablenken? Begrenzen Sie deren Einfluss auf Ihr Leben.

21.12 Abschließende Entspannungsübung

Führen Sie zum Abschluss der Sitzung die gleiche kurze Entspannungsübung wie zum Einstieg durch.

Schlusswort

Psychotherapie ist kein Spaziergang. Und trotz ihres Namens ist auch die PPT keine Ausnahme. Bei der PPT geht es weniger darum, sich auf ein ganz bestimmtes Ziel hinzubewegen, sondern eher darum, etwas in Bewegung zu setzen und dabei den inneren Raum der Klienten so zu erweitern, dass sie das Yin und Yang ihrer Emotionen und Erfahrungen besser verstehen können. Durch strukturierte Übungen helfen Sie Ihren Klienten dabei, mit Stressoren besser umzugehen – und Sie zeigen ihnen, wie sie ihre Charakterstärken am besten einsetzen können. Dabei werden sie gelegentlich noch zwischen Stressoren und Stärken, zwischen Skepsis und Hoffnung, zwischen Aufgeben und mutigem Voranschreiten schwanken.

Dass wir nun bei der letzten Sitzung angekommen sind, zeigt auch Ihr Durchhaltevermögen. Und mit Ihnen haben Ihre Klienten Mut und Hoffnung bewiesen. Sie haben diese Reise mit einem Narrativ ihrer eigenen Resilienz begonnen; unter Ihrer Führung haben sie ausgehend von dieser Geschichte ein Inventar ihrer Charakterstärken erstellt und gelernt, diese Stärken im Kontext zu betrachten und auf nuancierte Weise einzusetzen – unter Berücksichtigung ihres kulturellen Hintergrundes. Sitzung für Sitzung haben Sie Ihre Klienten bei – teilweise schwierigen – Übungen unterstützt, damit sie sich auf positive Weise weiterentwickeln können, und dabei Ihre Absichten in Form von konkreten Handlungen kommuniziert.

Wir behaupten nicht, dass eine einzige „Runde" Psychotherapie – ob nach dem Konzept der PPT oder einem anderen etablierten Ansatz – ausreicht, um nachhaltig heilen, Symptome lindern und Stärken fördern zu können. Wachstum ist ein langwieriger und andauernder Prozess; Sie könnten aber vielleicht der erste (und manchmal sogar auch der einzige) Mensch sein, der Optimismus und das Licht der Hoffnung in das Leben Ihrer Klienten gebracht hat. Seien Sie stolz auf Ihren Beitrag in diesem Prozess; betrachten Sie ihn als Ausdruck unserer einzigartigen menschlichen Fähigkeit, einander zu helfen und zu heilen.

Weiterführende Informationen

Literatur

Grundy, A.C., Bee, P., Meade, O., Callaghan, P., Beatty, S., Olleveant, N. & Lovell, K. (2016). Bringing meaning to user involvement in mental health care planning: A qualitative exploration of service user perspectives. *Journal of Psychiatric and Mental Health Nursing, 23*(1), 12–21. https://doi.org/10.1111/jpm.12275

Löffler, S., Knappe, R., Joraschky, P. & Pöhlmann, K. (2010). Meaning in life and mental health: Personal meaning systems of psychotherapists and psychotherapy patients. *Zeitschrift für Psychosomatische Medizin und Psychotherapie, 56*(4), 358.

Wilt, J.A., Stauner, N., Lindberg, M.J., Grubbs, J.B., Exline, J.J. & Pargament, K.I. (2017). Struggle with ultimate meaning: Nuanced associations with search for meaning, presence of meaning, and mental health. *Journal of Positive Psychology, 13*(3), 240–251.

Videos

The Time You Have (In JellyBeans): https://www.youtube.com/watch?v=BOksW_NabEk

Hugo – Purpose: https://www.youtube.com/watch?v=7jzLeNYe46g

Peaceful Warrior – Everything Has a Purpose: https://youtu.be/w1jaPahTM4o?list=PL8m55Iz0Oco4BRLkwj9KM9yxbCsLC5mjb

Weblinks

John Templeton Foundation: https://www.templeton.org/about

The Virtue Blog: https://thevirtueblog.com/

Mind & Life Institute: https://www.mindandlife.org/

Arbeitsblatt 15.1 (Seite 1/3)

Eine Geschichte aus der Vergangenheit und eine Vision für die Zukunft

Denken Sie an die positive Geschichte, die Sie zu Beginn der Therapie aufgeschrieben haben *(Positiver Auftakt)*. Beantworten Sie dazu bitte die folgenden Fragen. Sie können dabei Aspekte, die Sie im Laufe der Therapie über sich gelernt haben, einfließen lassen.

Welchen Sinn können Sie aus Ihrer Geschichte, in der es um die Bewältigung einer schwierigen Situation ging und die mit Resilienz verbunden ist, ableiten?

Inzwischen wissen Sie sehr viel mehr über Charakterstärken. Welche Stärken stechen in Ihrer Geschichte am meisten hervor? Setzen Sie diese Stärken noch immer in Ihrem Alltag ein? Falls ja, wie?

Sagt Ihre Geschichte, in der es um die Bewältigung einer schwierigen Situation ging, etwas über den Sinn Ihres Lebens aus?

Arbeitsblatt 15.1 (Seite 2/3)

Eine Geschichte aus der Vergangenheit und eine Vision für die Zukunft

Welches kreative oder bedeutsame Ziel möchten Sie in den nächsten 10 Jahren verfolgen?

Denken Sie ganz konkret an ein Ziel im Bereich der Kunst, Wissenschaft, in Bezug auf soziale Beziehungen oder (Weiter-)Bildung, das zu erreichen gut für Sie, aber auch für andere wäre.

Was macht dieses Ziel für Sie wichtig? Warum?

Arbeitsblatt 15.1 (Seite 3/3)

Eine Geschichte aus der Vergangenheit und eine Vision für die Zukunft

Wie könnte es das Leben anderer Menschen positiv verändern?

Welche Schritte müssten Sie unternehmen, um dieses Ziel in den nächsten 10 Jahren zu erreichen? Was müssten Sie von Jahr zu Jahr dafür tun?

Welche Ihrer Signaturstärken werden Sie am häufigsten nutzen, um Ihr Ziel zu erreichen?

Arbeitsblatt 15.2

Mein positives Vermächtnis

Stellen Sie sich Ihr zukünftiges Leben vor, so, wie Sie es sich wünschen und wie Sie den Ihnen nahestehenden Menschen im Gedächtnis bleiben möchten. Welche Errungenschaften und/oder persönlichen Stärken würden andere über Sie erwähnen? Mit anderen Worten: Welches Vermächtnis wünschen Sie sich für sich selbst? Schreiben Sie Ihr positives Vermächtnis in die untenstehenden Zeilen. Seien Sie nicht bescheiden, aber bleiben Sie realistisch.

Wenn Sie fertig sind, lesen Sie sich das Geschriebene noch einmal durch. Haben Sie einen realistischen Plan zur Verwirklichung dieses Vermächtnisses? Liegt es in Ihrer Hand, die dafür erforderlichen Schritte umzusetzen und zu erreichen?

Bewahren Sie dieses Blatt an einem sicheren Ort auf. Lesen Sie es sich zu späteren Zeitpunkten nochmals durch: in einem Jahr, in fünf Jahren. Stellen Sie sich dann die Frage, ob Sie Fortschritte beim Erreichen Ihrer Ziele gemacht haben. Sie können Ihr Vermächtnis auch nach Bedarf anpassen, wenn sich in der Zwischenzeit für Sie neue Ziele ergeben haben.

Literatur

Ackerman, S., Zuroff, D.C. & Moskowitz, D.S. (2000). Generativity in midlife and young adults: Links to agency, communion, and subjective well-being. *International Journal of Aging & Human Development, 50*, 17–41.

Adler, J.M. & McAdams, D.P. (2007). Telling stories about therapy: Ego development, well-being, and the therapeutic relationship. In R. Josselson, D.P. McAdams & A. Lieblich (Eds.), *The meaning of others: Narrative studies of relationships* (pp. 213–236). Washington, DC: American Psychological Association.

Ajzen, I. & Sheikh, S. (2013). Action versus inaction: Anticipated affect in the theory of planned behavior. *Journal of Applied Social Psychology, 43*(1), 155–162. https://doi.org/10.1111/j.1559-1816.2012.00989.x

Alarcon, G.M., Bowling, N.A. & Khazon, S. (2013). Great expectations: A meta-analytic examination of optimism and hope. *Personality and Individual Differences, 54*(7), 821–827. https://doi.org/10.1016/j.paid.2012.12.004

Aldao, A., Nolen-Hoeksema, S. & Schweizer, S. (2010). Emotion-regulation strategies across psychopathology: A meta-analytic review. *Clinical Psychology Review, 30*(2), 217–237.

Al-Krenawi, A., Elbedour, S., Parsons, J.E., Onwuegbuzie, A.J., Bart, W.M. & Ferguson, A. (2011). Trauma and war: Positive psychology/strengths approach. *Arab Journal of Psychiatry, 22*, 103–112.

Allan, B.A. & Duffy, R.D. (2014). Examining moderators of signature strengths use and well-being: Calling and signature strengths level. *Journal of Happiness Studies, 15*(2), 323–337. https://doi.org/10.1007/s10902-013-9424-0

American Psychiatric Association. (2013). *Diagnostic and statistical manual of mental disorders* (5th ed.). Arlington, VA: American Psychiatric Association.

Anderson, A.K., Wais, P.E. & Gabrieli, J.D. (2006). Emotion enhances remembrance of neutral events past. *Proceedings of the National Academy of Sciences of the United States of America, 103*(5),1599–604.

Anderson, C.A. & Bushman, B.J. (2002). Human aggression. *Annual Review of Psychology, 53*(1), 27–51.

Andreassen, T. (2001). From disgust to delight. *Journal of Service Research, 4*(1), 39–49.

Andrewes, H.E., Walker, V. & O'Neill, B. (2014). Exploring the use of positive psychology interventions in brain injury survivors with challenging behaviour. *Brain Injury, 28*(7), 965–971. https://doi.org/10.3109/02699052.2014.888764

Asebedo, S.D. & Seay, M.C. (2014). Positive psychological attributes and retirement satisfaction. *Journal of Financial Counseling and Planning, 25*(2), 161–173. Retrieved from http://search.proquest.com/docview/1635267624?accountid=14771

Asgharipoor, N., Farid, A.A., Arshadi, H. & Sahebi, A. (2012). A comparative study on the effectiveness of positive psychotherapy and group cognitive-behavioral therapy for the patients suffering from major depressive disorder. *Iranian Journal of Psychiatry and Behavioral Sciences, 6*(2), 33–41.

Azañedo, C.M., Fernández-Abascal, E.G. & Barraca, J. (2014). Character strengths in Spain: Validation of the Values in Action Inventory of Strengths (VIA-IS) in a Spanish sample. *Clínica y Salud, 25*, 123–130. https://doi.org/10.1016/j.clysa.2014.06.002

Baer, R.A., Smith, G.T. & Allen, K.B. (2004). Assessment of mindfulness by self-report: The Kentucky Inventory of Mindfulness Skills. *Assessment, 11*, 191–206.

Ballentine, R.M. (1977). *Joints and glands exercises: As taught by Sri Swami Rama of the Himalayas*. Honesdale, PA: Himalayan Institute Press.

Barlow, H.D. (2008). *Handbook of clinical disorders*. New York: Guilford Press.

Bartels, M., Cacioppo, J.T., van Beijsterveldt, T.C.E.M. & Boomsma, D.I. (2013). Exploring the association between well-being and psychopathology in adolescents. *Behavior Genetics, 43*(3), 177–190.

Baumeister, R.F. (2005). *The cultural animal: Human nature, meaning, and social life*. New York: Oxford University Press.

Baumeister, R.F., Bratslavsky, E., Finkenauer, C. & Vohs, K.D. (2001). Bad is stronger than good. *Review of General Psychology, 5*, 323–370. https://doi.org/10.1037/1089-2680.5.4.323

Baumeister, R.F. & Leary, M.R. (1995). The need to belong: Desire for interpersonal attachment as a fundamental human motivation. *Psychological Bulletin, 117*, 497–529.

Bay, M. (2012). *Comparing positive psychotherapy with cognitive behavioral therapy in treating depression.* Unpublished manuscript. Paris West University Nanterre La Défense (Université Paris Ouest Nanterre La Défense).

Bearse, J.L., McMinn, M.R., Seegobin, W. & Free, K. (2013). Barriers to psychologists seeking mental health care. *Professional Psychology: Research and Practice, 44*(3), 150–157. https://doi.org/10.1037/a0031182

Beck, A.T., Epstein, N., Brown, G. & Steer, R.A. (1988). An inventory for measuring clinical anxiety: Psychometric properties. *Journal of Consulting and Clinical Psychology, 56*, 893–897.

Beck, A.T., Steer, R.A. & Brown, G.K. (1996). *BDI-II. Beck Depression Inventory: Manual* (2nd ed). Boston: Harcourt Brace.

Berntson, G.G., Thomas Bigger, J., Eckberg, D.L., Grossman, P., Kaufmann, P.G., Malik, M. et al. (1997). Heart rate variability: Origins, methods, and interpretive caveats. *Psychophysiology, 34*(6), 623–648.

Berthold, A. & Ruch, W. (2014). Satisfaction with life and character strengths of non-religious and religious people: It's practicing one's religion that makes the difference. *Frontiers in Psychology, 5*, 876. https://doi.org/10.3389/fpsyg.2014.00876

Bertisch, H., Rath, J., Long, C., Ashman, T. & Rashid, T. (2014). Positive psychology in rehabilitation medicine: A brief report. *NeuroRehabilitation, 34*(3), 573–585. https://doi.org/10.3233/NRE-141059

Berzoff, J. & Kita, E. (2010). Compassion fatigue and countertransference: Two different concepts. *Clinical Social Work Journal, 38*(3), 341–349. https://doi.org/10.1007/s10615-010-0271-8

Birchwood, M., Smith, J., Cochrane, R. & Wetton, S. (1990). The Social Functioning Scale: The development and validation of a new scale of social adjustment for use in family intervention programmes with schizophrenic patients. *British Journal of Psychiatry, 157*, 853–859.

Biswas-Diener, R., Kashdan, T.K. & Minhas, G. (2011). A dynamic approach to psychological strength development and intervention. *The Journal of Positive Psychology, 6*(2), 106–118.

Blaskovich, J. & Tomaka, J. (1991). Measures of self-esteem. In J.P. Robinson, P.R. Shaver & S. Lawrence (Eds.), *Measures of personality and social psychological attitudes. Volume 1: Measures of psychological attitudes* (pp. 121–123). St. Louis, MO: Wrightsman Academic.

Boisvert, C. & Faust, D. (2002). Iatrogenic symptoms in psychotherapy: A theoretical exploration of the potential impact of labels, language, and belief systems. *American Journal of Psychotherapy, 56*, 244–259.

Bolier, L., Haverman, M., Westerhof, G., Riper, H., Smit, F. & Bohlmeijer, E. (2013). Positive psychology interventions: A meta-analysis of randomized controlled studies. *BMC Public Health, 13*, 119.

Bonanno, G.A. & Mancini, A.D. (2012). Beyond resilience and PTSD: Mapping the heterogeneity of responses to potential trauma. *Psychological Trauma: Theory, Research, Practice, and Policy, 4*(1), 74–83. https://doi.org/10.1037/a0017829

Bron, T.I., van Rijen, E.H.M., van Abeelen, A.M. & Lambregtse-van den Berg, M.P. (2012). Development of regulation disorders into specific psychopathology. *Infant Mental Health Journal, 33*(2), 212–221. https://doi.org/10.1002/imhj.21325

Bryant, F.B. (1989). A four-factor model of perceived control: Avoiding, coping obtaining, and savoring. *Journal of Personality, 57*, 773–797.

Bryant, F.B. (2003). Savoring Beliefs Inventory (SBI): A scale for measuring beliefs about savouring. *Journal of Mental Health, 12*, 175–196.

Bryant, F.B., Smart, C.M. & King, S.P. (2005). Using the past to enhance the present: Boosting happiness through positive reminiscence. *Journal of Happiness Studies, 6*, 227–260.

Bryant, F.B. & Veroff, J. (2007). *Savoring: A new model of positive experience.* Mahwah, NJ: Erlbaum.

Buckingham, M. & Clifton, D.O. (2001). *Now, discover your strengths.* New York: Free Press.

Bureau of Labor Statistics. (2015). American time use survey. Retrieved from http://www.bls.gov/tus/charts/home.htm# on December 1, 2015.

Bureau of Labor Statistics. (2016). American time use survey. Retrieved from https://www.bls.gov/tus/documents.htm on December 31, 2017.

Burton, C.M. & King, L.A. (2004). The health benefits of writing about intensely positive experiences. *Journal of Research in Personality, 38*, 150–163.

Buschor, C., Proyer, R.T. & Ruch, W. (2013). Self and peer rated character strengths: How do they relate to satisfaction with life and orientations to happiness? *Journal of Positive Psychology, 8*, 116–127. https://doi.org/10.1080/17439760.2012.758305

Bushman, B.J., Baumeister, R.F. & Phillips, C.M. (2001). Do people aggress to improve their mood? Catharsis beliefs, affect regulation opportunity, and aggressive responding. *Journal of Personality and Social Psychology, 81*(1), 17–32.

Calhoun, L.G. & Tedeschi, R.G. (Eds.). (2006). *Handbook of posttraumatic growth: Research and practice.* Mahwah, NJ: Erlbaum.

Calmes, C.A. & Roberts, J.E. (2008). Rumination in interpersonal relationships: Does co-rumination explain gender differences in emotional distress and relationship satisfaction among college students? *Cognitive Therapy and Research, 32*(4), 577–590. https://doi.org/10.1007/s10608-008-9200-3

Carr, A., Finnegan, L., Griffin, E., Cotter, P. & Hyland, A. (2017). A randomized controlled trial of the Say Yes To Life (SYTL) positive psychology group psychotherapy program for depression: An interim report. *Journal of Contemporary Psychotherapy, 47*(3), 153–161. https://doi.org/10.1007/s10879-016-9343-6

Carrier, L.M., Rosen, L.D., Cheever, N.A. & Lim, A.F. (2015). Causes, effects, and practicalities of everyday multitasking. *Developmental Review, 35*, 64–78. https://doi.org/10.1016/j.dr.2014.12.005

Carver, C.S., Scheier, M.F. & Segerstrom, S.C. (2010). Optimism. *Clinical Psychology Review, 30*(7), 879–889. https://doi.org/10.1016/j.cpr.2010.01.006

Casellas-Grau, A., Font, A. & Vives, J. (2014). Positive psychology interventions in breast cancer. A systematic review. *Psycho-Oncology, 23*(1), 9–19. https://doi.org/10.1002/pon.3353

Casiday, R., Kinsman, E., Fisher, C. & Bambra, C. (2008). *Volunteering and health: What impact does it really have?* London: Volunteering England.

Castonguay, L.G. (2013). Psychotherapy outcome: An issue worth re-revisiting 50 years later. *Psychotherapy, 50*(1), 52–67. https://doi.org/10.1037/a0030898

Cautela, R.J. & Groden, J. (1978). *Relaxation: A comprehensive manual for adults, children and children with special need.* Champain, IL: Research Press.

Chaves, C., López-Gómez, I., Hervas, G. & Vazquez, C. (2017). A comparative study on the efficacy of a positive psychology intervention and a cognitive behavioral therapy for clinical depression. *Cognitive Therapy and Research, 41*(3), 417–433. https://doi.org/10.1007/s10608-016-9778-9

Cheavens, J.S., Feldman, D., Gum, A., Michael, S.T. & Snyder, C.R. (2006). Hope therapy in a community sample: A pilot investigation. *Social Indicators Research, 77*, 61–78.

Cheavens, J.S., Strunk, D.S., Sophie Lazarus, S.A., Goldstein, L.A. (2012). The compensation and capitalization models: A test of two approaches to individualizing the treatment of depression. *Behaviour Research and Therapy, 50*, 699–706.

Chibnall, J.T. & Tait, R.C. (1994). The short form of the Beck Depression Inventory: Validity issues with chronic pain patients. *The Clinical Journal of Pain, 10*, 261–266.

Chida, Y. & Steptoe, A. (2009). The association of anger and hostility with future coronary heart disease: A meta-analytic review of prospective evidence. *Journal of the American College of Cardiology, 53*, 936–946.

Chowdhury, T.G., Ratneshwar, S. & Mohanty, P. (2009). The time-harried shopper: Exploring the differences between maximizers and satisficers. *Marketeting Letters, 20*, 155–167.

Cohen, S., Kamarck, T. & Mermelstein, R. (1983). A global measure of perceived stress. *Journal of Health and Social Behavior, 24*, 386–396.

Cooney, R.E., Joormann, J., Atlas, L.Y., Eugène, F. & Gotlib, I.H. (2007). Remembering the good times: Neural correlates of affect regulation. *Neuroreport, 18*(17), 1771–1774.

Cooper, H. & Frattaroli, J. (2006). Experimental disclosure and its moderators: A meta-analysis. *Psychological Bulletin, 132*(6), 823–865. https://doi.org/10.1037/0033-2909.132.6.823

Cordaro, D.T., Sun, R., Keltner, D., Kamble, S., Huddar, N. & McNeil, G. (2018). Universals and cultural variations in 22 emotional expressions across five cultures. *Emotion, 18*(1), 75–93. https://doi.org/10.1037/emo0000302

Cornish, M.A. & Wade, N.G. (2015). A therapeutic model of self-forgiveness with intervention strategies for counselors. *Journal of Counseling & Development, 93*(1), 96–104. http://doi. org/10.1037/cou0000080

Corrigan, P. (2004). How stigma interferes with mental health care. *American Psychologist, 59*, 614–625.

Corrigan, P.W., Salzer, M., Ralph, R., Sangster, Y. & Keck, L. (2004). Examining the factor structure of the Recovery Assessment Scale. *Schizophrenia Bulletin, 30*, 1035–1041.

Costa-Requena, G. & Gil, F. (2010). Posttraumatic stress disorder symptoms in cancer: Psychometric analysis of the Spanish Posttraumatic Stress Disorder Checklist – Civilian version. *PsychoOncology, 19*, 500–507. https://doi.org/10.1002/pon

Coyne, J.C. & Tennen, H. (2010). Positive psychology in cancer care: Bad science, exaggerated claims, and unproven medicine. *Annals of Behavioral Medicine, 39*, 16–26. https://doi.org/10.1007/s12160-009-9154-z

Crits-Christoph, P., Connolly Gibbons, M.B., Ring-Kurtz, S., Gallop, R., Stirman, S., Present, J. et al. (2008). Changes in positive quality of life over the course of psychotherapy. *Psychotherapy, 45*(4), 419–430. https://doi.org/10.1037/a0014340

Csikszentmihalyi, M. (1990). *Flow: The psychology of optimal experience.* New York: HarperCollins.

Cuadra, A. (2002). *Escala de Satisfacción Vital* [Life Satisfaction Scale]. Arica. Informe de Investigación. Arica, Chile: Universidad de Tarapacá.

Cuadra-Peralta, A., Veloso-Besio, C., Pérez, M. & Zúñiga, M. (2010). Resultados de la psicoterapia positiva en pacientes con depresión [Positive psychotherapy results in patients with depression.]. *Terapia Psicológica, 28*, 127–134. https://doi.org/10.4067/S0718-48082010000100012

D'raven, L.L. & Pasha-Zaidi, N. (2014). Positive psychology interventions: A review for counselling practitioners/interventions de psychologie positive: Une revue à l'intention des conseillers praticiens. *Canadian Journal of Counselling and Psychotherapy, 48*(4), 383–408.

Davidson, L., Shahar, G., Lawless, M.S., Sells, D. & Tondora, J. (2006). Play, pleasure, and other positive life events: "Non-specific" factors in recovery from mental illness? *Psychiatry, 69*(2), 151–163. https://doi.org/10.1521/psyc.2006.69.2.151

Davis, D.E., Choe, E., Meyers, J., Wade, N., Varjas, K., Gifford, A. et al. (2016). Thankful for the little things: A meta-analysis of gratitude interventions. *Journal of Counseling Psychology, 63*(1), 20–31.

Dawda, D. & Hart, S.D. (2000). Assessing emotional intelligence: Reliability and validity of the bar-on emotional quotient inventory (EQ-i) in university students. *Personality and Individual Differences, 28*(4), 797–812.

De Shazer, S., Berg, I.K., Lipchik, E., Nunnally, E., Molnar, A., Gingerich, W. & Weiner-Davis, M. (1986). Brief therapy: Focused solution development. *Family Process, 25*(2), 207–221.

Deacon, B.J. (2013). The biomedical model of mental disorder: A critical analysis of its validity, utility, and effects on psychotherapy research. *Clinical Psychology Review, 33*(7), 846–861.

Deci, E.L. & Ryan, R.M. (2008). Self-determination theory: A macrotheory of human motivation, development and health. *Canadian Psychology, 49*, 182–185. https://doi.org/10.1037/a0012801

Deighton, R.M., Gurris, N. & Traue, H. (2007). Factors affecting burnout and compassion fatigue in psychotherapists treating torture survivors: Is the therapist's attitude to working through trauma relevant? *Journal of Traumatic Stress, 20*(1), 63–75. https://doi.org/10.1002/jts.20180

Demir, M. (2010). Close relationships and happiness among emerging adults. *Journal of Happiness Studies, 11*(3), 293–313. https://doi.org/10.1007/s10902-009-9141-x

Derogatis, L.R. (1983). *SCL-90R: Administration, scoring, and procedure manual.* Towson, MD: Clinical Psychometric Research.

Derogatis, L.R. (1993). *Brief Symptom Inventory (BSI): Administration, scoring, and procedures manual* (3rd ed.). Minneapolis, MN: National Computer Systems.

Dewey, J. (1934). *Art as experience.* New York: Minton, Balch & Company.

Diener, E., Emmons, R.A., Larsen, R.J. & Griffin, S. (1985). The Satisfaction with Life Scale. *Journal of Personality Assessment, 49*, 71–75.

Diener, E., Wirtz, D., Tov, W., Kim-Prieto, C., Choi, D., Oishi, S. & Biswas-Diener, R. (2010). New well-being measures: Short scales to assess flourishing and positive and negative feelings. *Social Indicators Research, 97*, 143–156.

Dittmar, H., Bond, R., Hurst, M. & Kasser, T. (2014). The relationship between materialism and personal well-being: A meta-analysis. *Journal of Personality and Social Psychology, 107*(5), 879–924. https://doi.org/10.1037/a0037409

Donaldson, S.I., Csikszentmihalyi, M. & Nakamura, J. (Eds.). (2011). *Applied positive psychology: Improving everyday life, health, schools, work, and society.* London: Routledge Academic.

Donaldson, S.I., Dollwet, M. & Rao, M.A. (2015). Happiness, excellence, and optimal human functioning revisited: Examining the peer-reviewed literature linked to positive psychology. *The Journal of Positive Psychology, 10*(3), 185–195. https://doi.org/10.1080/17439760.2014.943801

Douglass, R.P. & Duffy, R.D. (2015). Strengths use and life satisfaction: A moderated mediation approach. *Journal of Happiness Studies, 16*(3), 619–632.

Dowlatabadi, M.M., Ahmadi, S.M., Sorbi, M.H., Beiki, O., Khademeh Razavi, T. & Bidaki, R. (2016). The effectiveness of group positive psychotherapy on depression and happiness in breast cancer patients: A randomized controlled trial. *Electronic Physician, 8*(3), 2175–2180. https://doi.org/10.19082/2175

Drvaric, L., Gerritsen, C., Rashid, T., Bagby, R.M. & Mizrahi, R. (2015). High stress, low resilience in people at clinical high risk for psychosis: Should we consider a strengths-based approach? *Canadian Psychology, 56*(3), 332–347.

Duan, W., Ho, S.M.Y., Tang, X., Li, T. & Zhang, Y. (2014). Character strength-based intervention to promote satisfaction with life in the Chinese university context. *Journal of Happiness Studies, 15*(6), 1347–1361. https://doi.org/10.1007/s10902-013-9479-y

Duckworth, A.L., Steen, T.A. & Seligman, M.E.P. (2005). Positive psychology in clinical practice. *Annual Review of Clinical Psychology, 1*(1), 629–651. https://doi.org/10.1146/annurev.clinpsy.1.102803.144154

Duckworth, A.L., Peterson, C., Matthews, M.D. & Kelly, D.R. (2007). Grit: Perseverance and passion for long-term goals. *Journal of Personality and Social Psychology, 92*, 1087–1101.

Ehrenreich, B. (2009). *Bright-sided: How positive thinking is undermining America.* New York: Metropolitan Books.

Eichstaedt, J.C., Schwartz, H.A., Kern, M.L., Park, G., Labarthe, D.R., Merchant, R.M. et al. (2015). Psychological language on Twitter predicts county-level heart disease mortality. *Psychological Science, 26*(2), 159–169. https://doi.org/10.1177/0956797614557867

Elkins, D. (2009). The medical model in psychotherapy. *Journal of Humanistic Psychology, 49*(1), 66–84.

Emmons, R.A. (2007). Gratitude, subjective well-being, and the brain. In R.J. Larsen & M. Eid (Eds.), *The science of subjective well-being* (pp. 469–492). New York: Guilford Press.

Emmons, R.A. & McCullough, M.E. (2003). Counting blessing versus burdens: An experimental investigation of gratitude and subjective well-being in daily life. *Journal of Personality and Social Psychology, 84*(2), 377–389.

Emmons, R.A. & Mishra, A. (2012). Why gratitude enhances well-being: What we know, what we need to know. In K. Sheldon, T. Kashdan & M.F. Steger (Eds.), *Designing the future of positive psychology: Taking stock and moving forward.* New York: Oxford University Press.

Enright, R. & Fitzgibbons, R. (2015). *Forgiveness therapy.* Washington, DC: American Psychological Association.

Eriksson, M. & Lindstrom, B. (2006). Antonovsky's sense of coherence scale and the relation with health: a systematic review. *Journal of Epidemiology and Community Health, 60*, 376–381.

Evans, I.M. (1993). Constructional perspectives in clinical assessment. *Psychological Assessment, 5*, 264–272. https://doi.org/10.1037/1040-3590.5.3.264

Fadla, A. (2014). Self-leadership. *Leadership Excellence, 31*(8), 10–11.

Fava, G.A. (2016). Well-being therapy. In A.M. Wood & J. Johnson (Eds.), *The Wiley handbook of positive clinical psychology* (pp. 395–407). Chichester, UK: John Wiley. https://doi.org/10.1002/9781118468197

Fava, G.A. & Ruini, C. (2003). Development and characteristics of a well-being enhancing psychotherapeutic strategy: Well-being therapy. *Journal of Behavior Therapy and Experimental Psychiatry, 34*(1), 45–63. https://doi.org/10.1016/S0005-7916(03)00019-3

Fazio, R.J., Rashid, T., Hayward, H. & Lopez, S.J. (2008). Growth through loss and adversity: A choice worth making. In S.J. Lopez (Ed.), *Positive psychology: Exploring the best in people: Vol. 3, Growing in the face of adversity* (pp. 1–28). Westport, CT: Praeger.

Fehr, R., Gelfand, M.J. & Nag, M. (2010). The road to forgiveness: A meta-analytic synthesis of its situational and dispositional correlates. *Psychological Bulletin, 136*, 894–914. https://doi.org/10.1037/a0019993

Feldman, G.C., Joormann, J. & Johnson, S.L. (2008). Responses to positive affect: A self-report measure of rumination and dampening. *Cognitive Therapy and Research, 32*(4), 507–525. https://doi.org/10.1007/s10608-006-9083-0

Finlay, W.M.L. & Lyons, E. (2000). Social categorizations, social comparisons and stigma: Presentations of self in people with learning difficulties. *British Journal of Social Psychology, 39*, 129–146.

First, M.B., Spitzer, R.L., Gibbon, M. & Williams, J. (2007). *Structured Clinical Interview for DSM-IV-TR Axis I disorders, Research Version, Patient Edition (SCID-VP)*. New York: Biometrics Research, New York State Psychiatric Institute.

Fisher, K. & Robinson, J. (2009). Average weekly time spent in 30 basic activities across 17 countries. *Social Indicators Research, 93*(1), 249–254. https://doi.org/10.1007/s11205-008-9372-y

Fitzpatrick, M.R. & Stalikas, A. (2008). Integrating positive emotions into theory, research, and practice: A new challenge for psychotherapy. *Journal of Psychotherapy Integration, 18*, 248–258.

Flinchbaugh, C.L., Moore, E.W.G., Chang, Y.K. & May, D.R. (2012). Student well-being interventions: The effects of stress management techniques and gratitude journaling in the management education classroom. *Journal of Management Education, 36*(2), 191–219. https://doi.org/10.1177/1052562911430062

Flückiger, C., Caspar, F., Holtforth, M.G. & Willutzki, U. (2009). Working with patients' strengths: A microprocess approach. *Psychotherapy Research, 19*(2), 213–223. https://doi.org/10.1080/10503300902755300

Flückiger, C. & Grosse Holtforth, M. (2008). Focusing the therapist's attention on the patient's strengths: A preliminary study to foster a mechanism of change in outpatient psychotherapy. *Journal of Clinical Psychology, 64*, 876–890.

Folkman, S. & Moskowitz, J.T. (2000). Positive affect and the other side of coping. *American Psychologist, 55*(6), 647–654.

Fordyce, M.W. (1983). A program to increase happiness: Further studies. *Journal of Consulting Psychology, 30*, 483–498.

Forest, J., Mageau, G.V.A., Crevier-Braud, L., Bergeron, L., Dubreuil, P. & Lavigne, G.V.L. (2012). Harmonious passion as an explanation of the relation between signature strengths' use and well-being at work: Test of an intervention program. *Human Relations, 65*(9), 1233–1252.

Forgeard, M.J.C. & Seligman, M.E.P. (2012). Seeing the glass half full: A review of the causes and consequences of optimism. *Pratiques Psychologiques, 18*(2), 107–120. https://doi.org/10.1016/j.prps.2012.02.002

Fowers, B.J. (2005). *Virtue and psychology: Pursuing excellent in ordinary practices*. Washington, DC: American Psychological Association.

Frank, J.D. & Frank, J.B. (1991). *Persuasion and healing: A comparative study of psychotherapy* (3rd ed.). Baltimore: Johns Hopkins University Press.

Frankl, V.E. (1963). *Man's search for meaning: An introduction to Logotherapy*. New York: Washington Square Press.

Frankl, V.E. (1986). *The doctor and the soul: From psychotherapy to Logotherapy*. New York: Penguin Books.

Frankl, V.E. (1988). *The will to meaning: Foundations and applications of Logotherapy*. Expanded Edition. New York: Penguin Books.

Frattaroli, J. (2006). Experimental disclosure and its moderators: A meta-analysis. *Psychological Bulletin, 132*(6), 823–865. https://doi.org/10.1037/0033-2909.132.6.823

Fredrickson, B. (2014). *Love 2.0: Creating happiness and health in moments of connection*. New York: Plume.

Fredrickson, B.L. (2001). The role of positive emotions in positive psychology. *American Psychologist, 56*, 218–226.

Fredrickson, B.L. (2009). *Positivity: Discover the ratio that tips your life toward flourishing*. New York: Crown.

Fredrickson, B.L. & Branigan, C. (2005). Positive emotions broaden the scope of attention and thought-action repertoires. *Cognition and Emotion, 19*, 313–332.

Fredrickson, B.L., Grewen, K.M., Coffey, K.A., Algoe, S.B., Firestine, A.M., Arevalo, J.M.G. et al. (2013). A functional genomic perspective on human well-being. *Proceedings of the National Academy of Sciences of the United States of America, 110*(33), 13684–13689. https://doi.org/10.1073/pnas.1305419110

Fredrickson, B.L. & Losada, M.F. (2005). Positive affect and the complex dynamics of human flourishing. *American Psychologist, 60*(7), 678–686.

Fredrickson, B.L., Tugade, M.M., Waugh, C.E. & Larkin, G.R. (2003). What good are positive emotions in crisis? A prospective study of resilience and emotions following the terrorist attacks on the United States on September 11th, 2001. *Journal of Personality and Social Psychology, 84*, 365–376.

Freidlin, P., Littman-Ovadia, H. & Niemiec, R.M. (2017). Positive psychopathology: Social anxiety via character strengths underuse and overuse. *Personality and Individual Differences, 108*, 50–54.

Frisch, M.B. (2013). Evidence-based well-being/positive psychology assessment and intervention with quality of life therapy and coaching and the Quality of Life Inventory (QOLI). *Social Indicators Research, 114*(2), 193–227. https://doi.org/10.1007/s11205-012-0140-7

Frisch, M.B. (2016). Quality of life therapy. In A.M. Wood & J. Johnson (Eds.), *The Wiley handbook of positive clinical psychology* (pp. 409–425). Chichester, UK: John Wiley. https://doi.org/10.1002/9781118468197

Froh, J.J., Emmons, R.A., Card, N.A., Bono, G. & Wilson, J.A. (2011). Gratitude and the reduced costs of materialism in adolescents. *Journal of Happiness Studies, 12*(2), 289–302.

Fung, B.K., Ho, S.M., Fung, A.S., Leung, E.Y.P., Chow, S.P., Ip, W.Y. et al. (2011). The development of a strength-focused mutual support group for caretakers of children with cerebral palsy. *East Asian Archives of Psychiatry, 21*(2), 64.

Furchtlehner, L.M., Schuster, R. & Laireiter, A.-R. (2019). A comparative study of the efficacy of group positive psychotherapy and group cognitive behavioral therapy in the treatment of depressive disorders: A randomized controlled trial. *The Journal of Positive Psychology*, 1–14. https://doi.org/10.1080/17439760.2019.1663250

Furnes, B. & Dysvik, E. (2013). Experiences of memory-writing in bereaved people. *Bereavement Care, 32*(2), 65–73. https://doi.org/10.1080/02682621.2013.812817

Gable, S. L, Reis, H.T., Impett, E.A. & Asher, E.R. (2004). What do you do when things go right? The intrapersonal and interpersonal benefits of sharing positive events. *Journal of Personality and Social Psychology, 87*, 228–245.

Gander, F., Proyer, R., Ruch, W. & Wyss, T. (2013). Strength-based positive interventions: Further evidence for their potential in enhancing well-being and alleviating depression. *Journal of Happiness Studies, 14*(4), 1241–1259. https://doi.org/10.1007/s10902-012-9380-0

Gelso, C.J., Nutt Williams, E. & Fretz, B.R. (2014). Working with strengths: Counseling psychology's calling. In *Counseling psychology* (3rd ed., pp. 157–178). Washington, DC: American Psychological Association. https://doi.org/10.1037/14378-007

Gilman, R., Schumm, J.A. & Chard, K.M. (2012). Hope as a change mechanism in the treatment of posttraumatic stress disorder. *Psychological Trauma: Theory, Research, Practice, and Policy, 4*, 270–277. https://doi.org/10.1037/a0024252

Glasgow, R.E., Vogt, T.M. & Boles, S.M. (1999). Evaluating the public health impact of health promotion interventions: The RE-AIM framework. *American Journal of Public Health, 89*, 1322–1327.

Glaw, X., Kable, A., Hazelton, M. & Inder, K. (2017). Meaning in life and meaning of life in mental health care: An integrative literature review. *Issues in Mental Health Nursing, 38*(3), 242–252.

Gobel, M.S., Chen, A. & Richardson, D.C. (2017). How different cultures look at faces depends on the interpersonal context. *Canadian Journal of Experimental Psychology, 71*(3), 258–264. http://doi.org.myaccess.library.utoronto.ca/10.1037/cep0000119

Goodwin, E.M. (2010). *Does group positive psychotherapy help improve relationship satisfaction in a stressed and/or anxious population?* (Doctoral dissertation). Retrieved from *ProQuest Dissertations and Theses, 166* (Order No. 3428275, Palo Alto University).

Govindji, R. & Linley, P.A. (2007). Strengths use, self-concordance and well-being: Implications for strengths coaching and coaching psychologists. *International Coaching Psychology Review, 2*, 143–153.

Grace, J.J., Kinsella, E.L., Muldoon, O.T. & Fortune, D. (2015). Post-traumatic growth following acquired brain injury: A systematic review and meta-analysis. *Frontiers in Psychology, 6*, 1162.

Grafanaki, S., Brennan, M., Holmes, S., Tang, K. & Alvarez, S. (2007). "In search of flow" in counselling and psychotherapy: Identifying the necessary ingredients of peak moments of therapy interaction, person-centered and experiential psychotherapies. *International Journal of Person-Centred and Experiential Psychotherapies, 6*, 239–255.

Graham, J.E., Lobel, M., Glass, P. & Lokshina, I. (2008). Effects of written constructive anger expression in chronic pain patients: Making meaning from pain. *Journal of Behavioral Medicine, 31*, 201–212.

Gratz, K.L. & Roemer, L. (2004). Multidimensional assessment of emotion regulation and dysregulation: Development, factor structure, and initial validation of the difficulties in emotion regulation scale. *Journal of Psychopathology and Behavioral Assessment, 26*, 41–54.

Gresham, F.M. & Elliott, S.N. (1990). *Social skills rating system manual.* Circle Pines, MN: American Guidance Service.

Guney, S. (2011). The Positive Psychotherapy Inventory (PPTI): Reliability and validity study in Turkish population. *Procedia – Social and Behavioral Sciences, 29*, 81–86.

Güsewell, A. & Ruch, W. (2012). Are there multiple channels by which to connect with beauty and excellence? *Journal of Positive Psychology, 7*, 516–529. https://doi.org/10.1080/17439760.2012.726636

Hamilton, M. (1960). A rating scale for depression. *Journal of Neurology, Neurosurgery, and Psychiatry, 23*, 56–62.

Hanna, F.J. (2002). Building hope for change. In F.J. Hanna, *Therapy with difficult clients: Using the precursors model to awaken change* (pp. 265–273). Washington, DC: American Psychological Association.

Hansen, N.B., Lambert, M.J. & Forman, E.V. (2002). The psychotherapy dose-response effect and its implications for treatment delivery services. *Clinical Psychology: Science and Practice, 9*, 329–343.

Harris, A. & Thoresen, C.E. (2006). Extending the influence of positive psychology interventions into health care settings: Lessons from self-efficacy and forgiveness. *The Journal of Positive Psychology, 1*, 27–36.

Harris, A.H.S., Luskin, F., Norman, S.B., Standard, S., Bruning, J., Evans, S. & Thoresen, C.E. (2006). Effects of a group forgiveness intervention on forgiveness, perceived stress, and trait-anger. *Journal of Clinical Psychology, 62*, 715–733. https://doi.org/10.1002/jclp.20264

Harris, A.H.S., Thoresen, C.E. & Lopez, S.J. (2007). Integrating positive psychology into counseling: Why and (when appropriate) how. *Journal of Counseling & Development, 85*, 3–13.

Harrison, A., Al-Khairulla, H. & Kikoler, M. (2016). The feasibility, acceptability and possible benefit of a positive psychology intervention group in an adolescent inpatient eating disorder service. *The Journal of Positive Psychology, 11*(5), 449–459.

Harrison, R.L. & Westwood, M.J. (2009). Preventing vicarious traumatization of mental health therapists: Identifying protective practices. *Psychotherapy: Theory, Research, Practice, Training, 46*(2), 203–219. https://doi.org/10.1037/a0016081

Hart, D.S. (2014). Review of lying down in the ever-falling snow: Canadian health professionals' experience of compassion fatigue. *Canadian Journal of Counselling and Psychotherapy, 48*(1), 77–79.

Harvey, A., Watkins, E., Mansell, W. & Shafran, R. (2004). *Cognitive behavioural processes across psychological disorders: A transdiagnostic approach to research and treatment.* New York: Oxford University Press.

Hawkes, D. (2011). Review of solution focused therapy for the helping professions. *Journal of Social Work Practice, 25*(3), 379–380.

Headey, B., Schupp, J., Tucci, I. & Wagner, G.G. (2010). Authentic happiness theory supported by impact of religion on life satisfaction: A longitudinal analysis with data for Germany. *The Journal of Positive Psychology, 5*, 73–82.

Heatherton, T.F., Kozlowski, L.T., Frecker, R.C. & Fagerström, K. (1991). The Fagerström test for nicotine dependence: A revision of the Fagerström tolerance questionnaire. *British Journal of Addiction, 86*, 1119–1127. https://doi.org/10.1111/j.1360-0443.1991.tb01879.x

Hicks, J.A. & King, L.A. (2009). Meaning in life as a subjective judgment and a lived experience. *Social and Personality Psychology Compass, 3*(4), 638–658. https://doi.org/10.1111/j.1751-9004.2009.00193.x

Hills, P. & Argyle, M. (2002). The Oxford Happiness Questionnaire. A compact scale fort he measurement of psychological well-being. *Personality and individual differences, 33*, 1073–1082.

Ho, H.C.Y., Yeung, D.Y. & Kwok, S.Y.C.L. (2014). Development and evaluation of the positive psychology intervention for older adults. *The Journal of Positive Psychology, 9*(3), 187–197. https://doi.org/10.1080/17439760.2014.888577

Holt-Lunstad, J., Smith, T.B. & Layton, J.B. (2010). Social relationships and mortality risk: A meta-analytic review. *PLoS Medicine, 7*(7). https://doi.org/10.1371/journal.pmed.1000316

Hone, L.C., Jarden, A. & Schofield, G.M. (2015). An evaluation of positive psychology intervention effectiveness trials using the re-aim framework: A practice-friendly review. *The Journal of Positive Psychology, 10*(4), 303–322. https://doi.org/10.1080/17439760.2014.965267

Honoré, C. (2005). *In praise of slowness: Challenging the cult of speed*. New York: HarperCollins.

Hortop, E.G., Wrosch, C. & Gagné, M. (2013). The why and how of goal pursuits: Effects of global autonomous motivation and perceived control on emotional well-being. *Motivation and Emotion, 37*(4), 675–687.

Horvath, A.O., Del Re, A.C., Flückiger, C., Symonds, D., Horvath, A.O. & Del Re, A.C. (2011). Alliance in individual psychotherapy. *Psychotherapy, 48*(1), 9–16.

Horvath, A.O. & Greenberg, L.S. (1989). Development and validation of the working alliance inventory. *Journal of Counseling Psychology, 36*, 223–233.

Houltberg, B.J., Henry, C.S., Merten, M.J. & Robinson, L.C. (2011). Adolescents' perceptions of family connectedness, intrinsic religiosity, and depressed mood. *Journal of Child and Family Studies, 20*(1), 111–119.

Huebner, E.S. (1991). Initial development of the Students' Life Satisfaction Scale. *School Psychology International, 12*, 231–243.

Huffman, J.C., DuBois, C.M., Healy, B.C., Boehm, J.K., Kashdan, T.B., Celano, C.M. & Lyubomirsky, S. (2014). Feasibility and utility of positive psychology exercises for suicidal inpatients. *General Hospital Psychiatry, 36*(1), 88–94.

Huffman, J.C., DuBois, C.M., Millstein, R.A., Celano, C.M. & Wexler, D. (2015). Positive psychological interventions for patients with type 2 diabetes: Rationale, theoretical model, and intervention development. *Journal of Diabetes Research, 2015*, 1–18. https://doi.org/10.1155/2015/428349

Huffman, J.C., Mastromauro, C.A., Boehm, J.K., Seabrook, R., Fricchione, G.L., Denninger, J.W. & Lyubomirsky, S. (2011). Development of a positive psychology intervention for patients with acute cardiovascular disease. *Heart International, 6*(2). https://doi.org/10.4081/hi.2011.e14

Hunt, M., Auriemma, J. & Cashaw, A.C.A. (2003). Self-report bias and underreporting of depression on the BDI-II. *Journal of Personality Assessment, 80*, 26–30. https://doi.org/10.1207/S1 5327752JPA8001_ 10

Huta, V. & Hawley, L. (2008). Psychological strengths and cognitive vulnerabilities: Are they two ends of the same continuum or do they have independent relationships with well-being and ill-being? *Journal of Happiness Studies, 11*(1), 71–93. https://doi.org/10.1007/s10902-008-9123-4

Huynh, K.H., Hall, B., Hurst, M.A. & Bikos, L.H. (2015). Evaluation of the positive re-entry in corrections program: A positive psychology intervention with prison inmates. *International Journal of Offender Therapy and Comparative Criminology, 59*(9), 1006.

Hwang, K., Kwon, A. & Hong, C. (2017). A preliminary study of new positive psychology interventions: Neurofeedback-aided meditation therapy and modified positive psychotherapy. *Current Psychology, 36*(3), 683–695. https://doi.org/10.1007/s12144-016-9538-8

Jahoda, M. (1958). *Current concepts of positive mental health*. New York: Basic Books.

Jayawickreme, E. & Blackie, L.E.R. (2014). Post-traumatic growth as positive personality change: Evidence, controversies and future directions. *European Journal of Personality, 28*(4), 312–331.

Jelinek, L., Stockbauer, C., Randjbar, S., Kellner, M., Ehring, T. & Moritz, S. (2010). Characteristics and organization of the worst moment of trauma memories in posttraumatic stress disorder. *Behaviour Research and Therapy, 48*(7), 680–685. https://doi.org/10.1016/j.brat.2010.03.014

Johnson, D.P., Penn, D.L., Fredrickson, B.L., Meyer, P.S., Kring, A.M. & Brantley, M. (2009). Loving-kindness meditation to enhance recovery from negative symptoms of schizophrenia. *Journal of Clinical Psychology, 65*, 499–509. https://doi.org/10.1002/jclp.20591

Johnson, J., Gooding, P.A., Wood, A.M. & Tarrier, N. (2010). Resilience as positive coping appraisals: Testing the schematic appraisals model of suicide (SAMS). *Behaviour Research and Therapy, 48*, 179–186.

Johnson, J., Gooding, P.A., Wood, A.M., Taylor, P.J., Pratt, D. & Tarrier, N. (2010). Resilience to suicidal ideation in psychosis: Positive self-appraisals buffer the impact of hopelessness. *Behaviour Research and Therapy, 48*, 883–889.

Johnson, J. & Wood, A.M. (2017). Integrating positive and clinical psychology: Viewing human functioning as continua from positive to negative can benefit clinical assessment, interventions and understandings of resilience. *Cognitive Therapy and Research, 41*(3), 335–349. https://doi.org/10.1007/s10608-015-9728-y

Joormann, J., Dkane, M. & Gotlib, I.H. (2006). Adaptive and maladaptive components of rumination? Diagnostic specificity and relation to depressive biases. *Behavior Therapy, 37*, 269–280. https://doi.org/10.1016/j.beth.2006.01.002

Joormann, J. & Siemer, M. (2004). Memory accessibility, mood regulation, and dysphoria: Difficulties in repairing sad mood with happy memories? *Journal of Abnormal Psychology, 113*(2), 179–188. https://doi.org/10.1037/0021-843X.113.2.179

Joormann, J., Siemer, M. & Gotlib, I.H. (2007). Mood regulation in depression: Differential effects of distraction and recall of happy memories on sad mood. *Journal of Abnormal Psychology, 116*(3), 484–490. https://doi.org/10.1037/0021-843X.116.3.484

Joseph, S. & Linley, A.P. (2006). *Positive therapy: A meta-theory for positive psychological practice*. New York: Routledge.

Kahler, C.W., Spillane, N.S., Day, A.M., Cioe, P.A., Parks, A., Leventhal, A.M. & Brown, R.A. (2015). Positive psychotherapy for smoking cessation: A pilot randomized controlled trial. *Nicotine & Tobacco Research, 17*(11), 1385–1392.

Kahneman, D. (2011). *Thinking, fast and slow*. London: Allen Lane.

Kahneman, D., Krueger, A.B., Schkade, D., Schwarz, N., Stone, A.A., Schwartz, N. & Stone, A.A. (2006). Would you be happier if you were richer? A focusing illusion. *Science, 312*(5782), 1908–1910. https://doi.org/10.1126/science.1129688

Kaitlin, A.H., Karly, M.M. & Mezulis, A. (2017). Ruminating on the positive: Paths from trait positive emotionality to event-specific gratitude. *Journal of Happiness Studies*, 1–17. https://doi.org/10.1007/s10902-017-9940-4

Kapur, N., Cole, J., Manly, T., Viskontas, I., Ninteman, A., Hasher, L. & Pascual-Leone, A. (2013). Positive clinical neuroscience: Explorations in positive neurology. *The Neuroscientist, 19*(4), 354–369. https://doi.org/10.1177/1073858412470976

Kashdan, T.B., Julian, T., Merritt, K. & Uswatte, G. (2006). Social anxiety and posttraumatic stress in combat veterans: Relations to well-being and character strengths. *Behaviour Research and Therapy, 44*, 561–583.

Kashdan, T.B. & Rottenberg, J. (2010). Psychological flexibility as a fundamental aspect of health. *Clinical Psychology Review, 30*, 865–878.

Kasser, T. (2002). *The high price of materialism*. Cambridge, MA: MIT Press.

Kasser, T. & Kanner, A.D. (Eds.). (2004). *Psychology and consumer culture: The struggle for a good life in a materialistic world*. Washington, DC: American Psychological Association. https://doi.org/10.1037/10658-000

Kazdin, A.E. (2009). Understanding how and why psychotherapy leads to change. *Psychotherapy Research, 19*(4–5), 418–428.

Kelly, J.R. (1997). Changing issues in leisure-family research – again. *Journal of Leisure Research, 29*(1), 132–134.

Kern, M.L., Waters, L.E., Adler, A. & White, M.A. (2015). A multidimensional approach to measuring well-being in students: Application of the PERMA framework. *The Journal of Positive Psychology, 10*(3), 262–271. https://doi.org/10.1080/17439760.2014.936962

Kerner, E.A. & Fitzpatrick, M.R. (2007). Integrating writing into psychotherapy practice: A matrix of change processes and structural dimensions. *Psychotherapy: Theory, Research, Practice, Training, 44*(3), 333–346.

Kerr, S.L., O'Donovan, A. & Pepping, C.A. (2015). Can gratitude and kindness interventions enhance well-being in a clinical sample? *Journal of Happiness Studies, 16*(1), 17–36. https://doi.org/10.1007/s10902-013-9492-1

Keyes, C.L.M. (2013). *Promotion and protection of positive mental health: Towards complete mental health in human development*. New York: Oxford University Press.

Keyes, C. L M. & Eduardo, J.S. (2012). To flourish or not: Level of positive mental health predicts ten-year all-cause mortality. *American Journal of Public Health, 102*, 2164–2172.

Khanjani, M., Shahidi, S., FathAbadi, J., Mazaheri, M.A. & Shokri, O. (2014). The factor structure and psychometric properties of the Positive Psychotherapy Inventory (PPTI) in an Iranian sample. *Iranian Journal of Applied Psychology, 7*(5), 26–47. (in Persisch)

Khumalo, I.P.,Wissing, M.P. & Temane, Q.M. (2008). Exploring the validity of the Values-In-Action Inventory of Strengths (VIA-IS) in an African context. *Journal of Psychology in Africa, 18*, 133–142. https://doi.org/10.1080/14330237.2008.10820180

King L.A. & Milner, K.N. (2000). Writing about the perceived benefits of traumatic events: Implications for physical health. *Personality and Social Psychology Bulletin, 26*, 220–230.

Kirsch, I., Moore, T.J., Scoboria, A. & Nicholls, S.S. (2002). The emperor's new drugs: An analysis of antidepressant medication data submitted to the U.S. Food and Drug Administration. *Prevention & Treatment, 5*, art. 23.

Kitayama, S. & Markus, H.R. (2000). The pursuit of happiness and the realization of sympathy: Cultural patterns of self, social relations, and well-being. In J.B.P. Sinha (Ed.), *Culture and subjective well-being* (pp. 113–161). Thousand Oaks, CA: SAGE.

Kleinsmith, A., De Silva, P.R. & Bianchi-Berthouze, N. (2006). Cross-cultural differences in recognizing affect from body posture. *Interacting with Computers, 18*(6), 1371–1389.

Ko, Y.S. & Hyun, M.Y. (2015). Effects of a positive psychotherapy program on depression, self-esteem, and hope in patients with major depressive disorders. *Journal of Korean Academy of Psychiatric and Mental Health Nursing, 24*(4), 246. https://doi.org/10.12934/jkpmhn.2015.24.4.246

Kovacs, M. (1992). *Children Depression Inventory: Manual*. New York: Multi Health System.

Kross, E., Ayduk, O. & Mischel, W. (2005). When asking "why" doesn't hurt: Distinguishing reflective processing of negative emotions from rumination. *Psychological Science, 16*, 709–715.

Lai, J.C.L. & Yue, X. (2000). Measuring optimism in Hong Kong and mainland Chinese with the revised life orientation test. *Personality and Individual Differences, 28*(4), 781–796.

Lambert, M. (2007). Presidential address: What we have learned from a decade of research aimed at improving psychotherapy outcome in routine care. *Psychotherapy Research, 17*(1), 1–14. https://doi.org/10.1080/10503300601032506

Lambert, M.J. (2013). Outcome in psychotherapy: The past and important advances. *Psychotherapy, 50*(1), 42–51.

Lambert, M.J., Burlingame, G.M., Umphress, V.J., Hansen, N.B., Vermeersch, D., Clouse, G. & Yanchar, S. (1996). The reliability and validity of the Outcome Questionnaire. *Clinical Psychology and Psychotherapy, 3*,106–116.

Lambert, M.J., Hansen, N.B. & Finch, A.E. (2001). Patient-focused research: Using patient outcome data to enhance treatment effects. *Journal of Consulting and Clinical Psychology, 69*(2), 159–172. Retrieved from http://www.ncbi.nlm.nih.gov/pubmed/11393594

Lambert, M.J., Whipple, J.L., Hawkins, E.J., Vermeersch, D.A., Nielsen, S.L. & Smart, D.W. (2003). Is it time for clinicians to routinely track patient outcome? A meta-analysis. *Clinical Psychology: Science and Practice, 10*, 288–301.

Lambert, N.M., Fincham, F.D. & Stillman, T.F. (2012). Gratitude and depressive symptoms: The role of positive reframing and positive emotion. *Cognition and Emotion, 26*(4), 615–633. https://doi.org/10.1080/02699931.2011.595393

Lambert D'raven, L.T., Moliver, N. & Thompson, D. (2015). Happiness intervention decreases pain and depression, boosts happiness among primary care patients. Primary *Health Care Research & Development, 16*(2), 114–126. https://doi.org/10.1017/S1 46342361300056X

Lambert D'raven, L. & Pasha-Zaidi, N. (2016). Using the PERMA model in the United Arab Emirates. *Social Indicators Research, 125*(3), 905–933.

Lamont, A. (2011). University students' strong experiences of music: Pleasure, engagement, and meaning. *Music and Emotion, 15*, 229–249.

Langston, C.A. (1994). Capitalizing on and coping with daily-life events: Expressive responses to positive events. *Journal of Personality and Social Psychology, 67*(6), 1112–1125. https://doi.org/10.1037/0022-3514.67.6.1112

Larsen, D., Edey, W. & Lemay, L. (2007). Understanding the role of hope in counselling: Exploring the intentional uses of hope. *Counselling Psychology Quarterly, 20*(4), 401–416.

Larsen, D.L., Attkisson, C.C., Hargreaves, W.A. & Nguyen, T.D. (1979). Assessment of client/patient satisfaction: Development of a general scale. *Evaluation and Program Planning, 2*, 197–207. https://doi.org/10.1016/0149-7189(79)90094-6

Larsen, D.J. & Stege, R. (2010). Hope-focused practices during early psychotherapy sessions: Part I: Implicit approaches. *Journal of Psychotherapy Integration, 20*(3), 271–292. https://doi.org/10.1037/a0020820

Le Boutillier, C., Leamy, M., Bird, V., Davidson, L., Williams, J. & Slade, M. (2011). What does recovery mean in practice? A qualitative analysis of international recovery-oriented practice guidance. *Psychiatric Services, 62*, 1470–1476.

Lecomte, T., Corbiere, M. & Laisne, F. (2006). Investigating self-esteem in individuals with schizophrenia: Relevance of the self-esteem rating scale-short form. *Psychiatry Research, 143*, 99–108.

Lemay, E.P. Jr., Clark, M.S. & Feeney, B.C. (2007). Projection of responsiveness to needs and the construction of satisfying communal relationships. *Journal of Personality & Social Psychology, 92*, 834–853.

Leotti, L.A., Iyengar, S.S. & Ochsner, K.N. (2010). Born to choose: The origins and value of the need for control. *Trends in Cognitive Sciences, 14*(10), 457–463.

Leykin, Y. & DeRubeis, R.J. (2009). Allegiance in psychotherapy outcome research: Separating association from bias. *Clinical Psychology: Science and Practice, 16*, 54–65. https://doi.org/10.1111/j. 1468-2850.2009.01143.x

Lightsey, O. (2006). Resilience, meaning, and well-being. *The Counseling Psychologist, 34*, 96–107. https://doi.org/10.1177/0011000005282369

Lin, A. (2001). *Exploring sources of life meaning among Chinese* (Unpublished master's thesis). Langley: Trinity Western University.

Linley, P.A. (2008). *Average to A+: Realising strengths in yourself and others*. Leicester, UK: CAPP Press.

Linley, P.A., Nielsen, K.M., Wood, A.M., Gillett, R. & Biswas-Diener, R. (2010). Using signature strengths in pursuit of goals: Effects on goal progress, need satisfaction, and well-being, and implications for coaching psychologists. *International Coaching Psychology Review, 5*, 8–17.

Littman-Ovadia, H. & Lavy, S. (2012). Character strengths in Israel. *European Journal of Psychological Assessment, 28*, 41–50. https://doi.org/10.1027/1015-5759/a000089

Littman-Ovadia, H. & Steger, M. (2010). Character strengths and well-being among volunteers and employees: Toward an integrative model. *The Journal of Positive Psychology, 5*(6), 419–430. https://doi.org/10.1080/17439760.2010.516765

Long, E.C.J., Angera, J.J., Carter, S.J., Nakamoto, M. & Kalso, M. (1999). Understanding the one you love: A longitudinal assessment of an empathy training program for couples in romantic relationships. *Family Relations, 48*(3), 235. https://doi.org/10.2307/585632

Lounsbury, J.W., Fisher, L.A., Levy, J.J. & Welsh, D.P. (2009). Investigation of character strengths in relation to the academic success of college students. *Individual Differences Research, 7*(1), 52–69.

Lü, W., Wang, Z. & Liu, Y. (2013). A pilot study on changes of cardiac vagal tone in individuals with low trait positive affect: The effect of positive psychotherapy. *International Journal of Psychophysiology, 88*(2), 213–217.

Lucas, R.E. (2007). Adaptation and the set-point model of subjective well-being: Does happiness change after major life events? *Current Directions in Psychological Science, 16*(2), 75–79. https://doi.org/10.1111/j.1467-8721.2007.00479.x

Lyubormirsky, S. (2007). *The how of happiness: A scientific approach to getting the life you want*. New York: Penguin.

Lyubomirsky, S., King, L. & Diener, E. (2005). The benefits of frequent positive affect: Does happiness lead to success? *Psychological Bulletin, 131*(6), 803–855. https://doi.org/10.1037/0033-2909.131.6.803

Lyubomirsky, S. & Layous, K. (2013). How do simple positive activities increase well-being? *Current Directions in Psychol-*

ogical Science, 22, 57–62. https://doi.org/10.1177/0963721412469809

Lyubomirsky, S. & Lepper, H.S. (1999). A measure of subjective happiness: Preliminary reliability and construct validation. *Social Indicators Research, 46*, 137–155.

Macaskill, A. (2016). Review of positive psychology applications in clinical medical populations. *Healthcare, 4*(3), 66.

Macaskill, A. & Denovan, A. (2014). Assessing psychological health: The contribution of psychological strengths. *British Journal of Guidance & Counselling, 42*(3), 320–337. https://doi.org/10.1080/03069885.2014.898739

Maddux, J.E. (2008). Positive psychology and the illness ideology: Toward a positive clinical psychology. *Applied Psychology, 57*, 54–70. https://doi.org/10.1111/j.1464-0597.2008.00354.x

Maisel, N.C. & Gable, S.L. (2009). The paradox of received support: The importance of responsiveness. *Psychological Science, 20*, 928–932.

Markus, H. & Nurius, P. (1986). Possible selves. *American Psychologist, 41*, 954–969.

Marques, S.C., Pais-Ribeiro, J.L. & Lopez, S.J. (2011). The role of positive psychology constructs in predicting mental health and academic achievement in children and adolescents: A two-year longitudinal study. *Journal of Happiness Studies, 12*(6), 1049–1062. https://doi.org/10.1007/s10902-010-9244-4

Martinez-Marti, M.L. & Ruch, W. (2014). Character strengths and well-being across the life span: Data from a representative sample of German-speaking adults living in Switzerland. *Frontiers in Psychology, 5*, 1253. https://doi.org/10.3389/fpsyg.2014.01253

Martínez-Martí, M.L. & Ruch, W. (2017). Character strengths predict resilience over and above positive affect, self-efficacy, optimism, social support, self-esteem, and life satisfaction. *The Journal of Positive Psychology, 12*(2), 110–119.

Maslow, A.H. (1970). *Motivation and personality* (2nd ed.). New York: Harper & Row.

Mazzucchelli, T., Kane, R. & Rees, C. (2009). Behavioral activation treatments for depression in adults: A meta-analysis and review. *Clinical Psychology: Science and Practice, 16*(4), 383–411. https://doi.org/10.1111/j.1468-2850.2009.01178.x

Mazzucchelli, T.G., Kane, R.T. & Rees, C.S. (2010). Behavioral activation interventions for well-being: A meta-analysis. *The Journal of Positive Psychology, 5*(2), 105–121. https://doi.org/10.1080/17439760903569154

McAdams, D.P. (2008). Personal narratives and the life story. In O.P. John, R.W. Robins & L.A. Pervin (Eds.), *Handbook of personality: Theory and research* (3rd ed., pp. 242–262). New York: Guilford Press.

McCormick, B.P., Funderburk, J.A., Lee, Y. & Hale-Fought, M. (2005). Activity characteristics and emotional experience: Predicting boredom and anxiety in the daily life of community mental health clients. *Journal of Leisure Research, 37*, 236–253.

McCullough, M.E. (2008). *Beyond revenge: The evolution of the forgiveness instinct*. San Francisco: Jossey-Bass.

McCullough, M.E., Pedersen, E.J., Tabak, B.A. & Carter, E.C. (2014). Conciliatory gestures promote forgiveness and reduce anger in humans. *Proceedings of the National Academy of Sciences of the United States of America, 111*(30), 12111–12116.

McGrath, R.E. (2015). Integrating psychological and cultural perspectives on virtue: The hierarchical structure of character strengths. *The Journal of Positive Psychology, 10*(5), 407–424.

McGreal, R. & Joseph, S. (1993). The depression-happiness scale. *Psychological Reports, 73*(3, Suppl.), 1279–1282.

McKnight, P.E. & Kashdan, T.B. (2009). Purpose in life as a system that creates and sustains health and well-being: An integrative, testable theory. *Review of General Psychology, 13*(3), 242–251. https://doi.org/10.1037/a0017152

McLean, K.C., Pasupathi, M. & Pals, J.L. (2007). Selves creating stories creating selves: A process model of narrative self development in adolescence and adulthood. *Personality and Social Psychology Review, 11*, 262–278.

McLean, K.C. & Pratt, M.W. (2006). Life's little (and big) lessons: Identity statuses and meaning-making in the turning point narratives of emerging adults. *Developmental Psychology, 42*(4), 714–722. https://doi.org/10.1037/0012-1649.42.4.714

McNulty, J.K. & Fincham, F.D. (2012). Beyond positive psychology? Toward a contextual view of psychological process and well-being. *American Psychologist, 67*, 101–110.

McWilliams, N. (1994). *Psychoanalytic diagnosis*. New York: Guilford Press.

Messias, E., Saini, A., Sinato, P. & Welch, S. (2010). Bearing grudges and physical health: Relationship to smoking, cardiovascular health and ulcers. *Social Psychiatry and Psychiatric Epidemiology, 45*(2), 183–187.

Meyer, P.S., Johnson, D.P., Parks, A., Iwanski, C. & Penn, D.L. (2012). Positive living: A pilot study of group positive psychotherapy for people with schizophrenia. *The Journal of Positive Psychology, 7*, 239–248. https://doi.org/10.1080/17439760.2012.677467

Michalak, J. & Holtforth, M.G. (2006). Where do we go from here? The goal perspective in psychotherapy. *Clinical Psychology: Science and Practice, 13*(4), 346–365. https://doi.org/10.1111/j.1468-2850.2006.00048.x

Minear, M., Brasher, F., McCurdy, M., Lewis, J. & Younggren, A. (2013). Working memory, fluid intelligence, and impulsiveness in heavy media multitaskers. *Psychonomic Bulletin & Review, 20*(6), 1274–1281. https://doi.org/10.3758/s13423-013-0456-6

Mitchell, J., Stanimirovic, R., Klein, B. & Vella-Brodrick, D. (2009). A randomised controlled trial of a self-guided Internet intervention promoting well-being. *Computers in Human Behavior, 25*, 749–760. https://doi.org/10.1016/j.chb.2009.02.003

Mongrain, M. & Anselmo-Matthews, T. (2012). Do positive psychology exercises work? A replication of Seligman et al. (2005). *Journal of Clinical Psychology, 68*, 382–389.

Montgomery, S.A. & Asberg, M. (1979). A new depression scale designed to be sensitive to change. *British Journal of Psychiatry, 134*, 382–389.

Morganson, V.J., Litano, M.L. & O'Neill, S.K. (2014). Promoting work-family balance through positive psychology: A practical review of the literature. *The Psychologist-Manager Journal, 17*(4), 221–244. https://doi.org/10.1037/mgr0000023

Müller, R., Gertz, K.J., Molton, I.R., Terrill, A.L., Bombardier, C.H., Ehde, D.M. & Jensen, M.P. (2016). Effects of a tailored positive psychology intervention on well-being and pain in individuals with chronic pain and a physical disability: A feasibility trial. *The Clinical Journal of Pain, 32*(1), 32–44.

Murray, G. & Johnson, S.L. (2010). The clinical significance of creativity in bipolar disorder. *Clinical Psychology Review, 30*, 721–732. https://doi.org/10.1016/j.cpr.2010.05.006

Murray, H.A. (1938). *Explorations in personality*. Oxford: Oxford University Press.

Musick, M.A. & Wilson, J. (2003). Volunteering and depression: The role of psychological and social resources in different age groups. *Social Science & Medicine, 56*(2), 259–269.

Nakamura, J. & Csikszentmihalyi, M. (2002). The concept of flow. In C.R. Snyder & S.J. Lopez (Eds.), *Handbook of positive psychology* (pp. 89–105). New York and Oxford: Oxford University Press.

National Collaborating Centre for Methods and Tools. (2008). *Quality assessment tool for quantitative studies: Effective public health practice project*. Hamilton, ON: McMaster University.

Neacsiu, A.D., Rizvi, S.L., Vitaliano, P.P., Lynch, T.R. & Linehan, M.M. (2010). The dialectical behavior therapy ways of coping checklist: development and psychometric properties. *Journal of Clinical Psychology, 66*, 563–582.

Nedelcu, A.M. & Michod, R.E. (2006). The evolutionary origin of an altruistic gene. *Molecular Biology And Evolution, 23*(8), 1460–1464.

Neimeyer, R.A., Burke, L.A., Mackay, M.M. & van Dyke Stringer, J.G. (2010). Grief therapy and the reconstruction of meaning: From principles to practice. *Journal of Contemporary Psychotherapy, 40*, 73–83. https://doi.org/10.1007/s10879-009-9135-3

Nelson, C. & Johnston, M. (2008). Adult Needs and Strengths Assessment – abbreviated referral version to specify psychiatric care needed for incoming patients: Exploratory analysis. *Psychological Reports, 102*, 131–143.

Nes, L.S. & Segerstrom, S.C. (2006). Dispositional optimism and coping: A meta-analytic review. *Personality and Social Psychology Review, 10*(3), 235–251. https://doi.org/10.1207/s15327957pspr1003_ 3

Newman, C.F., Leahy, R.L., Beck, A.T., Reilly-Harrington, N.A. & Gyulai, L. (2002). *Bipolar disorder: A cognitive therapy approach*. Washington, DC: American Psychological Association.

Niemiec, R. & Wedding, D. (2013). Positive psychology at the movies: *Using films to build virtues and character strengths* (3rd ed.): Cambridge, MA: Hogrefe & Huber.

Nikrahan, G.R., Laferton, J.A.C., Asgari, K., Kalantari, M., Abedi, M.R., Etesampour, A. et al. (2016). Effects of positive psychology interventions on risk biomarkers in coronary patients: A randomized, wait-list controlled pilot trial. *Psychosomatics, 57*(4), 359–368.

Nisbett, R.E. (2008). Eastern and Western ways of perceiving the world. In Y. Shoda, D. Cervone & G. Downey (Eds.), *Persons in context: Constructing a science of the individual* (pp. 62–83). New York: Guildford Press.

Nolen-Hoeksema, S. & Davis, C.G. (1999). "Thanks for sharing that": Ruminators and their social support networks. *Journal of Personality and Social Psychology, 77*, 801–814.

Nolen-Hoeksema, S., Wisco, B. & Lyubomirsky, S. (2008). Rethinking rumination. *Perspectives on Psychological Science, 3*(5), 400–424.

Norem, J.K. & Chang, E.C. (2001). A very full glass: Adding complexity to our thinking about the implications and applications of optimism and pessimism research. In E.C. Chang (Ed.), *Optimism and pessimism: Implications for theory, research and practice* (pp. 347–367). Washington, DC: APA Press.

Ochoa, C., Casellas-Grau, A., Vives, J., Font, A. & Borràs, J. (2017). Positive psychotherapy for distressed cancer survivors: Posttraumatic growth facilitation reduces posttraumatic stress. *International Journal of Clinical and Health Psychology, 17*(1), 28–37.

O'Connell, B.H., O'Shea, D. & Gallagher, S. (2016). Enhancing social relationships through positive psychology activities: A randomised controlled trial. *The Journal of Positive Psychology, 11*(2), 149–162.

Odou, N. & Vella-Brodrick, D.A. (2013). The efficacy of positive psychology interventions to increase well-being and the role of mental imagery ability. *Social Indicators Research, 110*(1), 111–129. https://doi.org/10.1007/s11205-011-9919-1

Oettingen, G. & Gollwitzer, P.M. (2009). Embodied goal pursuit. *European Journal of Social Psychology, 39*(7), 1210–1213.

Oksanen, T., Kouvonen, A., Vahtera, J., Virtanen, M. & Kivimäki, M. (2010). Prospective study of workplace social capital and depression: Are vertical and horizontal components equally important? *Journal of Epidemiology and Community Health, 64*, 684–689. https://doi.org/10.1136/jech. 2008. 086074

Overall, J.E. & Gorham, D.R. (1962). The Brief Psychiatric Rating Scale. *Psychological Reports, 10*, 790–812.

Park, C.L. & Blumberg, C.J. (2002). Disclosing trauma through writing: Testing the meaning-making hypothesis. *Cognitive Therapy and Research, 26*, 597–616.

Park, N. & Peterson, C. (2006). Values in Action (VIA) inventory of character strengths for youth. *Adolescent & Family Health, 4*, 35–40.

Park, N., Peterson, C. & Seligman, M.E.P. (2004). Strengths of character and well-being. *Journal of Social & Clinical Psychology, 23*, 603–619.

Parks, A.C. & Schueller, S.M. (Eds.). (2014). *The Wiley-Blackwell handbook of positive psychological interventions*. Oxford: Wiley-Blackwell.

Parks, A., Della Porta, M., Pierce, R.S., Zilca, R. & Lyubomirsky, S. (2012). Pursuing happiness in everyday life: The characteristics and behaviors of online happiness seekers. *Emotion, 12*, 1222–1234.

Parks-Sheiner, A.C. (2009). *Positive psychotherapy: Building a model of empirically supported self-help* (Doctoral dissertation). University of Pennsylvania.

Pediaditakis, N. (2014). The association between major mental disorders and geniuses. *Psychiatric Times, 31*(9). 32.

Pedrotti, J.T. (2011). Broadening perspectives: Strategies to infuse multiculturalism into a positive psychology course. *The Journal of Positive Psychology, 6*(6), 506–513. https://doi.org/10.1080/17439760. 2011.634817

Peeters, G. & Czapinski, J. (1990). Positive-negative asymmetry in evaluations: The distinction between affective and informational negativity effects. *European Review of Social Psychology, 1*, 33–60.

Pennebaker, J.W. (1997). *Opening up: The healing power of expressing emotions*. New York: Guildford Press.

Pennebaker, J.W. & Evans, J.F. (2014). *Expressive writing: Words that heal*. Enumclaw, WA: Idyll Arbor.

Pérez-Sales, P., Eiroa-Orosa, F.J., Olivos, P., Barbero-Val, E., Fernández-Liria, A. & Vergara, M. (2012). Vivo Questionnaire: A measure of human worldviews and identity in trauma, crisis, and loss-validation and preliminary findings. *Journal of Loss and Trauma, 17*, 236–259.

Peseschkian, N. (2000). *Positive psychotherapy*. New Delhi: Sterling.

Peseschkian, N. & Tritt, K. (1998). Positive psychotherapy: Effectiveness study and quality assurance. *The European Journal of Psychotherapy, 1*, 93–104.

Peterson, C. (2006). *Primer in positive psychology*. New York: Oxford University Press.

Peterson, C., Park, N. & Seligman, M.E.P. (2005). Orientations to happiness and life satisfaction: The full life versus the empty life. *Journal of Happiness Studies, 6*, 25–41.

Peterson, C., Ruch, W., Beerman, U., Park, N. & Seligman, M.E.P. (2007). Strengths of character, orientations to happiness, and life satisfaction. *The Journal of Positive Psychology, 2*, 149–156.

Peterson, C. & Seligman, M.E.P. (2004). *Character strengths and virtues: A handbook and classification*. New York and Oxford: Oxford University Press and Washington, DC: American Psychological Association.

Phillips, L. & Rolfe, A. (2016). Words that work? Exploring client writing in therapy. *Counselling and Psychotherapy Research, 16*(3), 193–200.

Pillemer, K., Fuller-Rowell, T.E., Reid, M.C. & Wells, N.M. (2010). Environmental volunteering and health outcomes over a 20-year period. *The Gerontologist, 50*, 594–602. https://doi.org/10.1093/geront/gnq007

Pine, A. & Houston, J. (1993). *One door closes, another door opens*. Toronto: Delacorte/Random House Canada.

Pirkis, J.E., Burgess, P.M., Kirk, P.K., Dodson, S., Coombs, T.J. & Williamson, M.K. (2005). A review of the psychometric properties of the Health of the Nation Outcome Scales (HoNOS) family of measures. *Health and Quality of Life Outcomes, 3*(1), 76.

Pratto, F. & John, O.P. (1991). Automatic vigilance: The attention grabbing power of negative social information. *Journal of Personality and Social Psychology, 61*, 380–391.

Priebe, S., Huxley, P., Knight, S. & Evans, S. (1999). Application and results of the Manchester Short Assessment of Quality of Life (MANSA). *International Journal of Social Psychiatry, 45*, 7–12.

Proctor, C., Tsukayama, E., Wood, A.M., Maltby, J., Eades, J.F. & Linley, P.A. (2011). Strengths gym: The impact of a character strengths-based intervention on the life satisfaction and well-being of adolescents. *The Journal of Positive Psychology, 6*(5), 377–388. https://doi.org/10.1080/17439760. 2011.594079

Proyer, R.T., Gander, F., Wellenzohn, S. & Ruch, W. (2013). What good are character strengths beyond subjective well-being? The contribution of the good character oneself-reported health-oriented behavior, physical fitness, and the subjective health status. *The Journal of Positive Psychology, 8*, 222–232. https://doi.org/10.1080/17439760.2013.777767

Putnum, R. (2000). *Bowling alone: The collapse and revival of American community*. New York: Simon & Schuster.

Quinlan, D., Swain, N. & Vella-Brodrick, D.A. (2012). Character strengths interventions: Building on what we know for improved outcomes. *Journal of Happiness Studies, 13*(6), 1145–1163. https://doi.org/10.1007/s10902-011-9311-5

Quinlan, D.M., Swain, N., Cameron, C. & Vella-Brodrick, D.A. (2015). How "other people matter" in a classroom-based strengths intervention: Exploring interpersonal strategies and classroom outcomes. *The Journal of Positive Psychology, 10*(1), 77–89.

Quoidbach, J., Mikolajczak, M. & Gross, J.J. (2015). Positive interventions: An emotion regulation perspective. *Psychological Bulletin, 141*(3), 655.

Radloff, L. (1977). The CES-D Scale. *Applied Psychological Measurement, 1*, 385–401. https://doi.org/10.1177/0146621677 00100306

Rapp, C.A. & Goscha, R.J. (2006). *The Strengths Model: Case management with people with psychiatric disabilities* (2nd ed.). New York: Oxford University Press.

Rashid, T. (2004). Enhancing strengths through the teaching of positive psychology. *Dissertation Abstracts International, 64*, 6339.

Rashid, T. & Anjum, A. (2008). Positive psychotherapy for young adults and children. In J.R.Z. Abela & B.L. Hankin (Eds.), *Handbook of depression in children and adolescents* (1st ed., pp. 250–287). New York: Guilford Press.

Rashid, T., Anjum, A., Lennox, C., Quinlin, D., Niemiec, R., Mayerson, D. & Kazemi, F. (2013). Assessment of Character Strengths in Children and Adolescents. In C. Proctor & A. Linley (Eds.), *Research, applications, and interventions for children and adolescents: A positive psychology perspective* (pp. 81–115). New York: Springer.

Rashid, T., Summers, R. & Seligman, M.E.P. (2015). Positive Psychology: Chapter 30. In A. Tasman., J. Kay, J. Lieberman, M. First & M. Riba (Eds.), *Psychiatry* (Fourth Edition, pp. 489–499). Wiley-Blackwell.

Rashid, T. & Howes, R.N. (2016). Positive psychotherapy. In A.M. Wood & J. Johnson (Eds.), *The Wiley handbook of positive clinical psychology* (pp. 321–347). Chichester, UK: John Wiley. https://doi.org/10.1002/9781118468197

Rashid, T., Howes, R. & Louden, R. (2017). Positive psychotherapy. In M. Slad, L. Oades & A. Jarden (Eds.), *Wellbeing, recovery and mental health* (pp. 112–132). New York: Cambridge University Press.

Rashid, T. & Louden, R. (2013). *Student Engagement Inventory (SEI)*. Unpublished data. University of Toronto Scarborough.

Rashid, T., Louden, R., Wright, L., Chu, R., Lutchmie-Maharaj, A., Hakim, I. et al. (2017). Flourish: A strengths-based approach to building student resilience. In C. Proctor (Ed.), *Positive psychology interventions in practice* (pp. 29–45). Amsterdam: Springer.

Rashid, T. & Ostermann, R.F.O. (2009). Strength-based assessment in clinical practice. *Journal of Clinical Psychology, 65*, 488–498.

Rashid, T. & Seligman, M.E.P. (2013). Positive psychotherapy. In D. Wedding & R.J. Corsini (Eds.), *Current psychotherapies* (pp. 461–498). Belmont, CA: Cengage.

Redondo, R.L., Kim, J., Arons, A.L., Ramirez, S., Liu, X. & Tonegawa, S. (2014). Bidirectional switch of the valence associated with a hippocampal contextual memory engram. *Nature, 513*, 426–430. https://doi.org/10.1038/nature13725

Reinsch, C. (2014, May). *Adding science to the mix of business and pleasure: An exploratory study of positive psychology interventions with teachers accessing employee assistance counselling.* Paper presented at the Canadian Counselling Psychology's Annual Convention, Manitoba.

Retnowati, S., Ramadiyanti, D.W., Suciati, A.A., Sokang, Y.A. & Viola, H. (2015). Hope intervention against depression in the survivors of cold lava flood from Merapi Mount. *Procedia— Social and Behavioral Sciences, 165*, 170–178. https://doi.org/10.1016/j.sbspro.2014.12.619

Rief, W., Nestoriuc, Y., Weiss, S., Welzel, E., Barsky, A.J. & Hofmann, S.G. (2009). Meta-analysis of the placebo response in antidepressant trials. *Journal of Affective Disorders, 118*(1), 1–8.

Roepke, A.M. (2015). Psychosocial interventions and posttraumatic growth: A meta-analysis. *Journal of Consulting and Clinical Psychology, 83*(1), 129–142.

Ronningstam, E. (2016). Pathological narcissism and narcissistic personality disorder: Recent research and clinical implications. *Current Behavioral Neuroscience Reports, 3*(1), 34–42. https://doi.org/10.1007/s40473-016-0060-y

Rogers, E.S., Ralph, R.O. & Salzer, M.S. (2010). Validating the empowerment scale with a multisite sample of consumers of Mental Health Services. *Psychiatric Sciences, 20*, 107–111.

Rozin, P. & Royzman, E. (2001). Negativity bias, negativity dominance, and contagion. *Personality and Social Psychology Review, 5*, 296–320.

Ruch, W., Huber, A., Beermann, U. & Proyer, R.T.(2007). Character strengths as predictors of the "good life" in Austria, Germany and Switzerland. In Romanian Academy, George Barit Institute of History, and Department of Social Research (Eds.), *Studies and researches in social sciences series humanistica* (pp. 123–131). Cluj-Napoca: Argonaut Press. https://doi.org/10.5167/uzh-3648

Ruckenbauer, G., Yazdani, F. & Ravaglia, G. (2007). Suicide in old age: Illness or autonomous decision of the will? *Archives of Gerontology and Geriatrics, 44*, 355–358.

Ruini, C. & Fava, G.A. (2009). Well-being therapy for generalized anxiety disorder. *Journal of Clinical Psychology, 65*, 510–519.

Ruini, C. & Vescovelli, F. (2013). The role of gratitude in breast cancer: Its relationships with post-traumatic growth, psychological well-being and distress. *Journal of Happiness Studies, 14*(1), 263–274. https://doi.org/10.1007/s10902-012-9330-x

Rust, T., Diessner, R. & Reade, L. (2009). Strengths only or strengths and relative weaknesses? A preliminary study. *The Journal of Psychology, 143*(5), 465–476. Retrieved from http://search.proquest.com/docview/213830202?accountid=14771.

Ryan, R.M., Huta, V. & Deci, E.L. (2008). Living well: A self-determination theory perspective on eudaimonia. *Journal of Happiness Studies, 9*(1), 139–170.

Ryan, R.M., Lynch, M.F., Vansteenkiste, M. & Deci, E.L. (2011). Motivation and autonomy in counseling, psychotherapy, and behavior change: A look at theory and practice 1–7. *The Counseling Psychologist, 39*(2), 193–260.

Ryff, C.D. (1989). Happiness is everything, or is it? Explorations on the meaning of psychological well-being. *Journal of Personality and Social Psychology, 57*, 1069–1081.

Ryff, C.D., Heller, A.S., Schaefer, S.M., van Reekum, C. & Davidson, R.J. (2016). Purposeful engagement, healthy aging, and the brain. *Current Behavioral Neuroscience Reports, 3*(4), 318–327.

Ryff, C.D. & Singer.B. (1996). Psychological well-being: Meaning, measurement, and implications for psychotherapy research. *Psychotherapy and Psychosomatics, 65*, 14–23.

Ryff, C.D., Singer, B.H. & Davidson, R.J. (2004). Making a life worth living: Neural correlates of well-being. *Psychological Science, 15*(6), 367–372.

Saleebey, D. (1997). The strengths approach to practice. In D. Saleebey (Ed.), *The strengths perspective in social work practice* (2nd ed., pp. 49–57). New York: Longman.

Salzberg, S. (1995). *Lovingkindness: The revolutionary art of happiness.* Boston, MA: Shambhala.

Sanjuán, P., Montalbetti, T., Pérez-García, A.M., Bermúdez, J., Arranz, H. & Castro, A. (2016). A randomised trial of a positive intervention to promote well-being in cardiac patients. *Applied Psychology: Health and Well-Being, 8*(1), 64–84.

Scheel, M.J., Davis, C.K. & Henderson, J.D. (2012). Therapist use of client strengths: A qualitative study of positive processes. *The Counseling Psychologist, 41*(3), 392–427. https://doi.org/10.1177/0011000012439427

Scheier, M.F., Carver, C.S. & Bridges, M.W. (1994). Distinguishing optimism from neuroticism (and trait anxiety, self-mastery, and self-esteem): A reevaluation of the Life Orientation Test. *Journal of Personality and Social Psychology, 67*, 1063–1078. https://doi.org/10.1037/0022-3514.67.6.1063

Schmid, K.L., Phelps, E. & Lerner, R.M. (2011). Constructing positive futures: Modeling the relationship between adolescents' hopeful future expectations and intentional self regulation in predicting positive youth development. *Journal of Adolescence, 34*(6), 1127.

Schnell, T. (2009). *The Sources of Meaning and Meaning in Life Questionnaire (SoMe): Relations to demographics and well-being, The Journal of Positive Psychology, 4*, 483–499.

Schotanus-Dijkstra, M., Drossaert, C.H., Pieterse, M.E., Walburg, J.A. & Bohlmeijer, E.T. (2015). Efficacy of a multicomponent positive psychology self-help intervention: Study protocol of a randomized controlled trial. *JMIR Research Protocols, 4*(3), e105. https://doi.org/10.2196/resprot.4162

Schrank, B., Bird, V., Rudnick, A. & Slade, M. (2012). Determinants, self-management strategies and interventions for hope in people with mental disorders: Systematic search and narrative review. *Social Science & Medicine, 74*(4), 554–564.

Schrank, B., Brownell, T., Jakaite, Z., Larkin, C., Pesola, F., Riches, S. et al. (2016). Evaluation of a positive psychotherapy group intervention for people with psychosis: Pilot randomised controlled trial. *Epidemiology and Psychiatric Sciences, 25*(3), 235–246. https://doi.org/10.1017/S2 04579 6015000141

Schrank, B., Riches, S., Coggins, T., Rashid, T., Tylee, A. & Slade, M. (2014). WELLFOCUS PPT – modified positive psychotherapy to improve well-being: Study protocol for pilot randomised controlled. *Trial, 15*(1), 203.

Schrank, B. & Slade, M. (2007). Recovery in psychiatry. *Psychiatric Bulletin, 31*, 321–325.

Schrank, B., Stanghellini, G. & Slade, M. (2008). Hope in psychiatry: A review of the literature. *Acta Psychiatrica Scandinavica, 118*(6), 421–433.

Schreier, H.M.C., Schonert-Reichl, K.A. & Chen, E. (2013). Effect of volunteering on risk factors for cardiovascular disease in adolescents. *JAMA Pediatrics, 167*(4), 327. https://doi.org/10.1001/jamapediatrics.2013.1100

Schueller, S. (2010). Preferences for positive psychology exercises. *The Journal of Positive Psychology, 5*, 192–203.

Schueller, S.M. & Parks, A.C. (2012). Disseminating self-help: Positive psychology exercises in an online trial. *Journal of Medicine Internet Research 14*(3), e63. https://doi.org/10.2196/jmir.1850

Schueller, S.M., Kashdan, T.B. & Parks, A.C., (2014). Synthesizing positive psychological interventions: Suggestions for conducting and interpreting meta-analyses. *International Journal of Wellbeing, 4*(1), 91–98. https://doi.org/10.5502/ijw.v4i1.5

Schueller, S.M. & Seligman, M.E.P. (2010). Pursuit of pleasure, engagement, and meaning: Relationships to subjective and objective measures of well-being. *The Journal of Positive Psychology, 5*(4), 253–263. https://doi.org/10.1080/174397610 03794130

Schwartz, B. (2004). *The paradox of choice: Why more is less.* New York: Ecco.

Schwartz, B. & Sharpe, K.E. (2010). *Practical wisdom: The right way to do the right thing.* New York: Riverhead Books.

Schwartz, B., Ward, A., Monterosso, J., Lyubomirsky, S., White, K. & Lehman, D.R. (2002). Maximizing versus satisficing: Happiness is a matter of choice. *Journal of Personality and Social Psychology, 83*, 1178–1197. https://doi.org/10.1037/0022-3514.83.5.1178

Secker, J., Membrey, H., Grove, B. & Seebohm P. (2002). Recovering from illness or recovering your life? Implications of clinical versus social models of recovery from mental health problems for employment support services. *Disability & Society, 17*, 403–418.

Sedikides, C. & Gregg, A.P. (2008). Self-enhancement: Food for thought. *Perspectives on Psychological Science, 3*, 102–116.

Segerstrom, S.C. (2007). Optimism and resources: Effects on each other and on health over 10 years. *Journal of Research in Personality, 41*(4), 772–786. https://doi.org/10.1016/j.jrp.2006.09.004

Seligman, M.E.P. (1991). *Learned optimism. How to change your mind and your life.* New York: Knopf.

Seligman, M.E.P. (1995). The effectiveness of psychotherapy: The Consumer Reports study. *American Psychologist, 50*(12), 965–974. https://doi.org/10.1037/0003-066X.50.12.965

Seligman, M.E.P. (2002a). *Authentic happiness: Using the new positive psychology to realize your potential for lasting fulfillment.* New York: Free Press.

Seligman, M.E.P. (2002b). Positive psychology, positive prevention, and positive therapy. In C.R. Snyder & S.J. Lopez (Eds.), *Handbook of positive psychology* (pp. 3–9). New York: Oxford University Press.

Seligman, M.E.P. (2006). Afterword: Breaking the 65 percent barrier. In M.C.I.S. Csikszentmihalyi (Ed.), *A life worth living: Contributions to positive psychology* (pp. 230–236). New York: Oxford University Press.

Seligman, M.E.P. (2012). *Flourish: A visionary new understanding of happiness and well-being.* New York: Simon & Schuster.

Seligman, M.E.P. & Csikszentmihalyi, M. (2000). Positive psychology: An introduction. *American Psychologist, 55*(1), 5–14. https://doi.org/10.1037/0003-066X.55.1.5

Seligman, M.E., Rashid, T. & Parks, A.C. (2006). Positive psychotherapy. *American Psychologist, 61*, 774–788. https://doi.org/10.1037/0003-066X.61.8.774

Seligman, M.E., Steen, T.A., Park, N. & Peterson, C. (2005). Positive psychology progress: Empirical validation of interventions. *American Psychologist, 60*, 410–421. https://doi.org/10.1037/0003-066X.60.5.410

Seyedi Asl, S.T., Sadeghi, K., Bakhtiari, M., Ahmadi, S.M., Nazari Anamagh, A. & Khayatan, T. (2016). Effect of group positive psychotherapy on improvement of life satisfaction and the quality of life in infertile woman. *International Journal of Fertility and Sterility, 10*(1), 105–112.

Shafer, A.B. (2006). Meta-analysis of the factor structures of four depression questionnaires: Beck, CES-D, Hamilton, and Zung. *Journal of Clinical Psychology, 62*, 123–146.

Sheldon, K.M. & Lyubomirsky, S. (2006). How to increase and sustain positive emotion: The effects of expressing gratitude and visualizing best possible selves. *The Journal of Positive Psychology, 1*(2), 73–82. https://doi.org/10.1080/17439760500510676

Sheldon, K.M., Ryan, R.M., Deci, E.L. & Kasser, T. (2004). The independent effects of goal contents and motives on well-being: It's both what you pursue and why you pursue it. *Personality and Social Psychology Bulletin, 30*, 475–486.

Sheridan, S.M., Warnes, E.D., Cowan, R.J., Schemm, A.V. & Clarke, B.L. (2004). Family-centered positive psychology: Focusing on strengths to build student success. *Psychology in the Schools, 41*(1), 7–17.

Siddique, J., Chung, J.Y., Brown, H.C. & Miranda, J. (2012). Comparative effectiveness of medication versus cognitive-behavioral therapy in a randomized controlled trial of low-income young minority women with depression. *Journal of Consulting and Clinical Psychology, 80*(6), 995–1006.

Simons, J.S. & Gaher, R.M. (2005). The Distress Tolerance Scale: Development and validation of a self-report measure. *Motivation and Emotion, 29*, 83–102. https://doi.org/10.1007/s11031-005-7955-3

Sin, N.L. & Lyubomirsky, S. (2009). Enhancing well-being and alleviating depressive symptoms with positive psychology interventions: A practice-friendly meta-analysis. *Journal of Clinical Psychology, 65*, 467–487. https://doi.org/10.1002/jclp.20593

Sirgy, M.J. & Wu, J. (2009). The pleasant life, the engaged life, and the meaningful life: What about the balanced life? *Journal of Happiness Studies, 10*, 183–196.

Skaggs, B.G. & Barron, C.R. (2006). Searching for meaning in negative events: Concept analysis. *Journal of Advanced Nursing.* https://doi.org/10.1111/j.1365-2648.2006.03761.x

Slade, M. (2010). Mental illness and well-being: The central importance of positive psychology and recovery approaches. *BMC Health Services Research, 10*(26).

Smyth, J. & Pennebaker, J. (2008). Exploring the boundary conditions of expressive writing: In search of the right recipe. *British Journal of Health Psychology, 13*, 1–7.

Snyder, C.R. (1994). *The psychology of hope: You can get there from here.* New York: Free Press.

Snyder, C.R., Cheavens, J. & Michael, S.T. (2005). Hope theory: History and elaborated model. In J.A. Eliott (Ed.), *Interdisciplinary perspectives on hope* (pp. 101–118). New York: Nova Science.

Snyder, C.R., Harris, C., Anderson, J.R., Holleran, S.A., Irving, L.M., Sigmon, S.T. & Harney, P. (1991). The will and the ways: Development and validation of an individual-differences measure of hope. *Journal of Personality and Social Psychology, 60*, 570–585.

Snyder, C.R., Rand, K. & Sigmon, D. (2002). Hope theory: A member of the positive psychology family. In C.R. Snyder & S.J. Lopez (Eds.), *Handbook of positive psychology* (pp. 257–276). New York: Oxford University Press.

Soosai-Nathan, L., Negri, L. & Delle Fave, A. (2013). Beyond pro-social behaviour: An exploration of altruism in two cultures. *Psychological Studies, 58*(2), 103–114.

Spanier, G.B. (1976). Measuring dyadic adjustment: New scales for assessing the quality of marriage and similar dyads. *Journal of Marriage and the Family, 38*, 15–28.

Spielberger, C.D., Gorsuch, R.L., Lushene, R., Vagg, P.R. & Jacobs, G.A. (1983). *Manual for the State-Trait Anxiety Inventory (Form Y).* Palo Alto, CA: Consulting Psychologists Press.

Steger, M.F. (2012). Experiencing meaning in life: Optimal functioning at the nexus of spirituality, psychopathology, and well-being. In P.T.P. Wong & P.S. Fry (Eds.), *The human quest for meaning* (2nd ed, pp. 165–184). New York: Routledge.

Steger, M.F., Kawabata, Y., Shimai, S. & Otake, K. (2008). The meaningful life in Japan and the United States: Levels and correlates of meaning in life. *Journal of Research in Personality, 42*(3), 660–678. https://doi.org/10.1016/j.jrp.2007.09.003

Steger, M.F. & Shin, J.Y. (2010). The relevance of the Meaning in Life Questionnaire to therapeutic practice: A look at the initial evidence. *International Forum for Logotherapy, 33*, 95–104.

Stewart, T. & Suldo, S. (2011). Relationships between social support sources and early adolescents' mental health: The moderating effect of student achievement level. *Psychology in the Schools, 48*(10), 1016–1033. https://doi.org/10.1002/pits.20607

Stillman, T.F. & Baumeister, R.F. (2009). Uncertainty, belongingness, and four needs for meaning. *Psychological Inquiry, 20*, 249–251.

Stoner, C.R., Orrell, M. & Spector, A. (2015). Review of positive psychology outcome measures for chronic illness, traumatic brain injury and older adults: Adaptability in dementia? *Dementia and Geriatric Cognitive Disorders, 40*(5–6), 340–357.

Substance Abuse and Mental Health Services Administration. (2015). Evidence-based practicles. Retrieved from http://store.samhsa.gov/facet/Professional-Research-Topics/term/Evidence-Based-Practices?narrowToAdd=For-Professionals&pageNumber=1 on November 27, 2015.

Suldo, S.M. & Shaffer, E.J. (2008). Looking beyond psychopathology: The dual-factor model of mental health in youth. *School Psychology Review, 37*(1), 52–68.

Szasz, T.S. (1961). *The myth of mental illness: Foundations of a theory of personal conduct.* New York: Hoeber.

Tabassum, F., Mohan, J. & Smith, P. (2016). Association of volunteering with mental well-being: A lifecourse analysis of a national population-based longitudinal study in the UK. *BMJ Open, 6*(8), e011327.

Tedeschi, R.G. & Calhoun, L.G. (1996). The posttraumatic growth inventory: Measuring the positive legacy of trauma. *Journal of Traumatic Stress, 9*(3), 455–472.

Tennant, R., Hiller, L., Fishwick, R., Platt, S., Joseph, S., Weich, S. et al. (2007). The Warwick-Edinburgh Mental Well-being Scale (WEMWBS): Development and UK validation. *Health and Quality of Life Outcomes, 5*(1), 63. https://doi.org/10.1186/1477-7525-5-63

Terrill, A., Einerson, J., Reblin, M., MacKenzie, J., Cardell, B., Berg, C. et al. (2016). Promoting resilience in couples after stroke: Testing feasibility of a dyadic positive psychology-based intervention. *Archives of Physical Medicine and Rehabilitation, 97*(10), e62–e63. https://doi.org/10.1016/j.apmr.2016.08.190

Toepfer, S. & Walker, K. (2009). Letters of gratitude: Improving well-being through expressive writing. *Journal of Writing Research, 1*(3), 181–198. https://doi.org/10.17239/jowr-2009.01.03.1

Tong, E.M.W. (2014). Differentiation of 13 positive emotions by appraisals. *Cognition & Emotion, 29*, 1–20. https://doi.org/10.1080/02699931.2014.922056

Toussaint, L. & Webb, J.R. (2005). Theoretical and empirical connections between forgiveness, mental health and well-being. In E.L. Worthington (Ed.), *Handbook of forgiveness* (pp. 349–362). New York: Routledge.

Trampe, D., Quoidbach, J. & Taquet, M. (2015). Emotions in everyday life. *PLoS One, 10*(12), e0145450.

Trompetter, H.R., de Kleine, E. & Bohlmeijer, E.T. (2017). Why does positive mental health buffer against psychopathology? An exploratory study on self-compassion as a resilience mechanism and adaptive emotion regulation strategy. *Cognitive Therapy and Research, 41*(3), 459–468.

Tsang, J. (2006). Gratitude and prosocial behavior: An experimental test of gratitude. *Cognition and Emotion, 20*, 138–148.

Uliaszek, A.A., Rashid, T., Williams, G.E. & Gulamani, T. (2016). Group therapy for university students: A randomized control trial of dialectical behavior therapy and positive psychotherapy. *Behaviour Research and Therapy, 77*, 78–85. https://doi.org/10.1016/j.brat.2015.12.003

Undurraga, J. & Baldessarini, R.J. (2017). Tricyclic and selective serotonin-reuptake-inhibitor antidepressants compared with placebo in randomized trials for acute major depression. *Journal of Psychopharmacology, 31*(12), 1624–1625. https://doi.org/10.1177/0269881117731294

Van Boven, L. & Gilovich, T. (2003). To do or to have? That is the question. *Journal of Personality and Social Psychology, 85*, 1193–1202. https://doi.org/10.1037/0022-3514.85.6.1193

Van Dillen, L.F. & Koole, S.L. (2007). Clearing the mind: A working memory model of distraction from negative mood. *Emotion, 7*(4), 715–723.

Van Tongeren, D.R., Burnette, J.L., O'Boyle, E., Worthington, E.L. & Forsyth, D.R. (2014). A meta-analysis of intergroup forgiveness. *The Journal of Positive Psychology, 9*(1), 81–95. https://doi.org/10.1080/17439760.2013.844268

Vandenberghe, L. & Silvestre, R.L.S. (2013). Therapists' positive emotions in-session: Why they happen and what they are good for. *Counselling and Psychotherapy Research*, April, 1–9. https://doi.org/10.1080/14733145.2013.790455

Vázquez, C. (2015). Beyond resilience: Positive mental health and the nature of cognitive processes involved in positive appraisals. *The Behavioral and Brain Sciences, 38*, e125.

Vazsonyi, A.T. & Belliston, L.M. (2006). The cultural and developmental significance of parenting processes in adolescent anxiety and depression symptoms. *Journal of Youth and Adolescence, 35*(4), 491–505.

Vella-Brodrick, D.A., Park, N. & Peterson, C. (2009). Three ways to be happy: Pleasure, engagement, and meaning: Findings from Australian and U.S. samples. *Social Indicators Research, 90*, 165–179.

Vertilo, V. & Gibson, J.M. (2014). Influence of character strengths on mental health stigma. *The Journal of Positive Psychology, 9*(3), 266–275. https://doi.org/10.1080/17439760.2014.891245

Visser, P.L., Loess, P., Jeglic, E.L. & Hirsch, J.K. (2013). Hope as a moderator of negative life events and depressive symptoms in a diverse sample. *Stress and Health, 29*(1), 82–88. https://doi.org/10.1002/smi.2433

Wade, N., Worthington, E. & Haake, S. (2009). Comparison of explicit forgiveness interventions with an alternative treatment: A randomized clinical trial. *Journal of Counseling & Development, 87*, 143–151.

Wagner, D., Rathus, J. & Miller, A.L. (2015). Reliability and validity of the life problems inventory, a self-report measure of borderline personality features, in a college student sample. *Journal of Psychology and Psychotherapy, 5*, 199.

Wallace, J.E. (2013). Social relationships, well-being, and career commitment: Exploring cross-domain effects of social relationships. *Canadian Review of Sociology/Revue Canadienne De Sociologie, 50*(2), 135–153.

Walsh, S., Cassidy, M. & Priebe, S. (2017). The application of positive psychotherapy in mental health care: A systematic review. *Journal of Clinical Psychology, 73*(6), 638–651. https://doi.org/10.1002/jclp.22368

Wammerl, M., Jaunig, J., Mairunteregger, T. & Streit, P. (2015, Juni). *The development of a German version of the PERMA-profiler and the Positive Psychotherapy Inventory (PPTI)*. Poster session presented at the Fourth World Congress on Positive Psychology, Orlando, FL.

Wampold, B.E. (2001). *The great psychotherapy debate: Models, methods, and findings*. Mahwah, NJ: Lawrence Erlbaum.

Wampold, B.E. (2007). Psychotherapy: The humanistic (and effective) treatment. *American Psychologist, 62*, 857–873. https://doi.org/10.1037/0003-066X.62.8.857

Watkins, C.E. (2010). The hope, promise, and possibility of psychotherapy. *Journal of Contemporary Psychotherapy, 40*(4), 195–201. https://doi.org/10.1007/s10879-010-9149-x

Watkins, P.C., Cruz, L., Holben, H. & Kolts, R.L. (2008). Taking care of business? Grateful processing of unpleasant memories. *The Journal of Positive Psychology, 3*, 87–99.

Watkins, P.C., Grimm, D.L. & Kolts, R. (2004). Counting your blessings: Positive memories among grateful persons. *Current Psychology, 23*, 52–67.

Weathers, F.W., Litz, B.T., Huska, J.A. & Keane, T.M. (1994). *PTSD Checklist—Civilian Version*. Boston, MA: National Center for PTSD, Behavioral Science Division.

Weber, M. (2002). *The Protestant ethic and the spirit of capitalism*. New York: Penguin. (Original work published 1905)

Weiten, W. (2006). A very critical look at the self-help movement; A review of SHAM: How the self help movement made America helpless. *Psycritiques, 51*, 2.

Wilson, T.D. (2009). Know thyself. *Perspectives on Psychological Science, 4*(4), 384–389. https://doi.org/10.1111/j.1745-6924.2009.01143.x

Wilson, T.D. & Gilbert, D.T. (2003). Affective forecasting. In M.P. Zanna (Ed.), *Advances in experimental social psychology* (Vol. 35, pp. 345–411). San Diego, CA: Academic Press.

Winslow, C.J., Kaplan, S.a., Bradley-Geist, J., Lindsey, A.P., Ahmad, A.S. & Hargrove, A.K. (2016). An examination of two positive organizational interventions: For whom do these interventions work? *Journal of Occupational Health Psychology, 22*(2), 129.

Wong, Y.J., Owen, J., Gabana, N.T., Brown, J.W., Mcinnis, S., Toth, P. & Gilman, L. (2018). Does gratitude writing improve the mental health of psychotherapy clients? Evidence from a randomized controlled trial. *Psychotherapy Research, 28*(2), 192–202. https://doi.org/10.1080/10503307.2016.1169332

Wood, A.M., Froh, J.J. & Geraghty, A.W.A. (2010). Gratitude and well-being: A review and theoretical integration. *Clinical Psychology Review, 30*(7), 890–905. https://doi.org/10.1016/j.cpr.2010.03.005

Wood, A.M. & Johnson, J. (Eds.). (2016). *The Wiley handbook of positive clinical psychology*. Chichester, UK: John Wiley. https://doi.org/10.1002/9781118468197

Wood, A.M. & Joseph, S. (2010). The absence of positive psychological (eudemonic) well-being as a risk factor for depression: A ten year cohort study. *Journal of Affective Disorders, 122*(3), 213–217. https://doi.org/10.1016/j.jad.2009.06.032

Wood, A.M., Joseph, S. & Linley, P. (2007). Coping style as a psychological resource of grateful people. *Journal of Social and Clinical Psychology, 26*(9). 1076–1093.

Wood, A.M., Joseph, S., Lloyd, J. & Atkins, S. (2009). Gratitude influences sleep through the mechanism of pre-sleep cognitions. *Journal of Psychosomatic Research, 66*(1), 43–48. https://doi.org/10.1016/j.jpsychores.2008.09.002

Wood, A.M., Linley, P.A., Maltby, J., Kashdan, T.B. & Hurling, R. (2011). Using personal and psychological strengths leads to increases in well-being over time: A longitudinal study and the development of the Strengths Use Questionnaire. *Personality and Individual Differences, 50*(1), 15–19. https://doi.org/10 .1016/j.paid.2010.08.004

Wood, A.M., Maltby, J., Gillett, R., Linley, P.A. & Joseph, S. (2008). The role of gratitude in the development of social support, stress, and depression: Two longitudinal studies. *Journal of Research in Personality, 42*, 854–871.

Wood, A.M. & Tarrier, N. (2010). Positive clinical psychology: A new vision and strategy for integrated research and practice. *Clinical Psychology Review, 30*(7), 819–829. https://doi.org/10.1016/j. cpr.2010.06.003

Wood, A.M., Taylor, P.T. & Joseph, S. (2010). Does the CES-D measure a continuum from depression to happiness? Comparing substantive and artifactual models. *Psychiatry Research, 177*, 120–123.

Worthington, E.L. (2006). *Forgiveness and reconciliation: Theory and application*. New York: Routledge.

Worthington, E.L. & Drinkard, D.T. (2000). Promoting reconciliation through psychoeducational and therapeutic interventions. *Journal of Marital and Family Therapy, 26*, 93–101.

Worthington, E.L., Hook, J.N., Davis, D.E. & McDaniel, M.A. (2011). Religion and spirituality. *Journal of Clinical Psychology, 67*(2), 204–214. https://doi.org/10.1002/jclp.20760

Worthington, E.L. Jr. & Wade, N.G. (1999). The psychology of unforgiveness and forgiveness and implications for clinical practice. *Journal of Social & Clinical Psychology, 18*, 385–418.

Worthington, E.L., Witvliet, C.V.O., Pietrini, P. & Miller, A.J. (2007). Forgiveness, health, and well-being: A review of evidence for emotional versus decisional forgiveness, dispositional forgivingness, and reduced unforgiveness. *Journal of Behavioral Medicine, 30*(4), 291–302. https://doi.org/10.1007/s10865-007-9105-8

Worthington, E.L. Jr. (Ed.). (2005). *Handbook of forgiveness*. New York: Brunner-Routledge.

Wright, B.A. & Lopez, S.J. (2009). Widening the diagnostic focus: A case for including human strengths and environmental resources. In S.J. Lopez & C.R. Snyder (Eds.), *The handbook of positive psychology* (pp. 71–87). New York: Oxford University Press. https://doi.org/10.1093/oxfordhb/9780195187243.013.0008

Wrzesniewski, A., McCauley, C., Rozin, P. & Schwartz, B. (1997). Jobs, careers, and callings: People's relations to their work. *Journal of Research in Personality, 31*, 21–33.

Yalom, I.D. (1980). *Existential psychotherapy*. New York: Basic Books.

Young, K.C., Kashdan, T.B. & Macatee, R. (2015). Strength balance and implicit strength measurement: New considerations for research on strengths of character. *The Journal of Positive Psychology, 10*(1), 17–24. https://doi.org/10.1080/17439760.2014.920406

Zalaquett, C.P., Fuerth, K.M., Stein, C., Ivey, A.E. & Ivey, M.B. (2008). Reframing the DSM-IV-TR from a multicultural/social justice perspective. *Journal of Counseling & Development, 86*, 364–371. https://doi.org/10.1002/j.1556-6678.2008.tb00521.x

Zigmond, A.S. & Snaith, R.P. (1983). The hospital anxiety and depression scale. *Acta Psychiatrica Scandinavica, 67*, 361–370.

Zung, W.W.K. (1965). A self-rating depression scale. *Archives of General Psychiatry, 12*, 63–70.

Anhang

Anhang A

Entspannungs- und Achtsamkeitsübungen

Was ist Achtsamkeit?

Achtsamkeit bedeutet, sich im gegenwärtigen Augenblick unserer Gedanken, Gefühle, Körperwahrnehmungen und unmittelbaren Umgebung auf eine nicht wertende oder zumindest wenige wertende Art und Weise bewusst zu sein. Achtsamkeit erlaubt uns, zu akzeptieren, was wir nicht ändern können, und zu erkennen, was sich ändern lässt.

Einige konkrete Ereignisse, Erfahrungen und Begegnungen bleiben uns im Gedächtnis erhalten. Denken wir an sie, kommen Emotionen hoch, die uns traurig, glücklich, wütend oder unsicher werden lassen. Manchmal beeinflussen diese Gefühle unser Handeln, ohne dass wir es merken. Achtsamkeit hilft uns, sich dessen bewusst zu werden, indem wir den Fluss unserer Gedanken und Emotionen beobachten, ohne unmittelbar darauf zu reagieren.

Achtsamkeit hilft uns auch, ein Bewusstsein für unsere Handlungen und Reaktionen in bestimmten Situationen zu entwickeln, insbesondere in solchen, die uns belasten. Darüber hinaus lernen wir, wie unsere Handlungen sich auf andere auswirken. Die nicht wertende Aufmerksamkeit unterstützt uns darin, für verschiedene Sichtweisen offen und empfänglich zu sein.

Zum Beispiel lässt sich Achtsamkeit in einer negativen Interaktion mit einer befreundeten Person einsetzen, um sich ein umfassenderes Bild der Situation machen zu können. Vielleicht geht die negative Interaktion gar nicht auf unser eigenes Handeln zurück, und unser Gegenüber war wegen einer anderen Sache, die mit uns gar nichts zu tun hat, verärgert. Durch Achtsamkeit brechen wir eine komplexe Erfahrung auf ihre einzelnen Bestandteile herunter und lassen weitere Blickwinkel zu. Achtsamkeit kann so unsere Offenheit, Selbstregulation und soziale Intelligenz stärken.

Fünf Übungen zur Schulung der Achtsamkeit und zur Entspannung

Um Achtsamkeit wirkungsvoll einsetzen zu können, bedarf es der regelmäßigen Übung. Im Folgenden werden fünf Achtsamkeits- und Entspannungsübungen beschrieben, die sich während der Therapiesitzungen und zu Hause durchführen lassen.

Übung 1: Eine achtsame Minute

1. Setzen Sie sich bequem hin. Legen Sie die Hände auf oder neben Ihren Oberschenkeln ab und halten Sie Kopf, Nacken und Brust so, dass Sie aufrecht, aber entspannt sitzen. Ihre Füße ruhen entspannt auf dem Boden.
2. Richten Sie Ihre Aufmerksamkeit auf Ihre Atmung. Achten Sie darauf, wie die Luft in Ihren Körper strömt und ihn wieder verlässt. Konzentrieren Sie sich auf das Ein- und Ausatmen sowie darauf, wie sich Ihr Brustkorb hebt und wieder senkt.
3. Atmen Sie nun tief in den Bauch ein. Wiederholen Sie diese tiefe Atmung. Versuchen Sie, jeden Atemzug 6 bis 8 Sekunden andauern zu lassen. Lassen Sie so einen Atemzug auf den anderen folgen.
4. Versuchen Sie nicht, andere Gedanken zu unterdrücken, richten Sie Ihre Aufmerksamkeit wieder auf Ihre Atmung und zählen Sie ruhig in Gedanken weiter. Ihre Aufmerksamkeit wird umherwandern; Ihre Aufgabe ist es, sie sanft wieder zurückzuholen und von vorne zu zählen zu beginnen. Bei dieser Übung geht es nicht nur darum, sich zu konzentrieren, sondern auch darum, immer wieder von vorne zu beginnen – abgelenkt werden, erneut anfangen, abgelenkt werden, erneut anfangen. Wenn wir diese Übung in der Sitzung machen, werden Sie nach einer Minute einen Ton hören, der Sie behutsam aus der Übung herausführt.[1]

1 Hierfür sollte ein harmonisches akustisches Signal verwendet werden.

Seite 2/7

Entspannungs- und Achtsamkeitsübungen

Übung 2: Atmen

1. Nehmen Sie eine entspannte, bequeme Sitzhaltung ein.
2. Halten Sie Kopf, Nacken und Brust so, dass Sie aufrecht, aber entspannt sitzen.
3. Entspannen Sie Ihre Schultern. Bringen Sie Ihren Rücken an die Lehne des Stuhls.
4. Legen Sie Ihre Hände sanft auf Ihren Oberschenkeln oder an einer anderen Stelle ab, sodass es für Sie angenehm ist.
5. Wenn es Ihnen angenehm ist, schließen sie langsam die Augenlider – so, wie ein Vorhang im Theater sich schließt.
6. Nehmen Sie einen tiefen Atemzug durch die Nase, halten Sie für einige Sekunden den Atem an und atmen Sie dann langsam und sanft wieder aus.
7. Wiederholen Sie diese Atmung weitere zwei Male und lassen Sie ihren Atem jedes Mal etwas tiefer einfließen, von der Brust hinunter in den Bauch.
8. Mit jedem Ein- und Ausatmen versuchen Sie, Ihren Körper vom Kopf bis zu den Füßen zu entspannen.
9. Atmen Sie ruhig und ohne Pause weiter.
10. Als Nächstes formen Sie Ihren Atem. Eine gute Atmung hat drei Eigenschaften (Sovik, 2005):
    - Sie ist sanft.
    - Sie ist gleichmäßig (das Ein- und Ausatmen dauert etwa gleich lang).
    - Sie ist lautlos.
11. Lassen Sie jede Anstrengung, zu atmen, los, sodass der Atem ganz natürlich fließen kann – so, als würde Ihr ganzer Körper atmen.
12. Spüren Sie, wie Ihr Atem durch Ihre Nasenlöcher ein- und ausfließt.
13. Nehmen Sie zehn sanfte, gleichmäßige und lautlose Atemzüge. Öffnen Sie dann die Augen.

Seite 3/7

Entspannungs- und Achtsamkeitsübungen

Übung 3: Dehnen und entspannen

Nehmen Sie die Entspannungshaltung ein. Führen Sie die nachfolgend beschriebenen Dehnübungen durch.

Die Entspannungshaltung

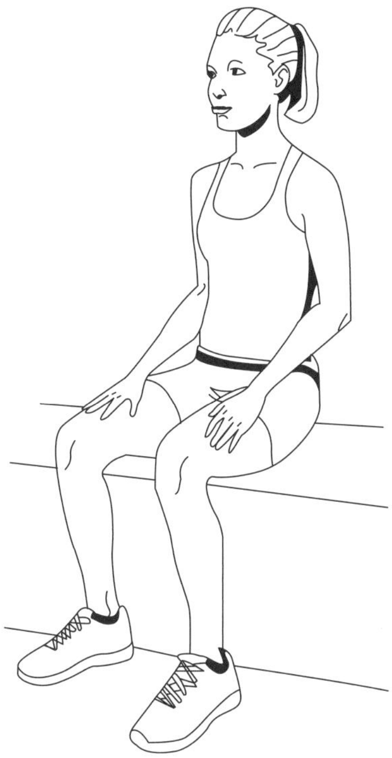

Richten Sie Kopf, Hals und Brust auf, sodass sie eine Linie bilden. Stellen Sie die Füße nebeneinander flach auf den Boden und legen Sie die Hände auf Ihren Knien oder kurz davor auf Ihren Oberschenkeln ab (nach Cautela & Groden, 1978).

Kopf

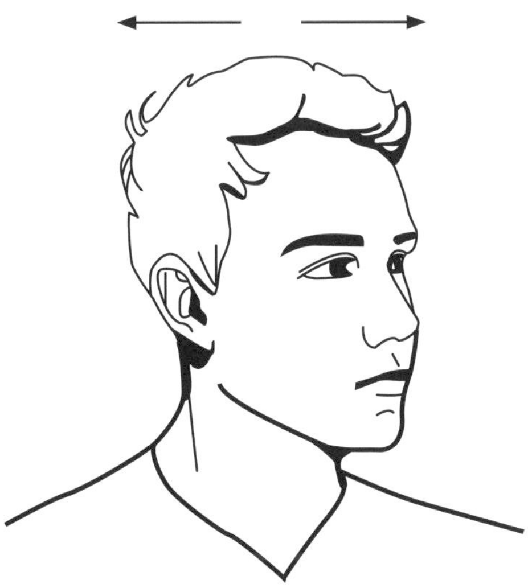

- Halten Sie die Schultern gerade und drehen Sie den Kopf langsam nach rechts.[2]
- Nehmen Sie drei entspannte Atemzüge, beginnend mit dem Ausatmen.
- Wiederholen Sie die Übung auf der anderen Körperseite.

2 Es kann auch mit der bevorzugten Körperseite begonnen werden; in diesem Fall müssen die folgenden Instruktionen entsprechend angepasst werden. Bei jeder Übung wird abwechselnd mit der jeweils anderen Körperseite begonnen, um so mehr Ausgewogenheit zu erreichen.

Seite 4/7

Entspannungs- und Achtsamkeitsübungen

Ohr

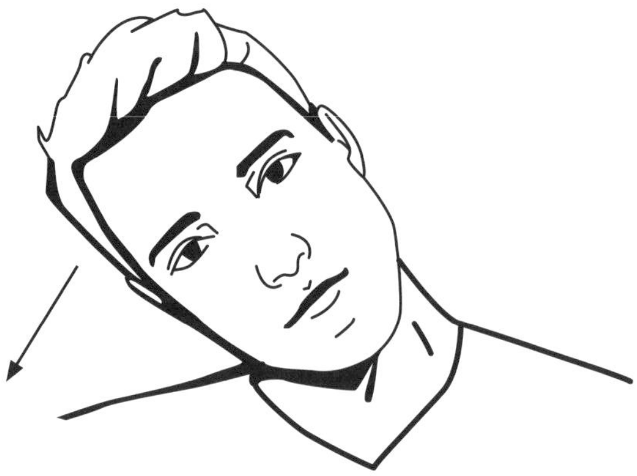

- Halten Sie die Schultern gerade und bringen Sie das linke Ohr zur linken Schulter, ohne die Schulter zu bewegen.
- Nehmen Sie drei entspannte Atemzüge.
- Wiederholen Sie die Übung auf der anderen Seite.

Hals

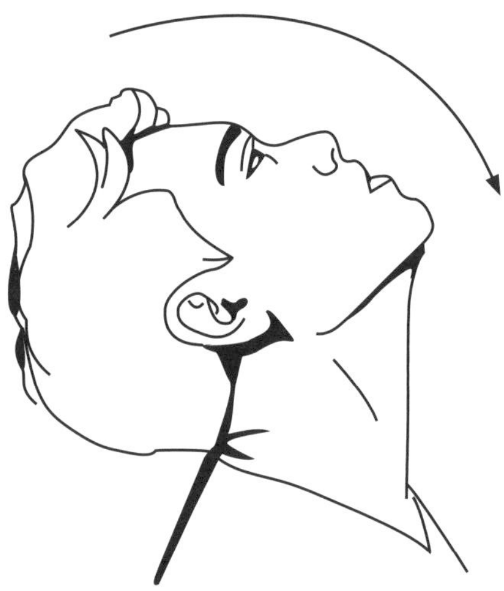

Richten Sie Kopf, Hals und Brust auf, sodass sie eine Linie bilden, und halten Sie die Schultern gerade. Heben Sie langsam das Gesicht zur Decke – gerade soweit, wie es noch angenehm ist. Halten Sie den Kopf ruhig. Dehnen Sie die Vorderseite Ihres Halses, und halten Sie diese Dehnung so lange, wie es sich für Sie angenehm anfühlt. Atmen Sie aus und bringen Sie langsam Ihr Gesicht zurück; bleiben Sie aber nicht in der Ausgangsposition stehen, sondern senken Sie das Kinn zur Brust. Bleiben Sie in dieser Stellung und spüren Sie, wie Ihr Nacken gedehnt wird. Wenn Sie dazu bereit sind, bringen Sie Ihr Gesicht zurück in die Ausgangsposition.

Gesichtsmassage

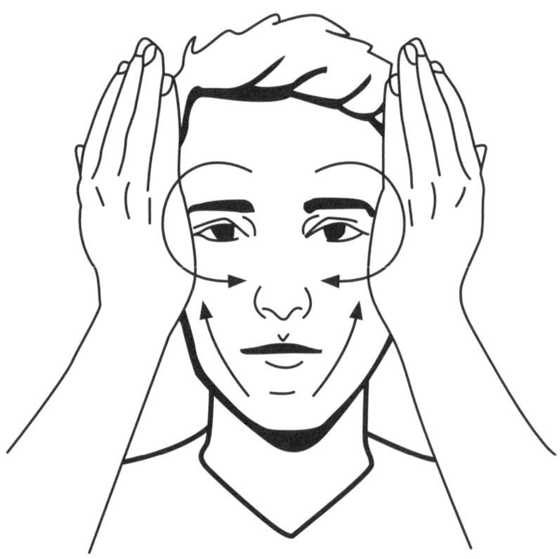

Legen Sie die untere Hälfte Ihrer Handflächen zu beiden Seiten an Ihre Wangenknochen, nahe der Schläfen. Machen Sie kleine, kreisende Bewegungen und bewegen Sie die Hände dabei langsam abwärts. Wenn Sie die Kieferknochen erreichen, kreisen Sie wieder nach oben und massieren alle Teile Ihres Gesichts entlang der Knochen (nach Ballentine, 1977).

Seite 5/7

Entspannungs- und Achtsamkeitsübungen

Augen- und Stirnmassage

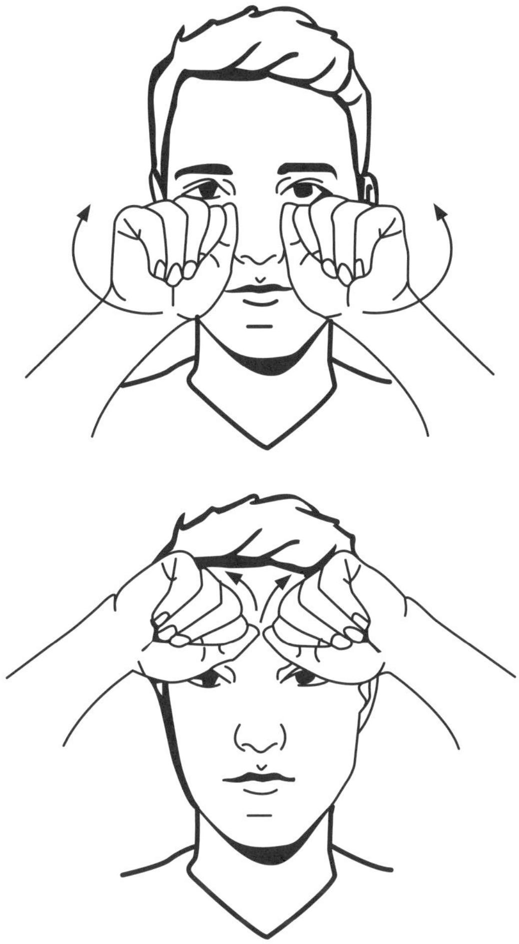

Ballen Sie die Hände zu losen Fäusten, halten Sie Handflächen und Fingergelenke (Knöchel) unter Ihre Augenhöhlen und drücken Sie sanft auf die Knochen. Bewegen Sie die Knöchel langsam in Richtung Schläfen, dann weiter nach oben bis zu Augenbrauen und Stirn. Wiederholen Sie dies mehrere Male. Massieren Sie auf diese Weise alle Teile Ihres Gesichts entlang der Knochen.

Übung 4: Positive Imagination

Wenn Sie diese Übung in einer der Therapiesitzungen machen, wird Ihre Therapeutin oder Ihr Therapeut Ihnen die folgende Instruktion vorlesen. Wenn Sie die Übung zu Hause durchführen möchten, empfiehlt es sich, vorab eine Audioaufnahme der Instruktion anzufertigen und diese abzuspielen, während Sie die Übung machen. Setzen Sie sich bequem hin, bevor Sie mit der Übung beginnen.

Schließen Sie die Augen und stellen Sie sich einen Ort vor. Dieser kann drinnen oder draußen sein, aber es ist ein Ort, an dem Sie sich auf Anhieb wohl fühlen. Atmen Sie ein paarmal ganz entspannt ein und aus, um ganz bewusst zu spüren, dass Sie an diesem Ort angekommen sind. Versuchen Sie, sich immer nur auf eine Wahrnehmung auf einmal zu konzentrieren. Was sehen Sie? [Pause] Schauen Sie sich langsam um. [Pause] Was hören Sie? Achten Sie auf die Geräusche – die nahen, weniger nahen und weit entfernten. [Pause] Was riechen Sie? Natürliche Gerüche? Vielleicht auch künstlichen Gerüche? [Pause] Nun berühren Sie etwas. Wie fühlt es sich an? Ist es glatt oder rau, hart oder weich, schwer oder leicht? [Pause] Schauen Sie sich um, was es sonst noch so gibt. Farben, Steine, andere Materialien – berühren Sie sie.

Entspannungs- und Achtsamkeitsübungen

Schauen Sie, ob Sie sie verwenden können, um etwas daraus zu machen. Es muss nicht perfekt geformt oder symmetrisch sein. Oder Sie entscheiden sich dafür, gar nichts zu machen. Fühlen Sie sich in dieser Entscheidung völlig frei. Entspannen Sie sich. Atmen Sie ein paarmal tief ein und aus. Versuchen Sie ohne jede Anstrengung, sich Einzelheiten dieses Ortes einzuprägen wie ein geistiges Bild. Dies ist Ihr Ort, Ihr Entspannungsort. Langsam und ruhig gehen Sie wieder zurück, auf dem gleichen Weg, auf dem Sie hergekommen sind.

Übung 5: Meditation der liebenden Güte (Loving-Kindness-Meditation)

Die folgende Meditationsübung basiert auf einer Übung aus Sharon Salzbergs (1995) Buch *Loving Kindness*. Es werden bestimmte Wörter und Sätze gesprochen, die ein „grenzenloses Gefühl der Herzenswärme" wachrufen. Die Stärke dieses Gefühls ist weder auf noch durch Familie, Religion oder soziale Klassenzugehörigkeit beschränkt. Die Meditation beginnt mit uns selbst; erst ganz allmählich erweitern wir den Wunsch nach Wohlbefinden und Glück auf alle Menschen.

Beginnen Sie mit den folgenden Sätzen:

Möge ich glücklich sein. Möge ich gesund sein. Möge ich sicher sein. Möge ich friedlich sein und gelassen.

Während Sie diese Sätze aufsagen, versuchen Sie, ganz darin aufzugehen, Ihre Absicht zum Ausdruck zu bringen. Liebende Güte hilft uns, unsere edlen Absichten mit dem Wohlergehen anderer Menschen zu verknüpfen. Lassen Sie sich von Gefühlen der Liebe, Güte, Offenheit und Akzeptanz einhüllen und diese Gefühle langsam größer werden, während Sie die Sätze wiederholen. Wenn Sie möchten, können Sie sich ein Bild von sich selbst vorstellen und die liebende Güte ganz auf sich selbst richten.

Nachdem Sie nun selbst ganz von liebender Güte erfüllt sind, denken Sie an eine befreundete oder eine andere Person in Ihrem Leben, die sich sehr um Sie gekümmert hat. Dann wiederholen Sie langsam die Sätze der liebenden Güte und richten sie an diese Person:

Mögest du glücklich sein. Mögest du gesund sein. Mögest du sicher sein. Mögest du friedlich sein und gelassen.

Während Sie diese Sätze sagen, versuchen Sie, ganz in Ihrer Absicht oder der gefühlten Herzenswärme aufzugehen. Steigen Gefühle der liebenden Güte in Ihnen auf, verbinden Sie die Gefühle mit den Sätzen, sodass die Gefühle stärker werden, während Sie die Worte wiederholen.

Fahren Sie mit der Meditation fort; sie können dabei den Kreis erweitern und andere Personen aus Ihrem Freundes-, Familien-, Nachbar- und Bekanntenkreis, Fremde und auch Tiere einbeziehen, am Ende gar Menschen, mit denen Sie Schwierigkeiten haben.

Seite 7/7

Entspannungs- und Achtsamkeitsübungen

Weiterführende Informationen

Folgende Videoclips bieten hilfreiche Informationen zum Thema Meditation:

Rolf Sovik, Psychologe am Himalayan Institute: Zwerchfellatmung zur Tiefenentspannung. *Learn Diaphragmatic Breathing for Deep Relaxation:*
https://youtu.be/Q82YnmL0Kr8

Jon Kabat-Zinn, emeritierter Medizinprofessor an der University of Massachusetts und Pionier der Achtsamkeitsmeditation, leitet eine 30-minütige Bodyscan-Meditation an. *Body Scan Meditation – Jon Kabat-Zinn:*
https://www.youtube.com/watch?v=_DTmGtznab4

Sharon Salzberg, buddhistische Autorin und Meditationslehrerin. *Meditation: Sharon Salzberg:*
https://youtu.be/buTQP4Geabk

Das folgende animierte Video, basierend auf Martin Borosons Buch *One Moment Meditation*, erläutert, wie Sie schnell und wirksam zur Ruhe kommen können. Mithilfe des Videos können Sie die One-Moment-Meditationstechnik zu Hause einüben. *One-Moment Meditation: „How to Meditate in a Moment“:*
https://www.youtube.com/watch?v=F6eFFCi12v8

Anhang B

Dankbarkeitstagebuch

Schreiben Sie jeden Abend vor dem Zubettgehen drei gute Dinge auf, die Ihnen im Laufe des Tages widerfahren sind. Reflektieren Sie die Ereignisse anhand der folgenden Fragen und schreiben Sie dann mindestens einen Satz darüber auf:

- Warum ist dieses gute Ereignis heute eingetreten? Was bedeutet es für Sie?
- Was haben Sie daraus gelernt, dass Sie sich dafür entschieden haben, genau dieses Ereignis in ihr Tagebuch einzutragen?
- Wie haben Sie oder andere zu diesem positiven Geschehnis beigetragen?

Wofür ich dankbar bin: Montag

Montag	Datum ______
Erstes gutes Ereignis Reflexion	
Zweites gutes Ereignis Reflexion	
Drittes gutes Ereignis Reflexion	

Wofür ich dankbar bin: Dienstag

Dienstag	Datum ______
Erstes gutes Ereignis Reflexion	
Zweites gutes Ereignis Reflexion	
Drittes gutes Ereignis Reflexion	

Seite 2/3

Dankbarkeitstagebuch

Wofür ich dankbar bin: Mittwoch

Mittwoch	Datum ________________
Erstes gutes Ereignis Reflexion	
Zweites gutes Ereignis Reflexion	
Drittes gutes Ereignis Reflexion	

Wofür ich dankbar bin: Donnerstag

Donnerstag	Datum ________________
Erstes gutes Ereignis Reflexion	
Zweites gutes Ereignis Reflexion	
Drittes gutes Ereignis Reflexion	

Wofür ich dankbar bin: Freitag

Freitag	Datum ________________
Erstes gutes Ereignis Reflexion	
Zweites gutes Ereignis Reflexion	
Drittes gutes Ereignis Reflexion	

Seite 3/3

Dankbarkeitstagebuch

Wofür ich dankbar bin: Samstag

Samstag	Datum ___________
Erstes gutes Ereignis Reflexion	
Zweites gutes Ereignis Reflexion	
Drittes gutes Ereignis Reflexion	

Wofür ich dankbar bin: Sonntag

Sonntag	Datum ___________
Erstes gutes Ereignis Reflexion	
Zweites gutes Ereignis Reflexion	
Drittes gutes Ereignis Reflexion	

Anhang C

Positive Psychotherapy Inventory (PPTI)

Das *Positive Psychotherapy Inventory* (PPTI) ist das Verfahren der Wahl zur Erfassung des Wohlbefindens nach der PERMA-Theorie (vgl. Kapitel 2). Mit dem PPTI lässt sich das Wohlbefinden anhand der folgenden Dimensionen erfassen: positive Emotionen, Engagement, Beziehungen, Sinn und Erfolg/Zielerreichung. Das PPTI wurde in mehreren Wirksamkeitsstudien verwendet (z. B. Schrank et al., 2014; Seligman, Rashid & Parks, 2006; Uliaszek et al., 2016). Übersetzungen liegen in türkischer (Guney, 2011), persischer (Khanjani et al., 2014) und deutscher Sprache (Wammerl et al., 2015) vor. Die psychometrischen Eigenschaften des PPTI werden weiter unten berichtet.

Seite 1/3

Positive Psychotherapy Inventory (PPTI)[1]

Bitte lesen Sie jede Aussage sorgfältig durch. Wählen Sie jene Antwortmöglichkeit auf der untenstehenden Skala von 1 bis 5 aus, die Sie am besten beschreibt. Schreiben Sie diese Zahl in das graue Kästchen neben der Aussage. Benutzen Sie *nur die grauen Kästchen*, um Ihre Antwort zu notieren.

Einige der folgenden Aussagen beziehen sich auf Stärken. Stärken sind stabile Eigenschaften, die sich in Form von Gedanken, Gefühlen und Handlungen zeigen; sie unterliegen einer moralischen Wertung und bieten für einen selbst sowie für andere Vorteile. Einige Beispiele für Stärken sind Optimismus, Tatendrang, Spiritualität, Fairness, Bescheidenheit, soziale Intelligenz, Ausdauer, Neugier, Kreativität und Teamfähigkeit.

5 = trifft sehr zu	4 = trifft eher zu	3 = weder noch	2 = trifft eher nicht zu	1 = trifft überhaupt nicht zu

	P	E	R	M	A
1. Ich fühle mich gut gelaunt.	■				
2. Ich kenne meine Stärken.		■			
3. Ich fühle mich mit Personen verbunden, mit denen ich häufig in Kontakt stehe.			■		
4. Was ich tue, ist für die Gesellschaft von Bedeutung.				■	
5. Ich bin eine ehrgeizige Person.					■
6. Andere nehmen mich als glücklich wahr.	■				
7. Ich gehe Aktivitäten nach, die meinen Stärken entsprechen.		■			
8. Ich fühle mich mit meinen Angehörigen verbunden.			■		
9. Mein Leben hat einen Sinn.				■	
10. Die Leistungen anderer inspirieren mich, meine persönlichen Ziele zu erreichen.					■
11. Ich nehme gute Dinge in meinem Leben wahr und bin dankbar dafür.	■				
12. Ich nutze meine Stärken, um meine Probleme zu lösen.		■			
13. In schwierigen Zeiten gibt es immer jemanden, der mich unterstützt.			■		
14. Ich nehme an religiösen oder spirituellen Aktivitäten teil.				■	
15. Ich habe viele Dinge in meinem Leben gut gemacht.					■

1 Deutsche Übersetzung der Items von Wammerl, Jaunig, Mairunteregger & Streit. © IPPM Research Institut für Positive Psychologie und Mental Coaching, 2017. Abdruck erfolgt mit Genehmigung der Übersetzer.

Seite 2/3

Positive Psychotherapy Inventory (PPTI)

	P	E	R	M	A
16. Ich fühle mich entspannt.	■				
17. Ich kann mich gut auf Aufgaben konzentrieren, die meinen Stärken entsprechen.		■			
18. Ich habe Beziehungen, die mich persönlich wachsen lassen.			■		
19. Ich tue Dinge, die zu einem größeren Ganzen beitragen.				■	
20. Wenn ich mir ein Ziel setze, kann ich dieses erreichen.					■
21. Ich lache herzhaft.	■				
22. Die Zeit vergeht wie im Flug bei Tätigkeiten, die meinen Stärken entsprechen.		■			
23. Ich kenne mindestens eine Person, die mir gut genug zuhört, um meine Gefühle und mich zu verstehen.			■		
24. Ich nutze meine Stärken, um anderen zu helfen.				■	
25. Das Vollenden meiner Ziele motiviert mich, neue Ziele zu erreichen.					■
Gesamtwert					

Zählen Sie die Werte in den Kästchen für jede Spalte zusammen. Jede Spalte ist mit einem Buchstaben überschrieben (P, E, R, M, A). Übertragen Sie den Gesamtwert für jede Spalte bzw. jeden Buchstaben in das entsprechende Feld in der untenstehenden Tabelle.

Skala und mögliche Werte	**Mittelwert von klinisch auffälligen Erwachsenen**	**Mittelwert von nicht klinisch auffälligen Erwachsenen**	**Ergebnis**
P = Positive Emotionen (5–25)	14	21	
E = Engagement (5–25)	16	21	
R = Beziehungen (Relationships) (5–25)	14	22	
M = Sinn (Meaning) (5–25)	14	19	
A = Erfolg/Zielerreichung (Accomplishment) (5–25)	18	21	
Gesamtwert (5–125)	76	104	

Seite 3/3

Positive Psychotherapy Inventory (PPTI)

Auswertungshinweise und Skalenbeschreibungen

Skala	Errechnung des Skalenwerts (Items addieren)	Beschreibung des PERMA-Faktors
Positive Emotionen	1 + 6 + 11 + 16 + 21	das Erleben positiver Emotionen wie Glück, Zufriedenheit, Stolz, Gelassenheit, Hoffnung, Optimismus, Vertrauen, Zuversicht und Dankbarkeit
Engagement	2 + 7 + 12 + 17 + 22	sich vertiefen in Aktivitäten, für die man eigene Stärken nutzt und bei denen es zu einem Flow-Erleben kommt, d. h. ein optimaler Zustand des Zusammentreffens von höchster Konzentration, intensivem Fokus und intrinsischer Motivation
Positive Beziehungen	3 + 8 + 13 + 18 + 23	das Erleben von positiven, sicheren und vertrauensvollen Beziehungen
Sinn	4 + 9 + 14 + 19 + 24	sich zu etwas, von dem man glaubt, dass es größer sei als man selbst und das einen mit Sinn erfüllt, zugehörig fühlen und dazu einen Beitrag leisten
Erfolg/Zielerreichung	5 + 10 + 15 + 20 + 25	Streben nach Erfolg, Meisterschaft, Kompetenz und Leistung um ihrer selbst willen

Psychometrische Kennwerte des PPTI

Das PPTI wurde hinsichtlich seiner psychometrischen Kennwerte untersucht. Die größte Validierungsstudie des PPTI umfasste eine große Stichprobe junger Erwachsener mit verschiedenen kulturellen Hintergründen ($N = 2501$, M Alter = 22.55 Jahre; $SD = 2.96$; 68.3 % weiblich). Diese Personen nahmen an einer stärkenbasierten Intervention teil. Neben dem PPTI wurden in dieser Studie folgende Messinstrumente eingesetzt:

- *Outcome Questionnaire* (OQ-45; Lambert et al., 1996) zur Erfassung der psychischen Belastung: Dieser Fragebogen erfasst mit 45 Items sowohl das allgemeine Belastungsniveau als auch das Belastungsniveau in den drei folgenden Bereichen: symptombezogene Belastung, interpersonelle Beziehungen und soziale Rollen.
- *Student Engagement Inventory* (SEI; Rashid & Louden, 2013): Dieser Fragebogen erfasst das Engagement von Studierenden auf sieben Gebieten: Verhalten im Seminarraum, Bearbeitung von Aufgaben, Prüfungen, Leistungsmotivation, akademische Resilienz, Engagement auf dem Campus und Anpassung auf dem Campus.
- *Signature Strengths Questionnaire* (SSQ-72; Rashid et al., 2013): Diese Fragebogen mit 72 Items erfasst die Ausprägung der 24 Signaturstärken gemäß der Values-in-Action(VIA)-Klassifikation.
- Zur Messung der *Entschlossenheit* wurde ein acht Items umfassender Fragebogen zur Selbsteinschätzung (Duckworth et al., 2007) verwendet. Dieser erfasst die Ausdauer und Leidenschaft auf Trait-Ebene in Bezug auf langfristige Ziele.

Die bivariaten Korrelationen des PPTI mit den oben genannten Verfahren werden in Tabelle C1 für die klinische Stichprobe (definiert über einen Wert im OQ-45 ≥63) und die nicht klinische Stichprobe (OQ-45-Wert ≥63) berichtet. Die Tabelle listet die Korrelationen des PPTI (Gesamtwert) mit den Verfahren zur Erfassung der psychischen Belastung, des allgemeinen akademischen Engagements, der Charakterstärken und der Entschlossenheit auf. Die Ergebnisse zeigen deutlich, dass das PPTI positiv mit positiven Konstrukten korreliert und negativ mit unerwünschten Konstrukten.

Faktorenstruktur

Die fünf Skalen des PPTI zeigen eine zufriedenstellende interne Konsistenz. In der Untersuchung mit der oben beschriebenen Stichprobe betrug Cronbachs α für die einzelnen Skalen bzw. Faktoren: Positive Emotionen .77; Engagement .81; Positive Beziehungen .84; Sinn .71; und Erfolg/Zielerreichung .77. Weitere Untersuchungen konnten die Fünf-Faktor-Struktur des PPTI bestätigen (Khanjani et al., 2014). Darüber hinaus kann sowohl der Gesamtwert als auch die Skalenwerte durch den Einsatz strukturierter Interventionen verbessert werden (z. B. Rashid et al., 2017; Schrank et al., 2016; Uliaszek et al., 2016).

Tabelle C1: Bivariate Korrelationen des PPTI mit den Verfahren zur Erfassung von Belastung, akademischem Engagement und Charakterstärken

	Klinische Stichprobe ($n = 710$)	**Nicht klinische Strichprobe ($n = 937$)**
Psychischer Stress (allgemein)	**−.40****	**−.38****
Symptombezogene Belastung	**−.16****	**−.12****
Schwierigkeiten in interpersonalen Beziehungen	**−.20****	**−.16****
Schwierigkeiten in Bezug auf soziale Rollen	**−.23****	**−.30****
Akademisches Engagement (allgemein)	**.14****	**.20****
Seminarraum und Aufgabenbearbeitung	**.24****	**.19****
Prüfungen und Vorträge	**.22****	**.23****
Akademische Leistungsmotivation	**.29****	**.18****
Engagement auf dem Campus	**.24****	**.22***
Akademische Resilienz	**.20****	**.18****
Anpassung auf dem Campus	**.15****	**.11***
Charakterstärken (allgemein)	**.20****	**.09****
Sinn für das Schöne und Herausragende	**.07**	**.17****
Tapferkeit	**.09***	**.19****
Teamfähigkeit und Gemeinsinn	**.08***	**.14****
Kreativität	.04	.19**
Neugier	.03	.18**
Fairness	.03	**.18****
Vergebungsbereitschaft	.07	**.21****
Dankbarkeit	**.10****	**.18****
Entschlossenheit	.16	.48**
Authentizität	**.08***	**.21****
Hoffnung und Optimismus	.10*	**.20****
Humor	**.12****	**.16****
Freundlichkeit	**.09***	**.16****
Führungsvermögen	**.10****	**.21****
Bindungsfähigkeit	**.16****	**.20****
Liebe zum Lernen	**.13****	**.22****
Bescheidenheit und Demut	−.02	**.15****
Urteilsvermögen	.04	**.15****
Ausdauer	**.13****	**.19****
Weitsicht	**.08***	**.18****
Vorsicht	**.08***	**.16****
Selbstregulation	.01	**.16****
Soziale Intelligenz	.05	**.17****
Spiritualität	.06	**.22***
Tatendrang	**.13****	**.17****

Anmerkung: * = $p < .05$; ** = $p < .01$

Wirksamkeitsstudien, in denen das PPTI eingesetzt wurde

Schrank, B., Riches S., Coggins, T., Rashid, T., Tylee, Al., Slade, M. (2014). WELLFOCUS PPT – modified positive psychotherapy to improve well-being: study protocol for pilot randomised controlled trial. *Trials, 15*(1), 203.

Seligman, M.E., Rashid, T. & Parks, A.C. (2006). Positive psychotherapy. *American Psychologist, 61*, 774–788. https://doi.org/10.1037/0003-066X.61.8.774

Rashid, T., Louden, R., Wright, L., Chu, R., Lutchmie-Maharaj A., Hakim, I., Uy, D.A. & Kidd, B. (2017). Flourish: A strengths-based approach to building student resilience. In C. Proctor (Ed.), *Positive Psychology Interventions in Practice* (pp. 29–45). Amsterdam: Springer.

Uliaszek, A.A., Rashid, T., Williams, G.E. & Gulamani, T. (2016). Group therapy for university students: A randomized control trial of dialectical behavior therapy and positive psychotherapy. *Behaviour Research and Therapy, 77*, 78–85. https://doi.org/10.1016/j.brat.2015.12.003

Übersetzungen

Türkisch

Guney, S. (2011). The Positive Psychotherapy Inventory (PPTI): Reliability and validity study in Turkish population. *Social and Behavioral Sciences*, *29*, 81–86.

Persisch

Khanjani, M., Shahidi, S., FathAbadi, J., Mazaheri, M.A. & Shokri, O. (2014). The factor structure and psychometric properties of the Positive Psychotherapy Inventory (PPTI) in an Iranian sample. *Iranian Journal of Applied Psychology,* 7(5), 26–47.

Deutsch

Wammerl, M., Jaunig, J., Mairunteregger, T. & Streit, P. (2015, Juni). *The development of a German version of the PERMA-profiler and the Positive Psychotherapy Inventory (PPTI).* Poster session presented at the Fourth World Congress on Positive Psychology, Orlando, FL.

Anhang D

Meine Stärken aufbauen

Sowohl Stress als auch Stärken gehören zu unserem Alltag. Häufig stehen jedoch eher die Stressfaktoren (wie Beziehungsprobleme, Konflikte bei der Arbeit oder Arbeitslosigkeit, eine unausgewogene Work-Life-Balance, Krankheit, dichter Straßenverkehr oder eine bevorstehende Steuerprüfung) in unserer Wahrnehmung im Vordergrund und weniger unsere Stärken (wie Neugier, Authentizität, Freundlichkeit, Fairness, Vorsicht oder Dankbarkeit). In diesem Anhang wollen wir uns verschiedene Alltagserfahrungen anschauen und konkrete Maßnahmen benennen, die Sie ergreifen können, um Ihre Stärken vermehrt in Ihren Alltag einzubringen. Ergänzend werden beispielhafte Filme, TED-Talks sowie Weblinks aufgeführt, die Ihnen diese Stärken noch näherbringen können. Die darüber hinaus genannten Empfehlungen für „therapeutisch wirksames Handeln“ stellen allerdings keinen Ersatz für eine Psychotherapie dar; vielmehr sollen sie Ihr Bewusstsein dafür schärfen, dass der Alltag, auch wenn er unvermeidbare Ärgernisse, Stressfaktoren und Probleme mit sich bringt, uns Gelegenheiten bietet, beim Einsatz unserer Stärken zur Lösung unserer Probleme und zur Förderung unseres Wohlbefindens hinzuzulernen.

Gliederung dieses Anhangs

Ziel dieses Anhangs ist es, abstrakte Konzepte von Charakterstärken in konkrete Handlungen zu übersetzen und sie außerdem mit anschaulichen multimedialen Beispielen zu verbinden, mit denen es sich leicht identifizieren lässt. Die hier beschriebenen Charakterstärken basieren auf der VIA-Klassifikation der Charakterstärken (Peterson & Seligman, 2004). Wir sind dem VIA Institute dankbar für die freundliche Erlaubnis, die Klassifikation nutzen zu dürfen, um auf deren Basis stärkenbasiertes therapeutisches Arbeitsmaterial entwickeln zu können.[1]

Nach Peterson und Seligman (2004) handelt es sich bei *Charakterstärken* um allgegenwärtige Persönlichkeitsmerkmale, die um ihrer selbst willen wertgeschätzt werden und nicht unbedingt an konkrete Ergebnisse gebunden sind. Anders als Symptome führen Charakterstärken größtenteils nicht dazu, dass andere sich herabgesetzt fühlen, sondern begeistern und beflügeln andere eher und rufen mehr Bewunderung als Neid hervor. In klinischer Hinsicht manifestieren sich Charakterstärken auf vielfältige Weise: Manche sind in der klinischen Praxis leicht zu erkennen (z. B. Dankbarkeit oder Kreativität), andere sind weniger sichtbar (z. B. Bescheidenheit oder Selbstregulation). Wie Charakterstärken erfahren auch *Tugenden* in allen Kulturen Wertschätzung und Beachtung, müssen aber immer im jeweiligen kulturellen, religiösen und philosophischen Kontext betrachtet werden. In der Klassifikation von Peterson und Seligman sind Tugenden als Cluster von mehreren Stärken definiert. Anders ausgedrückt: Sie weisen die grobe Richtung zu einem guten Leben.

Tabelle D1 gibt einen Überblick über die Zuordnung der 24 Charakterstärken zu den sechs Tugendclustern. Auf jede einzelne Charakterstärke wird in diesem Anhang ausführlicher eingegangen werden; die Abschnitte umfassen dabei jeweils:

- eine *Beschreibung* der jeweiligen Stärke,
- eine Darstellung der jeweiligen *„goldenen Mitte“*,
- Erläuterungen, welche anderen Charakterstärken mit der jeweiligen Stärke besonders gut zusammenwirken (Zusammenspiel),
- Beispiele für *Filme*, in denen Figuren die Charakterstärke besonders anschaulich verkörpern,
- Empfehlungen für *therapeutisch wirksames Handeln* – was Sie tun können, um die Stärke bei sich weiter auszubauen,

1 VIA-Klassifikation: © Copyright 2004–2021, VIA Institute on Character. Alle Rechte vorbehalten. Übersetzung und Abdruck erfolgt mit Genehmigung. www.viacharacter.org

Seite 2/72

Meine Stärken aufbauen

- *Beispiele* – Menschen, die diese Stärke repräsentieren; veranschaulicht anhand eines Vortrags (TED-Talk),
- *Bücher* – um noch tiefer in das Thema einzutauchen,
- *Weblinks* – um Ihr Wissen zu erweitern.

Tabelle D1: Zentrale Tugenden und dazugehörige Charakterstärken

	Tugenden					
	Weisheit und Wissen	**Mut**	**Menschlichkeit**	**Gerechtigkeit**	**Mäßigung**	**Transzendenz**
Charakterstärken	Kreativität Neugier Urteilsvermögen Liebe zum Lernen Weitsicht (Weisheit)	Tapferkeit Ausdauer Authentizität Lebendigkeit und Tatendrang (Enthusiasmus)	Bindungsfähigkeit Freundlichkeit Soziale Intelligenz	Teamfähigkeit (Teamwork) und Gemeinsinn Fairness Führungsvermögen	Vergebungsbereitschaft und Barmherzigkeit Bescheidenheit und Demut Vorsicht Selbstregulation	Sinn für das Schöne und Herausragende Dankbarkeit Hoffnung und Optimismus Humor und Verspieltheit Spiritualität

Tabelle D2 (am Ende dieses Anhangs) gibt einen Gesamtüberblick über die beschriebenen Charakterstärken. Sie fasst alle 24 Stärken zusammen, beschreibt, wie sich ein übermäßiger und mangelnder Einsatz äußert, erläutert kurz den ausgewogenen Mittelweg („die goldene Mitte") und führt auf, mit welchen anderen Stärken sie potenziell gemeinsam wirken.

Wir haben diesen Anhang direkt für Sie (die Klienten[2]) geschrieben. Aber auch für Therapeuten können die hier dargestellten Inhalte hilfreich sein, insbesondere nachdem die Klienten (in Sitzung 2) ihre Charakterstärken bestimmt haben; sie können dazu beitragen, die in den einzelnen Sitzungen vermittelten Fähigkeiten weiter zu stärken. Der den Empfehlungen zugrunde liegende stärkenorientierte Ansatz zielt darauf ab, Klienten darin zu unterstützen, mit alltäglichen Problemen zurechtzukommen, positive Emotionen, Engagement und positive Beziehungen zu kultivieren sowie bedeutsame Ziele zu formulieren und zu verfolgen.

Die goldene Mitte

Das Konzept der „goldenen Mitte" geht auf Aristoteles zurück, der das moralisch richtige Verhalten in der Mitte zwischen zwei Extremen verortete. Im Rahmen der stärkenorientierten PPT bedeutet dies, dass ein möglichst ausgewogener Einsatz der eigenen Stärken sowohl therapeutisch wirksam als auch effektiv ist. Beispielsweise wäre ein ausgewogener Einsatz von Neugier in der Mitte zwischen einem übermäßigen Gebrauch (Sensationslust oder Indiskretion) einerseits sowie der Abwesenheit dieser Stärke (Langeweile, Desinteresse oder Apathie) andererseits angesiedelt.

2 Aus Gründen der besseren Lesbarkeit wird im Text überwiegend auf die Nennung der femininen und maskulinen Form (z.B. Klientinnen und Klienten) verzichtet. Obwohl meist die männliche Form verwendet wird, sind immer alle Geschlechter gemeint. (Anm. d. Verlags)

Seite 3/72

Meine Stärken aufbauen

Zusammenspiel

Manche Charakterstärken weisen ähnliche Aspekte auf und ergänzen sich gut, z. B.:

- Um die Symptome einer Depression überwinden zu können, müssen Sie verstehen, dass nicht jedes zukünftige Ereignis schlecht sein wird (Hoffnung). Sie müssen aber auch praktische Wege finden, um fortwährend an diesem Verständnis zu arbeiten (Ausdauer).
- Um impulsives Verhalten in den Griff zu bekommen, müssen Sie lernen, Ihre Gefühle und Ihr Verhalten besser zu regulieren (Selbstregulation). Dabei dürfen Sie allerdings auch nicht zu streng mit sich sein, wenn Sie das Verhalten einmal nicht unterdrücken konnten, da Sie auch gut für sich selbst sorgen sollten (sich selbst vergeben und Selbstmitgefühl zeigen).
- Um mit Schwierigkeiten in Beziehungen umgehen zu können (vor allem, wenn Ihnen gesagt wurde: „Du verstehst mich nicht“), sollten Sie versuchen, sich die Gefühle und Motive anderer Menschen bewusster zu machen und die Nuancen komplexer zwischenmenschlicher Situationen besser zu verstehen (soziale Intelligenz). Gleichzeitig könnten Sie von den Stärken Humor, Teamfähigkeit und Authentizität profitieren, um besser mit zwischenmenschlichen Schwierigkeiten umgehen zu können oder um sich tiefer mit anderen Menschen, vor allem Ihnen nahestehenden, zu verbinden.

Seite 4/72

Meine Stärken aufbauen

Tugend: Weisheit und Wissen

Kognitive Stärken rund um den Erwerb und Einsatz von Wissen

1. Kreativität

Beschreibung

Gehört die Kreativität zu Ihren Topstärken, können Sie sie einsetzen, um neue Lösungswege für Probleme zu finden, die Ihr Wohlbefinden beeinträchtigen. Zum Beispiel können Sie kreative und positive Ideen entwickeln, um mit andauernden Stressfaktoren umzugehen oder den Umgang mit einem schwierigen Menschen zu gestalten. Die meisten kreativen Ausdrucksformen, darunter bildende Kunst (Malen, Töpfern, Grafikdesign), Schreiben (Lyrik, Geschichten, Essays) und darstellende Kunst (Singen, Schauspielern, ein Instrument spielen), besitzen ein enormes therapeutisches Potenzial. Sie binden aufmerksamkeitsbezogene, kognitive und emotionale Ressourcen, die sonst darauf verwendet würden, zu grübeln, sich im eigenen Leid zu suhlen oder sich in Schuldzuweisungen zu ergehen.

Die goldene Mitte

Sie sind nicht damit zufrieden, „wie üblich" zu handeln oder blind irgendwelchen Vorgaben zu folgen, aber Ihre kreativen Ideen gelten auch bei Ihren besten Freunden nicht als abwegig oder spleenig. Sie wollen nicht nur zufrieden sein, sondern auch innovativ. Aus therapeutischer Sicht gehört es zu einem ausgewogenen Einsatz von Kreativität, neue Lösungen für alte, andauernden Stress verursachende Probleme auszuprobieren. Ehe Sie allerdings Ihre Ideen in die Tat umsetzen, bedenken Sie zunächst deren Auswirkungen auf andere. Zum Beispiel können Sie Ihre Kreativität problemlos einsetzen, um Ihr Büro umzugestalten – wenn es sich um Ihr persönliches Büro handelt – oder ein Projekt auszuführen, für das nur Sie verantwortlich sind. Ungefragt ein Gemeinschaftsbüro umzugestalten oder ein Gruppenprojekt umzumodeln kann dagegen nicht als ausgewogener Einsatz von Kreativität gelten. In der Zusammenarbeit mit anderen kann Ihre Kreativität am besten zum Zuge kommen, wenn Sie ein für neue Ideen offenes Brainstorming anregen oder anleiten.

- *Übermäßiger Einsatz der Stärke:* Wunderlichkeit, Spleenigkeit, Verschrobenheit
- *Mangelnder Einsatz der Stärke:* Eintönigkeit, Geistlosigkeit, Gleichförmigkeit

Zusammenspiel

Mithilfe der Stärken Neugier, Ausdauer, Tatendrang sowie Tapferkeit können Sie Ihre Kreativität weiterentwickeln. Allerdings sollten Sie – wie oben schon angemerkt – immer dann, wenn Ihr kreatives Handeln Folgen für andere hätte, auf die Stärken soziale Intelligenz, Teamfähigkeit und Urteilsvermögen zurückgreifen und alle Beteiligten in die Suche nach kreativen Lösungen einbinden.

Traurigkeit und Leid werden oft als Quellen der Kreativität genannt, doch es gibt auch ganz andere Wege zum kreativen Ausdruck. Denken Sie daran, wie Kinder spielen: Aus einer fröhlichen Stimmung heraus (positive Emotionen) erfinden sie Rollenspiele und ausgedachte Figuren und entwickeln aus dem, was sie vorfinden, komplett neue Welten. Stärken wie Dankbarkeit, Sinn für das Schöne und Herausragende, Verspieltheit und Humor (die alle mehr oder weniger mit positiven Gefühlen verbunden sind) können der Kreativität förderlich

Seite 5/72

Meine Stärken aufbauen

sein. Kreativer Ausdruck – von der Idee bis zur Verwirklichung – bedarf aber auch der Unterstützung durch Ausdauer und Selbstregulation. Ausdauer ist wichtig dafür, etwas Begonnenes zu Ende zu bringen, und Selbstregulation wird gebraucht, um fokussiert zu bleiben oder nach einer Ablenkung den Fokus wieder auf die zuvor begonnene Aufgabe zu richten.

Filme

- *Der Pianist* (2002): In dem im Zweiten Weltkrieg spielenden Film ist die Figur des Wladyslaw Szpilman inspirierend. Trotz der unvorstellbaren Grausamkeit der Nazis setzt Szpilman auf seine Kreativität, um zu überleben.
- *Gravity* (2013): Ein hervorragendes Beispiel für kreatives Problemlösen. Nach einem Unfall, bei dem sie ins All geschleudert werden, arbeiten eine Astronautin und ein Astronaut zusammen gegen die denkbar widrigsten Umstände.
- *Julie & Julia* (2009): Der auf dem Leben der Starköchin Julia Child basierende Film zeigt zahlreiche Facetten der Kreativität zweier interessanter Frauen.

Therapeutisch wirksames Handeln

- **Finden Sie neue Lösungen für alte Probleme:** Stellen Sie eine originelle, aber praktikable Liste aller Lösungsansätze oder Tipps zusammen, mit denen sich alte, seit Langem bestehende Probleme, die Sie und Ihr unmittelbares soziales Umfeld betreffen, anpacken ließen. Teilen Sie diese Liste mit Ihren Freunden in den sozialen Medien (oder auf einem anderen, Ihnen passend erscheinenden Weg) und holen Sie deren Feedback ein.
- **Packen Sie langweilige Aufgaben an:** Erstellen Sie eine Liste all der Aufgaben, die Sie langweilig finden, aber dennoch erledigen müssen. Suchen Sie nach kreativen Wegen, um diese Aufgaben zu erfüllen. Überlegen Sie, welche kreativen Aspekte Sie einbringen könnten, um die Erledigung angenehmer zu gestalten.
- **Bieten Sie kreative Lösungen an:** Überlegen Sie sich mindestens eine kreative Lösung für die Probleme eines Geschwisters oder Freundes. Erzählen Sie von relevanten eigenen Erfahrungen, Erfolgen und Rückschlägen, als Sie selbst Ähnliches ausprobiert haben. Üben Sie, für die kreativen Ideen anderer ebenso offen zu sein wie für Ihre eigenen.
- **Verwenden Sie Reste (Lebensmittel, Papier usw.), um daraus Neues zu kreieren**: Überlegen Sie immer, wie Sie etwas künstlerisch oder praktisch weiterverwenden oder -verwerten könnten, ehe Sie es wegwerfen.
- **Sammeln und bereithalten:** Legen Sie eine Sammlung bzw. einen gut sortierten Vorrat an Informationsquellen und Materialien (z.B. Weblinks, Online-Videos, Stifte, Pastell-/Ölkreiden, Kladden, Notizbücher oder Flipcharts) an, sodass Sie schnell darauf zugreifen können, um neue Ideen rasch umsetzen zu können.
- **Trainieren Sie Ihre Aufmerksamkeit:** Wenn Sie Aufmerksamkeitsprobleme haben – z.B. wichtige Details leicht übersehen, sich schnell ablenken lassen oder sich schlecht mehrere Informationen gleichzeitig merken können –, kann das Verfolgen eines kreativen Projekts, das Sie ausreichend fordert, Ihre Aufmerksamkeit trainieren.

Seite 6/72

Meine Stärken aufbauen

Beispiele (TED-Talks)[3]

Suchen Sie auf https://www.ted.com/talks nach den folgenden Vorträgen der unten genannten Personen, die ihre Stärke der Kreativität besonders gut ausleben oder sich mit Kreativität beschäftigen:

- William Kamkwamba: *How I harnessed the wind*
- Isaac Mizrahi: *Fashion and creativity*
- Linda Hill: *How to manage for collective creativity*
- Kary Mullis: *Play! Experiment! Discover!*
- Richard Turere: *My invention that made peace with lions*

Bücher

Carlson, S. (2010). *Your Creative Brain: Seven steps to Maximize Imagination, Productivity, and Innovation in Your Life*. San Francisco, CA: Wiley.

Csikszentmihalyi, M. (1996). *Creativity: Flow and the Psychology of Discovery and Invention.* New York: HarperCollins. (Deutsche Übersetzung 2019: *Flow und Kreativität. Wie Sie Ihre Grenzen überwinden und das Unmögliche schaffen*. Stuttgart: Klett-Cotta.)

Edwards, B. (2013). *Drawing on the Right Side of the Brain: A Course in Enhancing Creativity and Artistic Confidence (The definitive 4th edition)*. London: Souvenir Press. (Deutsche Übersetzung 2014: *Das neue Garantiert zeichnen lernen. Die Befreiung unserer schöpferischen Gestaltungskräfte*. Hamburg: Rowohlt.)

Drapeau, P. (2014). *Sparking Student Creativity: Practical Ways to Promote Innovative Thinking and Problem Solving.* Alexandria, VA: ASCD.

Weblinks

- The Imagination Institute: Diese gemeinnützige Organisation verfolgt das Ziel, die Forschung zum Thema Vorstellungskraft voranzutreiben, und deren Einsatz in allen Bereichen der Gesellschaft zu verbessern: http://imagination-institute.org/
- Shelley Carson am Institute of Coaching: Hier findet sich u.a. ein kleiner Test, um herauszufinden, ob man eher spontan oder besonnen in seiner Art zu denken ist: https://instituteofcoaching.org/author/carson-shelley
- 25 Dinge, die kreative Menschen anders machen: http://www.powerofpositivity.com/25-things-creative-people-differently/
- *The Artist's Way* – Website der Künstlerin und Autorin Julia Cameron: https://juliacameronlive.com/

2. Neugier

Beschreibung

Zur Neugier gehört es, reizvolle Gelegenheiten zu erkennen, spannenden Fragen nachzugehen und Neues in Erfahrung zu bringen. Aus therapeutischer Sicht hilft Ihnen Neugier, offener zu werden für Erfahrungen, die Sie bisher vermieden haben. Dies können Situationen sein, die Ihnen Angst machen, z.B. in einer vollen U-Bahn zu fahren, am Informationstresen eine Frage zu stellen oder bei einer geselligen Veranstaltung eine

3 Für viele TED-Talks sind deutsche Transkripte und/oder Untertitel verfügbar (Anm. d. Verlags).

Seite 7/72

Meine Stärken aufbauen

fremde Person anzusprechen. Vielleicht gibt es auch Dinge, die bei Ihnen unangenehme Gefühle auslösen, z. B. Spritzen, Bakterien auf öffentlichen Toiletten oder bestimmte Lebensmittel. Neugier hat ein enormes therapeutisches Potenzial, vor allem, wenn Sie bisher der Meinung waren, dass sich an Ihren Ängsten nichts mehr ändern lasse. Sie wird Ihnen helfen, sich weniger auf das Negative zu fixieren und flexibler zu werden. Die damit verbundene Offenheit und die Bereitschaft, sich auf das Ungewisse einzulassen und auf das Neue und Unbekannte zuzugehen, wird Ihnen helfen, die Nuancen und Feinheiten Ihrer Ängste besser zu verstehen, was Heilung ebenso wie Wachstum fördern kann.

Die goldene Mitte

Wir gewöhnen uns an neue positive Erfahrungen. Eine ausgewogen zum Einsatz gebrachte Neugier lässt Langeweile, Apathie und Desinteresse gar nicht erst aufkommen. Sie hilft uns, neue Aspekte zu entdecken, die wir bisher vielleicht übersehen haben. Wenn es uns mithilfe unserer Neugier gelingt, unseren Ängsten nicht zu viel Raum zu geben, können wir selbst einen eintönigen Alltag in ein engagiertes, interessiertes und motiviertes Leben verwandeln. Neugier in Bezug auf uns selbst kann nur dann zu einer persönlichen Weiterentwicklung führen, wenn sie ausgewogen ist: Anstatt sich also ständig selbst zu analysieren, nur noch mit sich selbst beschäftigt oder um die eigene Sicherheit besorgt zu sein, sollten Sie Ihre Neugier so dosieren, dass Sie die Grenzen Ihres Wissens über sich selbst und die Welt, die Sie umgibt, kontinuierlich ausweiten.

- *Übermäßiger Einsatz der Stärke:* Sensationslust, Schnüffelei, Indiskretion
- *Mangelnder Einsatz der Stärke:* Langeweile, Desinteresse, Apathie

Zusammenspiel

Neugier ist eng mit anderen Stärken und Eigenschaften wie Kreativität, Ausdauer und Urteilsvermögen verbunden. Immer wenn Sie sich in komplexen Situationen wiederfinden, sollten Sie Ihre Neugier im Zusammenspiel mit anderen Stärken zum Zuge bringen, um einen ausgewogenen und dennoch optimalen Einsatz dieser Stärke zu erreichen. Manchmal brauchen Sie zusätzlich zu Ihrer Neugier Mut, um sich angemessen auszudrücken, vor allem, wenn Sie zwiespältige Gefühle haben (sowohl wütende als auch traurige) und Sie dafür keine konkrete Ursache ausmachen können. Es könnte sein, dass Ihre Unentschiedenheit mit dem Vermeiden von Ängsten zusammenhängt, weil Sie sich z. B. nicht trauen, eine Autoritätsperson zu kritisieren, die Sie unfair behandelt hat, oder von einem traumatischen Erlebnis emotional noch wie gelähmt sind. Die Neugier auf die Wurzeln Ihrer Verzweiflung ist ein wichtiger erster Schritt, um nach Möglichkeiten suchen zu können, die Verzweiflung zu überwinden.

Filme

- *October Sky* (1999): Seine vom Start des Sputniks inspirierte Neugier spornt Homer Hickam und seine Freunde dazu an, selbst eine Rakete zu bauen, mit der sie am Ende erfolgreich an einem landesweiten Wissenschaftswettbewerb teilnehmen können.
- *10 Items or Less – Du bist wen du triffst* (2006): Ein in die Jahre gekommener Schauspieler auf der Suche nach einer neuen Rolle geht in einer kleinen Industriestadt in einen Supermarkt, um Menschen im Alltag zu beobachten, und legt im Umgang mit einer großen Bandbreite von Menschen ein hohes Maß an Neugier an den Tag.
- *Indiana Jones: Jäger des verlorenen Schatzes* (1981): Ein archäologisches Abenteuer rund um einen mit Fallen gespickten Tempel in Peru und die darin enthaltenen Schätze. Neugier mit ihren verschiedensten Aspekten ist hier die treibende Kraft.

Seite 8/72

Meine Stärken aufbauen

Therapeutisch wirksames Handeln

- **Gehen Sie Ihre Ängste aktiv an:** Erstellen Sie eine Liste von Erfahrungen oder Dingen, die Ihnen Angst machen, die Ihnen unangenehm sind oder vor denen Sie zurückscheuen. Listen Sie Aktivitäten auf, die Sie fürchten und vermeiden, indem Sie sie entweder gar nicht tun (also z.B. einen Bogen um bestimmte Orte, Lebensmittel oder Menschen machen) oder etwas anderes tun (also einen Umweg machen, etwas anderes essen, sich von Menschen zurückziehen). Erweitern Sie Ihr Wissen darüber, wie man aktiv mit Ängsten umgehen und sie so erfolgreich bekämpfen kann. Lesen Sie entsprechende Fachbücher, schauen Sie sich zu dem Thema empfohlene Videos an und sprechen Sie mit jemandem, der Ihnen nützliche Tipps geben kann.
- **Bekämpfen Sie Langeweile, indem Sie etwas aus einer anderen Kultur kennenlernen:** Wenn Ihnen langweilig ist und sich ein Gefühl eintöniger Routine einstellt, probieren Sie etwas Neues aus. Versuchen Sie es mit einer Landesküche, die Sie noch nicht kennen, oder genießen Sie andere Aspekte einer Ihnen bisher fremden Kultur, am besten natürlich mit jemandem, der mit dieser Kultur vertraut ist. Teilen Sie Ihre Eindrücke persönlich oder über die sozialen Medien mit anderen.
- **Gehen Sie Ihre Angst vor der Ungewissheit an:** Am liebsten würden wir alle Ereignisse in unserem Leben verstehen, kontrollieren und vorhersehen. Weil dies jedoch so gut wie unmöglich ist, kann Angst die Folge sein. Anstatt diese Angst mit ungesunden Mitteln zu bekämpfen (indem Sie mit impulsiv erworbenen, ungenauen Informationen „die Lücken füllen"), setzen Sie Ihre Neugier ein, um sich auf die Ungewissheit einzulassen und für neue Informationen offener zu werden. Auf diese Weise werden Sie lernen, Ungewissheit zu tolerieren, sodass Sie besser in der Lage sein werden, Ihre Angst zu bewältigen. Anstatt nach Gewissheit zu suchen, seien Sie neugierig auf den Weg, der zu Gewissheit führen kann.
- **Überwinden Sie Ihre Voreingenommenheiten gegenüber Menschen, die anders sind als Sie:** Wir umgeben uns häufig mit Menschen, die so sind wie wir. Dies hilft uns zwar einerseits, weil wir uns mit ihnen identifizieren können, schadet uns aber auch andererseits, weil es unsere sozialen Erfahrungen einschränkt. Diese Einschränkung wiederum verstärkt oder zementiert unsere Vorurteile gegenüber anderen Menschen und Kulturen. Verabreden Sie sich deshalb mit einer Person aus einer anderen Kultur zum lockeren Gespräch und verbringen Sie mindestens einmal im Monat eine Stunde damit, etwas über diese Person und ihre Kultur hinzuzulernen. Seien Sie auch Ihrer eigenen Kultur gegenüber wissbegierig, unvoreingenommen und aufgeschlossen.
- **Entwickeln Sie Neugier auf die Natur:** Die Natur birgt ein enormes therapeutisches Potenzial. Widmen Sie eine Stunde, die Sie sonst mit Sorgen, Zweifeln und Grübeln über Ihre ungelösten Probleme verbracht hätten, dem Erkunden der Natur. Mindestens eine Stunde pro Woche sollten Sie ganz bewusst im Wald, in einem Park, an einem Fluss oder im eigenen Garten verbringen und den steten Wandel der Natur beobachten. Schreiben, zeichnen oder malen Sie, um Ihre Eindrücke und Gefühle festzuhalten.

Beispiele (TED-Talks)

Suchen Sie auf https://www.ted.com/talks nach den folgenden Vorträgen der unten genannten Personen, die ihre Stärke der Neugier besonders gut ausleben oder sich mit Neugier beschäftigen:
- Kary Mullis: *Play! Experiment! Discover!*
- Brian Cox: *Why we need the explorers*
- Taylor Wilson: *Yup, I built a nuclear fusion reactor*
- Jack Andraka: *A promising test for pancreatic cancer ... from a teenager*

Seite 9/72

Meine Stärken aufbauen

Bücher

Goldin, I. & Kutarna, C. (2016). *Age of Discovery: Navigating the Risks and Rewards of Our New Renaissance.* Bloomsbury, UK: St Martin's Press. (Deutsche Übersetzung 2016: *Die zweite Renaissance. Warum die Menschheit vor dem Wendepunkt steht.* München: FinanzBuch Verlag.)

Gruwell, E. (1999). *The Freedom Writers Diary: How a Teacher and 150 Teens Used Writing to Change Themselves and the World around Them.* New York: Doubleday. (Deutsche Übersetzung 2007: *Freedom Writers. Wie eine junge Lehrerin und 150 gefährdete Jugendliche sich und ihre Umwelt durch Schreiben verändert haben.* Berlin: Autorenhaus. [nur noch antiquarisch erhältlich])

Grazer, B. & Fishman, C. (2015). *A Curious Mind: The Secret to a Bigger Life.* Toronto: Simon & Schuster.

Kashdan, T. (2009). *Curious.* New York: William Morrow.

Leslie, I. (2014). *Curious: The Desire to Know and Why Your Future Depends on It.* New York: Basic Books.

Weblinks

- Online-Artikel: *5 Benefits of Curiosity. Discover how cultivating an inquiring mind can help you lead a happier, healthier life:* https://experiencelife.com/article/the-power-of-curiosity/
- Online-Artikel: *What Is Creative Thinking and Why Is It Important?:* https://www.lifehack.org/788835/creative-thinking
- Online-Artikel: *Curiosity prepares the brain for better learning:* http://www.scientificamerican.com/article/curiosity-prepares-the-brain-for-better-learning/

3. Urteilsvermögen

Beschreibung

Urteilsvermögen bezeichnet die Fähigkeit, Dinge zu durchdenken und von allen Seiten zu betrachten. Im therapeutischen Kontext meint Urteilsvermögen auch die Bereitschaft, sich mit Hinweisen oder Fakten auseinanderzusetzen, die unsere Glaubenssätze oder Selbstvorstellungen infrage stellen. Psychotherapie ist ein zwischenmenschlicher Prozess, in dem die eigenen Überzeugungen gezielt hinterfragt werden, vor allem solche, die Symptome und Stress aufrechterhalten. Urteilsvermögen lässt sich insbesondere in komplexen zwischenmenschlichen Situationen einsetzen und kann Sie dazu animieren, sich die Dinge aus verschiedenen, bisher möglicherweise noch nicht beachteten Blickwinkeln anzuschauen, die eventuell zur Lösung eines Problems führen könnten. Der Einsatz dieser Stärke ermöglicht es Ihnen, „realitätsorientiert“ zu bleiben, also unvoreingenommen zu sein und Probleme objektiv zu betrachten. Sie werden dadurch besser in der Lage sein, dem weitverbreiteten „Ich-Bias“ entgegenzuwirken, der viele Menschen davon abhält, andere Sichtweisen als die eigene zu erwägen.

Die goldene Mitte

Zum Urteilsvermögen gehört kritisches Hinterfragen und sorgfältiges Prüfen von Informationen. Sowohl beim Lösen alltäglicher Probleme als auch beim Angehen großer Herausforderungen kann ein fehlendes Urteilsvermögen Sie davon abhalten, das eigene Verhalten selbstkritisch zu reflektieren, was wiederum die Neigung

Seite 10/72

Meine Stärken aufbauen

verstärkt, Ihre Lage in Schwarz-Weiß zu sehen. Andere empfinden Sie dann wahrscheinlich als rigide, Ihre Haltung wird „stur" genannt, und diese Sturheit kann symptomatisches Leid verschlimmern. Haben Sie bereits Symptome von Depression und Angst und müssen sich mit Widrigkeiten, Rück- oder Fehlschlägen auseinandersetzen, ist es umso wahrscheinlicher, dass Sie die Schwierigkeiten Ihren eigenen Unzulänglichkeiten zuschreiben. Zu dieser Sichtweise gehört auch die Annahme, dass die Schwierigkeiten ewig andauern und sich nachteilig auf alle Aspekte Ihres Lebens auswirken werden.

Umgekehrt kann ein übermäßiger Einsatz dieser Stärke Sie allzu analytisch, zynisch oder skeptisch werden lassen, sodass sie nicht in der Lage sind, Menschen oder Vorgängen zu trauen. Ein ausgewogener Einsatz von Urteilsvermögen erfordert es, dass Sie kritisch hinterfragen, dabei aber emotionale Aspekte der Situation, die sich vielleicht durch Fakten allein nicht erklären lassen, nicht außer Acht lassen. (Dies könnte z.B. nach dem Ende einer Beziehung der Fall sein, wenn Sie in rationaler Hinsicht wissen, dass es so besser für Sie ist, sich aber trotzdem traurig und elend fühlen. Es ist wichtig, den Verlust zu betrauern, ohne sich davon völlig einnehmen zu lassen.)

- *Übermäßiger Einsatz der Stärke:* Zynismus, Skeptizismus
- *Mangelnder Einsatz der Stärke:* Dogmatismus, Unreflektiertheit, Rigidität, Hang zu Vereinfachungen

Zusammenspiel

Urteilsvermögen entfaltet im Zusammenspiel mit einer Reihe anderer Stärken wertvolle Synergien. Wer z.B. kritisches Denken auf offene und engagierte Weise praktiziert, ist auch aufgeschlossen für alternative Erklärungen und innovative Lösungen – Merkmale für Kreativität und Neugier. Zum Urteilsvermögen gehört es auch, verschiedenen Sichtweisen gegenüber aufgeschlossen zu sein und Weisheit zu nutzen. Darüber hinaus stärkt eine – mit Urteilsvermögen zusammenhängende – kritische Würdigung von Sachverhalten sowohl die Fairness als auch die Authentizität.

Filme

- *The Help* (2011): Eugenia Skeeter, eine aufgeschlossene weiße Autorin, beschreibt aus der Sicht einer schwarzen Haushaltshilfe das Leben in der sozial gespaltenen und zutiefst rassistischen Gesellschaft der US-amerikanischen Südstaaten.
- *Matrix* (1999): Der junge Hacker Neo beweist seine Urteilsvermögen, indem er die Realität immer wieder hinterfragt.
- *The Social Network* (2010): Der Film erzählt, wie Mark Zuckerberg Facebook gründete. Eine Szene in einem Collegekurs stellt das mangelnde Urteilsvermögen des Professors dar, während Zuckerberg trotz sozialer Defizite seine Stärken des flexiblen und kritischen Denkens zum Tragen bringt.
- *Apocalypse Now* (1979): In seiner Verfilmung von Joseph Conrads Erzählung *Herz der Finsternis* hinterfragt der berühmte Regisseur Francis Ford Coppola kritisch den Vietnamkrieg.
- *Water – Der Fluss des Lebens* (2005): Dieser Film zeigt das Leben von drei Witwen, die eine außergewöhnliche Urteilsfähigkeit beweisen und für neue Erfahrungen im Kampf gegen Ungerechtigkeit und negative gesellschaftliche Traditionen offen sind.

Seite 11/72

Meine Stärken aufbauen

Therapeutisch wirksames Handeln

- **Reflektieren Sie, wo Ihre Probleme liegen:** Beobachten Sie sich selbst und halten Sie mindestens drei ungesunde Gedanken und Überzeugungen, die Sie traurig, ängstlich oder unsicher machen, schriftlich fest (z. B.: „Meine Frau hinterlässt ständig und überall schreckliche Unordnung und das regt mich auf! Ich sage nie etwas, aber ich habe das Gefühl, dass sie damit ihre Verachtung für mich zum Ausdruck bringt. Warum muss das immer mir passieren?“). Denken Sie darüber nach und schreiben Sie eine alternative Erklärungsmöglichkeit für diese Probleme auf, die von Ihrem Urteilsvermögen geprägt sein sollte.
- **Reflektieren Sie über Entscheidungen, die „nach hinten losgegangen“ sind:** Erinnern Sie sich an drei Entscheidungen, die nicht zum erwünschten Ergebnis geführt haben, und schreiben Sie Ihre Gedanken dazu auf. Sprechen Sie mit einer Vertrauensperson darüber und bitten Sie diese um eine kritische Einschätzung Ihrer Entscheidungen. Nehmen Sie sich fest vor, in Ruhe zuzuhören, ohne wütend zu werden oder in Abwehrhaltung zu gehen.
- **Spielen Sie Advocatus Diaboli:** Wählen Sie ein Thema, zu dem Sie eine starke Meinung haben. Denken Sie dann an ein Argument der Gegenseite und lassen Sie es möglichst sachlich und unvoreingenommen auf sich wirken. Gehen Sie seriösen Quellen nach, die diese gegensätzliche Meinung unterstützen. Es könnte sich Ihnen eine neue Sichtweise eröffnen, die Sie bisher vielleicht noch gar nicht beachtet haben.
- **Werden Sie zum Mentor für jemanden mit einem anderen ethnischen oder religiösen Hintergrund:** Überlegen Sie, welche Fähigkeiten oder Kenntnisse Sie jemandem, der aus benachteiligten Verhältnissen kommt und einen anderen ethnischen oder religiösen Hintergrund hat als Sie selbst, zur Verfügung stellen könnten. Gehen Sie diese Aufgabe mit der Erwartung an, von Ihrem Gegenüber genauso viel lernen zu wollen und zu können wie er von Ihnen.
- **Bewerten Sie Ursachen von Fehlschlägen neu:** Listen Sie die Ursachen von drei Fehlschlägen, Misserfolgen oder Enttäuschungen in Ihrem Leben auf. Betrachten Sie die Situationen nochmals unter dem Aspekt des Urteilsvermögens. Sind Muster zu erkennen? Fühlen Sie sich z. B. immer schlecht, ängstlich oder machtlos, wenn Sie mit einer bestimmten Person sprechen? Oder gibt es eine bestimmte Ursache, die Sie immer wieder anführen? (z. B.: „Irgendetwas Wichtiges vergesse ich immer vor diesem Treffen.“).

Beispiele (TED-Talks)

Suchen Sie auf https://www.ted.com/talks nach den folgenden Vorträgen der unten genannten Personen, die ihre Stärke des Urteilsvermögens besonders gut ausleben oder sich mit Urteilsvermögen beschäftigen:

- Alia Crum: *Change Your mindset, Change the game, TEDxTraverseCity*
- Adam Savage: *How simple ideas lead to scientific discoveries*
- Adam Grant: *The surprising habits of original thinkers*
- Vernā Myers: *How to overcome our biases? Walk boldly toward them*
- Dalia Mogahed: *What do you think when you look at me?*

Bücher

Costa, A. (1985). *Developing Minds: A Resource Book for Teaching Thinking*. Alexandria, VA: Association for Supervision and Curriculum Development.

Hare, W. (1985). *In Defence of Open-Mindedness*. Kingston, UK: McGill-Queen's University Press.

Markova, D. (1996). *The Open Mind: Exploring the 6 Patterns of Natural Intelligence*. Berkeley, CA: Conari Press.

Seite 12/72

Meine Stärken aufbauen

Weblinks

- Videoclip (YouTube): Ein Blick auf einige der Prinzipien des kritischen Denkens: *Critical Thinking:* https://www.youtube.com/watch?v=6OLPL5p0fMg
- Videoclip (YouTube): *Top 5 Mind Opening and Quality Movies:* https://youtu.be/gsjEX91vAgY
- Informationen zur Stärke *Urteilsvermögen:* Vorteile, Funktion als „korrigierende Tugend", Übungen zur Stärkung des Urteilsvermögens: https://www.authentichappiness.sas.upenn.edu/newsletters/authentichappinesscoaching/open-mindedness

4. Liebe zum Lernen

Beschreibung

Die Liebe zum Lernen zeigt sich im begeisterten Studium und Erwerb neuer Fertigkeiten, Themen und Wissensbereiche. Ist dies eine Ihrer Topstärken, haben Sie aller Wahrscheinlichkeit nach großen Spaß am Lernen und im Laufe der Zeit in Ihren Interessensgebieten einen echten Schatz an Wissen aufgebaut. Sie brauchen nicht zum Lernen ermahnt zu werden, sondern sind von innen heraus motiviert, Informationen zu sammeln und Ihre Kenntnisse zu bestimmten Themen – ob Kino oder Kochen, Mediengestaltung oder Museen, Lagos oder Literatur – ständig zu erweitern. Sie schaffen sich Orte des Lernens oder fühlen sich zu solchen hingezogen – sei es eine Schule, ein Literaturclub, eine Diskussionsrunde, ein Vortrag, ein Workshop oder gleich ein ganzer Kurs. Hindernisse, Rückschläge und Schwierigkeiten können Ihren Drang zu lernen nicht dämpfen.

Die goldene Mitte

Widerstand gegen das Lernen und den Erwerb neuen Wissens erschwert das eigene Wachstum und ist häufig ein Anzeichen für eine unterschwellige Depression. Tiefgehende Lernbereitschaft bringt sicherlich große Vorteile. Zu bedenken ist dennoch, dass es sich beim Wissen um eine sehr konkrete Ressource handelt; die Kenntnis von Statistiken, Fakten, historischen Jahreszahlen, wissenschaftlichen Resultaten und konkreten Forschungsergebnissen kann ein Gefühl allzu großer Sicherheit und in einigen Fällen auch eine gewisse Arroganz erzeugen. Diese kann leicht dazu führen, dass eine Unterscheidung zwischen Wissenden (oder „Besserwissern") und denjenigen, die weniger gut informiert sind, vorgenommen wird. Gerade in unserer an Daten, Fakten und Informationen reichen Welt ist es wichtig, dass man keine Hierarchie des Wissens und des Lernens schafft und diejenigen, die nicht das gleiche Quantum an Wissen besitzen, nicht herablassend behandelt. Noch wichtiger ist es, seine Gefühle nicht zu ignorieren. Zugang zu den eigenen Sorgen, Ängsten und Zweifeln zu haben ist dafür wesentlich, da diese Gefühle erst den nötigen Kontext für all die Rationalität und das erlernte Wissen bieten, der es überhaupt erst möglich macht, Situationen ganzheitlich zu begreifen und Probleme optimal zu lösen.

- *Übermäßiger Einsatz der Stärke:* Besserwisserei
- *Mangelnder Einsatz der Stärke:* Selbstgefälligkeit, Spießigkeit

Zusammenspiel

Die Liebe zum Lernen geht mit den anderen Stärken aus dem Cluster „Weisheit und Wissen" einher. Oft ist sie z. B. von Neugier und Ausdauer begleitet. Ohne Ausdauer ist es schwierig, ein tieferes Verständnis für irgendein Thema zu erlangen. Ähnlich stärkt die Liebe zum Lernen Weitsicht und kritisches Denken (Urteilsvermögen).

Seite 13/72

Meine Stärken aufbauen

Filme

- *Die Entdeckung der Unendlichkeit* (2014): Eine außergewöhnliche Geschichte über eines der größten Genies der Weltgeschichte, den berühmten Astrophysiker Stephen Hawking, dessen Liebe zum Lernen trotz außergewöhnlicher Schwierigkeiten stets die Oberhand in seinem Leben behielt.
- *Akeelah ist die Größte* (2006): Die Leidenschaft einer amerikanischen Jugendlichen für das Lernen entfaltet sich, als sie – erst zögerlich – am nationalen Schülerwettbewerb im Buchstabieren teilnimmt und diesen am Ende sogar gewinnt.
- *A Beautiful Mind – Genie und Wahnsinn* (2001): Der Film erzählt die Geschichte des Nobelpreisträgers John Nash und seiner Leidenschaft für Forschung und Wissen trotz schwerwiegender psychischer Probleme.

Therapeutisch wirksames Handeln

- **Nutzen Sie Ihre Zeit, um mehr über die adaptive Bewältigung von Problemen zu lernen:** Wir verbringen oft viel Zeit damit, über unsere Probleme nachzugrübeln, und sehr viel weniger Zeit, darüber nachzudenken, wie wir sie adaptiv bewältigen könnten. Beobachten Sie sich selbst und versuchen Sie einzuschätzen, wie viel Zeit Sie mit Gedanken an Ihre Probleme verbringen. Widmen Sie diese Zeit um und verwenden Sie sie daraufhin dafür, zu lernen, wie andere Menschen ähnliche Probleme erfolgreich überwunden haben.
- **Teilen Sie Ihr Wissen:** Überlegen Sie, zu welchen Themen Sie Ihr Wissen mit anderen teilen können, und tun Sie dies auf bescheidene, unaufgeregte Weise. Halten Sie anschließend inne. Wahrscheinlich werden Sie Befriedigung empfinden und Ihr Gefühl der Selbstwirksamkeit wird gestiegen sein.
- **Verfolgen Sie eine längerfristig angelegte Sache:** Suchen Sie sich ein lokal oder global stattfindendes, längerfristig angelegtes Projekt oder Unterfangen heraus, mit dem Sie sich persönlich identifizieren können oder für das Sie sich besonders interessieren. Verfolgen Sie die Entwicklung und die Fortschritte dieses Unterfangens. Erstellen Sie eine Liste all der Dinge, die Sie nicht darüber wissen, und recherchieren Sie nach seriösen Quellen, um Ihre Wissenslücken zu schließen.
- **Lernen Sie durch Muße:** Reisen Sie an neue Orte und verbinden Sie Freizeit mit Bildung. Schließen Sie sich am Ferienort einer Führung an, belegen Sie einen Kochkurs oder besuchen Sie ein örtliches Museum, um mehr über die lokale Kultur und Geschichte zu erfahren.
- **Lernen Sie gemeinsam:** Erschließen Sie sich gemeinsam mit einer befreundeten Person, die ähnliche Interessensgebiete hat, neue Wissensgebiete. Teilen Sie sich die Recherche auf und besprechen Sie die Ergebnisse bei einem Treffen, z.B. in einem Café. Gemeinsames Lernen ist aber auch mit Ihrem Partner, Ihren Eltern, Kindern oder anderen Mitgliedern der erweiterten Familie möglich. Es wird Ihre Beziehungen stärken und Sie werden auf positive anstatt auf potenziell negative Weise Zeit miteinander verbringen.

Beispiele (TED-Talks)

Suchen Sie auf https://www.ted.com/talks nach den folgenden Vorträgen der unten genannten Personen, die ihre Liebe zum Lernen besonders gut ausleben oder sich mit der Liebe zum Lernen beschäftigen:

- Salman Khan: *Let us Use Video to Reinvent Education*
- Bunker Roy: *Learning from a barefoot movement*
- Ramsey Musallam: *3 rules to spark learning*

Seite 14/72

Meine Stärken aufbauen

Bücher

Yousafzai, M. & Lamb, C. (2013). *I Am Malala: The Girl Who Stood Up for Education and Was Shot by the Taliban.* London: Hachette. (Deutsche Übersetzung 2014: *Ich bin Malala. Das Mädchen, das die Taliban erschießen wollten, weil es für das Recht auf Bildung kämpft.* München: Knaur.)

Watson, J.C. & Watson, J.C. (2011). *Critical Thinking: An Introduction to Reasoning Well.* London: Continuum.

Markova, D. (1996). *The Open Mind: Exploring the 6 Patterns of Natural Intelligence.* Berkeley, CA: Conari Press.

Weblinks

- Coursera bietet kostenlose Online-Kurse an: https://www.coursera.org/
- Kostenfreies Bildungsangebot des Massachusetts Institute of Technology: http://ocw.mit.edu/index.htm
- Kostenlose Online-Kurse der Yale University: http://oyc.yale.edu/

5. Weitsicht (Weisheit)

Beschreibung

Weitsicht (häufig auch Weisheit genannt) unterscheidet sich von Intelligenz, denn sie birgt eine höhere Ebene des Wissens und des Urteilsvermögens in sich. Diese Charakterstärke ermöglicht es Ihnen, andere klug zu beraten. Viele unserer psychischen Probleme sind durch bestimmte Annahmen gekennzeichnet. Ein Beispiel: Wir glauben, dass wir zu vielem in der Lage sind, besonders, wenn für diese Dinge eine Interaktion mit anderen erforderlich ist. Wenn die anderen jedoch unsere Erwartungen nicht erfüllen und nicht das tun (oder nicht tun können), was wir uns von ihnen wünschen, sind wir enttäuscht und manchmal sogar deprimiert (z.B.: „Ich hatte gehofft, meine Familie würde verstehen, warum ich diese schwierige Entscheidung treffe ...“). In therapeutischer Hinsicht hilft Ihnen Weitsicht, zu bewerten, was Sie tun können und was nicht – und was Sie realistischerweise erwarten können und was nicht.

Wir reagieren verunsichert, wenn wir nicht in der Lage sind, einander widersprechende Informationen zu erkennen oder zwei miteinander konkurrierende positive Ziele miteinander in Einklang zu bringen (z.B.: „Sollte ich länger arbeiten, um mehr Geld zu verdienen, damit wir irgendwann alle zusammen in den Urlaub fahren können, oder soll ich die Zeit lieber für ein Gesellschaftsspiel mit der Familie nutzen, damit wir jetzt etwas zusammen machen können?“). Die Stärke der Weitsicht wird Ihnen helfen, zugunsten des übergeordneten Wohls eine Option auszuwählen – sei es aus Gründen der Selbstfürsorge oder Fürsorge Ihren Mitmenschen gegenüber. Sie erlaubt uns auch, wichtige und schwierige Fragen über Moral und den Sinn des Lebens zu beantworten. Weise Menschen sind sich der Muster, die sich durch ihr Leben ziehen und Sinn ergeben, bewusst sowie auch ihrer eigenen Stärken und Schwächen und der Notwendigkeit, einen Beitrag für die Gesellschaft zu leisten.

Die goldene Mitte

Weisheit steht per Definition für die goldene Mitte. Gehört sie zu Ihren Topstärken, dann wissen Sie, wie Sie eine Balance zwischen Arbeit und Privatleben halten können. Sie sind gut darin, realistische Erwartungen aufzustellen sowie Positives von Negativem zu trennen und beides angemessen gegeneinander abzuwägen. Gleiches gilt für die Betrachtung und Bewertung persönlicher Faktoren („Immer muss ich mich blamieren.“)

Seite 15/72

Meine Stärken aufbauen

vs. situativer Faktoren („Mein Vortrag gestern lief nicht so gut, weil wichtige Daten einfach noch nicht verfügbar waren."). Zu einem ausgewogenen Einsatz von Weisheit gehört auch die Fähigkeit, sowohl den Wald als auch die Bäume zu sehen. Es geht nicht zuletzt um das Ertragen kurzfristiger Unannehmlichkeiten (z.B. sich einer angstbesetzten Situation aussetzen) zugunsten langfristiger Ziele (z.B. die eigenen Ängste loszuwerden). Bedenken Sie aber auch, dass nicht alle Aspekte Ihres Lebens der Weitsicht bedürfen: Jede banale Situation durch die Brille der Weisheit zu betrachten kann Ihre Entscheidungen esoterisch oder pedantisch erscheinen lassen.

- *Übermäßiger Einsatz der Stärke:* elitäres Denken, Esoterik, Pedanterie
- *Mangelnder Einsatz der Stärke:* Oberflächlichkeit

Zusammenspiel

In vielerlei Hinsicht umfasst Weitsicht die bisher besprochenen Stärken, also Neugier, Kreativität, Urteilsvermögen und die Liebe zum Lernen. Hinzu kommt ein Verständnis dafür, welche weiteren Stärken (z.B. Freundlichkeit und Fairness) am besten zu Ihrem Wohlbefinden mit beitragen können.

Filme

- *Hugo Cabret* (2011): Ein im Bahnhof Montparnasse in Paris lebender 12-jähriger Junge zeigt Weisheit in Bezug auf das, was im Leben wirklich zählt. Der Film illustriert außerdem hervorragend Resilienz und soziale Intelligenz.
- *Peaceful Warrior* (2006): Sokrates, gespielt von Nick Nolte, lehrt Dan, einen ehrgeizigen Jugendlichen, die Stärken der Weisheit und Bescheidenheit.
- *American Beauty* (1999): Lester Burnham, ein mit seinem Leben extrem unzufriedener Geschäftsmann in der Midlife-Crisis, durchläuft eine rasche Verwandlung und erkennt, was in seinem Leben wirklich wichtig ist.

Therapeutisch wirksames Handeln

- **Setzen Sie sich Ziele für Dinge, die Sie frustrieren:** Setzen Sie sich fünf kleine Ziele, mit denen Sie alltägliche Stressfaktoren angehen können (z.B. Gereiztheit, weil Ihr Partner das Geschirr vom Esstisch nicht zurück in die Küche gebracht hat, oder Frustration, weil Sie ein wichtiges Passwort vergessen haben). Unterteilen Sie die Ziele in kleine, machbare Schritte, erledigen Sie diese pünktlich und prüfen Sie Ihren Fortschritt von Woche zu Woche.
- **Suchen Sie sich ein Vorbild für das Lösen von Problemen:** Suchen Sie sich eine Person als Vorbild, die in Ihren Augen Weisheit verkörpert, und überlegen Sie, wie Sie in ihre Fußstapfen treten können. Wählen Sie dabei jemanden, der mit ähnlichen Schwierigkeiten zu kämpfen hatte wie Sie und mit dem Sie sich identifizieren können. Ist es eine lebende Person, die Sie persönlich kennen, sprechen Sie mit ihr über diese Stärke.
- **Erweitern Sie Ihr Blickfeld und beobachten Sie vorübergehende Stressfaktoren:** Machen Sie eine wöchentliche Übung daraus, Ihre generelle Sichtweise auf das Leben in ein bis zwei Sätzen zu schildern. Beobachten Sie, ob vorübergehende Stressfaktoren Ihre Gesamtsicht beeinflussen. Wenn Sie dies feststellen können, überlegen Sie sich verschiedene Möglichkeiten, wie Sie Ihre Sichtweise den täglichen Aufs und Abs zum Trotz beibehalten können.

Seite 16/72

Meine Stärken aufbauen

- **Verbringen Sie die Zeit, die Sie sonst mit dem Analysieren Ihrer Probleme verbringen würden, mit ehrenamtlicher Arbeit:** Suchen Sie sich Projekte, die etwas in der Welt bewirken. Widmen Sie Ihre Zeit und Ressourcen vermehrt diesen Projekten. Es wird Sie auf positive Weise davon ablenken, an Ihre Probleme zu denken, von denen einige neuer Sichtweisen bedürfen. Wenn Sie nicht in der Lage sind, ein Problem sofort zu lösen, erlaubt Ihnen die positive Ablenkung, es unter neuen Gesichtspunkten zu betrachten.
- **Verbinden Sie Ihre Überzeugungen mit Emotionen:** Lesen Sie Bücher oder schauen Sie Filme, in denen Menschen über ihre persönlichen Erfahrungen mit einem Thema, das Ihnen wichtig ist, berichten. Verbinden Sie dieses Thema so mit einem menschlichen Gesicht. Denken Sie an dieses, wenn Sie das Gefühl haben, dass Sie Ihre Meinung zu dem Thema allzu hitzig vertreten.

Beispiele (TED-Talks)

Suchen Sie auf https://www.ted.com/talks nach den folgenden Vorträgen der unten genannten Personen, die ihre Stärke der Weitsicht (Weisheit) besonders gut ausleben oder sich mit Weitsicht und Weisheit beschäftigen:

- Barry Schwartz: *Using our practical wisdom*
- Joshua Prager: *Wisdom from great writers on every year of life*
- Rory Sutherland: *Perspective is everything*

Bücher

Frankl, V. (2006). *Man's Search for Meaning.* Boston, MA: Beacon Press. (ursprünglich 1946 auf Deutsch erschienen, derzeit erhältliche Ausgabe 2018: *... trotzdem Ja zum Leben sagen: Ein Psychologe erlebt das Konzentrationslager.* München: Penguin.)

Hall, Stephen, (2010). *Wisdom: From Philosophy to Neuroscience*. New York: Random House.

Sternberg, R.J. (Ed.). (1990). *Wisdom: Its Nature, Origins, and Development*. Cambridge: Cambridge University Press.

Vaillant, G.E. (2003). *Aging Well: Surprising Guideposts to a Happier Life from the Landmark Study of Adult Development.* New York: Little Brown.

Weblinks

- Informationen über die Arbeit von Thomas D. Gilovich, der an der Cornell University zu menschlicher Urteilsfindung und Entscheidungen forscht: https://psychology.cornell.edu/thomas-d-gilovich
- Barry Schwarz beschäftigt sich mit praktischer Weisheit. Er erörtert die Nachteile der unendlichen Wahlmöglichkeiten, die seiner Meinung nach die Gesellschaft und die menschliche Psyche erschöpfen: https://www.ted.com/speakers/barry_schwartz

Seite 17/72

Meine Stärken aufbauen

Tugend: Mut

Emotionale Stärken, die uns helfen, Willenskraft zu zeigen, um Ziele zu erreichen

6. Tapferkeit

Beschreibung

Tapferkeit (Mut) ist die Fähigkeit, trotz bedeutsamer Risiken oder Gefahren aktiv zu werden, um anderen zu helfen. Wenn Sie unter psychischen Belastungen leiden und zusätzlich noch gegen (reale oder gefühlte) Probleme, Bedrohungen oder Widrigkeiten ankämpfen müssen, kann dies leicht das Leid „verdoppeln". Manchmal können schwerwiegende Probleme, Bedrohungen oder Widrigkeiten aber auch die Auslöser für psychische Probleme darstellen. Ist Tapferkeit eine Ihrer Topstärken, kann sie Ihnen helfen, mit Schwierigkeiten auf eine angemessene Weise umzugehen. Sie sorgt dafür, dass Sie vor Schwierigkeiten nicht davonlaufen oder einknicken, und normalerweise sind sie sich dabei der Risiken ihres Handelns durchaus bewusst. Falls Tapferkeit eine Ihrer Signaturstärken ist, messen Sie ihr großen Wert bei. Wenn Sie sich gestresst, traurig, verängstigt, wütend oder überfordert fühlen, wird sie Sie dazu motivieren, in Aktion zu treten. Tapfere Menschen scheuen vor Bedrohungen, Schwierigkeiten oder Unannehmlichkeiten nicht zurück. Sie werden freiwillig aktiv, in voller Kenntnis potenzieller Widrigkeiten. Tapferen Menschen sind höhere Ziele und moralische Werte besonders wichtig, ungeachtet möglicher Konsequenzen.

Die goldene Mitte

Um Probleme tapfer angehen zu können, ist es wichtig, dass Sie sich nicht von außen dazu genötigt oder nur äußerlich motiviert fühlen. Tapferes Handeln – egal welcher Art – sollte stets auf Ihren eigenen Werten basieren. (Wenn Sie z.B. ein Familienmitglied zur Rede stellen, das ein anderes Familienmitglied emotional oder körperlich misshandelt hat, oder wenn Sie einer besonders verletzlichen oder unterdrückten Person beistehen und Ihre Meinung sagen, wird Ihr Handeln nur dann authentisch sein, wenn es von Ihrer zutiefst empfundenen Überzeugung von dessen Richtigkeit geleitet wird.) Ein ausgewogener Einsatz von Tapferkeit erfordert das Vorhandensein einer echten Bedrohung oder Gefahr, die durch Ihr Eingreifen abgewendet werden kann. Er erfordert aber auch, dass Sie sich der Folgen Ihres Handelns oder Nichthandelns bewusst sind (z.B. sollten Sie immer dafür sorgen, dass Ihr Einsatz Sie selbst und andere nicht gefährdet). Bedenken Sie, dass es zu Gefühlen der Hilflosigkeit kommen kann, wenn Tapferkeit nicht eingesetzt wird. Sowohl zu viel Tapferkeit (Waghalsigkeit, Leichtsinn, bloße Vergeltungsaktionen) als auch zu wenig davon (Hilflosigkeit, Passivität, Demotivation) kann also für Sie selbst wie auch für andere problematisch sein.

- *Übermäßiger Einsatz der Stärke:* Risikoverhalten, Leichtsinn
- *Mangelnder Einsatz der Stärke:* lähmende Angst, Feigheit

Zusammenspiel

Tapferkeit kann mit zahlreichen anderen Stärken zusammenwirken. Sie kann den *Einsatz* von Stärken wie Fairness, Authentizität oder Weitsicht, aber auch den *Nichteinsatz* von Stärken wie Weitsicht, Vorsicht, Selbstregulation oder Vergebungsbereitschaft überhaupt erst ermöglichen. Tapferkeit geht gut mit Stärken wie Tatendrang, soziale und personale Intelligenz, Ausdauer und Selbstregulation einher. Dabei kann es z.B. darum gehen, trotz unangenehmer Emotionen und Erinnerungen der Angst ins Auge zu schauen, Situatio-

Seite 18/72

Meine Stärken aufbauen

nen auf ganz neue Weise einzuschätzen (Urteilsvermögen), den Teufelskreis der Negativität zu durchbrechen oder spontanen Impulsen zu widerstehen (Selbstregulation) oder sich eindeutig zum Verfolgen eines Ziels zu bekennen (Ausdauer).

Filme

- *Milk* (2008): Der Film erzählt das Leben von Harvey Milk, der als erster Homosexueller in ein öffentliches Amt in Kalifornien gewählt wurde.
- *Drachenläufer* (2007): Eine bewegende Geschichte von zwei Freunden, Amir und Hassan, deren Freundschaft im Kabul vor der sowjetischen Invasion Mitte der 1970er Jahre ihren Anfang nahm. Der Film zeigt, wie Amir mit großer Tapferkeit Jahre später Hassans Sohn aus dem kriegsgeschüttelten und von den Taliban beherrschten Afghanistan rettet.
- *Schindlers Liste* (1993): Der deutsche Geschäftsmann Oskar Schindler rettet während des Zweiten Weltkrieges über eintausend Juden das Leben.
- *The Help (2011):* Die mutige weiße Autorin Eugenia „Skeeter" Phelan hat sich zum Ziel gesetzt, die Lebensbedingungen schwarzer Haushaltshilfen in einer von starken sozialen Unterschieden geprägten und offen rassistischen Gesellschaft öffentlich zu machen.

Therapeutisch wirksames Handeln

- **Klären Sie zwischenmenschliche Spannungen in mutigen Zweiergesprächen:** Schreiben Sie über drei zwischenmenschliche Situationen, die Ihnen immer wieder Stress bereiten, Ihnen Angst machen oder in denen Sie sich gehemmt fühlen, vorzugsweise mit Autoritätspersonen, mit denen Sie regelmäßig interagieren. Überlegen Sie, wie ein ausgewogener Einsatz von Tapferkeit Ihre Belastung mindern könnte (z. B.: „Ich werde nach der Vorlesung mit meinem Professor allein sprechen und meine Belange mutig zur Sprache bringen.").
- **Nehmen Sie auch negative Erfahrungen tapfer an:** Erstellen Sie eine Liste von Gefühlen, vor denen Sie oft weglaufen. Fassen Sie sie in Aussagen wie: „Ich werde mich total blamieren. Ich habe solche Angst davor, abgelehnt zu werden oder allein zu sein. Ich kann nichts machen, um ihn davon abzubringen, sich so zu verhalten, also gehe ich lieber ganz." Überlegen Sie, welchen Preis Sie dafür bezahlen, sich mit solchen Gefühlen nicht auseinanderzusetzen. Anschließend setzen Sie ganz bewusst Ihre Tapferkeit ein und stellen sich das ganze Spektrum Ihrer Gefühle vor, und zwar das schlimmste ebenso wie das beste Szenario, das eintreten würde, wenn Sie sich dem Konflikt stellen und etwas unternehmen würden. Tapferkeit kann Ihnen helfen, die volle Bandbreite Ihrer Emotionen anzunehmen, besonders in schwierigen Situationen.
- **Sprechen Sie die befreiende Wahrheit aus:** Möglicherweise gibt es in Ihrem Leben einen wichtigen Aspekt, über den Sie aus Angst vor Zurückweisung bisher geschwiegen haben, der also Ihre Beziehungen negativ beeinflussen könnte. Setzen Sie bewusst Ihre Tapferkeit ein, um diese Wahrheit über sich selbst gegenüber Ihnen nahestehenden Menschen auszusprechen (z. B.: „Ich habe wirklich Angst, meinen Eltern zu sagen, dass ich homosexuell bin. Es ist ein ganz wichtiger Teil von mir, aber ich weiß nicht, wie sie es aufnehmen werden. Andererseits, wenn ich es ihnen nicht erzähle, werde ich mich im Kreis meiner Familie nie authentisch geben können.").
- **Stellen Sie schwierige Fragen oder hinterfragen Sie den Status quo:** In Gruppensituationen, wie bei der Arbeit, in der Familie oder im Freundeskreis, können Sie Ihre Tapferkeit einsetzen, um schwierige Themen anzusprechen oder den Status quo zu hinterfragen. Dazu könnte z. B. die Frage gehören, warum nicht mehr zeitgemäße Konventionen oder Gepflogenheiten bestimmte Menschen oder Gruppen benachteiligen, sodass sie keine Führungsrolle übernehmen können. Bringen Sie gleich auch mutige, aber realistische Lösungen ins Spiel.

Seite 19/72

Meine Stärken aufbauen

- **Setzen Sie sich für jemanden oder für eine Sache ein:** Geben Sie jemandem, der sich nicht so gut selbst äußern kann, eine Stimme. Dies kann ein jüngeres Geschwister sein, eine misshandelte Frau, ein der Landessprache noch nicht mächtiger Geflüchteter oder ein Arbeitnehmer, der seine Rechte nicht kennt. Sie können sich auch einer Organisation anschließen, die sich für Menschen einsetzt, die am dringendsten Unterstützung brauchen.

Beispiele (TED-Talks)

Suchen Sie auf https://www.ted.com/talks nach den folgenden Vorträgen der unten genannten Personen, die ihre Stärke der Tapferkeit besonders gut ausleben oder sich mit Tapferkeit beschäftigen:
- Ash Beckham: *We're all hiding something. Let's find the courage to open up*
- Clint Smith: *The danger of silence*
- Eman Mohammed: *The courage to tell a hidden story*

Bücher

Diener, R. (2012). *The Courage Quotient: How Science Can Make You Braver.* San Francisco, CA: Jossey-Bass.

Pury, C. (2010). *The Psychology of Courage: Modern Research on an Ancient Virtue.* Washington, DC: American Psychological Association.

Pausch, R. & Zaslow, J. (2008). *The Last Lecture.* New York: Hyperion. (deutsche Übersetzung 2010: *Last Lecture. Die Lehren meines Lebens.* München: Goldmann. [nur noch antiquarisch erhältlich])

Weblinks

- Beschreibung der Stärke der Tapferkeit und seiner Vorteile und wie man die Balance zwischen Angst und Übermut findet: http://www.skillsyouneed.com/ps/courage.html
- Online-Artikel über Jugendliche, die außergewöhliche Tapferkeit bewiesen haben: http://theweek.com/articles/468498/9-heroic-teens-incredible-acts-bravery-updated

7. Ausdauer

Beschreibung

Ausdauer ist eine mentale Stärke, die nötig ist, um unsere Ziele auch angesichts von Hindernissen und Rückschlägen weiter zu verfolgen. Psychische Belastungen haben einen ungünstigen Einfluss auf unsere Aufmerksamkeit und Konzentrationsfähigkeit; Ausdauer kann uns jedoch dabei helfen, damit umzugehen. Sie versetzt uns in die Lage, auch bei Schwierigkeiten (vor allem durch Ablenkung) zielorientiert zu bleiben. Wenn Sie abgelenkt sind, ist es die Ausdauer, die Sie zu einer begonnenen Aufgabe zurückkehren lässt. Sie tun Ihr Bestes, um fertigzustellen, was Sie angefangen haben, und finden Wege zum Überwinden möglicher Hindernisse und Schwierigkeiten. Wenn Sie gelangweilt und lustlos sind – was auch ein Anzeichen für eine psychische Belastung sein kann –, sollten Sie sich eine Aufgabe suchen, an der Sie dranbleiben können. Dies bietet Ihnen eine ganz natürliche therapeutische Möglichkeit, sich selbstwirksam, kompetent und befriedigt zu fühlen, wenn Sie die Aufgabe erfüllt haben.

Seite 20/72

Meine Stärken aufbauen

Die goldene Mitte

Der Schlüssel für einen ausgewogenen Einsatz von Ausdauer besteht darin, zu wissen, wann man durchhalten und wann man lieber aufhören sollte, um die Verluste zu beschränken. Um in einer solchen Situation die richtige Entscheidung treffen zu können, fragen Sie sich, was geschehen würde, wenn Sie die fragliche Aufgabe nicht zu Ende führen würden. Ebenso wichtig ist die Fähigkeit, sich an veränderte Situationen anzupassen. Wenn Sie sich z. B. für eine bestimmte berufliche Laufbahn entschieden haben, müssen Sie flexibel bleiben, sobald sich der Markt, die Technologie oder die sozioökonomischen Rahmenbedingungen unweigerlich verändern. Um die Stärke der Ausdauer optimal nutzen zu können, müssen Sie Ihr Ziel beharrlich im Auge behalten, aber auch immer wieder kritisch hinterfragen (z. B. bei Fortbildungen, die mit Abend- und Wochenendkursen verbunden sind, Kosten und Nutzen gegeneinander abwägen).

- *Übermäßiger Einsatz der Stärke:* Besessenheit, Fixierung, Festhalten an unerreichbaren Zielen
- *Mangelnder Einsatz der Stärke:* Faulheit, Apathie

Zusammenspiel

Um einzuschätzen, wann Ausdauer förderlich ist und wann sie in den Bereich des Zwanghaften abdriftet, brauchen Sie andere Stärken wie Weitsicht, soziale Intelligenz, Urteilsvermögen und Vorsicht. Um auch dann ausdauernd zu sein, wenn Sie auf Rückschläge, Widerstände oder Hindernisse treffen, benötigen Sie ein gute Dosis Hoffnung und Optimismus. Ohne Hoffnung und Optimismus geht die Motivation zur Ausdauer irgendwann zur Neige. Gleichwohl müssen sich Hoffnung und Optimismus im Reich des Realistischen bewegen.

Filme

- *Life of Pi: Schiffbruch mit Tiger* (2010): Dieser Film präsentiert die epische Reise eines jungen Mannes mit starkem Überlebenswillen, der unter widrigsten Umständen auf dem offenen Meer durchhält und dem es dabei sogar gelingt, eine außergewöhnliche Beziehung mit einem gefährlichen bengalischen Tiger einzugehen.
- *127 Hours* (2010): Eine bemerkenswerte Demonstration von Ausdauer und Tapferkeit. Der Bergsteiger Aron Ralston klemmt sich bei einer Tour durch die Canyons in der Nähe von Moab, Utah, in einer abgelegenen Felsspalte den rechten Arm in einer Felswand ein.
- *Die Rede des Königs* (2010): Englands König George VI zeigt beharrliche Ausdauer beim Überwinden seiner Sprechstörung.

Therapeutisch wirksames Handeln

- **Gehen Sie übergroße Aufgaben in kleinen Schritten an:** Notieren Sie fünf anstehende Aufgaben, die Sie als übergroß empfinden, z. B. die Steuererklärung ausfüllen, eine Flut von E-Mails beantworten oder ein Festessen für die vielköpfige Schwiegerfamilie zubereiten. Unterteilen Sie die Aufgaben in kleine Schritte und beglückwünschen Sie sich selbst zu jeder Erledigung eines Teilschrittes. Überprüfen Sie kontinuierlich Ihren Fortschritt.
- **Suchen Sie sich ein Vorbild, das trotz Schwierigkeiten Ausdauer zeigte:** Suchen Sie sich jemanden als Vorbild, der in Ihren Augen Ausdauer verkörpert, und überlegen Sie, wie Sie in seine Fußstapfen treten können. Nach Möglichkeit sollte dies eine Person sein, die mit ähnlichen psychischen Schwierigkeiten zu

Seite 21/72

Meine Stärken aufbauen

kämpfen hatte wie Sie. Idealerweise treffen Sie sich mit dieser Person persönlich oder nehmen auf anderem Weg Kontakt mit ihr auf, um zu erfahren, wie sie ihre Schwierigkeiten überwunden und dabei Beharrlichkeit entwickelt hat.

- **Erwerben Sie neue Fertigkeiten, um Ihr Ziel zu erreichen:** Ihre Ausdauer könnte auch deshalb ins Wanken geraten, weil es Ihnen an zum Vorankommen nötigen Fertigkeiten mangelt. Falls Sie z. B. eine Idee für ein Projekt oder ein Produkt entwickelt haben, aber dies nicht alleine umsetzen bzw. produzieren können, zögern Sie nicht, sich Unterstützung zu holen, um entweder die dafür notwendigen Fertigkeiten zu lernen oder sich bei der Umsetzung bzw. Produktion helfen zu lassen.
- **Beziehen Sie „Flow"-Elemente mit ein:** „Flow" bezeichnet einen Zustand der völligen Vertiefung und des restlosen Aufgehens in einer Tätigkeit. Finden Sie heraus, wie und wo auch Sie „Flow" erleben können. Sie werden ganz von selbst Ausdauer bei solchen Tätigkeiten zeigen und durch die Erfahrung wachsen.
- **Arbeiten Sie mit anderen zusammen:** Mit anderen gleichgesinnten Menschen zusammenzuarbeiten, kann sich förderlich auf die Ausdauer auswirken. Die Gesellschaft anderer kann zur Weiterentwicklung Ihrer Fähigkeiten beitragen und Ihr Durchhaltevermögen stärken.

Beispiele (TED-Talks)

Suchen Sie auf der Webseite https://www.ted.com/talks nach den folgenden Vorträgen der unten genannten Personen, die ihre Stärke der Ausdauer besonders gut ausleben oder sich mit Ausdauer beschäftigen:

- Angela Lee Duckworth: *Grit: The power of passion and perseverance*
- Elizabeth Gilbert: *Success, failure and the drive to keep creating*
- Richard St. John: *8 secrets of success*

Bücher

Duckworth, A. (2016). *Grit: The Power of Passion and Perseverance.* New York: Simon & Schuster. (Deutsche Übersetzung 2017: *GRIT. Die neue Formel zum Erfolg. Mit Begeisterung und Ausdauer zum Ziel.* München: C. Bertelsmann. [nur noch als E-Book und antiquarisch erhältlich])

Luthans, F., Youssef, C. & Avolio, B. (2007). *Psychological Capital: Developing the Human Competitive Edge.* New York: Oxford University Press.

Tough, P. (2012). *How Children Succeed: Grit, Curiosity, and the Hidden Power of Character.* New York: Houghton Mifflin Harcourt. (Deutsche Übersetzung 2013: *Die Chancen unserer Kinder. Warum Charakter wichtiger ist als Intelligenz.* Stuttgart: Klett-Cotta. [nur noch antiquarisch erhältlich])

Weblinks

- Center for Self-determination theory: Hier dreht sich alles um die Selbstbestimmungstheorie, bei der es um intrinsische Motivation und Werte geht sowie um deren Einfluss auf Wohlbefinden und Zielerreichung: http://www.selfdeterminationtheory.org/
- Edward L. Deci forscht zu Motivation und Selbstbestimmung sowie deren Auswirkungen auf verschiedene Bereiche des Lebens, wie z. B. psychische Gesundheit, Bildung und Arbeit: http://www.psych.rochester.edu/people/deci_edward/index.html

Seite 22/72

Meine Stärken aufbauen

8. Authentizität

Beschreibung

Die Stärke der Authentizität (Integrität) zeigt sich darin, dass jemand die Wahrheit sagt und seinen Mitmenschen echt und unverstellt gegenübertritt. Unsicherheit, Hemmungen sowie Angst vor Peinlichkeit und Zurückweisung treten bei vielen psychischen Erkrankungen auf und sie halten uns davon ab, unsere Gefühle, Gedanken und – noch wichtiger – unsere Bedürfnisse auf authentische Weise mitzuteilen. Authentizität hilft uns, gegenüber anderen offen und ehrlich zu sein. Gehört sie zu Ihren Topstärken, wird es Ihnen leichtfallen, zu Ihren Handlungen zu stehen und dadurch auch im Einklang mit Ihren Werten zu leben. Mit anderen Worten: Es gibt in Ihrem Leben wenig Entfremdung und Widersprüchlichkeit, was es Ihnen leicht macht, die Realität klar zu sehen und sozial verantwortungsvoll zu handeln. Kognitive Verzerrungen und soziale Ängste sind bei Menschen mit ausgeprägter Authentizität eher unwahrscheinlich. Von psychischen Erkrankungen häufig verursachte, komplexe Problemlagen können diese Personen besser verstehen und dementsprechend handeln.

Eine integre Persönlichkeit ist offen und ehrlich im Hinblick auf ihre eigenen Gedanken, Gefühle und Verantwortlichkeiten, achtet aber auch darauf, andere nicht zu täuschen. Die Stärke der Authentizität erlaubt es Ihnen, sich – ungeachtet der Frage, ob Sie bei anderen gut ankommen – zu Ihren eigenen inneren Zuständen zu bekennen und so ein Gefühl der authentischen Ganzheit zu erleben.

Die goldene Mitte

In Übereinstimmung mit den eigenen Werten zu leben und sich zu den eigenen Gefühlen und Gedanken zu bekennen sind keine einfachen Aufgaben in unserer zwischenmenschlich komplexen Welt mit all ihren kulturellen, religiösen, politischen, ökonomischen, ökologischen und technischen (Stichwort: soziale Medien) Einflüssen. Ein ausgewogener Einsatz von Authentizität hängt deshalb stets vom Kontext ab. (Nicht jede Situation ist für authentische Aussagen geeignet, wie z. B.: „Ich bin nicht so gut wie andere.", „Ich fühle mich oft wertlos.", „Es ist mir zu peinlich, andere um Hilfe zu bitten; die anderen könnten mich für schwach halten.") Auch auf Facebook oder Twitter mit anderen zu teilen, was man denkt, mag nicht immer der optimale Weg sein, sich selbst authentisch mitzuteilen.

Um ein authentisches und ehrliches Leben zu leben kann es notwendig sein, sich mutig externem Druck entgegenzustemmen. Zu einem authentischen Leben gehört auch, glaubhaft und unverstellt aufzutreten und die Wahrheit zu sagen. Beachten Sie, dass Authentizität und Fairness keine absoluten Größen sind; verschiedene Kulturen unterscheiden sich ganz erheblich im Hinblick auf die authentische Selbstdarstellung. Ein ausgewogener Einsatz von Authentizität ist daher stets auch im kulturellen Kontext zu sehen. In jedem Fall kann ein zu geringer Einsatz von Authentizität dazu führen, dass Gefühle, Interesse und Bedürfnisse nicht genug zum Ausdruck kommen. Dies wiederum könnte Ihre Selbstwirksamkeit einschränken – wenn Sie Ihre Bedürfnisse nicht kundtun, wie sollen Sie und andere sie dann erfüllen? Mehr noch, ein mangelnder Einsatz dieser Stärke kann Sie dazu bringen, in verschiedenen Situationen unterschiedliche Rollen einzunehmen, was zu einer fragmentierten Persönlichkeit führen kann, die stärker von äußeren Kräften kontrolliert oder beeinflusst wird als von Ihnen selbst.

- *Übermäßiger Einsatz der Stärke:* Selbstgefälligkeit
- *Mangelnder Einsatz der Stärke:* Oberflächlichkeit, Verlogenheit

Seite 23/72

Meine Stärken aufbauen

Zusammenspiel

Authentizität lässt sich sehr gut ausleben, wenn Sie Ihre eigene Motivations- und Bedürfnislage kennen. Lebendigkeit und Tatendrang sind gute Ergänzungen. Weitsicht und soziale Intelligenz sind zwei Schlüsselstärken, die helfen, den jeweiligen Kontext zu verstehen. Darüber hinaus gibt uns unsere emotionale Intelligenz (als Teil der sozialen Intelligenz) Hinweise auf unsere inneren Zustände, was uns ermöglicht, diese zu erspüren, anzunehmen und auf angemessene und authentische Weise zum Ausdruck zu bringen. Freundlichkeit und Bindungsfähigkeit sind zwei weitere Charakterstärken, die mit Authentizität Hand in Hand gehen. Aufrichtige Liebe, gekennzeichnet von der Sorge für sich und andere, stärkt die Authentizität – und umgekehrt.

Filme

- *Eine Trennung* (2011): Der iranische Spielfilm erzählt vom Ende einer Ehe und der komplizierten Beziehung zweier Familien. Gleichzeitig schildert er auf inspirierende Weise die Authentizität und Ehrlichkeit einer Person, die der Lüge bezichtigt wird.
- *Erin Brockovich* (2000): Die stark ausgeprägte Authentizität der Hauptfigur und deren Entschlossenheit, die Wahrheit ans Licht zu bringen, führt zu einer der größten Sammelklagen in der US-Rechtsgeschichte.
- *Die Legende von Bagger Vance* (2000): Rannulph Junnah, einstmals der beste Golfer in Savannah, Georgia, überwindet seine Alkoholabhängigkeit. Mithilfe von Authentizität und Integrität gelingt es ihm, sowohl seine sportliche Laufbahn als auch sein Privatleben wieder in den Griff zu kriegen.
- *Der Club der toten Dichter* (1989): Der Englischlehrer John Keating vermittelt seinen Schülern die Schönheit der Poesie, in Wirklichkeit jedoch erlernen sie die Stärken der Ehrlichkeit und der Authentizität.

Therapeutisch wirksames Handeln

- **Bewerten Sie Situationen im Hinblick auf Ihre Gehemmtheit und Ihre Angst vor Beurteilung und Zurückweisung:** Notieren Sie fünf Situationen, die Sie in Stress versetzt haben. Bewerten Sie jede Situation daraufhin, ob sie teilweise durch Gehemmtheit, Bewertungsangst oder Angst vor Zurückweisung zustande kamen, vor allem, wenn der Stress durch soziale Normen und Erwartungen verursacht war. Überlegen Sie gemeinsam mit einer eng befreundeten Person oder einem Familienmitglied, wie Sie sich in Zukunft authentischer ausdrücken können.
- **Suchen Sie nach Situationen, die es Ihnen erleichtern, sich authentisch zu zeigen:** Notieren Sie einige Situationen, in denen Sie auf ganz natürliche Weise einfach Sie selbst sein können. Stellen Sie sich diese Situationen vor und achten Sie aufmerksam auf interne wie externe Faktoren, die für Ihre Authentizität förderlich sind. Überlegen Sie gemeinsam mit einer Vertrauensperson, wie Sie mehr solcher Situationen schaffen können.
- **Fördern Sie authentische Interaktionen:** Manche unserer psychischen Stressfaktoren entspringen unserer Unfähigkeit, authentisch mit anderen zu interagieren. Beobachten Sie Interaktionen genau, in denen jemand sowohl authentisches als auch konstruktives Feedback gibt, welches die Beziehung stärkt und nicht blockiert.
- **Suchen Sie nach authentischen Rollen:** Suchen Sie sich Rollen mit klarer Struktur, die es Ihnen erlauben, authentisch und ehrlich zu sein, vor allem, wenn Sie sich (z. B. bei der Arbeit) leicht eingeschüchtert fühlen. Bewerben Sie sich auf Positionen in Firmen und Einrichtungen, die eine ehrliche, gradlinige Kommunikation fördern.

Seite 24/72

Meine Stärken aufbauen

- **Machen Sie sich Ihre moralischen Überzeugungen bewusst:** Identifizieren Sie den Lebensbereich mit Ihren stärksten moralischen Überzeugungen (z. B. Ihre Aufgaben bei der Arbeit optimal zu erfüllen und stets Ihr Bestes zu geben). Wie können Sie diese Überzeugungen auf andere Lebensbereiche übertragen, in denen Sie sich schwertun (z. B. die Verkehrsregeln befolgen, immer eine umweltfreundliche Option auswählen, sich für Menschen einsetzen, die ungerecht behandelt werden)? Setzen Sie sich kleine, messbare Ziele für die Veränderung Ihres Verhaltens hin zu größerer Authentizität.

Beispiele (TED-Talks)

Suchen Sie auf https://www.ted.com/talks nach den folgenden Vorträgen der unten genannten Personen, die ihre Stärke der Authentizität besonders gut ausleben oder sich mit Authentizität beschäftigen:
- Brené Brown: *The power of vulnerability*
- Malcolm McLaren: *Authentic creativity vs. karaoke culture*
- Heather Brooke: *My battle to expose government corruption*

Bücher

Brown, B. (2010). *The Gifts of Imperfection: Let Go of Who You Think You're Supposed To Be and Embrace Who You Are.* Center City, MN: Hazelden. (Deutsche Übersetzung 2012: *Die Gaben der Unvollkommenheit: Leben aus vollem Herzen. Lass los, was du glaubst sein zu müssen und umarme, was du bist.* Bielefeld: Kamphausen.)

Cloud, H. (2006). *Integrity: The Courage to Meet the Demands of Reality.* New York: Harper. (Deutsche Übersetzung 2012: *Charakter gefragt. Sechs unverzichtbare Eigenschaften für Menschen in Verantwortung.* Gießen: Brunnen. [nur noch antiquarisch erhältlich])

Simons, T. (2008). *The Integrity Dividend Leading by the Power of Your Word.* San Francisco, CA: Jossey-Bass.

Weblinks

- Transparency International setzt sich weltweit gegen Korruption ein: https://www.transparency.org
- Das International Center for Academic Integrity hat sich zum Ziel gesetzt, die Integrität in akademischen Institutionen stärker zu fördern: https://www.academicintegrity.org/

9. Lebendigkeit und Tatendrang (Enthusiasmus)

Beschreibung

Lebendigkeit bezeichnet eine Einstellung zum Leben, die durch die Wertschätzung von Enthusiasmus, Energie, Begeisterung und Tatendrang geprägt ist. Aus psychologischer Sicht führt ein Mangel an Lebendigkeit zu Depression, Passivität und Langeweile. Lebendigkeit umfasst positive Emotionen, wie Freude, Überschwang und Ausgelassenheit ebenso wie Zufriedenheit, Befriedigung und Genugtuung. Gehören Lebendigkeit und Tatendrang zu Ihren Topstärken, gehen Sie das Leben mit Herz und Seele an – selbst alltägliche Aktivitäten erledigen Sie emotional wie körperlich mit großem Schwung. Sie fühlen sich oft inspiriert und lassen dies in kreative Projekte und Initiativen einfließen. Sie geben Ihr Bestes für Ihre Projekte, und dieses Engagement ermutigt auch andere. Ein energiegeladenes Leben ermöglicht es Ihnen, sowohl die geistigen als auch körperlichen Aspekte von Erfahrungen bewusst zu erleben, was den Stress ab- und die Gesundheit zunehmen lässt.

Seite 25/72

Meine Stärken aufbauen

Die goldene Mitte

Ein ausgewogener Einsatz von Lebendigkeit ist wichtig, doch ist es nicht einfach, zwischen Ausgewogenheit und übermäßigem Einsatz zu unterscheiden. Letzterer kann nämlich leicht als Ausdruck einer Leidenschaft gedeutet werden, die so tief verinnerlicht ist, dass sie zu einem Teil der eigenen Identität wird. Zu wenig Lebendigkeit dagegen macht uns passiv und unmotiviert. Lebendigkeit und Tatendrang dürfen ruhig zu einem Teil Ihrer Persönlichkeit werden – allerdings nur zu *einem* Teil von vielen. Im Alltag bedeutet dies, dass Sie viele Aktivitäten mit Begeisterung verfolgen, Ihre anderen Verantwortlichkeiten aber nicht vernachlässigen.

- *Übermäßiger Einsatz der Stärke:* Hyperaktivität
- *Mangelnder Einsatz der Stärke:* Passivität, Gehemmtheit

Zusammenspiel

Lebendigkeit ist eine Stärke, die am besten mit Stärken aus anderen Tugenden wie Vorsicht, Selbstregulation, Neugier, Verspieltheit und Sinn für das Schöne zusammengeht. In Kombination ermöglichen uns diese Stärken, Erlebnisse ganzheitlich zu erfahren. Wenn Sie z.B. ein Musikinstrument erlernen möchten, erfordert dies, dass Sie regelmäßig üben (Selbstregulation), Musik wertschätzen (Sinn für das Schöne und Herausragende), den Lernprozess genießen (Neugier), Freude am Musizieren haben (Verspieltheit, Kreativität) und neben dem Üben andere Verantwortlichkeiten nicht aus dem Blick verlieren (Vorsicht).

Filme

- *Hectors Reise oder die Suche nach dem Glück* (2014): Dieser Film zeigt einen schrulligen Psychiater auf der Suche nach dem Geheimnis des Glücklichseins und dem Sinn des Lebens. Der Film illustriert eine ganze Reihe von Charakterstärken, darunter Tatendrang, Neugier, Bindungsfähigkeit, Weitsicht, Dankbarkeit und Tapferkeit.
- *Silver Linings* (2012): Pat, der Hauptakteur dieses Films, hat ein Motto: *Excelsior* („Höher hinaus!"), welches Lebendigkeit und Tatendrang verkörpert. Pat erholt sich von Rückschlägen und wird immer entschlossener, energiegeladener und zugleich aufmerksamer.
- *Oben* (2009): Eine im wahrsten Sinne erhebende Geschichte über den 78-jährigen Carl, der seinen lebenslangen Traum einer Reise in das wilde Südamerika mit einem sehr ungleichen Reisegefährten in die Tat umsetzt.
- *Mein linker Fuß* (1993): Als an allen Gliedern gelähmtes Kind einer armen irischen Familie lernt Christy Brown (mithilfe seiner hingebungsvollen Mutter und Lehrerin) das Schreiben mit dem einzigen Gliedmaß, über das er ein wenig Kontrolle hat: seinem linken Fuß. Trotz seiner extrem schwierigen Lage zeigt er Lebendigkeit, Tatendrang und Begeisterung für das Leben.

Therapeutisch wirksames Handeln

- **Erledigen Sie Pflichtaufgaben:** Psychisch belastende Zustände nagen an unserer Motivation. Suchen Sie sich eine Pflichtaufgabe aus, die Sie erledigen müssen (wie Gymnastikübungen oder Putzen), auf die Sie aber keine Lust haben. Wenden Sie Ihre Stärke der Kreativität an, um die Aufgabe auf neue und aufregendere Weise auszuführen. Sie können sich hierfür einen Partner suchen und die Aufgabe gemeinsam angehen.

Seite 26/72

Meine Stärken aufbauen

- **Gehen Sie nach draußen:** Entscheiden Sie sich für mindestens eine oder mehrere Outdoor-Aktivitäten (wie Wandern, Fahrrad fahren, Bergsteigen, zügiges Gehen oder Joggen), für die Sie von jetzt an mindestens eine Stunde pro Woche nach draußen gehen. Genießen Sie sowohl die Natur als auch Ihre inneren Empfindungen. Die Natur birgt ein enormes therapeutisches Potenzial.
- **Sorgen Sie für besseren Schlaf:** Verbessern Sie Ihre Schlafhygiene durch die Einführung einer regelmäßigen Schlafenszeit. Essen Sie drei bis vier Stunden vor dem Schlafengehen nichts mehr und vermeiden Sie es, im Bett zu arbeiten, spätabends noch Kaffee zu trinken usw. Beobachten Sie mögliche Veränderungen bei Ihrem Energielevel.
- **Besuchen Sie eine Veranstaltung:** Besuchen Sie eine Tanzveranstaltung, ein Konzert oder ein Event, bei dem man mitmachen kann – nehmen Sie mindestens einmal im Monat an solchen Veranstaltungen teil. Wenn gesungen oder getanzt wird, machen Sie einfach mit. Oder schießen Sie mit Ihrem Smartphone Fotos, die für Begeisterung und Tatendrang stehen.
- **Umgeben Sie sich öfter mit fröhlichen Menschen:** Verbringen Sie mehr Zeit mit befreundeten Menschen, die gern lachen, und achten Sie darauf, wie ansteckend Lachen sein kann. Schauen Sie sich im Fernsehen eine Komödie an oder gehen Sie mit Freunden ins Kabarett.

Beispiele (TED-Talks)

Suchen Sie auf https://www.ted.com/talks nach den folgenden Vorträgen der unten genannten Personen, die ihre Lebendigkeit und ihren Tatendrang besonders gut ausleben oder die sich mit diesen Stärken beschäftigen:

- Dan Gilbert: *The surprising science of happiness*
- Ron Gutman: *The hidden power of smiling*
- Meklit Hadero: *The unexpected beauty of everyday sounds*
- Matt Cutts: *Try something new for 30 days*

Bücher

Buckingham, M. (2008). *The Truth About You.* Nashville, TN: Thomas Nelson.

Elfin, P. (2014). *Dig Deep & Fly High: Reclaim Your Zest and Vitality by Loving Yourself from Inside Out.* Mona Vale, NSW: Penelope Ward.

Peale, N.V. (1967). *Enthusiasm Makes the Difference.* New York: Simon & Schuster. (Deutsche Übersetzung 1999: *Was Begeisterung vermag.* Bergisch Gladbach: Bastei Lübbe. [nur noch antiquarisch erhältlich])

Weblinks

- Robert Vallerand erklärt, was Leidenschaft ist und was obsessive Leidenschaft von harmonischer Leidenschaft unterscheidet: https://vimeo.com/30755287
- Center for Self-determination theory: Hier dreht sich alles um die Selbstbestimmungstheorie. Diese können wir uns zunutze machen, um unsere natürlich vorhandenen und intrinsischen Tendenzen, uns auf wirkungsvolle und gesunde Weise zu verhalten, zu fördern: http://www.selfdeterminationtheory.org/
- Online-Artikel: *Four Reasons to Cultivate Zest in Life:* https://greatergood.berkeley.edu/article/item/four_reasons_to_cultivate_zest_in_life

Seite 27/72

Meine Stärken aufbauen

Tugend: Menschlichkeit

Zwischenmenschliche Stärken rund um zwischenmenschliche Fürsorge und Freundschaft

10. Bindungsfähigkeit

Beschreibung

Bindungsfähigkeit umfasst die Fähigkeit, zu lieben und geliebt zu werden. Die entscheidende Eigenschaft dieser Stärke ist die Wertschätzung und Fürsorge für andere, insbesondere für jene, die unsere Gefühle erwidern. Ist Bindungsfähigkeit eine Ihrer Topstärken, fällt Ihnen das Geben und Empfangen von Liebe leicht. Sie können Ihre Bindungsfähigkeit entsprechend der jeweiligen Art der – familiären, romantischen, sexuellen oder emotionalen – Beziehung angemessen zum Ausdruck bringen. Diese Stärke erlaubt es Ihnen, Vertrauen in andere zu fassen und Ihnen nahestehenden Menschen eine hohe Priorität bei Ihren Entscheidungen einzuräumen. Sich den Menschen, zu denen Sie eine tiefe Zuneigung empfinden, zuzuwenden, schenkt Ihnen ein Gefühl tiefer Zufriedenheit.

Die goldene Mitte

Bindungsfähigkeit ist womöglich die Quelle, aus der sich viele Ihrer Stärken speisen. Das macht den Ausgleich durch andere Stärken schwierig, vor allem, wenn Sie traurig, ängstlich, unsicher oder verärgert sind. In einer Misshandlungsbeziehung, in der die misshandelte Person (wahrscheinlich aus Angst) zu Vermeidungsverhalten neigt, könnte es sogar sein, dass diese Stärke sie dazu bringt, die schlimmen Seiten des Partners auszublenden oder ihm gar zu verzeihen. Ähnlich kann die Angst vor dem Verlust einer Beziehung (möglicherweise aufgrund einer Depression) verstärkt werden, sodass man eine unfaire Behandlung hinnehmen könnte. Auch die übermäßig starke Bindung an eine bestimmte Person – Partner, Elternteil, Kind, Geschwister oder Freund – kann zum Problem werden, wenn sich andere Menschen davon gekränkt fühlen. Ein ausgewogener Ausdruck der Fähigkeit, zu lieben und geliebt zu werden, wurzelt grundsätzlich im kulturellen Kontext einer Person: In Kulturen, die auf wechselseitiger Abhängigkeit beruhen (interdependente Kulturen), besteht dies darin, die Familie als Ganzes zu lieben, während es in individualistischen Kulturen eher darum geht, private Beziehungen und Arbeit angemessen auszubalancieren.

- *Übermäßiger Einsatz der Stärke:* emotionale Promiskuität
- *Mangelnder Einsatz der Stärke:* Isolation, Entfremdung

Zusammenspiel

Als universelles Bedürfnis, auf gegenseitiger Fürsorge beruhende Beziehungen aufzubauen, fungiert Bindungsfähigkeit als „Kitt", der fast alle anderen Stärken miteinander verbinden kann. In Sitzung 3 (Praktische Weisheit) haben wir mehrere Strategien für einen angemessenen Einsatz von Stärken vorgestellt. Weil unsere Fähigkeit, zu lieben und geliebt zu werden, sowohl allumfassender als auch höchst individueller Natur ist, müssen wir uns ganz bewusst fragen, von welchen Stärken sie angesichts einer vorliegenden Situation oder Herausforderung am meisten profitieren könnte. Eine Person mit Beziehungsproblemen könnte sich z.B. dazu entscheiden, ihre Bindungsfähigkeit im Zusammenspiel mit sozialer Intelligenz und Mut zu nutzen, um diese Probleme anzugehen, während eine andere Person ihre Beziehungsprobleme vielleicht eher lösen kann, wenn sie ihre Bindungsfähigkeit mit Verspieltheit und Kreativität verbindet.

Seite 28/72

Meine Stärken aufbauen

Filme

- *Doktor Schiwago* (1965): Ein episches Filmdrama über die Fähigkeit, Liebe zu geben und anzunehmen. Erzählt wird die Geschichte eines Arztes, der sich zur Zeit der Russischen Revolution zwischen zwei Frauen hin- und hergerissen fühlt.
- *Der englische Patient* (1996): Angesiedelt im Zweiten Weltkrieg, erzählt dieser Film eine eindringliche Liebesgeschichte zwischen einer jungen Krankenschwester und einem geheimnisvollen Fremden.
- *Die Brücken am Fluss* (1995): Francesca Johnson, eine verheiratete Mutter, verliebt sich in einen reisenden Fotografen; die Liebesgeschichte dauert nur vier Tage, stellt aber ihr gesamtes Leben auf den Kopf.
- *Brokeback Mountain* (2005): Die Geschichte einer tiefen Liebe zwischen zwei Cowboys vor dem Hintergrund der 1960er Jahre, in denen die gleichgeschlechtliche Liebe noch alles andere als akzeptiert war.

Therapeutisch wirksames Handeln

- **Beziehungsfähigkeit ist erlernbar:** Wenn Ihre Fähigkeit, Liebe anzunehmen und zu geben, Ihnen Probleme bereitet, sollten Sie überlegen, worin die Quellen und möglichen Folgen Ihrer Probleme bestehen. Bindungsfähigkeit ist eine erworbene Fähigkeit, die der Übung bedarf. Nutzen Sie hierfür evidenzbasierte Übungen, wie z. B. sich auf die Stärken Ihrer Angehörigen zu konzentrieren (vgl. die Übung *Der Beziehungsbaum* in Sitzung 12 [Positive Beziehungen] und die *aktiv-konstruktive Reaktion* aus Sitzung 13 [Positive Kommunikation]).
- **Bleiben Sie bei Ihren nächsten Angehörigen auf dem Laufenden:** Pflegen Sie den Austausch mit Ihnen nahestehenden Personen. Nehmen Sie sich bei der Arbeit fünf Minuten Zeit, um eine Textnachricht zu schicken, anzurufen oder zu fragen, wie es bei ihnen läuft, besonders an wichtigen Tagen. Zeigen Sie Interesse und fragen Sie regelmäßig nach aktuellen Stressfaktoren, Sorgen, Projekten, Hoffnungen, Träumen, dem Freundeskreis und Personen, mit denen sie Schwierigkeiten haben.
- **Vermeiden Sie „Beziehungsmüdigkeit":** Die meisten Beziehungen beginnen mit positivem Vorzeichen. Mit der Zeit allerdings gehen beide Seiten allzu schnell davon aus, den anderen bereits erschöpfend kennengelernt zu haben. Sie lassen sich dann vom Negativitätsbias dazu verleiten, das Positive herunterzuspielen und das Negative zu betonen. Der Bias hemmt das weitere Wachstum der Beziehung, es bauen sich Wut und Verärgerung auf. Nutzen Sie Ihre Beziehungsfähigkeit in Kombination mit Kreativität und Neugier, um etwas Neues über Ihren Partner herauszufinden; unternehmen Sie gemeinsam etwas, das Sie beide bisher noch nie gemacht haben.
- **Sprechen Sie über Sinnfragen:** Beziehungen blühen auf und wachsen, wenn Paare und Familien gemeinsam spielen und lachen – und wenn sie ein tiefes Gefühl von Sinnhaftigkeit miteinander verbindet. Dies kann auf unterschiedlichste Weise geschehen, z. B. über gemeinsame Werte (wie Autonomie, familiäre Harmonie oder beruflichen Erfolg) und das Verständnis für ein Verhalten, in dem diese Werte ihren Ausdruck finden.
- **Verbringen Sie Zeit miteinander:** Planen Sie regelmäßige familiäre Freizeitaktivitäten ein, wie spazieren gehen, wandern, Fahrrad fahren oder Camping; belegen Sie gemeinsam einen Yoga- oder Tanzkurs; gehen Sie gemeinsam zu Sportereignissen, Festivals, Konzerten oder Straßenfesten. Mit solchen Aktivitäten schaffen Sie angenehme anstelle von negativen Erinnerungen.

Seite 29/72

Meine Stärken aufbauen

Beispiele (TED-Talks)

Suchen Sie auf https://www.ted.com/talks nach den folgenden Vorträgen der unten genannten Personen, die ihre Stärke der Bindungsfähigkeit besonders gut ausleben oder sich mit Bindungsfähigkeit beschäftigen:

- Robert Waldinger: *What makes a good life? Lessons from the longest study on happiness*
- Helen Fisher: *Why we love, why we cheat*
- Yann Dall'Aglio: *Love – you're doing it wrong*
- Mandy Len Catron: *Falling in love is the easy part*

Bücher

Fredrickson, B.L. (2013). *Love 2.0.* New York: Plume. (Deutsche Übersetzung 2014: *Die Macht der Liebe. Ein neuer Blick auf das größte Gefühl.* Frankfurt a.M.: Campus.)

Gottman, J.M. & Silver, N. (1999). *The Seven Principles for Making Marriage Work*. New York: Three Rivers Press. (Deutsche Übersetzung 2014: *Die 7 Geheimnisse der glücklichen Ehe.* Berlin: Ullstein Taschenbuch.)

Pileggi Pawelski, S. & Pawelski, J. (2018). *Happy Together: Using the Science of Positive Psychology to Build Love That Lasts.* New York: TarcherPerigee.

Vaillant, G.E. (2012). *Triumphs of Experience: The Men of the Harvard Grant Study.* Cambridge, MA: Belknap Press of Harvard University Press.

Weblinks

- Das Gottman Institute bietet forschungsbasierte Materialien und Trainings für die Paartherapie: https://www.gottman.com/
- Die Mitarbeitenden des Adult Attachment Lab forschen zu den bewussten und unbewussten Dynamiken des Bindungssystems: https://adultattachment.faculty.ucdavis.edu/
- Das Centre for Family Research an der University of Cambridge gilt als international renommiertes Institut, das mit innovativer Forschung versucht, die Beziehungen von Kindern, Eltern und Familien besser zu verstehen: https://www.cfr.cam.ac.uk

11. Freundlichkeit

Beschreibung

Zur Stärke der Freundlichkeit gehören zahlreiche Eigenschaften, wie Rücksichtnahme, Höflichkeit und Fürsorglichkeit. Gehört sie zu Ihren Topstärken, setzen Sie diese Eigenschaften in hilfreiche Gesten, gute Taten und zwischenmenschliche Hilfen um, ohne ausdrücklich darum gebeten worden zu sein oder bestimmte Gegenleistungen zu erwarten. Freundlichkeit betrifft aber nicht nur das äußerlich sichtbare Verhalten, sondern auch Ihre Motive, Fähigkeiten und Einstellungen. Auch wenn ein Akt der Freundlichkeit ohne die Erwartung eines persönlichen Gewinns erfolgt, stellt er für die Person, die freundlich behandelt wird, eine ebenso positive Erfahrung dar wie für die Person, die freundlich ist. Freundlichkeit kann für psychisch belastete Menschen somit eine Pufferfunktion haben, weil sie die Aufmerksamkeit auf adaptive Weise von der eigenen Person weg auf andere lenkt. Ist Freundlichkeit eine Ihrer Stärken, macht es Ihnen Freude, anderen helfen zu können. Dabei ist es egal, ob Sie die andere Person persönlich kennen oder nicht: Sie sind motiviert, zu helfen, und tun dies ohne Bedingung.

Seite 30/72

Meine Stärken aufbauen

Die goldene Mitte

Spontane Akte der Freundlichkeit, die unmittelbare Bedürfnisse befriedigen, sind wertvoll und wichtig. Es kann dabei z.B. darum gehen, einen technischen Rat zu geben, einer verletzten Person Erste Hilfe zu leisten, jemandem mit belastenden Erfahrungen aufmerksam zuzuhören oder einer befreundeten Person, die krank ist, eine Mahlzeit zu kochen. Sind die Hilfeleistungen dagegen mit viel Aufwand, Energie und Zeit verbunden, sollte sorgfältig überlegt werden, ob man in solchen Fällen wirklich seine Hilfe anbieten möchte (z.B. jemandem Nachhilfeunterricht geben, bei einer Renovierung oder einem Hausbauprojekt helfen oder jemanden mit seinem fachlichen – z.B. buchhalterischen, juristischen oder medizinischen – Wissen unterstützen). In solchen Situationen gilt es, potenzielle Risiken und die zu erwartenden Ergebnisse gegeneinander abzuwägen. Überlegen Sie auch, ob die Hilfe, die Sie anbieten, wirklich gebraucht und akzeptiert wird, ob sie praktikabel ist, respektvoll genug angeboten wurde und nicht an direkte, indirekte oder sekundäre Gewinne geknüpft ist. Sprechen Sie mit der Person, die Ihre Hilfe empfangen soll, über den Ablauf und die Beschaffung von notwendigen Materialien, da manche Aspekte vielleicht nicht auf den ersten Blick ersichtlich sind. Sorgen Sie auch dafür, dass Ihre Freundlichkeit nicht als Nachsicht empfunden wird und in Abhängigkeit mündet. Verbinden Sie Akte der Freundlichkeit immer mit Ihren tieferen Werten. Wichtig ist auch, zu wissen, dass Freundlichkeit zugleich bedeutet, zu sich selbst freundlich zu sein. Freundlichkeit ohne Selbstmitgefühl kann eine Ausrede dafür sein, dem inneren, oft sehr harten Kritiker aus dem Weg zu gehen oder ihn mundtot zu machen. Ein ausgewogener Einsatz von Freundlichkeit bedeutet auch, nicht unnötig selbstkritisch zu sein.

- *Übermäßiger Einsatz der Stärke:* Aufdringlichkeit
- *Mangelnder Einsatz der Stärke:* Gleichgültigkeit, Grausamkeit, Bösartigkeit

Zusammenspiel

Freundlichkeit geht gut mit einer ganzen Reihe anderer Stärken zusammen. Facetten der emotionalen Intelligenz ins Spiel zu bringen kann Ihnen z.B. helfen, die Feinheiten bestimmter Situationen einzuschätzen und zu fragen: Ist Freundlichkeit für diese Situation wirklich relevant oder könnten andere Stärken bessere Ergebnisse erbringen? Wenn z.B. eine Aufgabe sehr konkrete Fähigkeiten erfordert, über die Sie selbst nur teilweise verfügen, können Sie jemand anderen bitten, Ihnen zu helfen (Teamfähigkeit) – oder Sie stellen die Grenzen Ihres Wissens so ehrlich dar, dass der Empfänger weiß, was Sie für ihn tun können und was nicht (Authentizität), und den Rest der Aufgabe anderswo erledigen lassen kann. Wenn Sie jemandem sehr gern helfen wollen und auch die Fähigkeiten besitzen, ihm Hilfe zu geben, gleichzeitig aber Angst davor haben, Fehler zu machen, sprechen Sie dies ehrlich an. Nutzen Sie in diesem Fall andere Stärken, wie Vorsicht und Urteilsvermögen, um einen optimalen Einsatz Ihrer Freundlichkeit zu ermöglichen.

Filme

- *Blind Side – Die große Chance* (2009): Basierend auf einer wahren Geschichte von Freundlichkeit und Mitgefühl, wird Michael Oher, ein obdachloser, traumatisierter Junge, von Sean und Leigh Anne Tuohy adoptiert – eine Verbindung, die Michael schließlich bis in die National Football League führt.
- *Children of Heaven* (1997): Ein iranischer Film über Freundlichkeit und Mitgefühl zwischen einem Bruder und einer Schwester, die sich ein Paar Schuhe teilen. Ein Gegenentwurf zur üblichen Geschwisterrivalität.
- *Die Bienenhüterin* (2008): Eine bewegende Geschichte über eine starke Verbindung zwischen Fremden. Ein 14-jähriges Mädchen entflieht einer schwierigen Welt und findet Fürsorge und Liebe im Haus der Schwestern Boatwright und der faszinierenden Welt des Imkerns.

Seite 31/72

Meine Stärken aufbauen

- *Gottes Werk und Teufels Beitrag* (1999): Homer, ein Junge in einem Waisenhaus in Maine, erlernt von seinem väterlichen Mentor sowohl medizinische Kenntnisse als auch den Wert freundlichen Handelns, der sich nicht immer durch blindes Befolgen der Regeln erzielen lässt.

Therapeutisch wirksames Handeln

- **Stärken Sie Ihre Selbstwirksamkeit:** Nehmen Sie sich mindestens einen Akt der Freundlichkeit vor. Führen Sie ihn aus, ohne irgendeine Belohnung oder einen sonstigen persönlichen Vorteil zu erwarten. Aller Wahrscheinlichkeit nach werden Sie einen psychischen Nutzen daraus ziehen, denn anderen zu helfen stärkt Ihre Selbstwirksamkeit, was wiederum psychisches Leid mindert.
- **Seien Sie gut zu sich selbst:** Psychisch belastete Menschen – insbesondere solche, die an Depressionen leiden – kritisieren sich oft selbst heftig und suchen die Ursache ihres Leids stets bei sich. Trifft dies auch auf Sie zu, entwickeln Sie bewusst Mitgefühl mit sich selbst. Seien Sie gut zu sich. Anstatt den Fokus ausschließlich auf Ihre Defizite zu richten, fördern Sie Ihre Stärken auf authentische Weise.
- **Bringen Sie in jeglicher Kommunikation Ihre Freundlichkeit zum Ausdruck:** Wählen Sie bewusst einen sanften, freundlichen Ton, wenn Sie anderen E-Mails oder Briefe schreiben, mit jemandem am Telefon sprechen oder in den sozialen Medien kommunizieren. Legen Sie eine Liste mit Tipps und Strategien für einen freundlichen Umgang in den sozialen Medien an, posten Sie diese Liste und holen Sie Rückmeldungen und Vorschläge von Freunden und Angehörigen ein.
- **Fördern Sie Ihre Freundlichkeit und Ihr kulturelles Verständnis:** Suchen Sie sich eine bestimmte Kultur aus, die sich von Ihrer eigenen unterscheidet. Stellen Sie mithilfe verschiedener Quellen eine Liste möglicher Missverständnisse zusammen, die im Umgang mit Vertretern dieser Kultur auftreten können. Teilen Sie diese Liste mit anderen.
- **Üben Sie sich in spontanen Akten der Freundlichkeit:** Lassen Sie beim Autofahren anderen die Vorfahrt und nehmen Sie Rücksicht auf Fußgänger und Fahrradfahrer. Halten Sie beim Betreten eines Gebäudes anderen die Tür auf. Helfen Sie jemandem, seinen platten Reifen zu reparieren, oder bieten Sie einem liegen gebliebenen Fahrer in Ihrem Rahmen mögliche Hilfe an. Führen Sie in Ihrem Kofferraum immer ein Fremdstartkabel mit, um unterwegs anderen helfen zu können.
- **Teilen Sie Eigentum und Fachwissen:** Teilen Sie Dinge, die Ihnen gehören (wie Rasenmäher, Schneeschaufel oder Bohrmaschine), bereitwillig mit anderen. Bieten Sie Ihre Hilfe an, wenn die beliehene Person nicht weiß, wie sie das Gerät bedienen oder die damit verbundene Aufgabe anpacken soll.

Beispiele (TED-Talks)

Suchen Sie auf https://www.ted.com/talks nach den folgenden Vorträgen der unten genannten Personen, die ihre Stärke der Freundlichkeit besonders gut ausleben oder sich mit Freundlichkeit beschäftigen:

- Karen Armstrong: *Charter of Compassion*
- Matthieu Ricard: *How to let altruism be your guide*
- Robert Thurman: *Expanding our circle of compassion*
- Hannah Brencher: *Love letters to strangers*
- Abigail Marsh: *Why some people are more altruistic than others*

Seite 32/72

Meine Stärken aufbauen

Bücher

Keltner, D., Marsh, J. & Smith, J.A. (Eds.). (2010). *The Compassionate Instinct: The Science of Human Goodness.* New York: W.W. Norton.

Rifkin, J. (2009). *The Empathic Civilization: The Race to Global Consciousness in a World in Crisis.* New York: Penguin. (Deutsche Übersetzung 2010: *Die empathische Zivilisation. Wege zu einem globalen Bewusstsein.* Frankfurt a.M.: Campus.)

Ferrucci, P. (2007). *The Power of Kindness: The Unexpected Benefits of Leading a Compassionate Life* (Paperback edition). New York: Penguin. (vom gleichen Autor in deutscher Sprache 2006: *Unermesslicher Reichtum des Herzens: Die großen Vorbilder einer neuen Menschlichkeit und wie sie unser Leben bereichern können*. Berlin: Allegria.)

Weblinks

- 35 Vorschläge für kleine Gesten der Freundlichkeit im Alltag: http://www.oprah.com/spirit/35-Little-Acts-of-Kindness
- *Random Acts of Kindness* ist eine international anerkannte gemeinnützige Organisation, die Informationen und Materialien zur Verfügung stellt, um Menschen zu freundlichen Handlungen zu ermutigen: https://www.randomactsofkindness.org
- Videoclip: *The Roots of Empathy and Compassion*; Paul Ekman erläutert wesentliche Komponenten von Empathie und Mitgefühl: https://youtu.be/3AgvKJK-nrk
- Online-Artikel: *The Compassionate Mind*; evidenzbasierte Informationen über die Vorzüge eines mitgefühlsorientierten Denkens: https://www.psychologicalscience.org/observer/the-compassionate-mind
- Online-Artikel: *How to Increase Your Compassion Bandwidth*: http://greatergood.berkeley.edu/article/item/how_to_increase_your_compassion_bandwidth

12. Soziale Intelligenz

Beschreibung

Menschen mit sozialer Intelligenz (welche auch emotionale und personale Intelligenz umfasst) sind sich der eigenen Gefühle und Absichten ebenso bewusst wie der anderer Personen. Gehört soziale Intelligenz zu Ihren Topstärken, kennen Sie Ihre eigenen Gefühle, Motive und Reaktionen gut (personale Intelligenz) und können diese auch bei anderen erkennen (soziale Intelligenz). Sie haben die verblüffende Fähigkeit, selbst kleinste Veränderungen in der Stimmung anderer Menschen wahrzunehmen und sofort die notwendigen Anpassungen vorzunehmen, um ein höfliches Miteinander zu wahren. Wenn Sie mit anderen zusammenarbeiten, sorgen Sie dafür, dass sich alle wohl, einbezogen und wertgeschätzt fühlen, vor allem, wenn es um Anliegen geht, die die ganze Gruppe betreffen. In therapeutischer Hinsicht bietet Ihnen die soziale Intelligenz Zugang zu Ihren eigenen Gefühlen ebenso wie zu den Gefühlen anderer. Dies kann dazu beitragen, gesunde Beziehungen zu fördern, zu pflegen und zu vertiefen.

Seite 33/72

Meine Stärken aufbauen

Die goldene Mitte

Ein ausgewogener Einsatz der sozialen Intelligenz befähigt Sie, feine Unterschiede zwischen Menschen wahrzunehmen, vor allem, wenn sich ihre Stimmung oder Motivation ändert. Sie reagieren angemessen und kommen so gut wie mühelos mit anderen Menschen aus. Sie können sich spontan in andere hineinversetzen und bringen, wenn es nötig ist, Sympathie und Empathie zum Ausdruck. Wenn z.B. etwas bei Ihrem Gegenüber Traurigkeit auslöst, werden Sie es dank Ihrer sozialen Intelligenz bemerken und in der Lage sein, etwas zu sagen oder zu tun, das ihn trösten oder ablenken kann. Sie besitzen die Fähigkeit, den ganzen Menschen vor sich zu sehen. Ähnlich wie Bindungsfähigkeit und Freundlichkeit ist die soziale Intelligenz eine der Schlüsselstärken für ein gesundes Leben.

Defizit und Übermaß bei dieser Stärke hängen mit psychischen Problemen zusammen. Ein Fehlen von sozialer Intelligenz hindert Sie daran, sich auf tieferer Ebene mit anderen zu verbinden. So sind Sie nicht in der Lage, Beziehungen aufzubauen, die sich als therapeutisch und unterstützend erweisen können, wenn Sie gestresst, traurig und/oder ängstlich sind – Zustände, die von sich aus isolierend wirken und Sie nicht darin bestärken, sich anderen zu öffnen. Sie könnten auch das Gefühl haben, mit anderen über Ihre psychischen Nöte zu reden sei ohnehin nur peinlich, würde nicht auf Verständnis stoßen und andere unnötig belasten. Wenn Sie jedoch dank Ihrer sozialen Intelligenz tiefe und sichere Beziehungen aufbauen konnten, fällt es Ihnen relativ leicht, sich anderen zu öffnen und um ihre Unterstützung zu bitten. Auf diese Weise federt Ihre soziale Intelligenz Sie in schwierigen Zeiten wirksam ab.

Die soziale Intelligenz kann schwergradig beeinträchtigt sein, was sich in Störungen wie Autismus, Asperger-Syndrom und schizoider Persönlichkeitsstörung zeigt. Betroffene Personen mit diesen Störungsbildern, die ausgeprägte biologische Ursachen haben und einer spezialisierten, nachhaltigen Behandlung bedürfen, profitieren von erlernbaren Aspekten der sozialen Intelligenz.

Auch ein Übermaß an sozialer Intelligenz kann problematisch sein. Andere wirklich zu verstehen und kennenzulernen ist zeitaufwändig und erfordert ein beachtliches emotionales Engagement. Wenn Sie mit diesen Ressourcen allzu verschwenderisch umgehen, haben Sie womöglich keine Zeit mehr für sich selbst. Der schmeichelhafte Ruf, für jeden da zu sein, könnte auch unrealistische Erwartungen wecken, sodass immer mehr Menschen sich Ihnen anvertrauen möchten. Sie könnten für viele zum „Pseudo-Therapeuten“ werden, was Sie leicht emotional erschöpfen kann – und wahrscheinlich auch wird. Ihre soziale Intelligenz könnte überschätzt werden; Sie könnten Anzeichen von Gereiztheit zeigen und weniger empathisch reagieren – weil Sie z.B. die gleiche Geschichte immer wieder hören – und sich am Ende unzulänglich fühlen. Zu einem ausgewogenen Einsatz von sozialer Intelligenz gehört deshalb immer auch, gut auf das eigene Wohlergehen zu achten.

- *Übermäßiger Einsatz der Stärke:* Psychogerede, Selbsttäuschung
- *Mangelnder Einsatz der Stärke:* Uneinsichtigkeit, Ratlosigkeit

Zusammenspiel

Um soziale Intelligenz ausgewogen einsetzen zu können, müssen Sie sie gemeinsam mit anderen Stärken nutzen, vor allem mit Weitsicht. Versuchen Sie, dabei immer das große Bild (in Bezug auf den Sinn) im Auge zu behalten. Soziale Intelligenz funktioniert besonders gut, wenn Sie gleichzeitig Urteilsvermögen zum Zuge bringen, um die Situation von allen möglichen Blickwinkeln aus zu prüfen und möglichen Voreingenommenheiten entgegenzuwirken. Lebendigkeit und Tatendrang können soziale Intelligenz besonders hervorheben, vor allem dann, wenn die Situation Motivation und Hoffnung erfordert. Soziale Intelligenz kann auch angespannte Situationen entschärfen, wenn Sie in der Lage sind, einen komischen Aspekt zu erkennen und den Knoten mit Humor zu durchschlagen und so die Spannung aufzulösen.

Seite 34/72

Meine Stärken aufbauen

Filme

- *Monsieur Lazhar* (2011): Bahir Lazhar, ein algerischer Immigrant und Vertretungslehrer, nutzt seine soziale Intelligenz, um mit einer Klasse, die gerade auf traumatische Weise ihre Lehrerin verloren hat, ein heilsames Miteinander zu finden.
- *Gottes vergessene Kinder* (1986): Der Film veranschaulicht sehr schön soziale und personale Intelligenz anhand der Beziehung zwischen einem Sprachheilpädagogen und einer gehörlosen Frau. Getragen wird diese Beziehung durch ein tiefes gegenseitiges Verständnis von Gefühlen, Absichten und Verhaltensweisen.
- *K-PAX – Alles ist möglich* (2001): Ein geheimnisvoller Patient in einer psychiatrischen Klinik behauptet, ein Alien von einem fernen Planeten zu sein, und zeigt im Umgang mit anderen Patienten bemerkenswerte Hinweise auf große soziale Intelligenz.
- *Ich bin Sam* (2002): Sam, ein Mann mit geistiger Behinderung, kämpft um das Sorgerecht für seine kleine Tochter. Ein Plädoyer dafür, dass nicht Intelligenzquotienten, sondern die Liebe und gelebte Beziehungen am meisten zählen.

Therapeutisch wirksames Handeln

- **Gehen Sie unangenehme Situationen mit emotionaler Intelligenz an:** Wählen Sie eine soziale Situation, die in der Regel bei Ihnen Gefühle von Angst und Depression auslöst (z. B. Ihre Gedanken zu einem strittigen Thema in einer Besprechung bei der Arbeit einzubringen, ein ungelöstes zwischenmenschliches Problem mit Familienmitgliedern zu klären oder einer befreundeten Person Ihr ehrliches, von seiner Meinung abweichendes Feedback zu geben). Nutzen Sie Ihre soziale und personale Intelligenz, um im gegenseitigen Gespräch noch offene Punkte zu klären. Sprechen Sie über Ihre Motivation und Ihre Werte und bitten Sie andere, es Ihnen gleich zu tun. Auf diese Weise vertiefen Sie in jedem Fall Ihre Beziehungen und erfahren mehr darüber, was andere denken.
- **Lassen Sie andere ausreden:** Hören Sie Ihren nächsten Angehörigen zu, besonders denjenigen, mit denen Sie oft und offen sprechen. Lassen Sie sie von Anfang bis Ende ausreden, ohne sie zu unterbrechen oder eine Erwiderung vorzubringen. Merken Sie sich, was es aus Ihrer Sicht dazu zu sagen gibt, und sprechen Sie es erst aus, wenn die andere Person zu Ende gesprochen hat. Dann teilen Sie ihr Ihre Gedanken mit und holen wiederum eine Rückmeldung ein.
- **Entschärfen Sie Beleidigungen:** Wenn jemand Sie beleidigt, versuchen Sie, unter seinen Motiven mindestens ein positives Element zu finden. Suchen Sie unter Einsatz Ihrer sozialen Intelligenz nach Hinweisen dafür, dass das beleidigende Verhalten aus vorübergehenden, mit der Situation zusammenhängenden Gründen und nicht aufgrund des Charakters der anderen Person entstanden sein könnte.
- **Holen Sie Feedback ein:** Fragen Sie jemanden, der Ihnen nahesteht, nach Zeiten, in denen Sie ihn emotional nicht verstanden haben, und auch danach, wie diese Person in Zukunft verstanden werden möchte. Überlegen Sie sich kleine, praktikable Schritte, die Sie unternehmen können, wenn Sie das nächste Mal mit dieser Person interagieren.
- **Seien Sie ehrlich und direkt:** Sprechen Sie mit Ihren engsten Bezugspersonen deutlich und direkt über Ihre Wünsche und Bedürfnisse. Erlauben Sie anderen das Gleiche, ohne sie zu verurteilen oder sofort mit Widerspruch zu reagieren.

Seite 35/72

Meine Stärken aufbauen

Beispiele (TED-Talks)

Suchen Sie auf https://www.ted.com/talks nach den folgenden Vorträgen der unten genannten Personen, die ihre Stärke der sozialen Intelligenz besonders gut ausleben oder sich mit sozialer Intelligenz beschäftigen:

- Daniel Goleman: *Why aren't we more compassionate?*
- Joan Halifax: *Compassion and the true meaning of empathy*
- David Brooks: *The social animal*

Bücher

Cassady, J.C. & Eissa, M.A. (Eds.). (2008). *Emotional Intelligence: Perspectives on Educational and Positive Psychology.* New York: P. Lang.

Goleman, D. (2006). *Social Intelligence: The New Science of Human Relationships.* New York: Bantam Books. (Deutsche Übersetzung 2017: *Soziale Intelligenz. Wer auf andere zugehen kann, hat mehr vom Leben* [2. Neuausgabe]. München: Droemer.)

Livermore, D.A. (2009). *Cultural Intelligence: Improving Your CQ to Engage Our Multicultural World.* Grand Rapids, MI: Baker Academic.

Weblinks

- Yale Center for Emotional Intelligence: http://ei.yale.edu
- Emotional Intelligence Consortium: http://www.eiconsortium.org
- Videoclip: Marc Brackett – Yale Center for Emotional Intelligence: https://youtu.be/62F9z1OgpRk

Seite 36/72

Meine Stärken aufbauen

Tugend: Gerechtigkeit

Stärken, die einem gesunden Gemeinschaftsleben zugrunde liegen

13. Teamfähigkeit (Teamwork) und Gemeinsinn

Beschreibung

Bei dieser Stärke geht es um das Engagement der Mitglieder einer Gruppe für das größere Ganze. Gehören Teamfähigkeit und Gemeinsinn zu Ihren Topstärken, sind Sie grundsätzlich bereit, für das Wohl einer Gruppe, der sie sich verbunden fühlen – z.B. Nachbarschaft, Vereine, Kirchengemeinde, Schulklasse, berufliche Netzwerke oder kulturelle Initiativen –, gewisse Opfer zu bringen. Sie fühlen sich zugehörig und identifizieren sich stark mit Ihrer Gruppe, ohne jedoch Menschen von außerhalb abzulehnen. Es macht Ihnen Freude, Teil eines Teams zu sein; auf gesellschaftlicher Ebene zeigen Sie Gemeinsinn und erfüllen bereitwillig Ihre staatsbürgerlichen Pflichten.

Menschen, die an Gemeinschaftsaktionen teilnehmen und bevorzugt Teamwork betreiben, besitzen im Allgemeinen eine gute psychische Gesundheit, weil ihre Aktivitäten sie mit Gleichgesinnten zusammenbringen, was wiederum ihr soziales Vertrauen stärkt. Dieses Vertrauen nährt die Gewissheit, dass die Welt um Sie herum ein sicherer Ort ist. Die Teilhabe an gemeinschaftsbildenden Aktivitäten stärkt außerdem die Selbstwirksamkeit.

Die goldene Mitte

Zu einem ausgewogenen Einsatz von Teamfähigkeit und Gemeinsinn gehört, dass Sie sich als Teil einer Gruppe verstehen und überlegen, wie Sie Ihre Stärken, Kenntnisse, Kompetenzen und Ressourcen für das Wohl der Gruppe einsetzen können. Gemeinsinn bedeutet jedoch nicht, dass Sie blind den Regeln und Vorschriften der Verantwortlichen folgen. Ein ausgewogener Einsatz der Stärke bedeutet, dass sich jedes Mitglied der Gruppe einbezogen fühlt und aus innerem Antrieb motiviert ist, sich für den gemeinsamen Erfolg zu engagieren. Teamwork funktioniert optimal, wenn die Ziele der Gruppe – trotz unvermeidlicher individueller Unterschiede – Vorrang genießen. Jedes Teammitglied behält seine eigene Identität, gleichzeitig entstehen Gemeinschaftsgefühl, Gruppenzusammenhalt und Solidarität. Sie haben vielleicht schon Bezeichnungen wie „Schwesternschaft“ oder „Bruderschaft“ gehört – symbolhaft entsteht in solchen Fällen auch so etwas wie Familie.

Teamfähigkeit und Gemeinsinn auf gut austarierte Weise einzusetzen bedeutet nicht, dass Sie eine zuschauende Position einnehmen. Wenn einige Mitglieder der Gruppe eine größere Rolle übernehmen, könnte dies Ihre Teilhabe schmälern, und Sie müssen Stärken wie Tapferkeit und Fairness einsetzen, um dafür zu sorgen, dass die Gruppenharmonie nicht untergraben wird. Ein Mangel an Teamfähigkeit und Gemeinsinn könnte Sie isolieren und einsam machen, und Sie müssten ohne soziale und gemeinschaftliche Unterstützung auskommen – was in Zeiten psychischen Leids besonders schwierig ist.

- *Übermäßiger Einsatz der Stärke:* blinder, automatischer Gehorsam
- *Mangelnder Einsatz der Stärke:* Egoismus, Narzissmus

Seite 37/72

Meine Stärken aufbauen

Zusammenspiel

Um Teamfähigkeit und Gemeinsinn optimal einzusetzen, brauchen Sie zahlreiche andere Stärken, z.B. müssen Sie sich selbst und andere gut kennen und einschätzen können (emotionale und soziale Intelligenz). Wenn Sie mit einer Gruppe sehr unterschiedlicher Personen (z.B. im Hinblick auf Ethnizität, Bildungshintergrund, Veranlagung oder Vorlieben) zusammenarbeiten, werden Sie von Urteilsfähigkeit, Fairness und Respekt gegenüber individuellen Unterschieden profitieren.

Fast jede Gruppe erlebt Spannungen und Konflikte. Die Kreativität von Gruppenmitgliedern können Sie entfachen, wenn Sie in Form eines gemeinsamen Brainstormings nach Lösungen zugunsten des größeren Ganzen und einer optimalen Teamleistung suchen. Humor löst Spannungen, und alle Aufgaben werden leichter, wenn die Gruppenmitglieder ein gemeinsames Ziel (Weitsicht) teilen und damit ihre Solidarität stärken. Darüber hinaus profitiert die Zusammenarbeit sehr davon, wenn alle Gruppenmitglieder ihre eigenen Charakterstärken und die der anderen kennen, wertschätzen und unterstützen.

Filme

- *Feld der Träume* (1989): Eine ausgezeichnete Darstellung von Gemeinsinn und Teamfähigkeit. Ein Farmer aus Iowa interpretiert eine geheimnisvolle Botschaft („Wenn du es baust, kommt er zurück") auf ganz eigene Weise.
- *Invictus – Unbezwungen* (2009): Die inspirierende, wahre Geschichte des südafrikanischen Rugbyteams, das auf dem Spielfeld die Weltmeisterschaft gewinnt und außerhalb des Spielfelds das Land nach der Apartheid vereint.
- *Hotel Ruanda* (2004): Ein außergewöhnliches Beispiel für soziale Verantwortung. Hotelmanager Paul Rusesabagina beherbergt während des Völkermords in Ruanda über eintausend Tutsi-Flüchtlinge und beschützt sie vor der Hutu-Miliz.
- *Blind Side – Die große Chance* (2009): Ein obdachloser, traumatisierter Junge wird dank der Hilfe einer liebevollen Frau und ihrer Familie zum All-American-Footballspieler und in der National Football League gleich in der ersten Auswahlrunde als Rookie gewählt.

Therapeutisch wirksames Handeln

- **Vermeiden Sie „Sozialverdrossenheit":** Viele Menschen lehnen gesellschaftliches Engagement mit der folgenden Begründung ab: „Ob ich etwas tue oder nicht, es ändert sich ja doch nichts." Ein solches Denken steht für eine hoffnungslose und pessimistische Sichtweise – zwei Kennzeichen von Depression. Engagieren Sie sich auf lokaler Ebene für die Gesellschaft und überzeugen Sie auch ihre Freunde und Bekannten mitzumachen. Ihre Arbeit wird dem großen Ganzen nutzen und Ihr Engagement wird Sie sowohl mit einer guten Sache als auch gleichgesinnten Menschen in Verbindung bringen – beides sind wichtige Bausteine psychischen Wohlbefindens.
- **Begründen Sie eine Online-Community:** Bauen Sie im Internet eine Community auf, die sich für eine gute Sache einsetzt – z.B. zur Rettung einer bedrohten Art, Unterstützung von Geflüchteten, oder planen Sie gemeinschaftliche Aktionen gegen Diskriminierung und Ausgrenzung (z.B. gegen Islamophobie, Homophobie oder Fremdenfeindlichkeit).
- **Beteiligen Sie sich an einem Gemeinschaftsgarten:** Gründen Sie einen Gemeinschaftsgarten oder werden Sie bei einem bestehenden Garten Mitglied. Sie finden dort ein unterstützendes, sicheres und beruhigendes Umfeld und kommen eventuell sogar mit Menschen zusammen, die im Leben ähnliche Erfahrungen gemacht haben wie Sie. Ihr Beitrag zur Pflege des Gartens und das Übernehmen von gemeinschaftlichen Aufgaben hilft Ihnen dabei, Teil einer Gemeinschaft zu werden.

Seite 38/72

Meine Stärken aufbauen

- **Werden Sie Mitglied in einer Selbsthilfegruppe:** Rufen Sie eine Selbsthilfegruppe ins Leben oder werden Sie Mitglied in einer bereits bestehenden lokalen Gruppe für Menschen mit psychischen Schwierigkeiten. Dort können Sie erfahren, wie andere ihre Probleme bewältigt haben, und Informationen über wirksame Behandlungsmethoden erhalten.
- **Initiieren Sie eine Ausstellung mit „Kunst der gelebten Erfahrungen“:** Laden Sie Menschen mit psychischen Problemen ein, an einem allgemein zugänglichen Ausstellungsort ihre „gelebten Erfahrungen“ künstlerisch zu präsentieren. Die Form der Darstellung sollte frei wählbar sein. Dafür geeignete Kunstwerke können auch online ausgestellt werden.

Beispiele (TED-Talks)

Suchen Sie auf https://www.ted.com/talks nach den folgenden Vorträgen der unten genannten Personen, die ihren Gemeinsinn und ihre Teamfähigkeit besonders gut ausleben oder sich mit dieser Stärke beschäftigen:

- Jeremy Rifkin: *The empathic civilization*
- Douglas Beal: *An alternative to GDP that encompasses our wellbeing*
- Hugh Evans: *What does it mean to be a citizen of the world?*
- Bill Strickland: *Rebuilding a neighborhood with beauty, dignity, hope*

Bücher

Putnam, R. (2001). *Bowling Alone: The Collapse and Revival of American Community.* New York: Simon & Schuster.

Kielburger, C. & Kielburger, M. (2008). *Me to We: Finding Meaning in a Material World.* New York: Simon & Schuster.

Ricard, M. (2016). *Altruism: The Power of Compassion to Change Yourself and the World.* New York: Little, Brown. (Deutsche Übersetzung 2017: *Allumfassende Nächstenliebe. Altruismus – die Antwort auf die Herausforderungen unserer Zeit.* Hamburg: EditionBlumenau.)

Weblinks

- Me to We, eine For-Profit-Organisation, die soziale Projekte unterstützt: http://www.metowe.com
- Informationen zu den Buchveröffentlichungen des Harvard-Politikwissenschaftlers Robert Putnam, der sich mit dem Niedergang und Aufstieg von Gesellschaften befasst: http://bowlingalone.com sowie http://robertdputnam.com/better-together/

14. Fairness

Beschreibung

Fairness bedeutet, alle Menschen nach den universellen Idealen von Gleichheit und Gerechtigkeit zu behandeln. Gehört Fairness zu Ihren Topstärken, lassen Sie Ihre persönlichen Gefühle bei moralischen oder ethischen Entscheidungen nicht durch Voreingenommenheiten leiten, sondern stützen sich stattdessen auf eine große Bandbreite moralischer Werte. Ihr Gerechtigkeitsgefühl schließt sowohl Respekt vor moralischen

Seite 39/72

Meine Stärken aufbauen

Richtlinien als auch einen von Mitgefühl geprägten Ansatz im Umgang mit anderen Menschen ein. Es handelt sich um eine Stärke, die Sie in alle Bereiche Ihres persönlichen, beruflichen und gemeinschaftlichen Lebens, in alltäglichen Interaktionen, bei denen es um soziale Gerechtigkeit geht, einbringen können.

Die goldene Mitte

Ein ausgewogener Einsatz von Fairness bedeutet, dass Sie dem Prinzip, das Wohlergehen anderer in Ihre Überlegungen einzubeziehen, generell treu bleiben, und zwar auch dann, wenn Sie diese Personen nicht persönlich kennen. Dabei ist zu bedenken, dass die Definition von „Wohlergehen" nicht immer eindeutig ist. Es lässt sich schwerlich entscheiden, was sowohl fair als auch richtig ist. Kulturell geprägte Einstellungen können zu Konflikten zwischen diesen beiden Aspekten und den zugrunde liegenden Grundwerten führen. Zum Beispiel unterscheiden sich die Kleidung von Frauen (ein Aspekt der Verhaltensebene) und die dazugehörigen Vorstellungen von Anstand und Schamgefühl (ein Grundwert) stark von Kultur zu Kultur – ja, manchmal sind sogar innerhalb einer Kultur große Unterschiede zu verzeichnen. Trägt eine Frau in einem konservativen muslimischen Land einen Bikini, könnte dies als Zeichen von mangelndem Anstand gelten, während das gleiche Kleidungsstück in einem westlichen Land als völlig normal angesehen wird. Ähnlich wird von muslimischen Frauen oftmals das Tragen eines Hijab erwartet, während die Verpflichtung zu Schleier oder Kopftuch von zumindest einem Teil der Vertreter anderer Kulturen als unfaire religiöse oder kulturelle Zwangsmaßnahme angesehen wird. Sind miteinander konkurrierende Rechte, Rituale und Werte im Spiel, muss Fairness deshalb stets im Licht des jeweiligen kulturellen Kontexts gesehen werden. Ehe Sie Ihre Stärke der Fairness nutzen, sollten Sie daher nach den gesellschaftlichen Hintergründen fragen und versuchen, diese zu verstehen. Dabei können Sie auch Menschen um Rat fragen, die sich damit auskennen. Mehr als jede andere Stärke ist Fairness keine Schwarz-Weiß-Frage – seien Sie also bereit, sich mit den Graustufen zu befassen.

Bevor Sie Ihre Stärke der Fairness einsetzen, sollten Sie sich auch fragen, worin das letztliche Ziel besteht. Nehmen wir z. B. die Begriffe Gerechtigkeit und Gleichheit. Gerechtigkeit bedeutet, mit jedem so umzugehen, dass er gefördert und im Vergleich zu anderen nicht benachteiligt wird. Gleichheit dagegen sieht vor, alle Menschen gleich zu behandeln, auch wenn vielleicht nicht alle der gleichen Unterstützung bedürfen. Seien Sie sich bewusst, dass es – außer in einer utopischen Gesellschaft – keine absolute Fairness geben kann. Anstatt von absoluten Idealen auszugehen, sollten Sie Fairness daher stets im Kontext betrachten.

- *Übermäßiger Einsatz der Stärke:* Unparteilichkeit ohne Weitsicht oder Empathie, Entfremdung
- *Mangelnder Einsatz der Stärke:* Voreingenommenheit, Parteinahme

Zusammenspiel

Für einen ausgewogenen Einsatz von Fairness brauchen Sie eine Reihe anderer Stärken wie Führungsvermögen, Gemeinsinn und Teamfähigkeit, die Sie in die Lage versetzen, Fairness problemlos anzuwenden. Ähnlich können Ehrlichkeit und Authentizität das Gefühl von Fairness stärken. Freundlichkeit sollte bei der Anwendung von Fairness ebenfalls eine Rolle spielen. Wenn z. B. eine Lehrerin einen Schüler wiederholt für sein hyperaktives, auf einer Aufmerksamkeitsdefizit-/Hyperaktivitätsstörung beruhendes Verhalten straft, verliert die Bestrafung bald ihre Wirkung und macht den Schüler noch reizbarer und widerspenstiger. Reagiert die Lehrerin hingegen mit Freundlichkeit und bietet dem Schüler angemessene Alternativen, steigen die Chancen, dass sich sein Verhalten bessern wird.

Seite 40/72

Meine Stärken aufbauen

Filme

- *Club der Cäsaren* (2002): William Hundert, ein prinzipienfester Griechischlehrer an einer prestigeträchtigen Schule, gerät in einen Konflikt mit einem Schüler aus privilegiertem Elternhaus. Sein Versuch, dem jungen Mann faires und moralisches Verhalten nahezubringen, zeitigt gemischte Erfolge.
- *Philadelphia* (1993): Der junge Rechtsanwalt Andrew Beckett wird von seiner Kanzlei entlassen, weil er homosexuell und HIV-positiv ist. Er engagiert den homophoben Anwalt Joe Miller als rechtliche Vertretung, der während des Verfahrens Beckett als Mensch zu sehen lernt, der Respekt und faire Behandlung verdient.
- *Green Zone* (2010): Eine abschreckende Darstellung zum Thema Fairness und soziale Gerechtigkeit. Roy Miller, ein höherer CIA-Beamter, sucht nach Beweisen für die Existenz von Massenvernichtungswaffen im Irak und muss dabei erkennen, dass beide Seiten versuchen, an Legenden zu ihren Gunsten zu stricken.
- *Suffragette – Taten statt Worte* (2015): Ein exzellenter Beitrag zum Thema Fairness. Der Film erzählt die Geschichte ganz normaler Frauen, allesamt liebende Ehefrauen, Mütter und Töchter, in der ersten Hälfte des 20. Jahrhunderts. Sie kämpfen gegen die Ungerechtigkeit zwischen den Geschlechtern, sexuelle Belästigung bei der Arbeit, häusliche Gewalt und die Verletzung ihrer Elternrechte, aber auch gegen die Tatsache, dass ihre Gehälter sehr viel niedriger sind als die ihrer männlichen Kollegen.

Therapeutisch wirksames Handeln

- **Seien Sie aufmerksam bei kognitiven Verzerrungen und Vorurteilen:** Machen Sie sich die Diskriminierungen bewusst, die Sie aus erster Hand miterleben oder selbst erfahren. Diese können sich auf vielfältige Weise zeigen, z.B. in Benachteiligungen aufgrund des Alters, einer Behinderung, des Geschlechts, der sexuellen Orientierung, des Akzents, mangelnder Sprachkenntnisse, der Religion oder der Herkunft. Setzen Sie Ihre Stärke der Fairness ein, um diesen kognitiven Verzerrungen und Vorurteilen entgegenzuwirken.
- **Sorgen Sie für mehr Fairness in Ihrem Alltag:** Erstellen Sie eine Liste alltäglicher Aufgaben, Interaktionen und Aktivitäten, die eine größere Dosis an Fairness gebrauchen könnten und aus diesem Grund Ihren Stresspegel erhöhen (z.B. die vielleicht noch immer nicht ganz faire Aufteilung der täglichen Hausarbeit). Finden Sie Lösungen, die im Hinblick auf Ihre Kultur und dem Kontext angemessen sind und dazu beitragen können, Ihren Stress zu verringern.
- **Benennen Sie soziale Fragen, die Sie beschäftigen:** Erstellen Sie eine Liste gesellschaftlicher Probleme, die Sie am meisten stören, und konzentrieren Sie sich dabei auf diejenigen, die durch Fairness gelöst werden könnten. Wurmt es Sie z.B., dass Frauen auch weiterhin für die gleiche Arbeit deutlich weniger Lohn bekommen als Männer? Ärgert es Sie, dass Menschen mit Migrationshintergrund hart um ihre Grundrechte kämpfen müssen? Oder dass Supermärkte trotz deutlicher Hinweise auch weiterhin mit Schadstoffen belastete Nahrungsmittel verkaufen?
- **Hinterfragen Sie Ihre Urteile:** Beobachten Sie sich selbst, um herauszufinden, ob Ihre Urteile von Ihren persönlichen Vorlieben und Abneigungen beeinflusst werden oder auf den Prinzipien der Gerechtigkeit und Fairness basieren. Versuchen Sie, den Einfluss Ihrer persönlichen Präferenzen in Zukunft herunterzuschrauben.
- **Setzen Sie sich für die Rechte Ihrer Gruppe ein:** Machen Sie sich für die Rechte Ihrer Gruppe stark, ohne es dabei freilich an Respekt für andere Gruppen fehlen zu lassen.

Seite 41/72

Meine Stärken aufbauen

Beispiele (TED-Talks)

Suchen Sie auf https://www.ted.com/talks nach den folgenden Vorträgen der unten genannten Personen, die ihre Stärke der Fairness besonders gut ausleben oder sich mit Fairness beschäftigen:

- Daniel Reisel: *The neuroscience of restorative justice*
- Paul Zak: *Trust, morality – and oxytocin?*
- Jonathan Haidt: *The moral roots of liberals and conservatives*
- Bono: *My wish: Three actions for Africa*

Bücher

Sun, L. (2009). *The Fairness Instinct: The Robin Hood Mentality and Our Biological Nature.* New York: Prometheus Books.

Harkins, D. (2013). *Beyond the Campus: Building a Sustainable University Community Partnership.* Charlotte, NC: Information Age.

Last, J. (2014). *Seven Deadly Virtues: 18 Conservative Writers on Why the Virtuous Life Is Funny as Hell.* West Conshohocken, PA: Templeton Press.

Weblinks

- Online-Artikel zum Unterschied zwischen Gleichheit und Gerechtigkeit: http://everydayfeminism.com/2014/09/equality-is-not-enough/
- Mit mehr als 100 nationalen Mitgliedsorganisationen weltweit ist Transparency International auf den Ebenen von Regierung, Wirtschaft und Zivilgesellschaft tätig, um wirksame Maßnahmen zur Bekämpfung von Korruption umzusetzen: https://www.transparency.org
- Roméo Antonius Dallaire leitete die Unterstützungsmission der Vereinten Nationen für Ruanda im Jahr 1993. Seit seiner Pensionierung ist er ein ausgesprochener Fürsprecher der Menschenrechte, Völkermordprävention, Genozidprävention, psychische Gesundheit und vom Krieg betroffene Kinder: http://www.romeodallaire.com

15. Führungsvermögen

Beschreibung

Führen ist ein Prozess, in dem es darum geht, die Mitglieder einer Gruppe im Hinblick auf das Erreichen eines gemeinsamen Ziels zu motivieren, anzuleiten und zu koordinieren. Gehört dies zu Ihren Topstärken, nehmen Sie in sozialen Interaktionen gern eine dominante Rolle ein. Zum Führen gehört es jedoch auch, den anderen Gruppenmitgliedern zuzuhören und ihren Meinungen und Gefühlen Raum zu geben. Als Führungspersönlichkeit helfen Sie der Gruppe, ihre Ziele zu erreichen, und zwar mit Geschlossenheit, Effizienz und positivem Grundgefühl.

Seite 42/72

Meine Stärken aufbauen

Die goldene Mitte

Einen ausgewogenen Einsatz von Führungsvermögen sehen wir dann, wenn jemand in der Lage ist, in einer Gruppe – trotz aller Unterschiede zwischen den Mitgliedern – einen gemeinsamen Nenner zu finden. Dieser Konsens wird dann auf den verschiedensten Wegen so effektiv kommuniziert, dass die Gruppenmitglieder über den gesamten Zeitraum hinweg motiviert bleiben. Wer gut darin ist, ein Gefühl von Hoffnung und Neuanfang zu entfachen, besitzt aber nicht unbedingt auch die Fähigkeiten, die nötig sind, um seine Vision in klare, konkrete und machbare Aufgaben und Teilergebnisse zu übersetzen. Ein gut austarierter Einsatz des Führungsvermögens umfasst daher neben der Willenskraft und der motivierenden Ausstrahlung immer auch eine Kenntnis der konkreten Schritte, die nötig sind, um erfolgreich zu sein.

Zu einem ausgewogenen Einsatz dieser Stärke gehört das Folgen ebenso wie das Führen. Ohne eine Portion Demut und die Fähigkeit zum Zuhören kann eine Führungspersönlichkeit sich leicht in eine autoritäre Figur verwandeln. Zudem sollten Sie in der Lage sein, mit den Menschen, die Sie führen, echte und vertrauensvolle Beziehungen aufzubauen. Vertrauen bietet die größte Chance, aus Ihrer Gruppe das Beste herauszuholen. Beziehungen, die dagegen auf Angst oder dem Missbrauch von Macht beruhen, lösen innere Widerstände aus. Anstatt ihr Bestes zu geben, agieren die Betroffenen in solchen Situationen eher aus Angst und Misstrauen.

- *Übermäßiger Einsatz der Stärke:* Despotismus, Herrschsucht
- *Mangelnder Einsatz der Stärke:* Konformität, Unterwerfung

Zusammenspiel

Führungsvermögen profitiert von einer ganzen Reihe von Stärken, die das Wohlbefinden und die Resilienz fördern. Zum Beispiel können soziale Intelligenz, Teamfähigkeit und Freundlichkeit zu starken Bindungen in der Gruppe beitragen. Bescheidenheit und Dankbarkeit können Führung menschlich und transparent machen. Zusammen können diese Stärken Synergien schaffen, die die erfolgreiche Zusammenarbeit mit der Gruppe auch langfristig stärken.

Filme

- *Ghandi* (1982): Das Leben von Mahatma Gandhi ist ein Vorbild für eine Führerschaft, die sich an den Prinzipien der Gewaltlosigkeit, der sozialen Gerechtigkeit und der persönlichen Bescheidenheit orientiert – Vorstellungen, die auch andere Führungspersönlichkeiten wie Martin Luther King Jr. inspirierten.
- *Die eiserne Lady* (2011): Der Film basiert auf dem Leben von Margaret Thatcher, der Staatsfrau, Politikerin und ersten Premierministerin Großbritanniens, die dieses Amt zugleich am längsten von allen bisherigen Premierministern im 20. Jahrhundert innehatte.
- *Mandela: Der lange Weg zur Freiheit* (2013): Der Film erzählt von Nelson Mandelas legendärer Entwicklung zur überragenden Führungspersönlichkeit, beginnend in seiner Kindheit und Jugend, über Jurastudium und Anwaltstätigkeit, Freiheitskampf und 27-jährige Gefängnishaft bis hin zur Präsidentschaft der Republik Südafrika.
- *Lincoln* (2012): Das spannende Historiendrama über Abraham Lincoln erzählt von seinem außergewöhnlichen Reichtum an Stärken, darunter Führungsvermögen und der Mut, gegen den Strom zu schwimmen, und trotz fortgesetzter Unruhen auf dem Schlachtfeld und hartnäckiger Konflikte innerhalb der eigenen Reihen die Emanzipation der Sklaven zu voranzutreiben.

Seite 43/72

Meine Stärken aufbauen

Therapeutisch wirksames Handeln

- **Setzen Sie sich für jemanden oder für eine gute Sache ein:** Machen Sie sich für jemanden stark, der unfair behandelt wird. Ermutigen Sie andere Führungspersonen, in ihren Gruppenprozessen die Fairness zu betonen. Oder suchen Sie sich eine gute Sache, für die es sich einzusetzen lohnt. Dies können soziale Probleme sein wie Kinderarbeit, Arbeitslosigkeit in bestimmten Bevölkerungsgruppen, Mobbing in der Schule (einschließlich Cybermobbing) oder ökologische Fragen wie der Einsatz von umweltschädlichen Chemikalien.
- **Lesen Sie die Biografie einer Führungspersönlichkeit, die mit psychischen Problemen zu kämpfen hatte:** Lesen Sie eine Biografie und/oder schauen Sie einen Film über eine berühmte Führungspersönlichkeit, die unter psychischen Problemen litt und dennoch ihre Stärke des Führungsvermögens erfolgreich zum Zuge brachte (z.B. Königin Victoria, Abraham Lincoln oder Winston Churchill). Welche Einsichten zur Verbesserung Ihres eigenen Führungsvermögens können Sie aus dem Leben dieser Persönlichkeit gewinnen?
- **Fördern Sie ein Kind:** Werden Sie zum Mentor eines Kindes in Ihrer Nachbarschaft oder Ihrem Bekanntenkreis, das von Ihren – sprachlichen, technischen, sportlichen oder sonstigen Fähigkeiten – profitieren könnte. Achten Sie auf Ihre Stimmung vor und nach jedem Treffen sowie nach dem Sichtbarwerden der ersten Erfolge.
- **Vermitteln Sie zwischen zwei Streitparteien:** Wenn zwei Menschen in Ihrem Umfeld sich streiten, können Sie eine vermittelnde Rolle einnehmen. Laden Sie sie ein, sich mit Ihnen zu treffen, legen Sie ein paar Grundregeln fest, auf deren Einhaltung Sie auch pochen, und bitten Sie dann beide Seiten, ihre Standpunkte darzulegen. Achten Sie während des Gesprächs darauf, dass die Lösung des Problems nicht aus den Augen verloren wird.
- **Leiten Sie eine Familienaktivität:** Organisieren und leiten Sie eine Familienaktivität an, die junge und alte Verwandte zusammenbringt. Setzen Sie Ihr Führungsvermögen ein, um die Familienmitglieder dazu zu bekommen, an dieser Aktivität teilzunehmen, vor allem solche, die nicht miteinander sprechen oder einander nur mit Groll begegnen. Achten Sie darauf, dass sich die einzelnen Altersgruppen nicht absondern, und beziehen Sie jeden ganz bewusst in das Geschehen ein. Lenken Sie die Aufmerksamkeit auf generationsübergreifende Gemeinsamkeiten.

Beispiele (TED-Talks)

Suchen Sie auf https://www.ted.com/talks nach den folgenden Vorträgen der unten genannten Personen, die ihre Stärke des Führungsvermögens besonders gut ausleben oder sich mit Führungsvermögen beschäftigen:

- Roselinde Torres: *What it takes to be a great leader*
- Simon Sinek: *How great leaders inspire action*
- Simon Sinek: *Why good leaders make you feel safe*

Bücher

Avolio, B. & Luthans, F. (2006). *The High-Impact Leader*. New York: McGraw-Hill.

Csikszentmihalyi, M. (2004). *Good Business: Leadership, Flow, and the Making of Meaning*. New York: Penguin. (Deutsche Übersetzung 2014: *Flow im Beruf. Das Geheimnis des Glücks am Arbeitsplatz.* Stuttgart: Klett-Cotta.)

Rath, T. & Conchie, B. (2009). *Strengths-Based Leadership*. New York: Gallup Press. (Deutsche Übersetzung 2016: *Führungsstärke. Was erfolgreiche Führungskräfte auszeichnet* [5. Aufl.]. München: Redline.)

Seite 44/72

Meine Stärken aufbauen

Weblinks

- Online-Artikel: *The Top 10 Skills You Require To Be A Highly Effective Leader:* https://www.forbes.com/sites/biancamillercole/2018/12/21/the-top-10-skills-you-require-to-be-a-highly-effective-leader/?sh=3c9b084c5c45
- Online-Artikel: *20 ways to become a leader right now:* http://www.inc.com/john-brandon/20-ways-to-become-a-better-leader-right-now.html
- Uma Jogulu forscht zu kulturellen Einflussfaktoren im Personalmanagement: https://www.ecu.edu.au/schools/business-and-law/faculty/profiles/senior-lecturer/dr-uma-jogulu
- Kim Camerons Forschung konzentriert sich auf organisationale Strukturen und positive Führung: http://michiganross.umich.edu/faculty-research/faculty/kim-cameron
- Gilad Chens wissenschaftliche Arbeit fokussiert auf die Effektivität von Teams und Führungskräften sowie Arbeitsmotivation: http://www.rhsmith.umd.edu/directory/gilad-chen
- Centre for Health Leadership and Research: http://sls.royalroads.ca/centre-health-leadership-and-research

Seite 45/72

Meine Stärken aufbauen

Tugend: Mäßigung

Stärken, die vor einem Übermaß schützen

16. Vergebungsbereitschaft und Barmherzigkeit

Beschreibung

Vergebung ist kein einmaliger Entschluss oder ein kurzes Ereignis, sondern eher ein gradueller Veränderungsprozess. Wer zu Vergebung bereit ist, entsagt dem Recht auf – und dem Verlangen nach – Rache. Im günstigen Fall gelingt es, den Kreislauf der Rache zu durchbrechen und so einen gesünderen Weg zu eigenem Wachstum zu finden. Vergebungsbereitschaft erstreckt sich auf all jene, die Ihnen Unrecht getan oder Sie gekränkt haben. Indem Sie vergeben, akzeptieren Sie die Unzulänglichkeiten anderer, geben Missetätern eine zweite Chance und stellen die Versuchung, dem eigenen Groll und düsteren Rachegedanken nachzugehen, bewusst hintenan. Vergebungsbereitschaft gibt Ihnen auch die Chance, die selbstzerstörerische Negativität zu bearbeiten, die Ihre Wut am Kochen hält und Ihre anderen Stärken und Ressourcen lähmt. Um vergeben zu können, müssen Sie barmherzig sein. Um sich selbst dazu zu motivieren, den Prozess der Vergebung auch wirklich durchzuhalten, müssen Sie beim Akzeptieren der Unzulänglichkeiten anderer Barmherzigkeit üben. Dadurch schaffen Sie sich einen gedanklichen und emotionalen Raum, der es Ihnen erlaubt, dem Missetäter ein Geschenk zu machen. Eine barmherzige Grundeinstellung ist wichtig, um den Prozess der Vergebung fortzusetzen und daran festhalten zu können.

Die goldene Mitte

Um zu einem ausgewogenen Einsatz von Vergebungsbereitschaft zu kommen, müssen Sie zunächst verstehen, was Vergebung *nicht* ist und was Barmherzigkeit letztlich ausmacht. Wer seiner Vergebungsbereitschaft folgt, erteilt keine Absolution und vermeidet, leugnet oder ignoriert auch nicht die Folgen der Tat. Wer vergibt, redet nicht die Notwendigkeit von Gerechtigkeit klein, ersetzt seine negativen Gefühle nicht einfach durch positive, beruft sich auch nicht auf das Schicksal, macht keine faulen Kompromisse, spricht sich nicht für einseitige Lösungen aus und hat nicht vor, sich moralisch aufs hohe Ross zu setzen. Vergebung ist kein Ergebnis, sondern vielmehr ein Prozess der prosozialen Veränderung. Es handelt sich dabei um einen schrittweisen, komplexen und oft auch schwierigen Prozess, in dem die durch einen Täter verletzte Person willentlich den Kreislauf der Rache durchbricht und innerlich über die Tat hinauswächst. Das Ereignis verursacht so keinen andauernden Schmerz mehr, auch wenn es nicht aus dem Gedächtnis gelöscht wurde.

Zu tatsächlicher Vergebung zu gelangen ist außerordentlich schwierig. Dennoch lohnt es sich, eine ausgewogene Vorstellung davon zu bewahren, weil mangelnde Vergebungsbereitschaft hartherzig und verbittert machen kann. Vergebung wird einfacher, wenn Sie auf Barmherzigkeit und Freundlichkeit zurückgreifen können. Mangelnde Vergebungsbereitschaft kann auch Ihre Beziehungen beeinträchtigen, da Ihr Vertrauen für immer erschüttert sein kann. Bittere Erinnerungen an die Vergangenheit können Sie emotional auslaugen, wenn Sie tagelang in negative Gedanken versunken sind. Zu viel Vergebungsbereitschaft hingegen kann dazu führen, dass Sie unsicher und verletzlich werden und sich von anderen als „Fußabtreter" benutzen lassen. Auch wenn Sie etwas verzeihen wollen, das unverzeihlich ist – wie Missbrauch oder grobe und wiederholte Verletzung der eigenen Rechte oder der Rechte anderer –, oder wenn bei der fraglichen Tat auch Sie verletzt wurden, das eigentliche Opfer aber jemand anderes ist, kann die Vergebung nicht wirklich funktionieren.

Seite 46/72

Meine Stärken aufbauen

Mit großer Wahrscheinlichkeit brauchen Sie verschiedene unterstützende Stärken – unabhängig davon, ob diese zu Ihren Topstärken gehören oder nicht –, um Ihre Vergebungsbereitschaft optimal einzusetzen. Sie brauchen Mut, um innere Ängste zu überwinden und Ihre Wut und Rachegefühle loszulassen, sowie Urteilsvermögen und Offenheit, die Sie dazu befähigen können, die Situation von allen Seiten gründlich zu betrachten. Und Freundlichkeit kann Ihnen helfen, Vergebung anzubieten, die ein altruistisches Geschenk darstellt.

- *Übermäßiger Einsatz der Stärke:* übermäßige Nachgiebigkeit
- *Mangelnder Einsatz der Stärke:* Gnadenlosigkeit, Rachsucht

Zusammenspiel

Eine gesunde Portion Dankbarkeit – um Kopf und Herz mit authentischen und positiven Ereignissen zu füllen – kann Ihnen helfen, bitteren Erinnerungen entgegenzuwirken. Haben Sie sich einmal entschlossen zu vergeben, brauchen Sie auch Ausdauer und soziale Unterstützung, um an der Vergebung festzuhalten.

Filme

- *Die Frau, die singt – Incendies* (2010): In einer Reihe von Rückblenden wird gezeigt, wie Zwillinge (Bruder und Schwester) das Geheimnis des Lebens ihrer Mutter aufdecken. Sie sind verstört, doch die Stärke der Vergebungsbereitschaft hilft ihnen, sich mit der Vergangenheit zu versöhnen.
- *Das Glücksprinzip* (2000): Der Siebtklässler Trevor McKinney bekommt von seinem Sozialkundelehrer die interessante Hausaufgabe, sich etwas auszudenken, womit er die Welt verbessern kann. Er tut daraufhin drei Menschen etwas Gutes, die jeweils ihrerseits drei anderen Menschen helfen sollen. Nach dem Schneeballsystem breiten sich so die guten Taten immer weiter aus.
- *Dead Man Walking – Sein letzter Gang* (1995): Der Film erzählt die Geschichte eines verurteilten Mörders in der Todeszelle, der sich mit einer Nonne anfreundet. Diese hilft ihm zu verstehen, dass Vergebung selbst unter den schlimmsten Umständen möglich ist.
- *Zeit der Zärtlichkeit* (1983): Inmitten diverser Hochs und Tiefs im Leben finden eine Mutter und ihre Tochter Wege, vergangene Unstimmigkeiten und Übergriffe zu klären und ihre Beziehung zum Positiven zu wenden.

Therapeutisch wirksames Handeln

- **Überlegen Sie, welche Auswirkungen es auf Sie hat, wenn Sie nicht vergeben:** Reflektieren Sie, welche emotionale Wirkung es auf Sie hat, wenn Sie nicht vergeben und Groll hegen. Bekommen zerstörerische Gefühle, wie Wut, Hass, Angst, Sorge, Traurigkeit, Angst oder Eifersucht, die Oberhand? Schreiben Sie auf, wie Ihre negativen Gefühle Ihr Verhalten beeinflussen. Gehen Sie den Auswirkungen, insbesondere auf Ihre psychische Gesundheit, nach.
- **Lassen Sie negative Gefühle los:** Gehen Sie die Unterlagen zu Sitzung 6 (Vergebung) noch einmal durch. Beachten Sie dabei, dass der Prozess der Vergebung es Ihnen erlaubt, negative Gefühle durch positive zu ersetzen. Setzen Sie Ihre Stärke der Weitsicht ein und reflektieren Sie über den Nutzen des „Loslassens" negativer Gefühle durch Vergebung.
- **Erkunden Sie die eigene Motivation zur Vergebung:** Sie müssen innerlich bereit sein zu vergeben. Stimmen Sie sich achtsam auf die Gefühle ein, die Sie an negativen Emotionen rund um die Tat festhalten lassen. Spüren Sie auch der Vorstellung nach, welche Gefühle sich aus der Vergebung entwickeln könnten.

Seite 47/72

Meine Stärken aufbauen

- **Erinnern Sie sich daran, wie Ihnen vergeben wurde:** Forschen Sie in Ihrem Gedächtnis nach Situationen, in denen Sie jemanden gekränkt haben und Ihnen vergeben wurde. Steht die Person, die Ihnen verziehen hat, Ihnen nahe, fragen Sie sie, was ihr damals geholfen hat, Vergebung zu zeigen. Überlegen Sie, was bei Ihnen zusammenkommen müsste, um ein ähnliches Vorhaben zugunsten der Stärkung einer Beziehung umzusetzen. Schreiben Sie Ihre Überlegungen auf.
- **Überlegen Sie sich, wie Sie auf die nächste Kränkung reagieren möchten:** Fassen Sie hierzu einen Plan und spielen Sie Ihre Reaktion, wenn möglich, vorher durch. Sagen Sie sich: „Ganz egal, wie die nächste Kränkung ausfällt, ich werde so reagieren, wie ich es geplant habe."
- **Lassen Sie das Grübeln hinter sich und entwickeln Sie Empathie:** Das Wiederkäuen von Problemen und hartnäckiges Grübeln stehen Ihrer Vergebungsbereitschaft im Weg? Beim Grübeln bestimmen Wut, Traurigkeit und Zwiespältigkeit Ihr Denken. Überlegen Sie, wie Sie die grüblerischen Gedanken willentlich hinter sich lassen und sich in die Person, die Sie gekränkt oder verletzt hat, einfühlen können. Versuchen Sie, aus der Sicht dieser Person zu ergründen, warum sie Sie verletzt hat. Überlegen Sie, ob Ihre Reaktion mehr Ihnen selbst weh tut als Ihrem Gegenüber, vor allem, wenn Sie immer wieder ins Grübeln verfallen.

Beispiele (TED-Talks)

Suchen Sie auf https://www.ted.com/talks nach den folgenden Vorträgen der unten genannten Personen, die ihre Stärke der Vergebungsbereitschaft besonders gut ausleben oder sich mit Vergebung beschäftigen:

- Aicha el-Wafi and Phyllis Rodriguez: *The mothers who found forgiveness, friendship*
- Joshua Prager: *In search of the man who broke my neck*
- Shaka Senghor: *Why your worst deeds don't define you*

Bücher

Enright, R.D. (2001). *Forgiveness Is a Choice: A Step-by-Step Process for Resolving Anger and Restoring Hope.* Washington, DC: American Psychological Association. (deutsche Übersetzung 2006: *Vergebung als Chance. Neuen Mut fürs Leben finden.* Bern: Huber. [nur noch antiquarisch erhältlich])

Nussbaum, M.C. (2016). *Anger and Forgiveness: Resentment, Generosity, Justice.* New York: Oxford University Press. (Deutsche Übersetzung 2017: *Zorn und Vergebung. Plädoyer für eine Kultur der Gelassenheit.* Darmstadt: WBG.)

Tutu, D. & Tutu, M. (2015). *The Book of Forgiving: The Fourfold Path for Healing Ourselves and Our World.* New York: HarperOne. (Deutsche Übersetzung 2015: *Das Buch des Vergebens. Vier Schritte zu mehr Menschlichkeit.* Berlin: Ullstein. [nur noch als E-Book und antiquarisch erhältlich])

McCullough, M. (2008). *Beyond Revenge: The Evolution of the Forgiveness Instinct.* New York: Wiley.

Weblinks

- Der Psychologe Everett Worthington ist ein führender Wissenschaftler im Bereich der Vergebung: http://www.evworthington-forgiveness.com/
- Zehn außergewöhnliche Beispiele für Vergebung: http://listverse.com/2013/10/31/10-extraordinary-examples-of-forgiveness/

Seite 48/72

Meine Stärken aufbauen

17. Bescheidenheit und Demut

Beschreibung

Bescheidenheit bedeutet, die eigenen Leistungen und Auszeichnungen für sich sprechen zu lassen, anstatt andere ausdrücklich darauf aufmerksam zu machen oder gar damit zu prahlen. Wer bescheiden ist, ist sich seiner Grenzen bewusst. Ist Bescheidenheit eine Ihrer Topstärken, haben Sie von sich nicht das Gefühl, besser zu sein als andere, auch wenn Ihr Selbstbewusstsein gut ausgeprägt ist. In unserer heutigen, oft vom Rampenlicht der sozialen Medien geblendeten Kultur zeichnen Sie sich durch Zurückhaltung aus. Bescheidene Menschen sind sich selbst gegenüber ehrlich, kennen ihre eigene Fehlbarkeit, wissen, was sie nicht können, und sind offen dafür, andere um Hilfe zu bitten.

Die goldene Mitte

Ein ausgewogener Einsatz von Bescheidenheit erfüllt die obige Beschreibung. Beachten Sie jedoch, dass es schwer zu erkennen sein kann, wenn Sie diese Stärke (also eine allzu bescheidene oder demütige Haltung einnehmen) übermäßig einsetzen. Um einen ausgewogenen von einem übermäßigen Einsatz zu unterscheiden, müssen Sie die konkrete Situation kritisch unter die Lupe nehmen. Entscheiden Sie, ob Sie wirklich zufrieden sind oder ob Ihre psychischen Probleme Sie dazu gebracht haben, zu anspruchslos und zurückhaltend zu sein, während andere die Situation zu ihrem Vorteil ausnutzen. (Zum Beispiel, wenn Sie bei einer Beförderung übergangen werden, obwohl Sie diese aufgrund Ihrer Leistungen verdient hätten – einfach, weil Ihre Bescheidenheit es Ihnen verbietet, Ihre Ansprüche geltend zu machen, oder weil Sie eine zu geringe Meinung von sich selbst haben. Es könnte aber auch sein, dass Ihre Bescheidenheit es Ihnen gar nicht erlaubt, eine verdiente höhere Position überhaupt anzustreben). Um in dieser Hinsicht Ausgewogenheit zu erlangen, müssen Sie herausfinden, ob Sie mit dem Status quo zufrieden sind. Falls nicht, sollten Sie Ihre Bescheidenheit überwinden und Ihre Rechte geltend machen. Wenn Sie unsicher sind, was Sie tun sollen, beraten Sie sich mit jemandem, der weise und unparteiisch ist.

Fehlt es Ihnen dagegen an Bescheidenheit und Demut (ob selbst bemerkt oder von jemandem mitgeteilt), bitten Sie eine Vertrauensperson um ehrliches Feedback. Suchen Sie sich hierfür jemanden, der keine Angst hat, seine Meinung offen zu äußern, und von dem Sie diese auch annehmen können. Denken Sie ausführlich über die Rückmeldung dieser Person nach, und wählen Sie ein paar Punkte aus, an denen Sie arbeiten können (z. B. dem Drang zu widerstehen, anderen, die nicht zu Ihrem engen Freundeskreis gehören, von Ihren Erfolgen zu erzählen, weil Sie das Gefühl haben, sich Ihnen gegenüber beweisen zu müssen). Falls Sie einen allzu großen Wunsch nach Anerkennung haben, kann dies andere Gründe als mangelnde Bescheidenheit haben. Vielleicht haben Sie schlechte Erfahrungen damit gemacht, von anderen im Stich gelassen zu werden, insbesondere von den Eltern oder älteren Geschwistern; oder Ihnen wurde wiederholt vorgehalten, verglichen mit den anderen Geschwistern im Leben nicht viel erreicht zu haben. Es wäre aber auch möglich, dass Ihr Tatendrang und Ihre Verspieltheit als Mangel an Demut und Bescheidenheit angesehen werden. Wenn der Kontext mit all seinen Feinheiten nicht berücksichtigt wird, können Bescheidenheit und Demut im Hinblick auf ihre Ausgewogenheit nicht richtig eingeschätzt und wertgeschätzt werden.

- *Übermäßiger Einsatz der Stärke:* Selbstverleugnung
- *Mangelnder Einsatz der Stärke:* Selbstüberschätzung, Arroganz

Seite 49/72

Meine Stärken aufbauen

Zusammenspiel

Bescheidenheit verträgt sich von Haus aus gut mit Freundlichkeit, sozialer Intelligenz, Selbstregulation und Vorsicht. Zu beachten ist jedoch, dass eine Kombination von einander ähnlichen Stärken leicht dazu führen kann, dass der Status quo erhalten bleibt und es nicht zu Veränderungen kommen kann. Wenn Sie z. B. als bescheidene Person bekannt sind und Freundlichkeit, Vorsicht und Bescheidenheit zu Ihren Topstärken gehören, könnte eine solche Kombination die Neigung zu einem allzu nachgiebigen und anspruchslosen Verhalten verstärken, was Ihnen letztlich nicht guttun kann. Stärken wie Lebendigkeit, Tatendrang und Neugier wären deutlich besser dafür geeignet, eine optimale Balance hinzubekommen. Als bescheidener Mensch sind Sie offen für die Ansichten anderer. Holen Sie also die Meinung einer Vertrauensperson über sich ein; wahrscheinlich wird sie auch Ihre Leistungen hervorheben. Wehren Sie Komplimente nicht ab, sondern nehmen Sie sie an, mit Charme – und natürlich mit Bescheidenheit.

Filme

- *Forrest Gump* (1994): Trotz eines niedrigen IQs erreicht Forrest Gump viel: Er trifft mehrere Präsidenten, wird ein gefragter Footballspieler, bekommt die Ehrenmedaille des Kongresses und erscheint auf den Titelseiten diverser Zeitschriften. Gerade weil er betont bescheiden ist, fallen ihm die Erfolge zu.
- *Peaceful Warrior* (2006): Dan strotzt vor Selbstbewusstsein, denn er ist stolz darauf, ein Elitesportler zu sein. Er glaubt, dass er das Leben im Griff hat, bis ein Mentor namens Socrates ihn Bescheidenheit und Weisheit lehrt.
- *Die Passion Christi* (2004): Dieser Film erzählt die letzten Stunden im Leben des Jesus von Nazareth mit zahlreichen bewegenden Beispielen für die Charakterstärke der Bescheidenheit.

Therapeutisch wirksames Handeln

- **Kultivieren Sie Bescheidenheit mithilfe anderer Stärken:** Sie können andere Stärken heranziehen, um Ihre Bescheidenheit zu kultivieren. Achten Sie z. B. mithilfe Ihrer sozialen und emotionalen Intelligenz sensibel darauf, ob Sie mit unabsichtlicher „Angeberei" bei anderen negative Gefühle auslösen. Fragen Sie eine Vertrauensperson, wie es bei ihr ankam, als Sie Angehörigen oder engen Freunden von einem Erfolg erzählten. Wirkte es wie Prahlerei? Legte es einen Vergleich mit einer anwesenden Person nahe, der dieser unangenehm war?
- **Reden Sie weniger und hören Sie mehr zu:** Wenn Ihnen bewusst ist (oder Ihnen gesagt wird), dass Sie in Gruppensituationen tendenziell zu viel reden: Konzentrieren Sie sich darauf, anderen wirklich zuzuhören, anstatt nur darauf zu warten, wann Sie endlich mit Reden an der Reihe sind.
- **Gestehen Sie sich Ihre Fehler ein:** Gestehen Sie sich ein, dass auch Sie Fehler machen, vor allem solche, die eine Kluft zwischen Ihnen und Ihnen nahestehenden Menschen geschaffen haben. Entschuldigen Sie sich bei den Betroffenen, und zwar ausdrücklich auch bei denen, die jünger sind als Sie. Seien Sie sich Ihrer Rolle als Vorbild für die nächste Generation bewusst.
- **Lassen Sie andere Ihre Fähigkeiten, Talente und Leistungen entdecken:** Widerstehen Sie der Versuchung, mit Ihren Leistungen, Talenten und Fähigkeiten zu prahlen. Lassen Sie andere von selbst darauf kommen.
- **Machen Sie ehrliche Komplimente:** Sparen Sie nicht mit ehrlichen Komplimenten, wenn Sie meinen, dass jemand authentisch und in irgendeinem Bereich besser ist als Sie. Nehmen Sie Komplimente von anderen freundlich und bescheiden entgegen.

Seite 50/72

Meine Stärken aufbauen

Beispiele (TED-Talks)

Suchen Sie auf https://www.ted.com/talks nach den folgenden Vorträgen der unten genannten Personen, die ihre Stärke der Bescheidenheit und Demut besonders gut ausleben oder sich mit Bescheidenheit beschäftigen:

- Feisal Abdul Rauf: *Lose your ego, find your compassion*
- Robert Wright: *Progress is not a zero-sum game*
- Graham Hill: *Less stuff, more happiness*
- Sam Richards: *A radical experiment in empathy*

Bücher

Hess, E. D. & Ludwig, K. (2017). *Humility Is the New Smart: Rethinking Human Excellence in the Smart Machine Age.* Oakland, CA: Berrett-Koehler.

Nielsen, R., Marrone, J. A. & Ferraro, H. S. (2014). *Leading with Humility.* New York: Routledge.

Worthington, E. L. (2007). *Humility: The Quiet Virtue.* West Conshohocken, PA: Templeton Press.

Weblinks

- Online-Artikel im Harvard Business Review: *The Best Leaders are Humble Leaders:* https://hbr.org/2014/05/the-best-leaders-are-humble-leaders

18. Vorsicht

Beschreibung

Vorsicht bedeutet, sich auf zweckmäßige Art und Weise an Zielen zu orientieren. Gehört sie zu Ihren Topstärken, sind Sie bei Entscheidungen im Allgemeinen recht vorsichtig. Sie gehen keine übermäßigen Risiken ein und behalten auch beim Treffen kurzfristiger Entscheidungen langfristige Ziele im Auge. Sie sind ein guter Planer, machen sich aber auch auf unerwartete Ergebnisse gefasst. Sie kommen meist pünktlich oder etwas früher zu Terminen. Wenn Sie sich aufgrund von Umständen, die Sie nicht beeinflussen können, verspäten sollten, finden Sie Mittel und Wege, die auf Sie Wartenden zu informieren. Im Straßenverkehr agieren Sie vorsichtig und befolgen Regeln und Vorschriften. Wenn Sie eine Entscheidung treffen oder einen Plan fassen, vermeiden Sie unnötige Ablenkungen. Sie nehmen sich Zeit, Ihren Geist zu sammeln und Ihre Gedanken zu ordnen. Sie beobachten und kontrollieren impulsives Verhalten und bedenken die möglichen Folgen Ihres Handelns. Sie vermeiden das Fällen vorschneller Urteile und geben nicht ohne weiteres spontanen Vorschlägen und Ideen nach.

Die goldene Mitte

Ein ausgewogener Einsatz von Vorsicht erfordert ein sorgfältiges Abwägen beim Fällen von Entscheidungen und Erledigen von Aufgaben. Ein übermäßiger Gebrauch dieser Stärke kann sich in Form einer übermäßigen Beschäftigung mit Details und Analysen zeigen, die zeitweise sogar als Obsession erscheinen kann. Natürlich gibt es Aufgaben, die eine penible Detailarbeit erfordern – z. B. das Durchführen einer Gehirnoperation

Seite 51/72

Meine Stärken aufbauen

das Ausfüllen der Steuererklärung oder die letzte Korrektur eines Zeitungsartikels. Aber es gibt auch Aufgaben, bei denen Vorsicht eher nicht nötig ist – wie z. B. beim Einräumen des Geschirrspülers, beim Aufräumen des Schreibtisches (für das man durchaus mehr Zeit verwenden kann als für die eigentliche Arbeit) oder die Formatierung eines Berichts (auf die man sich am Ende vielleicht stärker konzentriert als auf den Inhalt). In solchen Situationen Vorsicht walten zu lassen, wäre ein übermäßiger Gebrauch der Stärke. Ein ausgewogener Einsatz von Vorsicht kann Ihnen helfen, gut zu planen, pünktlich anzukommen, Regeln und Vorschriften motiviert zu befolgen und nicht mit Überforderung zu reagieren, wenn es doch einmal zu unerwarteten Situationen kommt.

Vorsicht ist aber nicht gleichbedeutend mit Knauserigkeit oder Zaghaftigkeit, sondern beschreibt eher eine intelligente, effiziente und zielorientierte Perspektive im Leben. Übermäßige Vorsicht könnte zu Ambivalenz und Unentschlossenheit bis hin zu einer „Entscheidungslähmung" führen, ein Mangel an Vorsicht dagegen zu übereilten Entscheidungen, dem Übersehen von Risiken oder Laxheit beim Umgang mit Regeln und Vorschriften. Natürlich gibt es immer wieder außergewöhnliche Situationen und unvorhergesehene Umstände. Ein Mangel an Vorsicht könnte Sie jedoch daran hindern, die Situation angemessen einzuschätzen und sich für eine Entscheidung ausreichend Zeit zu nehmen. (Ein Beispiel: Jemand bittet Sie, die Bewerbungsfrist für ein Stipendium oder eine Arbeitsstelle zu verlängern. Mangelnde Vorsicht könnte Sie dazu verleiten, eine Entscheidung zu fällen, ohne dass Sie sich vorher ausführlich mit den Richtlinien oder Vorschriften für die Genehmigung einer solchen Ausnahme auseinandergesetzt haben. Ihre Entscheidung könnte ggf. unfair gegenüber Personen sein, die ihre Bewerbungen fristgerecht eingereicht haben.)

- *Übermäßiger Einsatz der Stärke:* Zaghaftigkeit, Unentschlossenheit
- *Mangelnder Einsatz der Stärke:* Leichtsinn, Sensationsgier

Zusammenspiel

Um ein ausgewogenes Maß an Vorsicht zu erreichen, können Sie alle möglichen anderen Stärken nutzen. Soziale Intelligenz kann Ihnen dabei helfen, die Motive anderer zu erkennen. Neugier kann dazu beitragen, mithilfe weitreichender Recherchen umsichtige Entscheidungen zu treffen. Ausdauer und Selbstregulation können Ihnen helfen, bei diesen Entscheidungen zu bleiben. Urteilsvermögen und Freundlichkeit schließlich können hilfreich sein, um eine gründliche Kosten-Nutzen-Analyse durchzuführen und auch die menschlichen Dimensionen Ihrer Entscheidungen auszuloten.

Filme

- *Die Verurteilten* (1995): Andy Dufresne, fälschlicherweise wegen eines Doppelmords verurteilt, sitzt seine Strafe im Shawshank State Prison in Maine ab und setzt dabei seine Stärken der Vorsicht, der sozialen Intelligenz und der Resilienz ein, um die Bedingungen im Gefängnis zu verbessern und so die Würde der Gefangenen zu stärken.
- *Miss Daisy und ihr Chauffeur* (1989): Daisy Werthan, eine reiche, 72-jährige jüdische Witwe, baut langsam Vertrauen und im Laufe der Zeit sogar eine Freundschaft zu ihrem afroamerikanischen Chauffeur Hoke Colburn auf. Die gemeinsame Stärke der Vorsicht lässt ihre Freundschaft weiterwachsen.
- *Die Queen* (2006): Helen Mirren spielt Königin Elizabeth II. und fängt dabei auf brillante Weise deren Stärken ein, insbesondere ihre Vorsicht, ihr Pflichtgefühl und ihren Stoizismus.

Seite 52/72

Meine Stärken aufbauen

Therapeutisch wirksames Handeln

- **Treffen Sie wichtige Entscheidungen nur dann, wenn Sie entspannt sind:** Entscheidungen bewusst nur in entspanntem Zustand zu treffen, hilft Ihnen, alle Möglichkeiten abzuwägen, anstatt vielleicht eine voreilige Entscheidung zu treffen, die später nach hinten losgehen könnte. Wenn Sie unter Druck entscheiden müssen (weil Sie z.B. ängstlich oder deprimiert sind), nehmen Sie sich ein paar Sekunden Zeit, um tief durchzuatmen und Ihren Geist zu sammeln.
- **Ablenkungen ausschließen:** Bevor Sie Ihre nächsten drei wichtigen Entscheidungen treffen, entfernen Sie alle äußerlichen Ablenkungsquellen. Nehmen Sie sich Zeit dafür, Ihren Geist freizumachen und Ihre Gedanken zu ordnen.
- **Langfristige Folgen bedenken:** Visualisieren Sie die Folgen Ihrer Entscheidungen jeweils ein Jahr, fünf Jahre und zehn Jahre später. Bedenken Sie diese langfristigen Folgen mit, auch wenn Sie kurzfristige Entscheidungen treffen.
- **Reflektieren Sie, bevor Sie sprechen:** Denken Sie lieber zweimal nach, ehe Sie etwas sagen. Üben Sie dies mindestens zehnmal pro Woche und notieren Sie die Auswirkungen.
- **Fahren Sie vorsichtig und beachten Sie die Verkehrsregeln:** Lassen Sie besonders im Straßenverkehr Ihre Vorsicht walten und bedenken Sie, dass es weniger wirklich eilige Dinge gibt als Sie denken. Machen Sie die Sicherheit beim Fahren zu Ihrer Priorität, besonders während der Stoßzeiten vor und nach Arbeitsbeginn und bei verlängerten Wochenenden.

Beispiele (TED-Talks)

Suchen Sie auf https://www.ted.com/talks nach den folgenden Vorträgen der unten genannten Personen, die ihre Stärke der Vorsicht besonders gut ausleben oder sich mit Vorsicht und Umsicht beschäftigen:

- Naomi Klein: *Addicted to risk*
- Paolo Cardini: *Forget multitasking, try monotasking*
- Gary Lauder: *Take Turns*

Bücher

Hariman, R. (2003). *Prudence: Classical Virtue, Postmodern Practice*. University Park: Pennsylvania State University Press.

McKeown, G. (2014). *Essentialism: The Disciplined Pursuit of Less.* New York: Crown. (Deutsche Übersetzung 2018: *Essentialismus. Die konsequente Suche nach Weniger. Ein neuer Minimalismus erobert die Welt.* Kandern: Narayana/Unimedica.)

Gracián, B. (2011). *The Pocket Oracle and Art of Prudence*. London: Penguin. (Deutsche Übersetzung: *Handorakel und Kunst der Weltklugheit*; verschiedene Ausgaben.)

Weblinks

- Virtue First Foundation: https://virtuefirst.info/
- Online-Artikel: *In Praise of Prudence:* http://positivepsychologynews.com/news/kathryn-britton/2013031225590

Seite 53/72

Meine Stärken aufbauen

19. Selbstregulation

Beschreibung

Selbstregulation ist die Fähigkeit, sich selbst zu beherrschen, um Ziele erreichen oder Ansprüchen genügen zu können. Gehört sie zu Ihren Topstärken, sind Sie höchstwahrscheinlich in der Lage, instinktive Reaktionen wie Aggression und Impulsivität zurückzuhalten und stattdessen überlegt und besonnen zu reagieren. Im Zusammenhang mit psychischen Belastungen erlaubt Ihnen die Selbstregulation, Ihre Gefühle, Gedanken und Verhaltensweisen unter Kontrolle zu halten. Sollte es zu einer Überforderung kommen, hilft Ihnen diese Stärke, Ihre Emotionen auf gesunde Weise neu auszurichten. Selbst wenn andere heftig reagieren, bewahren Sie Haltung und wirken beherrscht. Es kann Sie so leicht nichts aus der Fassung bringen: Sie wissen, wie Sie Haltung bewahren.

Die goldene Mitte

Ein ausgewogener Einsatz der Selbstregulation hängt vom Kontext ab. Sie unterschätzen den Ernst der Lage nicht und gehen nicht davon aus, dass sich das Problem schon irgendwie von selbst lösen wird. Ebenso wenig überschätzen Sie die Situation und verfallen nicht in Panik. Sie müssen sich allerdings bewusst machen, *was* Sie zur Erreichung eines bestimmten Ziels regulieren müssen. Dies lässt sich anhand von drei Beispielen erklären: (a) Gewichtsabnahme, (b) gedankliche Abwärtsspirale in die Negativität und (c) Vermeidung von ungesunden Beziehungen. Um Gewicht zu verlieren, müssen Sie Ihre Selbstregulation auf ausgewogene Weise anwenden, um sich gesund ernähren und regelmäßig Sport treiben zu können. Dies bedeutet jedoch nicht, auf allen Etiketten fieberhaft das Kleingedruckte zu studieren oder enttäuscht zu sein, weil andere Menschen andere Ernährungsgewohnheiten haben. Um die gedankliche Negativitätsspirale anzuhalten, müssen Sie aufhören, über Erfahrungen und Ereignisse nachzugrübeln, die Sie nicht beeinflussen können. Sie müssen stattdessen Ihre Gedanken auf Ereignisse und Erfahrungen ausrichten, die Ihrer Kontrolle unterliegen oder so positiv sind, dass sie der Negativität entgegenwirken. Um gesunde Beziehungen aufzubauen, müssen Sie Menschen mit Charakter suchen und wertschätzen, anstatt sich von bloßen Äußerlichkeiten und anderen oberflächlichen Merkmalen blenden zu lassen.

Ein ausgewogener Einsatz von Selbstregulation erfordert auch, dass Sie ein konkretes Ziel vor Augen haben, das dafür sorgen kann, dass Ihre Selbstbeherrschung positiv bleibt und dass Sie keinen körperlichen oder psychischen Schaden nehmen. Auf gesunde Weise Gewicht abzunehmen ist eine Sache, übermäßiges Training und eine extrem strenge Diät können Sie jedoch krank machen. Allzu starke emotionale Kontrolle auszuüben ist mit Gefühlen der Isolation verbunden. Andererseits kann ein Mangel an Selbstregulation zu impulsiven Verhaltensmustern (u.a. Rauchen, Drogenmissbrauch und sexuelle Promiskuität) führen. Der Mangel an Selbstregulation kann uns überfordern und zu schlechten Entscheidungen drängen, die uns mit negativen Gefühlen und Grübeleien zurücklassen oder zu impulsiven, also ohne jedes Nachdenken umgesetzten Aussagen oder Verhaltensweisen treiben, die andere kränken und unseren Beziehungen schaden.

- *Übermäßiger Einsatz der Stärke:* Gehemmtheit, Verschlossenheit
- *Mangelnder Einsatz der Stärke:* Hemmungslosigkeit, Impulsivität

Seite 54/72

Meine Stärken aufbauen

Zusammenspiel

Es gibt mehrere Stärken, die gut zur Selbstregulation passen und günstige Verhaltensweisen und Ergebnisse unterstützen. Am wichtigsten ist vielleicht die Ausdauer, ohne die eine Selbstregulation kaum möglich ist. Ähnlich können Vorsicht, Fairness, Authentizität, Weitsicht und Tapferkeit bei der Selbstbeherrschung hilfreich sein. Zu wissen, welches Verhalten wünschenswert ist, reicht nicht aus, um es auch an den Tag zu legen. Das eigene Wissen in konkretes Handeln umzusetzen ist das, worauf es ankommt. Um die Hürden zu nehmen und Ihr Ziel zu erreichen, brauchen Sie neben Selbstregulation ein gesundes Maß an Optimismus, Tapferkeit und Kreativität.

Filme

- *Twelve Years a Slave* (2013): Solomon Northup, ein freier Schwarzer aus dem US-Bundesstaat New York, wird entführt und in die Sklaverei verkauft. Über 12 lange Jahre hinweg zeigt er eine außergewöhnliche Haltung und Selbstbeherrschung, erträgt Misshandlung und Grausamkeit, ohne je seine Würde zu verlieren.
- *Black Swan* (2010): Der Psychothriller zeigt die elektrisierende, zeitweise auch beängstigende Entwicklung einer jungen Ballerina, die ein extremes Gefühl der Beherrschung und Disziplin an den Tag legt, um einen perfekten Auftritt darbieten zu können.
- *The King's Speech – Die Rede des Königs* (2010): Englands Prinz Albert besteigt als König George VI. den Thron und muss eine schwerwiegende Sprechstörung überwinden. Der Film zeigt den Mut und die Selbstregulation des Königs, während er lernt, frei und flüssig zu sprechen.

Therapeutisch wirksames Handeln

- **Vermeiden Sie alles, was Sie in Versuchung bringt:** Wenn Sie Diät halten, sollten Sie kein Junkfood im Haus haben. Wenn Sie Zeit mit anderen verbringen wollen, schalten Sie den Fernseher aus. Wenn Sie keinen Alkohol trinken wollen, gehen Sie nicht in eine Bar. Wenn Sie mit dem Rauchen aufhören wollen, ersetzen Sie Zigaretten durch Kaugummi oder Bonbons. Und wenn Sie weniger einkaufen wollen, lassen Sie Ihre Kreditkarte und Ihr Geld zu Hause. Einmal im Monat sollten Sie sich dann aber trotzdem ein leckeres Dessert leisten, Ihre Kreditkarte mitnehmen usw.; sonst könnten Sie sich ausgelaugt fühlen. Bitten Sie die Menschen in Ihrem Umfeld, Ihre Entscheidungen zu respektieren und Sie bei den positiven Veränderungen in Ihrem Lebensstil zu unterstützen.
- **Listen Sie alle Auslöser auf:** Erstellen Sie eine Liste all der Situationen, die bei Ihnen so intensive Gefühle auslösen, dass Sie unweigerlich „ausrasten". Notieren Sie zu jeder Situation mindestens eine Strategie, mit der Sie die intensiven Emotionen neutralisieren können. Halten Sie die Liste griffbreit, damit Sie beim nächsten Mal sofort darauf zurückgreifen können.
- **Versuchen Sie, negative Gefühle in den Griff zu bekommen:** Wenn Sie sich das nächste Mal aufregen, sollten Sie versuchen, sich auf positive Aspekte der Situation zu konzentrieren. Entwickeln Sie auf diese Weise ein Gespür dafür, wie weit Sie Ihre Gefühle und Reaktionen regulieren können.
- **Sorgen Sie für regelmäßige Abläufe:** Schaffen Sie Abläufe, denen Sie systematisch folgen können. Am besten sind natürlich therapeutisch hilfreiche Abläufe, z. B. regelmäßig in Bett zu gehen, dreimal in der Woche Sport zu machen usw. Nehmen Sie bei Bedarf kleinere Anpassungen vor, behalten Sie die Grundstruktur aber möglichst bei.
- **Machen Sie Entspannungsübungen:** Wenn Sie merken, dass Sie sich aufregen, führen Sie eine Entspannungsübung durch. Unterbrechen Sie Ihre aufgeregten Gedanken, damit sie nicht außer Kontrolle geraten können.

Seite 55/72

Meine Stärken aufbauen

- **Versuchen Sie, Ärgerliches zu tolerieren:** Listen Sie alles auf, was Sie immer wieder aufregt und verärgert. Setzen Sie sich zum Ziel, auch Ärgerliches allmählich immer stärker zu tolerieren und, wenn es geht, den Ärger vollständig zu eliminieren. Wenn das Verhalten eines bestimmten Kollegen Sie aufregt, wenn Sie sich über die Verspätung der Bahn ärgern oder wenn Sie nervös sind, weil Sie in der Öffentlichkeit sprechen müssen, suchen Sie nach Möglichkeiten, die Aufregung möglichst gering zu halten. Setzen Sie sich konkrete, messbare Ziele. Hier zwei Beispiele: Einer Kollegin, die Sie nicht mögen, aus dem Weg zu gehen, könnte sich bei der Arbeit als schwierig erweisen. Anstatt sie zu meiden, könnten Sie sich vornehmen, sich nicht auf ihre persönlichen Eigenschaften zu konzentrieren, sondern stattdessen rein sachlich an einem dafür geeigneten kleineren Projekt mit ihr zusammenzuarbeiten. Anstatt von Ihrem jugendlichen Sohn wegen des Essens, der Musik und der Kleidung, die er derzeit mag, immer nur genervt zu sein, könnten Sie sich darauf konzentrieren, was Sie an ihm mögen, und versuchen, daran anzuknüpfen.
- **Bestimmen Sie Ihre optimale Wachphase:** Achten Sie auf Ihre biologische Uhr und gehen Sie die wichtigsten Aufgaben in der Zeit an, in der Sie am wachsten sind.

Beispiele (TED-Talks)

Suchen Sie auf https://www.ted.com/talks nach den folgenden Vorträgen der unten genannten Personen, die ihre Stärke der Selbstregulation gut ausleben oder sich mit Selbstregulation beschäftigen:

- Judson Brewer: *A simple way to break a bad habit*
- Carol Dweck: *The power of believing that you can improve*
- Michael Merzenich: *Growing evidence of brain plasticity*
- Arianna Huffington: *How to succeed? Get more sleep*

Bücher

Berger, A. (2011). *Self-Regulation: Brain, Cognition, and Development*. Washington, DC: American Psychological Association.

Shanker, S. (2012). *Calm, Alert and Learning: Classroom Strategies for Self-Regulation*. Toronto: Pearson.

Vohs, K.D. & Baumeister, R.F. (Eds.). (2016*). Handbook of Self- Regulation: Research, Theory, and Applications* (3rd ed.). New York: Guilford Press.

Weblinks

- Online-Artikel: *Self-Regulation. To feel better, focus on what is most important:* https://www.psychologytoday.com/blog/anger-in-the-age-entitlement/201110/self-regulation
- Wilhelm Hofman untersucht die Selbstregulation in verschiedenen Kontexten sowie die Frage, warum Menschen in bestimmten Situationen impulsiv handeln: http://hofmann.socialpsychology.org/publications
- Das MEHRIT Centre bietet Informationen und Angebote, wobei der Fokus auf Stuart Shankers Konzept der Selbstregulierung (Self-Reg) liegt: https://self-reg.ca/

Seite 56/72

Meine Stärken aufbauen

Tugend: Transzendenz

Stärken, die uns Teil eines größeren Ganzen werden lassen und Sinn stiften

20. Sinn für das Schöne und Herausragende

Beschreibung

Menschen mit einem Sinn für das Schöne verspüren ein Gefühl von Ehrfurcht angesichts ihrer Umgebung. Gehört dies zu Ihren Topstärken, haben Sie Freude am Betrachten schöner Dinge, Sie bewundern die Fähigkeiten und Talente anderer Menschen und Sie schätzen die der Tugend und der Moral innewohnende Größe. Schönheit finden Sie in fast allen Bereichen des Lebens, von der Natur über die Künste bis zur Mathematik oder Wissenschaft, aber auch in Alltäglichem. Schönheit wahrzunehmen und zu bewundern und dabei erhabene Gefühle zu haben, schafft positive Emotionen, die in therapeutischer Hinsicht gut gegen negative Emotionen wirken. Sehen wir, dass jemand mutig ist, sich als selbstlos erweist, in einer stressreichen Situation Haltung zeigt oder freundlich und mitfühlend ist, bewundern wir dieses Verhalten nicht nur, sondern wir fühlen uns manchmal auch inspiriert, es diesem Vorbild gleich zu tun. Herausragendes zu beobachten spornt uns zur Nachahmung an. Es handelt sich dabei um eine ganz natürliche Art, sich zum positiven Handeln zu motivieren, anstatt in den negativen Gefühlen zu versinken, die mit psychischen Erkrankungen leider so oft verbunden sind.

Die goldene Mitte

Der ausgewogene Einsatz unseres Sinns für das Schöne und Herausragende erfordert, dass wir sensibel und offen dafür sind, positive Erfahrungen wahrzunehmen, anzuerkennen, einzuschätzen und zu würdigen. Diese Sensibilität kann von Person zu Person und von Kultur zu Kultur variieren. Vielleicht verspüren Sie Ehrfurcht, wenn Sie Mozarts Oper *Hochzeit des Figaro* oder Beethovens *Neunte Symphonie* hören, jemand aus einem anderen Kulturkreis hingegen verspürt vielleicht Bewunderung für klassische indische Musik oder gregorianische Gesänge, einen argentinischen Tango oder irischen Stepptanz. Auch existenzielle Erlebnisse wie Geburt und Tod, eine wundersame und unerwartete Genesung oder ein überraschend gutes Abschneiden bei einer Prüfung können eine kulturabhängige Bedeutung haben. Um die mit einem solchen Ereignis zusammenhängenden intensiven Gefühle voll und ganz würdigen zu können, müssen Sie den jeweiligen kulturellen Hintergrund kennen, der sowohl auf großer Ebene (den gesellschaftlichen Normen, z. B. den traditionellen Riten bei orthodoxen Begräbnissen) als auch auf kleiner Ebene (den Traditionen einer bestimmten orthodoxen Familie) wirksam ist. Wenn Sie jemanden sehen, der bei einem solchen Ereignis bewegt ist, Sie jedoch nicht in der Lage sind, es voll und ganz zu begreifen, bitten Sie die Person höflich, Ihnen zu erklären, welche Bedeutung das Ereignis in ihrer Kultur hat. Mutige Taten, bei denen sich jemand selbst in Gefahr begibt, um andere zu retten, sind eher universell und auch ohne Kenntnis der jeweiligen Sprache verständlich und können moralisch erhebend sein. Eine künstlerische Darbietung (egal, ob musikalisch, tänzerisch oder schauspielerisch, aber ebenso gut auch ein Gemälde) kann ebenfalls erhebende Gefühle wecken. Dies ist nicht auf klassische Konzerte oder große Kunst in Museen beschränkt, sondern kann auch geschehen, wenn Sie etwas in den Medien sehen oder hören, wie z. B. eine Gesangs- oder Tanzperformance bei einer Castingshow im Fernsehen.

Seite 57/72

Meine Stärken aufbauen

Zu einem ausgewogenen Einsatz unseres Sinns für das Schöne und Herausragende gehört auch, dass er nicht snobistisch herüberkommt oder mit der Absicht gezeigt wird, äußere Anerkennung oder gar eine materielle Belohnung zu erlangen. Ein mangelnder Sinn für das Schöne und Herausragende wiederum kann zu Langeweile und fehlender Motivation führen, auch wenn ein solcher Mangel auf andere Faktoren, wie körperliche, kulturelle oder finanzielle Einschränkungen, zurückgehen kann.

- *Übermäßiger Einsatz der Stärke:* Snobismus, Anmaßung
- *Mangelnder Einsatz der Stärke:* Nichtbeachtung, Unkenntnis

Zusammenspiel

Sinn für das Schöne und Herausragende passt gut mit den Stärken Kreativität und Dankbarkeit zusammen. Diese versetzen uns in die Lage, das kreative Wesen von Gemälden, Skulpturen, künstlerischen Darbietungen etc. wertzuschätzen. Diese Wertschätzung ist ein Kennzeichen der Dankbarkeit. Sie verbindet uns fast immer mit anderen – persönlich oder virtuell –, stärkt so unser soziales Vertrauen und befeuert unsere Inspiration, insbesondere in moralischer Hinsicht. Dazu kann es kommen, wenn wir eine Person sehen, die alles tut, um jemand anderem zu helfen, wenn eine Rettungskraft ihr eigenes Leben riskiert, um andere zu retten, oder wenn wir eine außergewöhnliche künstlerische Darbietung von jemandem sehen, der noch unbekannt ist oder keine formelle Ausbildung hat. Eine solche eindrückliche Erfahrung befördert Motivation, Tatendrang und Ausdauer in uns, um dem nachzustreben, was wir so tief in uns erlebt haben.

Filme

- *Avatar – Aufbruch nach Pandora* (2009): Die humanoide Spezies Na'vi auf dem fernen Mond Pandora wehrt sich gegen die Zerstörung ihrer „überirdisch" schönen, von Menschen bedrohten Lebenswelt.
- *Jenseits von Afrika* (1985): Karen Blixen wandert von Dänemark nach Kenia aus, um dort mit ihrem Mann eine Kaffeeplantage zu begründen. Die Ehe ist unglücklich, doch Karen entwickelt eine tiefe Liebe zur Schönheit Afrikas und beginnt schließlich eine leidenschaftliche Affäre mit einem Großwildjäger.
- *The Color of Paradise* (1999): Der iranische Film dreht sich um einen sehbehinderten Jungen, der die Schönheit der Natur mit seinen verbleibenden Sinnen erkundet. Er hat ein dramatisches, emotional sehr bewegendes Ende.

Therapeutisch wirksames Handeln

- **Entwickeln Sie ein Gespür für die ganze Bandbreite Ihrer Gefühle:** Werden Sie sich Ihrer negativen Gefühle bewusst. Beobachten Sie, wann sie an die Oberfläche kommen, unter welchen Umständen sie sich dort besonders lange halten und wie sie Ihr Verhalten beeinflussen. Nehmen Sie gleichzeitig bewusst täglich mindestens ein Beispiel für natürliche Schönheit in Ihrer Umgebung wahr (Sonnenaufgang, Sonnenuntergang, Wolken, Sonnenschein, Schneefall, Regenbögen, Bäume, sich im Wind wiegende Blätter, zwitschernde Vögel, Blumen, Getreidefelder und reifende Früchte ...). Ziehen Sie am Ende jedes Tages Bilanz. Beziehen Sie sowohl die negativen als auch die positiven Gefühle ein und schreiben Sie alles auf, was Ihnen einfällt, um das Positive – vor allem in Zeiten der Belastung – wirksam zu verstärken.

Seite 58/72

Meine Stärken aufbauen

- **Beginnen Sie Projekte, die Sie vor Negativität schützen:** Überlegen Sie, welche drei mit dem Sinn für das Schöne verbundenen Projekte Sie umsetzen könnten, die gleichzeitig Kreativität und Ausdauer erfordern. Verbringen Sie Ihre Freizeit mit diesen Projekten, anstatt sich zu sorgen, ängstlich zu sein oder sich gestresst zu fühlen. Wählen Sie Dinge, die Sie so fesseln, dass Sie weniger gefährdet sind, in Negativität abzugleiten.
- **Achten Sie auf Vorbilder:** Achten Sie darauf, wie andere das Schöne und Herausragende in Worten und Taten würdigen. Geht es dabei auch um Aspekte des Lebens, die Ihnen selbst gar nicht so bewusst sind? Übernehmen Sie einige dieser Ausdrucksweisen bewusst in Ihr eigenes Repertoire.
- **Legen Sie eine Liste positiver Verhaltensweisen an:** Notieren Sie wöchentlich, wie andere Menschen mit positiven Verhaltensweisen Ihr Leben beeinflusst haben. Entwickeln Sie ein Bewusstsein für die Schönheit positiven menschlichen Verhaltens. Legen Sie eine Liste an, die Sie wöchentlich durchgehen und ergänzen. Nehmen Sie sich vor, es Ihren positiven Vorbildern gleich zu tun.
- **Reflektieren und schreiben Sie über Schönes in Ihrem Leben:** Überlegen Sie, welche drei Beispiele für natürliche Schönheit Ihnen in letzter Zeit begegnet sind. Dies können Ergebnisse menschlicher Kreativität oder künstlerischen Ausdrucks, aber auch positive Taten sein, mit denen Sie sich identifizieren und die Sie sich auch bei sich selbst vorstellen können.
- **Bringen Sie Ihren Sinn für das Schöne in Ihre Beziehungen ein:** Die Wertschätzung des Schönen eignet sich hervorragend dafür, negative Gefühle zu ersetzen. Besonders, wenn Sie voreingenommen sind oder einen Groll gegen jemanden hegen, kann die Konzentration auf das Positive und dessen authentische Bewunderung negative Gefühle mindern und durch Vertrauen und Nähe ersetzen.

Beispiele (TED-Talks)

Suchen Sie auf https://www.ted.com/talks nach den folgenden Vorträgen der unten genannten Personen, die ihren Sinn für das Schöne und Herausragende besonders gut ausleben oder sich mit dieser Stärke beschäftigen:

- Louie Schwartzberg: *Nature. Beauty. Gratitude.*
- Bernie Krause: *The voice of the natural world*
- Mac Stone: *Stunning photos of the endangered Everglades*

Bücher

Cold, B. (2001). *Aesthetics, Well-Being, and Health: Essays within Architecture and Environmental Aesthetics*. Aldershot, UK: Ashgate.

Murray, C.A. (2003). *Human Accomplishment: The Pursuit of Excellence in the Arts and Sciences, 800 B.C. to 1950.* New York: HarperCollins.

Wariboko, N. (2009). *The Principle of Excellence: A Framework for Social Ethics*. Lanham,MD: Lexington Books.

Weblinks

- Online-Artikel: *Fringe Benefits of Appreciation of Beauty and Excellence:* http://positivepsychologynews.com/news/sherri-fisher/2014091529973

Seite 59/72

Meine Stärken aufbauen

21. Dankbarkeit

Beschreibung

Bei dieser Stärke geht es um die dankbare Wertschätzung der guten Dinge im eigenen Leben. Gehört Dankbarkeit zu Ihren Topstärken, nehmen Sie sich Zeit dafür, Danke zu sagen und all das zu würdigen, was Ihnen im Leben geschenkt wird. Bei der Rückschau auf Ihr Leben werden Sie nicht von negativen Erinnerungen überflutet oder gelähmt; tauchen diese jedoch auf, bewerten Sie sie neu und versuchen, ihnen eine positive Bedeutung abzugewinnen. Sie setzen nichts als selbstverständlich voraus und zeigen offen Ihre Dankbarkeit – sei es gegenüber einer bestimmten Person, einer Gottheit oder einfach der Natur. Aufgrund Ihres dankbaren Grundgefühls sehen Sie die Welt im Allgemeinen eher positiv als negativ, und dieses Vertrauen hilft Ihnen, die Dankbarkeit auf andere auszudehnen. In der Regel richtet sie sich ohnehin auf andere Menschen. Der offene Ausdruck von Dankbarkeit trägt zu positiven Beziehungen bei, und wer von Dankbarkeit getragen wird, konzentriert sich in Beziehungen viel wahrscheinlicher auf positive Aspekte.

Die goldene Mitte

Ein ausgewogener Einsatz von Dankbarkeit erfordert, dass Sie nicht von vornherein mit positiven Ergebnissen rechnen oder diese als selbstverständlich voraussetzen. Mit negativen Emotionen ist Dankbarkeit nicht kompatibel. Das heißt, wer wirklich dankbar ist, verspürt gegenüber anderen keinen Ärger oder Neid, keine Bitterkeit oder Gier und empfindet sich selbst nicht als benachteiligt oder unterlegen. Dankbarkeit lässt negative Gefühle schrumpfen. Dennoch gibt es Situationen, die von widersprüchlichen Gefühlen geprägt sind, manche positiv, andere negativ: schwanger zu werden, nachdem man es viele Jahre lang vergeblich probiert hat, um dann zu erfahren, dass das Kind stark behindert sein wird; oder über das Ende einer von Gewalt geprägten Beziehung erleichtert zu sein, aber trotzdem noch immer von quälenden Erinnerungen verfolgt zu werden; oder auf wundersame Weise einen Unfall zu überleben, aber gelähmt zu bleiben.

Denken Sie auch daran, dass Ihr Gegenüber, wenn Sie sich überschwänglich für jede Kleinigkeit bedanken, sich allzu sehr daran gewöhnen kann und Ihre Dankbarkeit kaum noch wahrnimmt. Anderen kann eine allzu ausführliche und öffentliche Dankesbezeugung außerdem unangenehm sein. Deshalb ist es wichtig, die persönliche Einstellung des Gegenübers und die Dynamik der Situation richtig einzuschätzen, ehe man seiner Dankbarkeit Ausdruck verleiht. Bedankt man sich andererseits nicht, obwohl man es sollte, kann dies den Eindruck vermitteln, man halte es für selbstverständlich, bevorzugt behandelt zu werden, oder sei zu sehr mit sich selbst beschäftigt, um das Positive um sich herum überhaupt wahrzunehmen.

Ein sensibler Umgang mit der eigenen Dankbarkeit fördert ein ausgewogenes Selbstbild, weil man mit dem, was man hat, zufrieden ist und soziale Vergleiche unterlässt. Dies heißt aber nicht, dass man sich nicht mehr bemüht und selbstgefällig wird, sondern man bemüht sich um seiner selbst willen, nicht, um mit anderen mitzuhalten. Man findet sein eigenes Maß an Kompetenz.

- *Übermäßiger Einsatz der Stärke:* Anbiederung
- *Mangelnder Einsatz der Stärke:* Ansprüchlichkeit, Beharren auf Vorrechten

Zusammenspiel

Dankbarkeit harmoniert gut mit Stärken wie Freundlichkeit, Bindungsfähigkeit sowie sozialer und emotionaler Intelligenz. Sie hilft, die Bedürfnisse anderer sensibel wahrzunehmen und die eigene Fürsorge für andere durch Taten zum Ausdruck zu bringen. Gleichzeitig fördert sie auch den Genuss positiver Erfahrungen.

Seite 60/72

Meine Stärken aufbauen

Als dankbarer Mensch sind Sie in der Lage, positive Ereignisse oder Erfahrungen achtsam wahrzunehmen und mit anderen zu teilen. Wenn Sie Sinn für das Schöne und Herausragende einbringen, nehmen Sie auch die positiven Ereignisse und Eigenschaften anderer wahr, Sie teilen dieses Feedback authentisch mit ihnen und stärken so Ihre sozialen Bindungen. Wie die meisten positiven Emotionen öffnet Dankbarkeit Ihre Wahrnehmungskanäle und erlaubt Ihnen, neue Sichtweisen in die Problemlösung einzubeziehen und kreative Pläne zu entwickeln. Ein ausgewogener Einsatz von Dankbarkeit wirkt auch gegen soziale Vergleiche.

Dankbarkeit unterstützt uns dabei, mit Stress und Trauma fertig zu werden. Sie hilft uns, negative Erlebnisse neu zu deuten und unseren Blick dafür zu schärfen, was uns in unserem Leben am wichtigsten ist. Angesichts von persönlichen Feindseligkeiten, Verlusten oder Traumata Dankbarkeit auszudrücken mag schwierig sein und zu dem Zeitpunkt irrelevant erscheinen. Dennoch kann es das Wichtigste sein, was Sie in dem Moment tun können: Es hilft Ihnen, sich anzupassen, zu bewältigen und persönlich zu wachsen. Ein anderes Merkmal einer ausgewogenen Anwendung von Dankbarkeit ist prosoziales Verhalten. Man wird sensibel für die Bedürfnisse anderer, entwickelt Mitgefühl und teilt die eigenen Ressourcen mit ihnen.

Filme

- *Das Schicksal ist ein mieser Verräter* (2014): Die wunderbare Liebesgeschichte zweier an Krebs erkrankter Jugendlicher erinnert uns daran, für die Liebe und Schönheit um uns herum dankbar zu sein, da wir vielleicht bald nicht mehr da sein werden, um sie zu genießen.
- *Die fabelhafte Welt der Amélie* (2001): Die Hauptfigur des französischen Films geht das Leben mit Neugier und einer Wertschätzung der kleinen Dinge an. Sie freundet sich mit einem vereinsamten Nachbarn an, spielt anderen Streiche und bringt verlorene Gegenstände zu ihren Eigentümern zurück.
- *Ein Hauch von Sonnenschein* (1999): Der epische Film folgt drei Generationen jüdischer Männer in Ungarn. Am Ende empfindet der Enkel Dankbarkeit gegenüber seiner Familie und seinem Erbe, ungeachtet der Schmerzen der Vergangenheit.

Therapeutisch wirksames Handeln

- **Kultivieren Sie Dankbarkeit:** Gleichzeitig dankbar zu sein und negative Gefühle zu haben – das geht nicht. Mit anderen Worten: Wenn Sie dankbar sind, ist es höchst unwahrscheinlich, dass Sie sich wütend, unsicher, gestresst oder traurig fühlen. Unter Einsatz der folgenden Strategien – Dankbarkeit zum Ausdruck bringen, Selbstmitleid abgewöhnen – kultivieren Sie Ihre Dankbarkeit auf täglicher Basis. Je mehr positive Emotionen Sie erleben, desto weniger negative Gefühle werden Sie verspüren, und die Zeit, die Sie mit negativen Gefühlen verbringen, wird abnehmen.
- **Bringen Sie Ihre Dankbarkeit zum Ausdruck:** Bedanken Sie sich bei allen, die zu Ihrem Erfolg beigetragen haben, so klein deren Beitrag auch gewesen sein mag. Machen Sie sich bewusst, wie sehr Ihr Erfolg neben Ihrer eigenen harten Arbeit auf dem hilfreichen Einfluss anderer Menschen beruht. Beschränken Sie sich nicht darauf, einfach „Danke" zu sagen – seien Sie ausführlich und konkreter (z.B.: „Ich bin dir dankbar für deinen guten Rat"). Beobachten Sie, wie andere Menschen ihren Dank zum Ausdruck bringen, und lernen Sie daraus.
- **Gewöhnen Sie sich Selbstmitleid ab:** Dankbarkeit hilft Ihnen wertzuschätzen, was Sie haben, was Sie erreicht haben und welche Ressourcen und Unterstützung Sie genießen. Dies wiederum macht Sie selbstbewusster. Dieser Prozess kann Ihnen helfen, sich Gewohnheiten, wie Selbstmitleid oder eine Opferhaltung, abzugewöhnen.

Seite 61/72

Meine Stärken aufbauen

- **Finden Sie einen entlastenden Umgang mit Trauma:** Dankbarkeit hilft Ihnen auch, mit Stress und Trauma umzugehen. Es versetzt Sie in die Lage, Ereignisse aus der Vergangenheit, die Sie immer noch belasten, in einem positiven Sinne neu zu deuten.
- **Praktizieren Sie täglich Dankbarkeit:** Nehmen Sie sich mindestens 10 Minuten am Tag Zeit, um ein angenehmes Erlebnis in vollen Zügen zu genießen. Stellen Sie in diesen 10 Minuten alle bewussten Entscheidungen zurück.

Beispiele (TED-Talks)

Suchen Sie auf https://www.ted.com/talks nach den folgenden Vorträgen der unten genannten Personen, die ihre Stärke der Dankbarkeit besonders gut ausleben oder sich mit Dankbarkeit beschäftigen:
- David Steindl-Rast: *Want to be happy? Be grateful*
- Laura Trice: *Remember to say thank you*
- Chip Conley: *Measuring what makes life worthwhile*

Bücher

Emmons, R. (2007). *Thanks! How the New Science of Gratitude Can Make You Happier.* New York: Houghton Mifflin. (neuerer Titel des Autors in deutscher Übersetzung, 2018: *Das kleine Buch der Dankbarkeit. Bewusst das Leben wertschätzen für mehr Zufriedenheit und Glück.* München: Heyne.)

Sacks, O. (2015). *Gratitude*. Toronto: Alfred A. Knopf. (Deutsche Übersetzung 2015: *Dankbarkeit*. Reinbek bei Hamburg: Rowohlt.)

Watkins, P.C. (2013). *Gratitude and the Good Life: Toward a Psychology of Appreciation.* Dordrecht: Springer.

Weblinks

- Robert Emmons ist einer der führenden Wissenschaftler auf dem Gebiet der Dankbarkeit: https://emmons.faculty.ucdavis.edu/
- Alex Wood forscht zu Wohlbefinden und dem „Guten" im Menschen: http://www.alexwoodpsychology.com/
- Adam Grants Forschungsschwerpunkte umfassen das Geben und Nehmen in Arbeitssituationen sowie deren Auswirkungen auf beruflichen Erfolg: https://adam-grant.socialpsychology.org/publications

22. Hoffnung und Optimismus

Beschreibung

Hoffnung und Optimismus äußern sich in der Erwartung, dass in der Zukunft Gutes geschehen wird. Auch wenn die Begriffe „Hoffnung" und „Optimismus" manchmal so genutzt werden, als seien sie untereinander austauschbar, hat die Forschung feine Unterschiede an den Tag gebracht. Vom therapeutischen Standpunkt aus gesehen kann sich eine Depression entwickeln, wenn jemand dazu neigt, die Ursachen von Fehlschlägen auf pessimistische Weise zu erklären, während Optimisten Fehlschläge ganz anders einschätzen. So könnte z. B. eine depressive Person glauben, ein einzelner Fehlschlag könne (a) sein ganzes Leben ruinieren, (b) sich auf jeden einzelnen Bereich seines Lebens auswirken und (c) für alle Zeiten bedeutsam sein.

Seite 62/72

Meine Stärken aufbauen

Optimisten dagegen verstehen, dass (a) ein einzelner Fehlschlag nicht alle Bemühungen zunichtemacht, (b) Fehlschläge passieren, aber nicht für immer andauern, (c) Fehlschläge nicht gleich das ganze Leben zerstören. Bei depressiven Symptomen kann es helfen, an der eigenen Hoffnung zu arbeiten, und so die eigene Willenskraft zu stärken. Eine gestärkte Hoffnung gibt einem gleichzeitig konkrete Strategien an die Hand, um seinen Willen und seine Motivation in konkrete Taten umzusetzen. Hoffnung und Optimismus können Sie dazu bringen, die Welt mutiger zu erkunden und sich selbst das Beste zuzutrauen.

Die goldene Mitte

Ein ausgewogener Einsatz von Hoffnung und Optimismus erfordert, dass Sie sich keine unrealistischen Erwartungen oder Ziele setzen, vor allem dann, wenn Sie sich psychisch belastet fühlen. Beginnen Sie mit realistischen und erreichbaren Zielen – vor allem solchen, für die Sie Unterstützung haben.

Eines der wichtigsten Prinzipien der Positiven Psychotherapie ist es, grundsätzlich an die eigenen Stärken zu glauben und die Suche nach Hilfe (z.B. in Form des Beginns einer Therapie) als Ausdruck von Hoffnung und Optimismus zu sehen. Sie haben den Mut, sich einzugestehen, dass Sie Hilfe brauchen, und Sie haben einen sehr guten ersten Schritt gemacht. In vieler Hinsicht ist eine Therapie als Bemühen zu sehen, sich persönliche Ziele zu setzen. Mithilfe Ihrer Stärken können Sie und Ihr Therapeut Ziele formulieren, die für Sie bedeutsam sind, und im Laufe der Therapie gemeinsam den Fortschritt bewerten. Je realistischer die Ziele, desto schneller verläuft Ihre Genesung hin zu umfassendem Wohlbefinden. Und nicht vergessen: Feiern Sie jedes Etappenziel!

Für einen ausgewogenen Einsatz von Hoffnung und Optimismus ist es wichtig, dass Sie Ihre Ziele frühzeitig in der Therapie formulieren, denn die Chancen auf Veränderungen bei Ihren Symptomen sind in den ersten fünf Wochen oder Sitzungen sehr viel höher. Wenn es Ihnen nicht gelingt, sich Ziele zu setzen, oder Sie bei der Wahl von Zielen allzu spontan sind, könnten Sie Ihre Motivation zur Veränderung verlieren und Ihre Symptome könnten sich verschlechtern. Über eine positive zukünftige Version Ihres eigenen Selbst zu schreiben (vgl. Sitzung 4: Eine bessere Version des eigenen Selbst) wird Ihnen ebenfalls helfen, sich realistische Ziele zu setzen und diese immer wieder neuen Bedarfen anzupassen. Schließlich sollten Hoffnung und Optimismus stets auch im kulturellen Kontext betrachtet werden.

- *Übermäßiger Einsatz der Stärke:* blinder Optimismus, rosarote Brille
- *Mangelnder Einsatz der Stärke:* Pessimismus, Verzweiflung

Zusammenspiel

Verschiedene Stärken können mit Hoffnung und Optimismus gebündelt werden und so einen optimalen therapeutischen Nutzen erbringen. Hoffnung und Optimismus lassen sich in Ziele verwandeln, aber dazu brauchen wir Stärken wie Tapferkeit und Ausdauer, um diese Ziele auch tatsächlich zu erreichen. Eine gute Portion Mut und Tatendrang ist notwendig, wenn wir etwas wirklich tun wollen, denn es könnte sein, dass unser innerer Kritiker sowie kritische Stimmen von anderen unseren Fortschritt so untergraben, dass wir nicht ausreichend an unsere Stärken glauben und unsere Defizite stärker in den Fokus rücken.

Seite 63/72

Meine Stärken aufbauen

Filme

- *Schmetterling und Taucherglocke* (2007): Die bemerkenswerte Geschichte von Jean-Dominique Bauby, einem französischen Redakteur, der einen Schlaganfall erlitt und seitdem gelähmt war; seine einzige Möglichkeit der Kommunikation mit der Außenwelt war das Blinzeln mit einem Augenlid. Seine Hoffnung und sein Optimismus halfen ihm, sich mithilfe dieser winzigen Geste verständlich zu machen und sogar Wörter und Sätze zu bilden.
- *Das Comeback* (2005): Auf dem Tiefpunkt der großen Wirtschaftsdepression nutzt der legendäre Sportler Jim Braddock – einst ein vielversprechender Halbschwergewichtsboxer – seine Hoffnung und seinen Optimismus, um seinen Weg zurück in den Ring zu finden und einen umjubelten Überraschungssieg zu erringen.
- *Vom Winde verweht* (1939): Scarlett O'Hara lebt in den wirren Jahren des amerikanischen Bürgerkriegs in einer von zahllosen Konflikten zerrissenen Gesellschaft. Zudem ringt sie mit Schicksalsschlägen, unerwiderter Liebe und unerfüllten Wünschen. Trotz all dieser Widrigkeiten bewahrt sich Scarlett ihre Hoffnung und strebt auch weiterhin nach einer besseren Zukunft.
- *Good Will Hunting* (1997): In dem mehrfach vorbestraften Will Hunting, der am Massachusetts Institute of Technology in Cambridge als Reinigungskraft die Flure wischt, schlummert ein mathematisches Genie. Um mit seiner schwierigen Vergangenheit fertigzuwerden und seine Hoffnung und seinen Optimismus zum Vorschein zu bringen, braucht er einen mitfühlenden, trotz allem an ihn glaubenden Therapeuten.

Therapeutisch wirksames Handeln

- **Üben Sie, optimistisch und hoffnungsvoll zu sein:** Schreiben Sie drei Dinge auf, die Ihnen immer wieder die Hoffnung rauben. Nutzen Sie die bereits vorgestellten Stärken und Ideen, um mithilfe von Hoffnung und Optimismus Ihre Belastungen zu reduzieren.
- **Begeben Sie sich in optimistische Gesellschaft:** Umgeben Sie sich bewusst mit optimistischen, nach vorn schauenden Menschen, vor allem, wenn Sie einen Rückschlag zu verkraften haben. Akzeptieren Sie deren Ermutigung und Hilfe und versichern Sie ihnen, dass Sie im Gegenzug für sie da sein werden, wenn sie Probleme haben.
- **Erinnern Sie sich an siegreiche Kämpfe:** Denken Sie an eine Situation zurück, in der Sie erfolgreich ein schwieriges Hindernis überwunden haben – oder jemand, der Ihnen nahesteht. Nehmen Sie sich dies zum Vorbild, wenn Sie in Zukunft mit einer ähnlichen Situation zu tun haben sollten.
- **Visualisieren Sie Ihr Leben:** Stellen Sie sich vor, wer und wo Sie in einem Jahr, in fünf Jahren und in zehn Jahren sein wollen. Skizzieren Sie einen Weg, dem Sie folgen könnten, um dort hinzukommen. Überlegen Sie, welche machbaren Schritte Sie einleiten könnten und wie sich Ihre Fortschritte messen ließen.
- **Gehen Sie Widrigkeiten aktiv an:** Wenn Sie mit Problemen zu kämpfen haben, konzentrieren Sie sich darauf, wie Sie ähnliche Situationen in der Vergangenheit überwunden haben. Nehmen Sie sich ein Beispiel an Ihren eigenen Erfolgen.

Beispiele (TED-Talks)

Suchen Sie auf https://www.ted.com/talks nach den folgenden Vorträgen der unten genannten Personen, die ihren Optimismus und ihre Hoffnung besonders gut ausleben oder sich mit dieser Stärke beschäftigen:
- Tali Sharot: *The optimism bias*
- Martin Seligman: *The new era of positive psychology*
- Douglas Beal: *An alternative to GDP that encompasses our well-being*
- Laura Carstensen: *Older people are happier*

Seite 64/72

Meine Stärken aufbauen

Bücher

Gillham, J. (2000). *The Science of Optimism and Hope.* West Conshohocken, PA: Templeton Press.

Seligman, M. (1991). *Learned Optimism: How to Change Your Mind and Your Life.* New York: Vintage Books. (Deutsche Übersetzung 2001: *Pessimisten küsst man nicht. Optimismus kann man lernen.* München: Droemer Knaur [nur noch antiquarisch erhältlich]; vom gleichen Autor zum Thema Optimismus in deutscher Sprache erschienen 2005: *Der Glücks-Faktor. Warum Optimisten länger leben*. Köln: Bastei Lübbe.)

Sharot, T. (2011). *The Optimism Bias: A Tour of the Irrationally Positive Brain.* Toronto: Knopf. (Deutsche Übersetzung 2014: *Das optimistische Gehirn. Warum wir nicht anders können, als positiv zu denken.* Berlin: Springer Spektrum.)

Snyder, C.R. (1994). *The Psychology of Hope: You Can Get There from Here.* New York: Free Press.

Seligman, M. (2018). *The Hope Circuit: A Psychologist's Journey from Helplessness to Optimism.* New York: Hachette Book Group.

Weblinks

- Überblick über Publikationen zum Thema Hoffnung:
  http://www.thepositivepsychologypeople.com/hope-research/
- Online-Artikel:
  https://people.com/parents/carlos-morales-raises-quadruplets-on-his-own-after-wife-dies-in-childbirth/

23. Humor und Verspieltheit

Beschreibung

Zum Humor gehört die Freude an fröhlichem Lachen, freundlichem Necken und witziger Situationskomik. Wer Humor hat, bringt auch gern andere zum Lachen. In vielen Situationen eröffnet uns Humor eine andere Sichtweise auf die Lage. Er entschärft angespannte Situationen und hilft gleichzeitig, den Gruppenzusammenhalt zu wahren. In therapeutischer Hinsicht bietet uns Humor eine gute Möglichkeit, negative Emotionen abzubauen. Er versetzt uns in die Lage, viele Dinge im Leben leichter zu nehmen und über die komischen Seiten zu schmunzeln, anstatt uns von den Widrigkeiten herunterziehen zu lassen. Humor bedeutet mehr, als bloß Witze zu erzählen; er steht für einen verspielten, fantasievollen Blick auf das Leben.

Die goldene Mitte

Zu viel Humor macht uns zum Clown, zu wenig zum Langweiler. Eine ausgewogene Mitte zu finden ist nicht leicht, aber sehr wünschenswert. Sind Empathie und kulturelle Sensibilität gewahrt, kann ein gut angebrachter Witz, eine lustige Bemerkung oder ein geistreicher Kommentar eine neue Perspektive aufzeigen, unser Denken erweitern und unser Selbstgefühl stärken. Der Kontext ist jedoch auch hier wesentlich: Manche Situationen, die sich um ersthafte Themen drehen, erlauben einen kurzen, humorvollen Schlenker; werden Humor und Verspieltheit dann jedoch überstrapaziert, könnte das den Eindruck erwecken, dass man es

Meine Stärken aufbauen

nicht ernst meint und daher auch nicht ernst zu nehmen ist. Umgekehrt können ein allzu ernster Tonfall und stoischer Gesichtsausdruck ohne jede heitere Auflockerung uns von anderen isolieren und sie womöglich davon abhalten, ihre Gedanken und Gefühle frei zu äußern.

- *Übermäßiger Einsatz der Stärke:* Rolle des Kaspers oder Clowns
- *Mangelnder Einsatz der Stärke:* Freudlosigkeit, Verbissenheit

Zusammenspiel

Zahlreiche Stärken können dazu beitragen, Humor und Verspieltheit noch besser nutzen zu können. Dazu gehören soziale Intelligenz, Lebendigkeit und Tatendrang, Neugier, Teamfähigkeit, Freundlichkeit, Authentizität und Fairness. Eine achtsam eingebrachte Pointe, eine witzige Bemerkung oder eine Anekdote kann eine angespannte Situation positiv auflockern und neue Sichtweisen ermöglichen. Wichtig ist, dass die humorvolle Äußerung der Situation und dem kulturellen Kontext angemessen ist.

Filme

- *Patch Adams* (1999): Patch Adams lässt sich freiwillig in eine psychiatrische Klinik einweisen und findet Freude daran, seinen Mitpatienten zu helfen. Verstört von der Kälte des Personals gegenüber den Patienten, nimmt er sich vor, das System zu verändern. Er beschließt, Arzt zu werden, und schreibt sich für ein Medizinstudium ein. Seine unorthodoxe Mischung aus Medizin und Humor bringt ihm Lob, zuweilen aber auch Kritik ein.
- *Das Leben ist schön* (1997): Guido, ein jüdischer Italiener, meistert sein Leben mit Charme und Humor. Um seinen kleinen Sohn vor den Schrecken des Holocaust zu bewahren, tut er so, als sei das Ganze ein Spiel.
- *Amadeus* (1984): Der Film zeigt die fröhliche Ausgelassenheit des jungen Mozart, der neben seiner Kreativität und Ausdauer einen Hang zu allerhand Streichen und Scherzen hat.

Therapeutisch wirksames Handeln

- **Nutzen Sie Humor, um sich abzulenken:** Legen Sie sich für Zeiten, in denen Sie sich gestresst, niedergeschlagen oder aufgebracht fühlen, vorsorglich eine Playlist witziger YouTube- oder anderer Online-Videos an. Der Inhalt sollte Sie so fesseln, dass er Sie von negativen Gefühlen ablenken kann. Aktualisieren Sie regelmäßig Ihre Liste.
- **Heitern Sie einen missgestimmten Mitmenschen auf:** Heitern Sie jemanden auf, dessen Vorlieben und Abneigungen Sie gut kennen. Dies wird Ihnen auch dabei helfen, sich selbst aus schlechten Stimmungen herauszuholen.
- **Freunden Sie sich mit jemandem an, der Sie zum Lachen bringt:** Suchen Sie die Gesellschaft von Menschen mit Sinn für Humor. Beobachten Sie, wie sie ihre Stärke einsetzen, um mit schwierigen Situationen und schlechten Nachrichten fertigzuwerden.
- **Achten Sie auch in ernsten Situationen auf heitere Aspekte:** Wenn etwas Ernstes passiert, suchen Sie immer auch nach heiteren Seiten der Situation. Versuchen Sie, Dinge ernst genug, aber auch nicht *zu* ernst zu nehmen.
- **Unternehmen Sie mit anderen etwas im Freien:** Gehen Sie mindestens einmal im Monat mit anderen Menschen aus Ihrem Freundeskreis laufen, wandern, Fahrrad fahren o. Ä. Achten Sie darauf, wie die Gruppendynamik sich verbessert, wenn Sie zusammen lachen und Spaß haben.

Seite 66/72

Meine Stärken aufbauen

Beispiele (TED-Talks)

Suchen Sie auf https://www.ted.com/talks nach den folgenden Vorträgen der unten genannten Personen, die ihre Stärke des Humos besonders gut ausleben oder sich mit Humor beschäftigen:

- Jane McGonigal: *The game that can give you 10 extra years of life*
- Liza Donnelly: *Drawing on humor for change*
- John Hunter: *Teaching with the World Peace Game*
- Cosmin Mihaiu: *Physical therapy is boring – play a game instead*
- Ze Frank: *Nerdcore comedy*

Bücher

Akhtar, M.C. (2011). *Play and Playfulness: Developmental, Cultural, and Clinical Aspects.* Lanham, MD: Jason Aronson.

McGonigal, J. (2011). *Reality Is Broken: Why Games Make Us Better and How They Can Change the World.* New York: Penguin Press. (Deutsche Übersetzung 2012: *Besser als die Wirklichkeit! Warum wir von Computerspielen profitieren und wie sie die Welt verändern.* München: Heyne. [nur noch als E-Book und antiquarisch erhältlich])

Schaefer, C.E. (2003). *Play Therapy with Adults.* Hoboken, NJ: Wiley.

Russ, S.W. & Niec, L.N. (2011). *Play in Clinical Practice: Evidence-Based Approaches.* New York: Guilford Press.

Weblinks

- Podcast des Neurowissenschaftlers Scott Weems, in dem er über sein Buch *HA! The Science of When We Laugh and Why* spricht: http://www.scientificamerican.com/podcast/episode/humor-science-weems/
- Online-Artikel: *6 Signs you have a good sense of humor:* https://www.huffpost.com/entry/good-sense-of-humor_n_5731418

24. Spiritualität

Beschreibung

Spiritualität ist ein universeller Teil der menschlichen Erfahrung. Sie schenkt uns das Wissen um den eigenen Platz in einem größeren Plan. Spiritualität kann sich in religiösen Überzeugungen und Praktiken äußern, ist aber keinesfalls darauf beschränkt. Mit ihrer Hilfe werden uns die geistlichen ebenso wie die weltlichen Seiten des Alltags bewusst. Sie tröstet uns angesichts von Widrigkeiten und hilft uns, über das Gewöhnliche hinauszugehen, sodass etwas Fundamentales erlebbar wird. Wir spüren tröstlich, dass es etwas gibt, das größer ist als wir selbst, eine Kraft, auf die wir uns verlassen können. Besonders im Umgang mit den verschiedensten Widrigkeiten im Leben ist die emotionale Unterstützung durch Spiritualität wichtig. Viele Menschen erreichen dies, indem sie bereits etablierten, spirituellen oder religiösen Maßgaben folgen und dabei einen Sinn im Leben verspüren.

Seite 67/72

Meine Stärken aufbauen

Die goldene Mitte

Seine Spiritualität auf angemessene Weise auszuleben bedeutet, dass Ihr Leben mit Sinn erfüllt ist, ohne dass dieser großartig oder weltbewegend sein muss. Besonders gut erreicht werden kann eine solche Ausgewogenheit durch konkretes soziales Engagement, wie ehrenamtliche Arbeit bei einer Tafel, in einer Einrichtung für Kinder mit Behinderungen oder in einem Altenheim. Egal, ob Sie sich aktiv in eine religiöse Gemeinschaft (wie eine Kirche, Moschee oder Synagoge), einen Berufsverband, einen Sportverein, eine gemeinnützige Organisation, einen Umweltverband oder eine humanitäre Gruppe einbringen: Ihr Engagement bietet Ihnen Gelegenheit, sich mit etwas Größerem zu verbinden. Unabhängig davon, wie Sie Spiritualität oder Sinnhaftigkeit in Ihr Leben einbeziehen, sollte Ihnen das Ziel oder der Sinn immer klar sein. Es gibt verschiedene Wege zur Spiritualität, und jeder davon kann Sie zu etwas führen, das größer ist als Sie selbst – Ihrem Lebenssinn. Ehe Sie sich allerdings für einen Weg entscheiden, überlegen Sie, wohin und zu welchem Ziel er Sie bringen wird. Ein völliger Mangel an Spiritualität, Sinnhaftigkeit und Bedeutung dagegen kann dazu führen, dass Sie sich leer, unerfüllt und ängstlich fühlen und im Leben Ziellosigkeit empfinden.

- *Übermäßiger Einsatz der Stärke:* Fanatismus, Radikalismus
- *Mangelnder Einsatz der Stärke:* Anomie, Isolation

Zusammenspiel

Es gibt eine ganze Reihe von Stärken, die sich auf ganz natürliche Weise mit Spiritualität verbinden lassen, darunter Dankbarkeit, Selbstregulation, Ausdauer, Authentizität, Sinn für das Schöne und Herausragende sowie Hoffnung. Zusätzlich können verschiedene, auf Stärken basierende Handlungen Ihnen zu tröstlichen und befriedigenden Erfahrungen von Spiritualität verhelfen. Dazu gehören Mentoring, der gemeinsame Rückzug mit Ihrem Partner oder einer anderen, Ihnen nahestehenden Person in ein Retreat, gemeinsames Meditieren oder Beten sowie die regelmäßige, selbstkritische Reflexion des eigenen Lebens und der Übereinstimmung von dem, was Sie als Sinn empfinden, sowie Ihre Handlungen und Gewohnheiten.

Filme

- *Contact* (1997): Dr. Eleanor Arroway, eine Wissenschaftlerin auf der Suche nach außerirdischer Intelligenz, entdeckt ein Signal von einem weit entfernten Stern. Ihre Entdeckung stürzt die Gesellschaft in Aufruhr und der uralte Konflikt zwischen Vernunft und Glaube flammt erneut auf.
- *Priest* (1994): Bruder Greg Plinkington führt ein Doppelleben – eines als konservativer katholischer Priester und ein zweites als Homosexueller mit einem Liebhaber. Als ein Mädchen ihm in der Beichte von dem sexuellen Missbrauch durch ihren Vater erzählt, steigt seine Frustration über die Gesetze der katholischen Kirche ins Unermessliche und er gerät in einen tiefen Konflikt zwischen seinen inneren Überzeugungen und den Glaubenssätzen seiner Kirche.
- *Eat Pray Love* (2010): Trotz eines schönen Zuhauses und einer erfolgreichen Karriere ist Liz unzufrieden und in ihrer Ehe unglücklich. Nach einem jahrelangen Scheidungskrieg steht sie an einem Scheideweg. Sie beschließt, ein Jahr Auszeit zu nehmen und an den verschiedensten Orten der Welt auf Selbstfindung zu gehen, sich aus ihrer Komfortzone herauszutrauen und mehr über sich selbst zu lernen.

Seite 68/72

Meine Stärken aufbauen

Therapeutisch wirksames Handeln

- **Schreiben Sie auf, was Sie distanziert fühlen lässt und was Ihr Gefühl der Verbundenheit stärkt:** Erstellen Sie wöchentlich oder monatlich eine Liste von Erfahrungen, die Sie ziellos, abgelenkt und distanziert fühlen lassen. Schreiben Sie jeweils daneben eine mögliche Erfahrung, die ein Gefühl der Verbundenheit in Ihrem Leben stärken könnte.
- **Loten Sie aus, wonach Sie streben möchten:** Wenn Sie in negativen Gefühlen (wie Traurigkeit, Stress oder Ärger) zu versinken drohen, vertiefen Sie sich ganz bewusst in Natur, Kunst, Musik, Dichtung oder Literatur – kurzum: in alles, was bei Ihnen Staunen und ein Gefühl von Ehrfurcht auslöst. Schärfen Sie mit der Zeit Ihr Bewusstsein. Solche Erlebnisse können Sie mit etwas Größerem verbinden und Sie Ihre spirituelle Mission finden lassen.
- **Machen Sie Entspannungsübungen:** Verbringen Sie täglich 10 Minuten damit, tief ein- und auszuatmen, zu entspannen und zu meditieren. Indem Sie sich auf das Atmen konzentrieren, befreien Sie Ihren Geist von Gedanken. Achten Sie darauf, wie Sie sich hinterher fühlen.
- **Beschäftigen Sie sich mit verschiedenen Religionen:** Belegen Sie einen Kurs, recherchieren Sie online, unterhalten Sie sich mit jemandem, der einer anderen Religion angehört, oder nehmen Sie an einer Feier einer anderen Religion teil. Sprechen Sie mit den Menschen, die diesen Glauben praktizieren, lernen Sie sie als Menschen kennen.
- **Erkunden Sie Ihren Lebenssinn:** Wenn Sie sich verloren, unsicher oder leer fühlen, erkunden Sie, welchen grundlegenden Sinn Sie für Ihr Leben bestimmen könnten. Verbinden Sie Ihre Handlungen mit diesem Zweck. Fragen Sie sich täglich, ob Sie etwas zur Erfüllung dieses Sinns getan haben.
- **Schreiben Sie Ihren eigenen Nachruf:** Schreiben Sie einen Nachruf auf sich selbst oder fragen Sie nahestehende Personen, wie sie Sie gern erinnern würden. Kommen Ihre Signaturstärken darin vor?

Beispiele (TED-Talks)

Suchen Sie auf https://www.ted.com/talks nach den folgenden Vorträgen der unten genannten Personen, die ihre Stärke der Spiritualität gut ausleben oder sich mit dieser Stärke beschäftigen:

- Lesley Hazleton: *On reading the Koran*
- Dan Dennett: *Let's teach religion – all religion – in schools*
- Julia Sweeney: *Letting go of God*
- Kwame Anthony Appiah: *Is religion good or bad? (This is a trick question)*

Bücher

Aslan, R. (2017). *God: A Human History*. New York: Random House. (Deutsche Übersetzung 2019: *Gott. Eine Geschichte der Menschen.* München: Pantheon.)

Newberg, A. & Waldman, M.R. (2006). *Why We Believe What We Believe: Uncovering Our Biological Need for Meaning, Spirituality, and Truth.* New York: Free Press.

Valliant, G. (2008). *Spiritual Evolution: How We Are Wired for Faith, Hope, and Love*. New York: Broadway.

Seite 69/72

Meine Stärken aufbauen

Weblinks

- Online-Artkel: *Get in touch with your spiritual side:* http://www.actionforhappiness.org/take-action/get-in-touch-with-your-spiritual-side
- Michael McCullough forscht zum Thema Spiritualität: http://www.psy.miami.edu/faculty/mmccullough/
- Kenneth I. Pargaments Forschungsschwerpunkte sind religiöse Überzeugungen und Gesundheit: http://www.bgsu.edu/arts-and-sciences/center-for-family-demographic-research/about-cfdr/research-affiliates/kenneth-i-pargament.html

Seite 70/72

Meine Stärken aufbauen

Tabelle D2: Ausgewogener Einsatz von Charakterstärken

Stärke	Übermäßiger Einsatz	Mangelnder Einsatz	Goldene Mitte	Zusammenspiel (gemeinsame Wirkung mit anderen Stärken)
Weisheit und Wissen *Kognitive Stärken rund um den Erwerb und Einsatz von Wissen*				
Kreativität	Wunderlichkeit, Spleenigkeit, Verschrobenheit	Eintönigkeit, Geistlosigkeit, Gleichförmigkeit	adaptives, positives und innovatives Umsetzen von Ideen und Lösungen	Neugier, Ausdauer, Tatendrang
Neugier	Sensationslust, Schnüffelei, Indiskretion	Langeweile, Desinteresse, Apathie	aufgeschlossenes, aber unaufdringliches Erkunden neuer Inhalte und Erfahrungen	Ausdauer, Urteilsvermögen, Tapferkeit
Urteilsvermögen	Zynismus, Skeptizismus	Dogmatismus, Unreflektiertheit, Rigidität, Hang zu Vereinfachungen	unvoreingenommenes, kritisches Hinterfragen, falls nötig mit dem Ziel adaptiver Veränderung	Weitsicht, Neugier, Fairness
Liebe zum Lernen	Besserwisserei	Selbstgefälligkeit, Spießigkeit	Vertiefen von Wissen, um ein besseres Verständnis von sich selbst und der Gesellschaft zu erlangen	Neugier, Urteilsvermögen Ausdauer
Weitsicht (Weisheit)	elitäres Denken, Esoterik, Pedanterie	Oberflächlichkeit	Verknüpfung von Wissen, um den Kontext zu verstehen	soziale Intelligenz, Authentizität, Tapferkeit
Mut *Emotionale Stärken zur Umsetzung des eigenen Willens, um Ziele zu erreichen, auch äußeren oder inneren Widerständen zum Trotz*				
Tapferkeit	Risikoverhalten, Leichtsinn	lähmende Angst, Feigheit	sich Bedrohungen und Ängsten stellen, ohne dabei Sicherheit und Wohlbefinden zu gefährden	Selbstregulation, Authentizität, Ausdauer
Ausdauer	Besessenheit, Fixierung, Festhalten an unerreichbaren Zielen	Faulheit, Apathie	zu Ende führen, was begonnen wurde und getan werden muss	Tapferkeit, Weitsicht, Tatendrang
Authentizität	Selbstgefälligkeit	Oberflächlichkeit, Verlogenheit	ehrlich und wahrhaftig sein, ohne Druck und Belohnung von außen	Fairness, Tapferkeit, Weitsicht
Lebendigkeit und Tatendrang	Hyperaktivität	Passivität, Gehemmtheit	Begeisterung, die nicht in Besessenheit umschlägt, uns aber auch nicht an anderen Dingen hindert	Selbstregulation, Hoffnung, Tapferkeit

Seite 71/72

Meine Stärken aufbauen

Stärke	Übermäßiger Einsatz	Mangelnder Einsatz	Goldene Mitte	Zusammenspiel (gemeinsame Wirkung mit anderen Stärken)
Menschlichkeit *Zwischenmenschliche Stärken rund um zwischenmenschliche Fürsorge und Freundschaft*				
Bindungsfähigkeit	emotionale Promiskuität	Isolation, Entfremdung	aufrichtige Wertschätzung und Fürsorge für andere, ohne extreme Opfer zu bringen	Freundlichkeit, soziale Intelligenz, Hoffnung
Freundlichkeit	Aufdringlichkeit	Gleichgültigkeit, Grausamkeit, Bösartigkeit	ungebeten anderen Gutes tun, ohne dafür einen Gegenwert zu erwarten	soziale Intelligenz, Teamfähigkeit und Gemeinsinn, Weitsicht
Soziale Intelligenz	Psychogerede, Selbsttäuschung	Uneinsichtigkeit, Ratlosigkeit	feine Unterschiede bei Gefühlen, Motiven und damit verbundenen Veränderungen wahrnehmen	Freundlichkeit, Bindungsfähigkeit, Selbstregulation
Gerechtigkeit *Stärken, die einem gesunden Gemeinschaftsleben zugrunde liegen*				
Teamfähigkeit (Teamwork) und Gemeinsinn	blinder, automatischer Gehorsam	Egoismus, Narzissmus	integrierendes und harmonisierendes Wirken zum Wohle der Gemeinschaft	soziale Intelligenz, Führungsvermögen, Hoffnung
Fairness	Unparteilichkeit ohne Weitsicht oder Empathie, Entfremdung	Voreingenommenheit, Parteinahme	das Richtige tun, ohne von persönlichen und gesellschaftlichen Voreingenommenheiten beeinflusst zu sein	Authentizität, Tapferkeit, Urteilsvermögen
Führungsvermögen	Despotismus, Herrschsucht	Konformität, Unterwerfung	andere zum Erreichen eines positiven, gemeinsamen Ziels motivieren und anleiten	Tatendrang, Teamfähigkeit, soziale Intelligenz

Seite 72/72

Meine Stärken aufbauen

Stärke	Übermäßiger Einsatz	Mangelnder Einsatz	Goldene Mitte	Zusammenspiel (gemeinsame Wirkung mit anderen Stärken)
Mäßigung *Stärken, die vor einem Übermaß schützen*				
Vergebungsbereitschaft und Barmherzigkeit	übermäßige Nachgiebigkeit	Gnadenlosigkeit, Rachsucht	willentlich den Kreislauf der Rache durchbrechen	Freundlichkeit, soziale Intelligenz, Authentizität
Bescheidenheit und Demut	Selbstverleugnung	Selbstüberschätzung, Arroganz	ohne Vernachlässigung der Selbstfürsorge sich nicht ins Rampenlicht stellen, auch wenn es verdient wäre	Dankbarkeit, Authentizität, Spiritualität
Vorsicht	Zaghaftigkeit, Unentschlossenheit	Leichtsinn, Sensationsgier	vorsichtig handeln, ohne sich in Sorgen über potenzielle und realistische Risiken zu ergehen oder diese abzutun	Ausdauer, Selbstregulation, Neugier
Selbstregulation	Gehemmtheit, Verschlossenheit	Hemmungslosigkeit, Impulsivität	Gefühle und Verhalten beherrschen, ohne sich gezügelt oder unterdrückt zu fühlen	Weitsicht, Ausdauer, Hoffnung
Transzendenz *Stärken, die mit Höherem verbinden und Sinn geben*				
Sinn für das Schöne und Herausragende	Snobismus, Anmaßung	Nichtbeachtung, Unkenntnis	Schönheit und Herausragendes von innen heraus und ohne jeden Snobismus wertschätzen	Dankbarkeit, Tatendrang, Kreativität
Dankbarkeit	Anbiederung	Ansprüchlichkeit, Beharren auf Vorrechten	tiefes und authentisches Gefühl der Dankbarkeit, ohne sich verpflichtet zu fühlen	Freundlichkeit, Bindungsfähigkeit, soziale Intelligenz
Hoffnung und Optimismus	blinder Optimismus, rosarote Brille	Pessimismus, Verzweiflung	innerhalb von realistischen Grenzen das Beste erwarten	Urteilsvermögen, Tapferkeit, Tatendrang
Humor und Verspieltheit	Rolle des Kaspers oder Clowns	Freudlosigkeit, Verbissenheit	mit guten Absichten die heiteren Aspekte einer Situation betonen	Lebendigkeit und Tatendrang, soziale Intelligenz, Authentizität
Spiritualität	Fanatismus, Radikalismus	Anomie, Isolation	durch mit Sinn verbundene Handlungen ein größeres Ziel verfolgen	Dankbarkeit, Bescheidenheit, Freundlichkeit

Anhang E

Seite 1/6

Signature Strengths Questionnaire (SSQ-72)[1]

Bewerten Sie jede der folgenden Aussagen anhand der untenstehenden Skala (von 7 = „trifft sehr auf mich zu" bis 1 = „trifft überhaupt nicht auf mich zu"). Wählen Sie dabei die Antwortmöglichkeit aus, die Sie am besten beschreibt.

7 = trifft sehr auf mich zu	6 = trifft auf mich zu	5 = trifft etwas auf mich zu	4 = neutral	3 = trifft eher nicht auf mich zu	2 = trifft nicht auf mich zu	1 = trifft überhaupt nicht auf mich zu

1. Ich halte oft inne und betrachte etwas von natürlicher oder künstlerischer Schönheit (z. B. einen Sonnenaufgang, einen singenden Vogel, ein Gemälde, eine Skulptur etc.).	
2. Ich erzähle befreundeten Personen keine Notlügen (einschließlich falschen Komplimenten).	
3. Ich tue Dinge auch, wenn sie mir Angst machen oder mich verunsichern.	
4. Ich liebe es, etwas zu erschaffen, wie z. B. Kunst, Schreiben, Design etc.	
5. Ich verbringe viel Zeit damit, etwas über Themen herauszufinden, über die ich vorher nichts gewusst habe.	
6. Ich übernehme die Verantwortung für meine Fehler.	
7. Wenn ich jemandem vergebe, fühle ich mich besser, auch wenn die andere Person ihren Fehler nicht zugibt.	
8. Wenn jemand etwas Gutes für mich tut, nehme ich mir die Zeit, um mich aufrichtig zu bedanken.	
9. Im letzten Jahr habe ich mir ein bedeutsames Ziel gesetzt, einen konkreten Plan gemacht und trotz Herausforderungen mein Ziel erreicht.	
10. Ich bin ziemlich verspielt, witzig und humorvoll, wenn ich mit meinen nächsten Angehörigen zusammen bin.	
11. Ich kann mich an Situationen aus dem letzten Monat erinnern, in denen ich einer befreundeten Person oder einem Familienmitglied ohne deren Wissen oder unaufgefordert geholfen habe.	
12. Ich bin eine Person, die die Verantwortung für eine unangenehme Aufgabe, die erledigt werden muss, übernimmt und dafür sorgt, dass diese Aufgabe ausgeführt wird.	
13. Die erfüllendsten Momente in den letzten sechs Monaten habe ich während des Zusammenseins mit meinen nächsten Angehörigen erlebt.	

1 © T. Rashid. Übersetzung und Abdruck erfolgt mit Genehmigung des Autors.

Seite 2/6

Signature Strengths Questionnaire (SSQ-72)

14. Ich nehme jede sich bietende Möglichkeit wahr, um etwas zu lernen.	
15. Ich weiß es zu schätzen, wenn meine Freundinnen und Freunde in der Lage sind, etwas viel besser zu machen als ich.	
16. Um mich gezielt mit Meinungen auseinanderzusetzen, die von meiner eigenen abweichen, unterhalte ich mich mit anderen Menschen, sehe mir Fernsehsendungen an oder lese Zeitungsartikel, die solche Meinungen vertreten.	
17. Meine gute Arbeitsmoral hat mir eine besondere Beförderung oder Anerkennung eingebracht.	
18. Ich bin gut darin, Streit zwischen Personen aus meinem Freundes-, Kollegen- oder Familienkreis zu lösen.	
19. In den letzten sechs Monaten habe ich mindestens drei vernünftige Entscheidungen getroffen.	
20. Ich nehme fast jede Woche am Gottesdienst bzw. an gemeinsamen Gebeten teil.	
21. Ich treibe so oft es geht Sport oder übe eine körperliche Aktivität aus.	
22. Andere Menschen fühlen sich in meiner Gegenwart wohl oder entspannt.	
23. In Teamsituationen arbeite ich hart für den Erfolg meines Teams.	
24. An den meisten Tagen fühle ich mich lebendig, gesund und energiegeladen.	
25. Ich genieße die Natur oder künstlerische Schönheit in meinem Alltag (z.B. Kunstwerke, Pflanzen, Musik, Filme etc.)	
26. Ich handle meinen Werten entsprechend, auch wenn Alternativen vielleicht einfacher wären.	
27. In schwierigen Situationen zeige ich mich der Lage gewachsen.	
28. Ich finde Möglichkeiten, meine Kreativität einzusetzen.	
29. Ich gehe in Aktivitäten auf, bei denen ich neue Menschen, Orte und Inhalte kennenlernen kann.	
30. Meine Entscheidungen werden als fair und angemessen angesehen.	
31. Wenn mich jemand gekränkt hat, werde ich vielleicht wütend, aber ich vergebe der Person, anstatt nachtragend zu sein.	
32. Ich versuche bewusst, gute Dinge aus der Vergangenheit und der Gegenwart wertzuschätzen.	
33. Wenn ich einen Misserfolg oder einen Rückschlag erlebe, gebe ich nicht auf, sondern suche aktiv nach Möglichkeiten, um diesen zu überwinden.	
34. Ich bringe jeden Tag mindestens eine Person zum Lächeln oder Lachen.	

Seite 3/6

Signature Strengths Questionnaire (SSQ-72)

35. Ich tue meinen nächsten Angehörigen gern etwas Gutes, einfach weil ich weiß, dass sie sich darüber freuen oder davon profitieren werden.	
36. Während der letzten sechs Monate habe ich erfolgreich Projekte geleitet.	
37. Meine persönlichen Beziehungen geben mir die Möglichkeit, meine besten Seiten zu zeigen.	
38. Während der letzten sechs Monate habe ich mir bestimmte Fertigkeiten angeeignet oder etwas Interessantes gelernt.	
39. Ich vermeide es, zu prahlen oder anzugeben.	
40. Ich habe mindestens eine enge Freundin oder einen engen Freund, deren bzw. dessen Ansichten sich deutlich von meinen unterscheiden.	
41. Ich bringe persönliche oder berufliche Projekte rechtzeitig oder schneller als geplant zum Abschluss.	
42. Andere bitten mich aufgrund meiner Erfahrungen häufig um Rat.	
43. Ich treffe wichtige Entscheidungen nach sorgfältiger Abwägung aller Optionen.	
44. Ich bete oder meditiere jeden Tag.	
45. Ich kann mich an viele Situationen erinnern, in denen ich die Beherrschung hätte verlieren können, aber die Ruhe bewahrt habe.	
46. Wenn andere Menschen mich ärgern oder schikanieren, versuche ich, ihre Beweggründe zu verstehen, anstatt Vergeltung zu üben.	
47. Ich arbeite gerne und gut in Gruppen- oder Teamprojekten.	
48. Ich mache jeden Tag etwas, weil ich es möchte und nicht, weil ich es muss.	
49. Ich fühle mich ergriffen von Schönheit in der Natur oder in der Kunst (z. B. Malerei, Musik und Theater) sowie von herausragenden Leistungen in vielen Lebensbereichen.	
50. Ich betrachte mich als aufrichtige und ehrliche Person, gelte als vertrauenswürdig und handle meinen Werten entsprechend.	
51. Ich gebe angesichts von Schwierigkeiten oder Herausforderungen nicht auf, auch wenn ich Angst habe.	
52. Ich bin gut darin, mir neue und bessere Möglichkeiten auszudenken, wie man etwas tun oder ein Problem lösen kann.	
53. Ich liebe es, Neues zu entdecken, Fragen zu stellen und ich bin offen für verschiedene Erfahrungen und Aktivitäten.	
54. Ich trete für andere ein, wenn sie unfair behandelt, gemobbt oder verspottet werden.	

Seite 4/6

Signature Strengths Questionnaire (SSQ-72)

55. Ich kann Menschen, die mich gekränkt haben, leicht vergeben, ohne nachtragend zu sein.	
56. Ich drücke Dankbarkeit für gute Dinge, die mir widerfahren, in Worten und Taten aus.	
57. Ich hoffe und glaube daran, dass mehr gute als schlechte Dinge geschehen.	
58. Ich bin verspielt, witzig und nutze Humor, um mit anderen in Kontakt zu treten.	
59. Ich liebe es, anderen etwas Gutes zu tun, auch wenn ich nicht darum gebeten wurde.	
60. Andere wählen mich oft als Führungsperson, da ich dafür bekannt bin, gut führen zu können.	
61. Es fällt mir leicht, aufrichtige Liebe und Zuneigung zu zeigen und anzunehmen.	
62. Ich liebe es, vielfältige neue Inhalte, Konzepte und Fakten in meiner Ausbildung oder auch auf eigene Faust zu lernen.	
63. Ich ziehe nicht gern die Aufmerksamkeit auf mich und lasse lieber andere glänzen.	
64. Ich bin flexibel und offen für verschiedene Optionen; bevor ich mich entscheide, durchdenke und betrachte ich die Möglichkeiten von allen Seiten.	
65. Ich bringe die meisten Sachen zu Ende, auch wenn ich abgelenkt werde; ich bin in der Lage, mich wieder auf eine Aufgabe zu fokussieren und sie abzuschließen.	
66. Freundinnen und Freunde fragen mich in wichtigen Dingen um Rat, weil sie mich für besonders verständig oder lebensklug halten.	
67. Ich bin vorsichtig und zurückhaltend, ich kann die Risiken und Probleme meiner Handlungen gut einschätzen und dementsprechend reagieren.	
68. Ich glaube an eine höhere Macht und beteilige mich gern an religiösen oder spirituellen Praktiken (z. B. Gebet, Meditation etc.).	
69. Ich habe meine Gefühle und mein Verhalten auch in schwierigen Situationen unter Kontrolle; ich halte im Allgemeinen Regeln und Routinen ein.	
70. Ich füge mich in sozialen Situationen gut ein und bin für meine guten zwischenmenschlichen Fähigkeiten bekannt.	
71. Ich bin ein aktives Mitglied einer Gemeinschaft oder eines Teams und trage zum Erfolg meiner Gruppe bei.	
72. Ich bin energiegeladen, fröhlich und voller Leben.	

Seite 5/6

Signature Strengths Questionnaire (SSQ-72)

Signaturstärken-Fragebogen (SSQ-72) – Auswertung

Tragen Sie den Wert für jede Aussage (1 bis 7) in das jeweilige Kästchen mit der entsprechenden Nummer ein. Addieren Sie die Werte für jede Zeile und tragen Sie die Summe in die Spalte daneben ein. Bestimmen Sie die fünf Stärken mit den höchsten Gesamtwerten (✔).

	Charakterstärke	Fragen 1 bis 72	Summe	✔ Top 5
Weisheit	Kreativität und Originalität	3 ☐ + 28 ☐ + 52 ☐		
	Neugier, Interesse an der Welt und Offenheit für Erfahrungen	5 ☐ + 29 ☐ + 53 ☐		
	Urteilsvermögen und kritisches Denken	16 ☐ + 40 ☐ + 64 ☐		
	Liebe zum Lernen	14 ☐ + 38 ☐ + 62 ☐		
	Weitsicht (Weisheit)	18 ☐ + 42 ☐ + 66 ☐		
Mut	Tapferkeit und Mut	3 ☐ + 27 ☐ + 51 ☐		
	Ausdauer, Sorgfalt und Fleiß	17 ☐ + 41 ☐ + 65 ☐		
	Ehrlichkeit, Authentizität, Integrität und Aufrichtigkeit	2 ☐ + 26 ☐ + 50 ☐		
	Tatendrang, Enthusiasmus und Lebendigkeit	24 ☐ + 48 ☐ + 72 ☐		
Menschlichkeit	Fähigkeit zu lieben und geliebt zu werden	13 ☐ + 37 ☐ + 61 ☐		
	Freundlichkeit und Großzügigkeit	11 ☐ + 35 ☐ + 59 ☐		
	Soziale und emotionale Intelligenz	22 ☐ + 46 ☐ + 70 ☐		
Gerechtigkeit	Teamfähigkeit (Teamwork), Gemeinsinn und Loyalität	23 ☐ + 47 ☐ + 71 ☐		
	Fairness, Gleichheit und Gerechtigkeit	6 ☐ + 30 ☐ + 54 ☐		
	Führungsvermögen	12 ☐ + 36 ☐ + 60 ☐		

Seite 6/6

Signature Strengths Questionnaire (SSQ-72)

	Charakterstärke	Fragen 1 bis 72	Summe	✓ Top 5
Mäßigung	Vergebungsbereitschaft und Barmherzigkeit	7 ☐ + 31 ☐ + 55 ☐		
	Bescheidenheit und Demut	15 ☐ + 39 ☐ + 63 ☐		
	Vorsicht, Umsicht und Diskretion	19 ☐ + 43 ☐ + 67 ☐		
	Selbstregulation und Selbstbeherrschung	21 ☐ + 45 ☐ + 69 ☐		
Transzendenz	Sinn für das Schöne und Herausragende	1 ☐ + 25 ☐ + 49 ☐		
	Dankbarkeit	8 ☐ + 32 ☐ + 56 ☐		
	Hoffnung, Optimismus und Zukunftsorientierung	9 ☐ + 33 ☐ + 57 ☐		
	Humor und Verspieltheit	10 ☐ + 34 ☐ + 58 ☐		
	Spiritualität, Erleben von Sinnhaftigkeit und Glaube	20 ☐ + 44 ☐ + 68 ☐		

Hinweise zu den Online-Materialien

Sie können die in diesem Buch erwähnten Arbeitsmaterialien über unsere Internetseite abrufen und ausdrucken. Nutzen Sie dazu bitte den Link hgf.io/download und melden Sie sich nach den dort beschriebenen Schritten an. Wenn Sie nach der Registrierung den Code **B-XES3M4** unter „Mein Konto → Zusatzmaterialien“ im Eingabefeld einfügen, werden Sie automatisch in den Downloadbereich weitergeleitet und können die Online-Materialien zum Buch ausdrucken. Um die Materialien dauerhaft im direkten Zugriff zu haben, empfehlen wir Ihnen, sich die gesamten Materialien herunterzuladen und auf dem eigenen Rechner zu speichern.

Übersicht über die Online-Materialien

- Arbeitsblätter
- Dankbarkeitstagebuch
- Entspannungs- und Achtsamkeitsübungen
- Meine Stärken aufbauen
- Positive Psychotherapie – Arbeitsbuch (Deutsche Übersetzung des Buches *Positive Psychotherapy: Workbook, First Edition*; Autoren: Tayyab Rashid und Martin Seligman, Übersetzung von Irmela Erckenbrecht. © Oxford University Press 2019. Copyright für die deutsche Ausgabe: © 2021 Hogrefe Verlag GmbH & Co. KG, Göttingen.)
- Positive Psychotherapy Inventory (PPTI)
- Präsentation: Charakterstärken (PowerPoint-Präsentation)
- Signature Strengths Questionnaire (SSQ-72)
- Weiterführende Literatur

Übersicht über die Arbeitsblätter	
Sitzung 1	• Arbeitsblatt 1.1: Positiver Auftakt
Sitzung 2	• Arbeitsblatt 2.1: Was sind meine Stärken? – Das sagt mein Bauchgefühl • Arbeitsblatt 2.2: Was sind meine Stärken? – Das sagt mein Kopf • Arbeitsblatt 2.3: Meine Charakterstärken: Bauch vs. Kopf • Arbeitsblatt 2.4: Meine Charakterstärken – Einschätzung durch ein Familienmitglied • Arbeitsblatt 2.5: Meine Charakterstärken – Einschätzung durch eine befreundete Person • Arbeitsblatt 2.6: Meine Charakterstärken – Gesamtüberblick • Arbeitsblatt 2.7: Woran erkenne ich meine Signaturstärken? • Arbeitsblatt 2.8: Welche Stärken setze ich im Übermaß und welche zu wenig ein?
Sitzung 3	• Arbeitsblatt 3.1: Welche Stärken setze ich im Übermaß und welche zu wenig ein? – Konkrete Verhaltensweisen • Arbeitsblatt 3.2: Praktische Weisheit entwickeln • Arbeitsblatt 3.3: Die Herausforderung
Sitzung 4	• Arbeitsblatt 4.1: Mein zukünftiges Ich
Sitzung 5	• Arbeitsblatt 5.1: Positive Bewertung
Sitzung 6	• Arbeitsblatt 6.1: REACH – Fünf Schritte zur Vergebung • Arbeitsblatt 6.2: Einen Vergebungsbrief schreiben
Sitzung 7	• Arbeitsblatt 7.1: Sind Sie ein „Maximizer“ oder ein „Satisficer“? • Arbeitsblatt 7.2: Öfter mit dem Ausreichenden zufrieden sein – 10 Strategien
Sitzung 8	• Arbeitsblatt 8.1: Dankesbrief und Dankesbesuch
Sitzung 9	• Arbeitsblatt 9.1: Türen öffnen sich
Sitzung 10	• Arbeitsblatt 10.1: Expressives Schreiben

Sitzung 11	• Arbeitsblatt 11.1: Strategien zum Entschleunigen • Arbeitsblatt 11.2: Arten des Genießens und Strategien für das Genießen
Sitzung 12	• Arbeitsblatt 12.1: Der Beziehungsbaum • Arbeitsblatt 12.2: Mein Beziehungsbaum – Reflexionsfragen
Sitzung 13	• Arbeitsblatt 13.1: Vier Reaktionsstile auf gute Neuigkeiten • Arbeitsblatt 13.2: Gegenseitig die persönlichen Stärken einschätzen
Sitzung 14	• Arbeitsblatt 14.1: Zeit als Geschenk
Sitzung 15	• Arbeitsblatt 15.1: Eine Geschichte aus der Vergangenheit und eine Vision für die Zukunft • Arbeitsblatt 15.2: Mein positives Vermächtnis

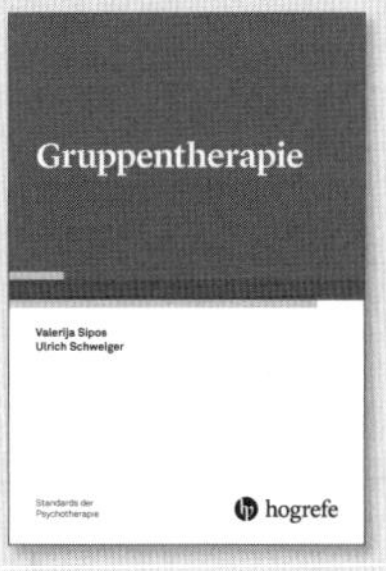

Valerija Sipos / Ulrich Schweiger
Gruppentherapie

(Reihe: „Standards der Psychotherapie", Band 6)
2019, VI/136 Seiten,
€ 24,95 (DE) / € 25,70 (AT) /
CHF 32.50
(Im Reihenabonnement
€ 19,95 (DE) / € 20,60 (AT) /
CHF 26.90)
ISBN 978-3-8017-2921-9
Auch als eBook erhältlich

Das Buch informiert über grundlegende Konzepte und Wirkfaktoren der Gruppentherapie und beschreibt die Umsetzung von verschiedenen Gruppentherapieformaten.

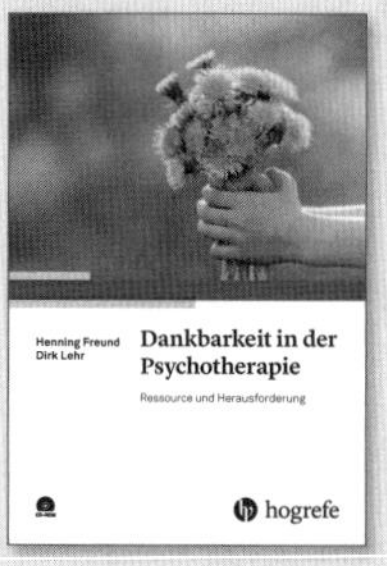

Henning Freund / Dirk Lehr
Dankbarkeit in der Psychotherapie
Ressource und Herausforderung

2020, 217 Seiten, inkl. CD-ROM,
€ 29,95 (DE) / € 30,80 (AT) /
CHF 39.90
ISBN 978-3-8017-2893-9
Auch als eBook erhältlich

Das Thema Dankbarkeit erhält in der Psychologie zunehmend Aufmerksamkeit. Viele Studien belegen die hohe Relevanz von Dankbarkeit für die psychische Gesundheit. Das Buch informiert umfassend über den aktuellen Wissensstand rund um Dankbarkeit und stellt zahlreiche Übungen und Arbeitsmaterialien zur Förderung von Dankbarkeit vor.

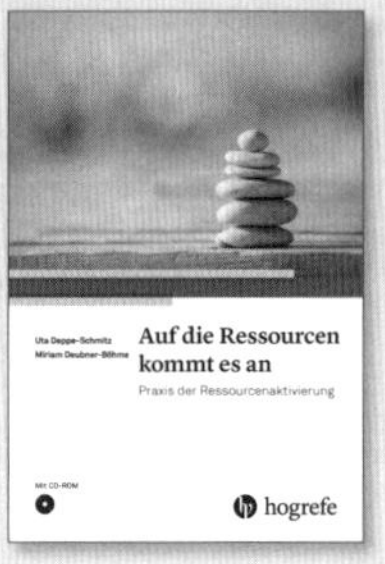

Uta Deppe-Schmitz / Miriam Deubner-Böhme
Auf die Ressourcen kommt es an
Praxis der Ressourcenaktivierung

2016, 249 Seiten, inkl. CD-ROM,
€ 34,95 (DE) / € 36,00 (AT) /
CHF 45.50
ISBN 978-3-8017-2611-9
Auch als eBook erhältlich

Der Praxisleitfaden zeigt auf, wie in der Verhaltenstherapie über den gesamten Therapieprozess hinweg systematisch Ressourcen aktiviert werden können, um das Wohlbefinden von Patienten zu fördern und störungsbezogene Problemlöseprozesse zu verbessern.

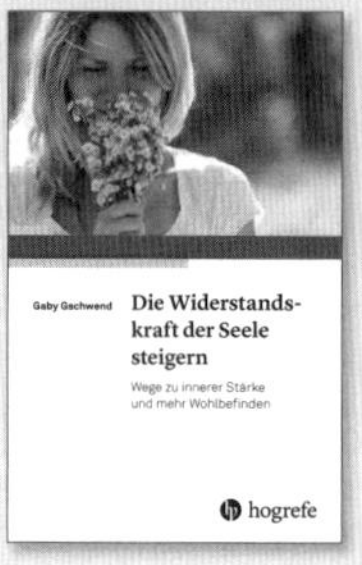

Gaby Gschwend
Die Widerstandskraft der Seele steigern
Wege zu innerer Stärke und mehr Wohlbefinden

2017, 107 Seiten, Kleinformat,
€ 14,95 (DE) / € 15,40 (AT) /
CHF 19.90
ISBN 978-3-8017-2768-0
Auch als eBook erhältlich

Das Buch zeigt anhand zahlreicher Beispiele und Übungen Wege auf, wie die inneren Widerstandskräfte gestärkt werden können, um so die psychische Gesundheit und das eigene Wohlbefinden zu fördern.

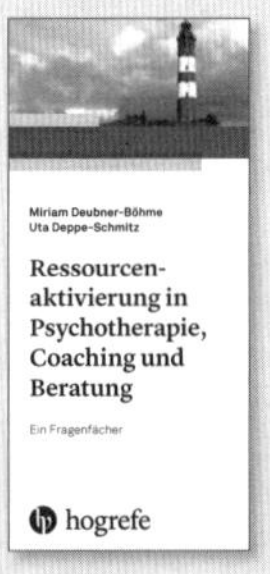

Miriam Deubner-Böhme / Uta Deppe-Schmitz
Ressourcenaktivierung in Psychotherapie, Coaching und Beratung
Ein Fragenfächer

2020, 50 Seiten, Kleinformat,
€ 16,95 (DE) / € 17,50 (AT) /
CHF 21.90
ISBN 978-3-8017-3067-3

Ressourcenaktivierung stärkt Gesundheit und Wohlbefinden und ist so ein entscheidender Wirkfaktor für Psychotherapie, Coaching und Beratung. Der Fächer enthält 210 ressourcenaktivierende Fragen, mit deren Hilfe der Blick von Klienten auf ihre Ressourcen gelenkt werden kann. Der Fächer eignet sich hervorragend zur Vorbereitung von Beratungs- und Therapiegesprächen.

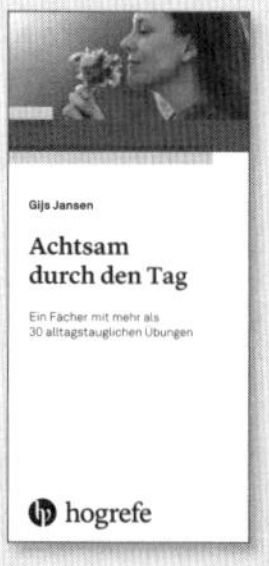

Gijs Jansen
Achtsam durch den Tag
Ein Fächer mit mehr als 30 alltagstauglichen Übungen

2020, 54 Seiten, Kleinformat,
€ 16,95 (DE) / € 17,50 (AT) /
CHF 21.90
ISBN 978-3-8017-3034-5

Der Fächer enthält über 30 Achtsamkeitsübungen, mit denen Sie vor allem lernen, Ihre Wahrnehmung zu schärfen und offen zu sein für das, was sich im Hier und Jetzt ereignet. Der Fächer ist ein praktischer Begleiter für alle, die Achtsamkeit praktizieren und sich selbst und ihre Umgebung neu erkunden wollen.